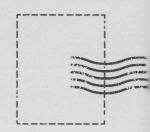

KB185554

당신이 이 책을 읽고

몸과 마음의 생명력을 회복하여

건강하고 행복해지길 바랍니다.

추천사

『나를 살리는 생명 리셋』, 인류에게 도움이 되는 훌륭한 책을 저술하셨습니다. 21세기 의학계의 혁명입니다.

- 화타 김영길(한의학자, 『누우면 죽고 걸으면 산다』, 『총알개미』의 저자)

의과대학 후배이자 외과 의사 후배로서 전홍준 원장님을 가까이에서 오랫동안 지켜본 결과 원장님은 참 특이한 의사입니다. 외과 의사로서 메스를 들고 많은 수술을 했으면서도 인체를 보존하는 자연요법을 추구하고, 외국의 심신의학(Mind-body Medicine) 프로그램을 국내에 도입하기도 했습니다. 또 교수로서, 개업의로서 진료를 하면서도 꾸준히 세계 각국의 자연치유의학(Naturopathic Medicine)을 연구하고 현대의학과 통합해왔습니다. 환자의 고통을 공감하는 것에서 시작하여 병의 근원을 찾아 몸과 마음과 영성을 통합치유하고자 노력해왔습니다. 이 책은 바로 그러한 노력의 결과물로서 전홍준 원장님이 임상에서 검증한 전인치유의 원리와 방법, 그 치유 사례들이 오롯이 담겨 있습니다.

- 민영돈(조선대학교 총장, 의학박사/외과 전문의)

외과 의사 전홍준에게서 다산 정약용을 발견합니다. 인간의 생명처럼 존엄한 것이 없다고 여겼던 실학자 정약용은 『마과회통』 『촌병혹치』 등 의학서를 저술하였습니다. 질병으로부터 인간을 해방시켜 건강한 심신으로 삶을 보람 있게 보내게 하려는 깊은 뜻이 있었습니다. 외과 전문의로서 자연치유의학을 접목시켜 『나를 살리는 생명리셋』을 저술한 전홍준 박사의 정신은 다산의 뜻을 오늘에 되살려 생명 사랑의 뜻을 실현하려는 간절한 마음의 발로일 것입니다. 시술하고 수술만 해도 잘살아갈 의사가 자연치유로 생명을 구하겠다니 이 일마나 고귀한 마음입니까. 전인치유·자연치유의 바이블인 이 책을 통해 인간 존중, 생명 사랑의 꽃이 활짝 피기를 기대해봅니다.

- 박석무(다산학자/우석대학교 석좌교수)

전홍준 박사는 좌절과 실의에서 허덕이던 나를 구원해주신 명의이십니다. 1997년 5월 위암 초기 선고를 받고 곧바로 위절제수술을 받았습니다. 수술 경과도 좋고 회복도 순조로운 듯했으나 항암치료와 항암제 복용의 부작용으로 거의 반신불수 상태가 되었습니다. 왼쪽 무릎이 부어오르고 대퇴근 통증과 함께 다리가 눈에 띄게 짧아져 발을 질질 끌면서 물리치료사를 집에 모셔 지압을 받으며 방구석에 틀어박히게 되었습니다. 수술을 담당한 주치의의 지시에 따라 류머티스내과, 정형외과, 신경외과를 전전하면서 핵의학 검사, 본 스캔(bone scan) 검사, RA인자 검사 등 수많은 검사만 되풀이할 뿐 정확한 원인과 병명은 물론 치료법조차 규명하지 못한 채 탄식만 했습니다.

이런 절망적인 상황에서 전홍준 박사를 뵙게 되었습니다. 그는 "잘 듣는 약은 반드시 무서운 부작용을 수반한다. 약은 병을 치료하지만 동시에 다른 병을 줄 수 있다. 우리 인간에겐 생래적으로 자연치유력이 있으며, 자연과 생명의 순리에 따르면 질병에 걸릴 수 없고, 설령 걸린다 해도 올바른 생활을 되찾으면 저절로 사라진다. 질병은 단순히 몸에 탈이 난 것이거나 신체적 고장이 아니라 정신적 고통과 그릇된 생활습관과 양식 때문이다. 따라서 의료행위는 특정 환부의 치료를 넘어 환자 삶 전체를 바로잡아야 한다"고 했습니다. "의료진은 질병의 원인과 상태를 진단하고 과학적이고 엄밀한 치료법을 제시해주지만, 치료 행위 자체는 환자 본인이 주도적으로 실행에 옮겨야 한다. 의료진은 조력자일 뿐이고 구체적인 치료 행위 자체는 환자 몫이다"라고 했습니다.

전홍준 박사의 의료관에 깊은 감명을 받았습니다. 아마도 최첨단 의료기기와 설비, 최고의 의료진이 있는 대학병원에서 겪은 실의와 절망감 때문에 더욱 감동이 컸을 것입니다. 곧바로 담당 의사와 상의하고 그의 허락을 받아 항암제를 포함해 20여 종류에 이르는 처방 약을 전부 버리고 전 박사의 치료법을 따랐습니다. 식이요법으로 일단 체내에 축적된 독소와 노폐물을 씻어내고 자연치유력을 회생시키기 위해 3주 섬유소 절식을 실행했습니다. 섬유소 절식과 함께 지시받은 운동과 풍욕, 냉온욕 등 운동요법도 익혔습니다. 섬유소 절식이 끝날 무렵부터 믿을 수 없을 정도로 놀라운 신체적 변화가 일기 시작했습니다. 온몸의 통증이 완화되고 근육이 서서히 풀어졌습니다. 6개월 정도가 지나자 다리를 괴고 단정하게 앉을 수 있게 되었습니다. 드디어 보행에 아무런 불편이 없어졌고 1년여 만에 다시 테니스까지 즐길 수 있게 되었습니다. 그 후에도 생채식을 2년여 계속했습니다. 어느덧 전 박사의 자연치유요법이 몸에 배어 가끔 간이 섬유소 절식도 하고 운동요법을 지속하면서 25년이 지난 지금도 건강하고 안락한 생활을 즐기고 있습니다. 바로 이 체험이 있었기에 감히 여러분에게 이 책을 추천하는 글을 쓰게 된 것입니다.

- 박영일(경제학 박사/인하대학교 명예교수, 전 인하대학교 경상대 학장)

* 본문 뒤 면지에 추천사가 이어집니다.

나를 살리는
생명 리셋
LIFE RESET

나를 살리는
생명 리셋

초판　1쇄 발행 2022년 10월 25일
개정판 1쇄 발행 2024년 10월 21일

지은이 전홍준
펴낸이 김형근
펴낸곳 서울셀렉션㈜
편　집 진선희 지태진
디자인 김지혜

등　록 2003년 1월 28일(제1-3169호)
주　소 서울시 종로구 삼청로 6 출판문화회관 지하 1층 (우03062)
편집부 전화 02-734-9567 팩스 02-734-9562
영업부 전화 02-734-9565 팩스 02-734-9563
홈페이지 www.seoulselection.com
이메일 hankinseoul@gmail.com

ⓒ 2022 전홍준

ISBN 979-11-89809-72-0　13510

개정판

나를 살리는
생명 리셋
LIFE RESET

의학박사 **전홍준**

호흡, 음식, 활동, 마음 네 가지를 다스리면
"낫지 않는 병은 없다!"

서울셀렉션

당뇨병과 심각한 합병증에서 벗어나다

당뇨병으로 25년간 혈당강하제를 복용하고, 15년간 인슐린 주사를 맞고, 6년간 인슐린펌프로 관리했으나 병은 계속 진행되었다. 협심증으로 스텐트 시술을 4회 받고, 망막증, 신부전, 감각장애 등 합병증이 심해지자 본인과 가족들은 죽음을 생각할 정도로 절망에 빠졌다. 그러던 2019년 하나통합의원 전홍준 박사의 통합의학 치유법을 배워 실천하자, 10일 만에 인슐린과 당뇨약을 쓰지 않고도 혈당이 정상이 되었다. 3개월 만에 당화혈색소 등 거의 모든 검사 결과가 정상 소견을 보이자 대학병원 주치의도 놀라워했다. 이런 놀라운 성과는 특히 생채식요법, 자연친화운동법, '다 나았다'고 믿는 신념요법의 실천에서 비롯되었다.

- 김진두(65세, 경기도, 의류도매업)

척추관협착증과 여러 만성질환에서 해방되다

20년 동안 혈압약을 복용하고, 15년간 척추관협착증, 디스크로 치료를 받았으며, 10년간 통풍약, 무릎관절염, 무좀, 습진 등 피부병, 치주염, 두통, 불면증 등 여러 가지 병증으로 양방, 한방병원에서 많은 치료를 받았다. 그러던 2019년부터 전홍준 박사의 통합의학치유법을 배워 실천했다. 특히 생채식요법을 비롯한 심신의 해독과 면역증강요법을 실천한 지 6개월 만에 위의 모든 병증이 사라지는 극적인 치유가 일어났다.

- 권영길(63세, 대전, 토목건설업)

직장암이 완전히 사라지다

2021년 8월, 체중이 22kg 감소하고 배변곤란, 전신무력감으로 필리핀대학병원에서 검진 결과 직장암 확진을 받았다. 가족들이 대학병원에 예약하여 직장암 절제, 장루 수술을 준비하던 차에 하필이면 코로나에 걸려 귀국이 지연되었다. 한국의 전홍준 박사에게 통합의학치유법을 배워 실천하다가 3개월 만에 귀국, 예약된 대학병원에 입원, 수술 준비차 대장내시경 검사를 했는데 암이 발견되지 않는 놀라운 결과가 나왔다. 국립암센터에서 재검을 받았는데 정상 소견이었다. 그동안 필리핀에서 매일 10컵 이상의 생야채즙과 생채식, 맨발걷기 10시간, 깊은 심호흡, '이미 나았고 온전케 되었다'는 믿음을 실천한 결과라고 생각한다.

- 조기천(55세, 필리핀 다바오시, 선교사)

말기 신장암이 깨끗이 사라지다

2021년 9월, 인도 하이데라바드종합병원에서 신장암 4기 진단을 받았다. 좌측 신장에 배뇨관을 삽입, 밖으로 소변을 배출해야 했고 통증도 심각하여 병원에 입원하여 항암, 방사선 치료를 받던 차에 전홍준 박사와 수차례 화상통화를 통해 통합의학치유법을 배워 실천하였다. 4개월 후에 원래 진단했던 암센터에서 재검한 결과 암이 모두 사라졌다는 진단을 받았다. 그동안 생야채즙, 생채식, 아유르베다관정법, 심호흡, 맨발걷기 등 해독과 면역증강요법, 특히 하늘을 바라보며 새 힘이 들어와 암을 이긴다고 믿은 것이 이런 극적인 치유를 가져다주었다고 확신한다.

- 조엘 키쇼어(Joel Kishore, 38세, 인도 하이데라바드, 목사)

고혈압, 우울증, 암 재발의 고통에서 벗어나다

15년간 혈압약, 10년간 우울증약, 불면증약을 복용하였고 그 후 몇 년 간격으로 갑상선암, 유방암, 자궁암, 췌장암 절제수술을 받으면서 전신이 극도로 쇠약해져 있던 차에 2016년 전홍준 박사의 통합의학치유법을 만나게 되었다. 여러 가지 실천법 중에서도 간 청소(Liver Flush) 치유와 아봐타(Avatar)프로그램에서 배운 신념요법이 결정적으로 건강의 대전환을 가져다주었다고 생각한다.

간청소를 통해 배출된 간 내 독성과 노폐물을 내 눈으로 보면서 '이런 독성 물질이 내 몸에 있었는데 어떻게 혈압약, 우울증약, 암수술 항암제가 병을 낫게 할 수 있겠는가' 실감이 되었다. 6년이 지난 지금 나는 완전히 건강을 회복하여 전원생활로 새 인생을 살고 있다.

- 김정인(59세, 서울, 공무원)

기본이 회복되면 쉽게 치유된다

삶의 기본이 태초의 자연으로 돌아가면 대부분의 병은 쉽게 낫습니다. 우리는 이러한 지혜를 의학의 역사를 통해 배울 수 있습니다.

인류 문명사를 돌아볼 때 사람들에게 병이 없던 시대가 있었습니다. 수렵채집 시기입니다. 그 당시에는 코로나 같은 전염병이 없었고 고혈압, 당뇨, 비만, 암 같은 만성 난치병은 더더구나 없었습니다. 그 시대 인류는 맨발로 흙을 밟고 햇볕을 쬐며 돌아다녔습니다. 먹을거리는 주로 흙에서 나는 식물이었고 날이 어두워지면 깊은 숙면을 취했습니다. 과로와 긴장과 스트레스가 별로 없었습니다. 인류 태초의 유전자는 오랫동안 이런 환경과 생활양식에 적응해왔기 때문에 유전자의 손상과 변질이 일어나지 않아 병이 없었습니다. 유전자란 인체의 설계도이자 생리 기능의 프로그램입니다.

질병의 관점에서 보자면 재앙은 농업목축 시대부터 시작되었습니다. 사람들이 일정한 장소에서 동물들과 함께 모여 살게 되자 동물에 기생하던 벼룩, 진드기, 세균, 바이러스 등이 사람에게 옮겨와 병원균이 되었습니다. 사스, 메르스, 에볼라, 코로나 같은 바이러스도 박쥐, 돼지, 낙타 같은 동물에게 기생하다 사람에게 감염된 인수(人獸) 공통 병원체입니다.

산업혁명기에 들어와서 낫기 어려운 난치병들이 폭발적으로 발병하게 되었습니다. 역설적이게도 문명이 발달할수록, 의학이 발전할수록 환자 수는 더 많아지고 병은 더 잘 낫지 않게 되었습니다.

사람의 육체적 환경은 사육동물처럼 콘크리트 공간에 갇혀 햇볕이나 흙과는 멀어지고 먹는 음식도 대부분 자연과 멀어졌습니다. 사람의 마음의 환경도 천지만물과 화목을 이루지 못해 분노, 두려움, 절망 따위의 어두움에 잡히게 되었습니다. 빠른 속도로 발전하는 문명을 인간의 유전자가 따라가지 못하게 되어 환경과 유전자 간에 갈등이 생긴 것입니다. 이런 부조화가 유전자의 손상과 변질을 초래하여 온갖 병으로 발전하였습니다. 곧 사람이 문명을 만들고 문명이 병을 만든 것입니다.

병에서 벗어나려면 손상되고 변질된 유전자가 복구되도록 태초의 자연환경으로 돌아가야 합니다. 도토리나 콩을 햇볕, 흙, 신선한 공기가 없는 어두운 벽장 안에 가두어두면 부패하게 됩니다. 벽장에서 병들어 죽어가는 도토리와 콩을 꺼내 흙에 심고 햇볕을 쬐면 씨눈의 유전자에 생기가 들어와 싹이 트고 줄기가 자라 꽃과 열매를 맺게 됩니다.

사람의 생명도 이와 똑같습니다. 어떤 병을 가진 환자라도 맨발로 흙을 밟고 햇볕을 쬐며 흙에서 자란 식물을 주로 먹고 깊은 생기호흡을 하게 되면 도토리와 콩이 살아나듯이 그 환자의 생기가 살아나게 됩니다. 따라서 유전자가 복구되어 병이 사라집니다.

육체의 환경을 바꾸듯이 마음의 환경도 벽장 속 같은 어두운 마음을 햇볕처럼 밝고 따뜻한 마음, 흙같이 부드러운 마음, 신선한 공기같이 생기 넘치는 마음으로 돌려놓으면 유전자가 태초의 창조 질서로 회복됩니다. 생기가 회복되어 병이 저절로 낫게 됩니다. 생기를 회복하고 병을 치유하는 방법은 이처럼 쉽고도 단순합니다.

이 책에서 소개하는 많은 병증의 치유 처방이 이 병이나 저 병이나 별 차이 없이 같아 보이는 이유는 삶의 기본이 태초의 자연으로 돌아가면 어떤 병증이라도 쉽게 낫기 때문입니다.

그렇다고 우리가 원시시대로 돌아가 원시인처럼 살아야 한다는 이야기가 아닙니다. 이 개명된 시대에 편리한 문명의 혜택도 누려야겠지요. 아파트에서 살고 자동차를 타고 컴퓨터를 사용하더라도 삶의 기본만은 태초의 창조 질서와 조화를 이루어야 합니다. 그래야만 치유와 생명을 얻을 수 있기 때문입니다.

사람의 생명은 숨 쉬고 먹고 움직이고 마음을 써야 유지됩니다. 곧 호흡, 음식, 활동, 마음, 네 가지가 생명을 살리는 가장 기본적이고도 필수적인 요건입니다. 이 네 가지가 잘 되면 건강과 행복이 오고, 잘못되면 질병과 고통이 옵니다. 그러므로 이 네 가지 기본 요건을 바르게 선택하는 것이 병을 고치고 생명을 살리는 최고 의사라고 할 수 있습니다.

이 책은 이 기본 요건 네 가지를 잘 선택함으로써 최고 의사를 만나 온갖 병과 고통에서 벗어난 사람들의 성공 스토리입니다. 누구든지 이 책을 통해 최고 의사를 만나면 병도 낫고 행복한 삶을 누릴 수 있습니다.

나뭇가지나 이파리가 병들었을 때, 병든 잎과 가지를 잘라내고 약을 뿌릴 수 있습니다. 그러나 더 중요한 일은 뿌리를 잘 보살피고 관리해주는 것입니다. 눈에 보이는 병든 나뭇잎과 가지를 잘라내고 약을 뿌리는 방법이 의료기관의 증세 치료라면, 눈에 보이지 않는 뿌리에 영양분을 공급하고 토양을 잘 관리해주는 방법이 최고 의사의 자연치유입니다.

서양의학의 시조인 히포크라테스와 제2의 히포크라테스로 추앙받은 파라켈수스는 "치유의 힘은 의사(Physicians)에게서 나오는 것이 아니라 네이처(Nature, 자연과 하늘)에서 나온다. 그러므로 의사들은 열린 마음으로 네이처에서 출발하라"고 가르쳤습니다. 네이처란 천지우주의 물리적 자연을 뜻하지만, 사람의 천성(天性) 곧 하늘의 마음이란 뜻도 있습니다. 병의 원인을 치유하는 히포크라테스, 파라켈수스의 고전적 의학과 병의 증세를 치료하는 기계론적인 현대 의학의 장점들을 함께 통합하는 유연하고도 균형 잡힌 지혜가 최선의 치유 효과를 가져다줍니다.

많은 분이 이런 지혜를 배워 건강하고 행복한 삶을 누릴 수 있게 되기를 바랍니다.

이 책은 지난 몇 년간 제가 해온 초청강의, 유튜브 영상강의, 임상체험을 체계화시킨 것입니다.

그동안 영상강의를 제작하여 올려주신 유튜브 전문기관 '선아리랑'의 진영선 대표님의 노고에 감사하고, 이들 영상강의를 글로 옮겨준 엄윤형, 전해령, 엄재량 님의 수고에 감사합니다.

지난 2년여 동안 번쇄한 원고를 가다듬어 아름다운 책으로 편집 제작하기 위해 노심초사하신 서울셀렉션 출판사의 편집부 선생님들과 김형근 대표님께 각별한 감사의 말씀을 드립니다.

오랫동안 자연치유의학의 발전에 기여해오신 전세일 교수님, 이시형 박사님, 이상구 박사님, 강길전 교수님, 유태우 교수님, 이계호 교수님, 오홍근 교수님, 황성수 박사님, 임동규 박사님, 정일경 한의사님, 김진목 박사님, 조병식 박사님, 박성호 한의사님을 비롯한 국내외의 고명하신 자연치유의학 의사 선생님들께 존경과 감사의 인사를 드립니다. 이 선생님들의 저서와 인터넷 강의가 제 공부에 큰 도움이 되었습니다.

무엇보다도 저처럼 부족한 의사를 믿고 따라준 많은 환자와 가족분들께 감사하고 지금 이 순간에도 우리 모두에게 생명과 치유의 힘을 불어넣어주고 있는 자연과 하늘에 한없는 감사를 드립니다.

2022년 9월 20일

저자 전홍준

- 이 책을 읽어주셔서 감사합니다. 이 책은 전홍준 박사님의 여러 초청 강의들과 하나통합의원 전홍준 박사의 건강 이야기 강좌를 재구성한 것입니다. 국제인성교육원 초청 강의 〈쉽고 단순할수록 치유 효과도 좋다〉, 한국경제인연합회 초청 강의 〈병을 고칠까, 삶을 고칠까〉, 한국자연의학회 초청 강의 〈병을 선택할까? 건강을 선택할까?〉, 틔움키움 의료봉사 네트워크 초청 강의 〈삶이 의학이 되는 생활의학 이야기〉, 인도 기독교 의사단체(Indian Physicians of Faith) 초청 온라인 강의 〈죄와 병과 죽음에서 벗어나 생명을 얻는 길〉, 계명대학교 CEO 아카데미 초청 온라인 강좌 〈건강과 생명을 얻게 하는 5가지 기본요건〉 및 하나통합의원 전홍준 박사의 건강 이야기 강좌 등 많은 강의를 유튜브를 통해서도 보실 수 있습니다.

- 이 책을 읽으실 때는, 〈들어가는 말: 쉽고 단순할수록 치유 효과도 좋다〉와 〈1부: 낫지 않는 병은 없다(전인치유의 기본 원리)〉, 맺음말을 먼저 꼼꼼하게 읽어주시기 바랍니다. 그 후 각자 관련 있는 질병 부분을 읽고 해독과 면역증강요법을 참고해 스스로 낫게 하는 자연치유요법을 꼭 실천하시기 바랍니다.

- 이 책 1부 총론과 2, 3부의 질환별 내용에서 저자의 핵심 주장과 예문이 반복되기도 합니다. 강연과 강좌를 토대로 한 원고이기에 각 장마다 완결성을 지니고 있고, 각자의 질환을 별도로 찾아 읽을 독자들을 위해서는 꼭 필요한 내용이기에 그대로 실었습니다.

- 이 책의 4부 해독과 면역증강요법의 여러 자연치유요법은 의료 및 건강 관련 서적이나 동서양의 전통치료법, 자기계발 프로그램 등을 참고하여 환자들이 실천하기 쉽도록 재구성하였으며, 저자의 이전 저작물인 『비우고 낮추면 반드시 낫는다』(에디터)와 『원조 생채식』(정신세계사)에서 일부 내용을 인용했습니다.

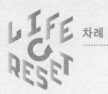

차례

 1부

낫지 않는 병은 없다

전인치유의 기본 원리

2부 어떤 병이라도 쉽게 낫는다

질병별 자가실천법

3부 암이 낫는다

암을 치유하는 최선의 방법

4부 해독과 면역증강요법
스스로 낫게 하는 자연치유법

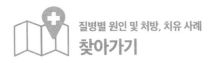

질병별 원인 및 처방, 치유 사례
찾아가기

쉽고 단순할수록 치유 효과도 좋다

세상의 많은 사람은 어떤 어려운 문제를 만나면 이를 해결하기 위해서 노력을 많이 해야 한다고 생각합니다. 오랫동안 참으며 노력해야 한다는 것이죠. 특히 낫기 어려운 난치병, 죽음, 죄와 같은 고통에서 벗어나기 위해서는 정말 오래 참고 많이 노력해야 한다고 여깁니다. 그러나 노력한다 해도 그것이 해결될지 안 될지 모른다는 생각에 잡혀 있습니다.

저는 그렇게 생각하지 않습니다. 무슨 문제를 해결하거나 어떤 목표를 이루는 데 가장 효과 있는 방법은 쉽고도 단순하다는 것을 발견했기 때문입니다. '대도(大道)는 평이간명(平易簡明)'이란 말이 있습니다. 대도 즉 위대한 진리는 쉽고도 간단명료하다는 것입니다.

의사로 일해온 지난 45년 동안 많은 환자를 돌보면서 그들을 통해 배운 게 있습니다. 어려운 환자였어도 병과 고통에서 벗어난 분들은 다 쉽고도 간단하고 단순한 방법을 추구한 사람들이었습니다. 저는 이런 과정을 확인하고 확신하게 되었습니다.

2008년 설날 무렵 KBS 〈아침마당〉이라는 프로그램에 초청강사로 출연한 적이 있는데, 그날 그 방송을 보고 오후에 어떤 암 환자의 따님이 제게 전화했습니다. 자기 어머니가 80세인데, 암 수술을 받고 항암 치료와 방사선 치료를 했는데도 점점 악화되어 암센터에서는 더는 할 게 없다며 병원에 오지 말라고 했다는 것입니다. 자기 어머니 같은 분도 무슨 길이 있겠냐며 문의해온 겁니다.

그런 분에게 무슨 길이 있겠습니까만은, 한 가지를 물어보았습니다. 혹시 어머니가 종교나 믿는 신앙이 있는지. 그러자 천주교회에 다닌다고 했습니다. 그러면 성경을 믿는지 묻자 믿는다고 대답했습니다.

저는 성경을 잘은 모르지만, 제가 이해하는 성경 가르침의 핵심은 '내 믿음이 내가 원하는 현실을 가져온다' 즉 '내가 믿는 대로 경험한다', 더 적극적으로는 '무엇이든지 내가 기도하고 구하는 것은 이미 받았다고 믿으라. 그러면 그렇게 되리라'고 쓰여 있으며, '무엇이든지' 즉 '어떤 난치병이라도' 나았다고 믿으면 낫게 된다는 뜻입니다. 그러니 어머니께 '다 나았다'고 믿으시고 담대하게 일어나 걸으시라고 했습니다.

속담에도 "누우면 죽고 걸으면 산다"는 말이 있고, 예부터 내려오는 가르침 중에는 "인명(人命)은 재천(在天)이요, 병불사(病不死) 약불생(藥不生)"이라, 즉 "사람의 목숨은 하늘에 달려 있으니, 병이 있다고 죽는 것도 아니고 약이 사람을 살리는 것도 아니다"라는 말도 있지 않습니까. 그래서 채소나 과일이나 통곡식 위주의 식사를 하고 담대하게 다 나았다고 마음으로 믿고 걸으라고, 그러면 낫게 된다고 이야기해주었습니다.

제가 그런 말을 한 것은 따님을 위로하기 위한 것으로, 저 역시 그 어머니가 나을 거라는 믿음은 없었습니다. 오히려 100% 사망할 거라는 믿음이 있었습니다. 그동안 그런 환자가 살아난 것을 한 번도 본 일이 없었기 때문입니다.

그 후 이 일을 잊고 지냈는데, 10개월이 지난 크리스마스 무렵에 그 따님이 큰 선물 보따리를 들고 우리 병원에 찾아왔습니다. 어머니가 거의 다 좋아졌다는 것이었습니다. 저는 깜짝 놀랐습니다. 어떻게 했냐고 묻자, 어머니가 '다 나았다고 믿고 일어나 걸으라, 누우면 죽고 걸으면 산다'고 한 말을 그대로 따라서 했다고 합니다. 잘 앉지도 못하고 일어설 수도 없는 상태였는데, 천장에 줄을 매달아 그것을 붙잡고 일어섰다고 합니다. 또 햇볕을 쬐면서 맨발로 땅을 밟으며 걷는 게 좋다는 이야기도 들었다면서, 밖에 나가서는 나무에 밧줄을 매달아 붙잡고 햇볕을 쬐면서 맨발로 땅을 밟고 제자리걸음을 하며 "다 나아서 감사합니다, 영생을 얻어서 감사합니다"라고 수없이 말했는데 실제로 좋아졌다는 것입니다. 어떻게 이런 기적 같은 일이 일어날 수 있었을까요? 이것은 기적이 우연이 아니라 누구에게나 가능하다는 것을 보여준 사건이었습니다.

의학에 혁명을 일으킨 후성유전학

그로부터 2년 후 이를 입증하는 새로운 의학이 탄생했습니다. 미국의 유명한 시사잡지인 〈타임〉지 2010년 1월 18일자 표지에 새로운 의학 정보가 소개되었습니다. 내용은 후성유전학(Epigenetics)에 관한 것으로 '유전자는 이제 당신의 운명이 아니다, 당신의 선택이 당신과 당신 후손의 유전자 암호를 변화시킬 수 있다'는 것이었습니다.

이것은 2,500년 서양의학의 역사에서 아주 혁명적이고 놀라울 만한 사건입니다. 유전자는 부모로부터 타고나면 절대 변하지 않는다고 배웠습니다. 제가 의과대학에 다닐 때도 그렇게 배웠고 지금도 많은 사람이 그렇게 믿고 있습니다. 그런데 그렇지 않다는 것입니다.

모든 병의 원인을 따져 올라가면 결국은 세포가 고장 난 것입니다. 세포 안에는 세포핵이 있고, 그 안에는 23쌍의 염색체가 있고, 염색체 안에는 2만 3,000여 개의 유전자가 있는데, 이 유전자가 생명의 설계도이자 생리기능을 관할하는 프로그램입니다. 모든 병을 추적해 올라가면 그 유전자가 고장 난 것입니다. 유전자가 고장 났다는 것은, 유전자에는 히스톤이라는 스위치가 있는데 이 스위치가 꺼져버렸거나 변질 혹은 손상되어 제대로 기능하지 못한다는 뜻입니다.

고혈압이 있는 사람이라면 몇 번째 염색체의 몇 번째 유전자가 작동하지 못한다, 심장병이라면 몇 번째 염색체의 몇 번째 유전자가, 암도 갑상선암이면 몇 번째 염색체의 몇 번째 유전자가, 유방암은 몇 번째 염색체의 몇 번째 유전자가 고장 났다는 것입니다. 2003년 유전자 지도가 완성되기 전까지는 고혈압, 당뇨, 심장병, 중풍, 암(암도 여러 종류의 암으로) 등 많은 질병이 왜 이렇게 다양하게 나타나는지 그 원인을 정확하게 알지 못했습니다. 그런데 지금은 다 알 수 있게 되었습니다. 결국 그 질병에 해당하는 유전자가 제대로 작동하지 않는 것입니다.

많은 사람이 지금도 부모에게서 타고난 유전자는 절대 바꿀 수 없다고 믿고 있습니다. 미국의 유명한 영화배우 안젤리나 졸리는 외할머니와 어머니가 유방암으로 세상을 떠났고, 자신도 유전자 검사를 해보니 유방암 유발 유전자가 작동하고 있었고 유방암 억제 유전자가 꺼져 있음을 알게 되었습니다. 할머니나 어머니처럼 자기도 결국은 유방 암 때문에 죽겠다고 생각한 졸리는 유방에 암이 생기기 전에 그 화근을 없애려고 성성 한 유방을 예방적 수술로 잘라버렸습니다. 그러나 이제 이런 안타까운 일을 더는 할 필 요가 없습니다. 유전자는 바꿀 수 있기 때문입니다. 할머니나 어머니로부터 유방암 유 전자를 받았다 하더라도 말입니다.

어떻게 바꿀 수 있을까요? 그것은 선택입니다. 당신과 당신의 후손 유전자는 이제 더 는 운명이나 팔자가 아니라 바꿀 수 있는 것입니다. 당신이 어떤 선택을 하느냐에 달렸 는데, 두 가지 선택을 할 수 있습니다. 하나는 육체적 환경 선택, 또 하나는 마음의 선택 입니다. 당신이 암 유전자나 비만 유전자, 탈모 유전자 등 어떤 병적인 유전자를 물려받 았다고 하더라도 좋은 선택을 하면 바꿀 수 있습니다.

이전에는 뇌경색이 오면 뇌세포가 죽어 다시는 재생되지 않는다고 여겼습니다. 제가 의과대학 다닐 때 치른 시험에 자주 나온 문제 중 하나가 우리 몸에서 한 번 죽으면 다시 는 재생되지 않는 세포 4가지가 무엇이냐는 것입니다. 정답은 뇌세포, 심장세포, 콩팥 세포, 관절연골세포였습니다.

뇌경색으로 중풍이 온 사람은 다시는 뇌세포가 재생되지 않아 회복할 수 없다, 심근 경색으로 심장세포가 괴사된 사람의 심장세포는 재생되지 않는다, 콩팥이 망가져 신부 전이 오거나 신장 투석을 하는 사람의 콩팥은 되살릴 수 없다, 무릎연골이 다 닳아 마모 된 퇴행성관절염 환자의 연골은 재생되지 않는다는 등 지금도 이렇게 믿는 사람들이 많 은데, 절대 그렇지 않습니다. 다 재생시킬 수 있습니다. 세포를 재생시키는 유전자의 스위치가 꺼져 있는데, 어떻게 다시 켤 수 있을까요? 육체의 선택과 마음의 선택을 잘하면 됩니다.

우리가 이전에 배운 유전학은 선천적 유전학이었습니다. 부모로부터 유전자를 타고 나면 바뀌지 않는다는 것인데, 후성유전학에선 후천적 유전학으로 내가 생활 습관을 잘 선택하면 유전자를 다 바꿀 수 있다고 말합니다. 놀랄 만큼 혁명적인 메시지입니다. 우리가 도저히 고칠 수 없다고 여겼던 병들을 유전자를 고쳐 바꿀 수 있다는 희망의 메시지입니다.[1]

육체적 환경의 선택: 돼지 이야기

육체의 선택을 어떻게 할까? 좋은 예로 돼지 유전자에 관한 이야기가 있습니다. 우리가 흔히 보는 우리에 갇혀 있는 집돼지는 조물주가 만든 돼지가 아닙니다. 원래 조물주가 만든 돼지는 산에 있는 야생 돼지, 멧돼지와 같았습니다. 사람이 기른 집돼지와 산에 사는 야생 돼지는 모양이 다릅니다. 어떻게 다를까요?

야생 돼지는 다리가 길어서 잘 달립니다. 하지만 집돼지는 우리에 갇혀 지내다 보니 다리 세포를 재생시키는 유전자가 꺼져 다리가 짧고 잘 달리지 못합니다. 야생 돼지는 배가 홀쭉해 잘 달리지만 집돼지는 배가 뚱뚱해 잘 달릴 수가 없습니다. 비만 조절 유전자 스위치가 꺼져버린 것입니다. 야생 돼지는 주둥이가 길어 흙을 팔 수 있고 송곳니가 나서 칡뿌리도 자를 수 있지만, 집돼지는 입이 짧고 송곳니가 필요 없어 나지 않습니다. 야생 돼지는 몸에 털이 무성해 더위와 추위를 피하는 데 유리하지만, 집돼지는 탈모로 털이 거의 없습니다. 모발 재생 유전자가 꺼져버린 겁니다. 야생 돼지는 돼지열병 같은

---

1 이 책에서는 이곳을 포함하여 여러 곳에서 '유전자가 바뀐다' '유전자를 바꾼다'라고 표현했지만, 정확히 말하면 유전자 자체가 바뀌는 것이 아니라 게놈 바깥에 있는 세포물질(에피게놈, 후성유전체)에 의해 유전자 발현이 바뀌는 것입니다. 다만 독자들이 쉽게 이해하도록 돕기 위해서 위와 같이 표현했음을 밝힙니다. 후성유전학에 따르면 각 개체의 관련 유전자 발현의 스위치가 환경과 신념에 따라 켜지거나 꺼짐으로써 생명이 리셋된다는 것입니다.

병에 걸려도 죽는 일이 거의 없지만, 집돼지는 돼지열병에 걸리면 치사율 100%로 거의 다 죽습니다. 병을 이기는 면역세포 유전자가 다 꺼져버렸기 때문입니다.

사실 집돼지와 야생 돼지(멧돼지)의 유전자는 원래 같습니다. 그러나 멧돼지를 우리에 가두면 어떻게 되겠습니까? 콘크리트 공간에 가둬서 햇볕을 받지 않게 하고 땅을 밟지 못하게 하고 스트레스를 주고 화학식품인 가공 사료를 먹인다면 어떻게 되겠습니까? 멧돼지는 햇볕 아래 땅을 밟고 돌아다니며 자연에 있는 것을 그대로 먹고 스트레스가 별로 없으므로 유전자가 제대로 작동하는 것입니다.

오늘날 사람들이 앓고 있는 대부분의 병도 이러한 육체적 환경과 깊은 관계가 있습니다. 콘크리트 공간에 갇힌 돼지처럼 햇볕을 쬐지 못하고 땅을 밟지도 못하고 자연에 있는 것을 먹지 않고 사료처럼 가공된 음식을 먹고 스트레스와 갈등이 많은 생활을 하다 보니 거의 모든 건강 유지 유전자가 제대로 작동하지 못해서 병이 생기는 것입니다.

마음의 선택: 코끼리 이야기

닭이나 돼지 같은 동물은 육체 환경만 바꾸어도 유전자가 복구됩니다. 사람은 육체 환경을 바꾸는 것만으로는 잘되지 않습니다.

집돼지들을 산에 풀어놓으면 멧돼지가 될까요? 3세대가 지나면 다 멧돼지가 됩니다. 3세대란 돼지가 잉태하여 석 달 만에 새끼를 낳고, 그 새끼가 다시 새끼를 낳고, 다시 그 새끼가 새끼를 낳으면 3세대로, 약 2년 가까이 되면 거의 대부분 멧돼지가 됩니다. 원래 같은 유전자였지만 우리에 가두면서 유전자 스위치가 꺼져 고장 났는데, 환경을 바꾸어 산에 풀어놓자 잘 달리기 위해 다리가 길어져야 하고 살도 빠져야 하니 관련 유전자 스위치가 다시 켜진 겁니다. 비만이 조절되어 배가 홀쭉해지고, 흙을 잘 파도록 입이 길어지고 송곳니가 나고 털이 무성하게 자라고 면역력이 생겨 병을 이겨내게 됩니다. 그래서 3세대만 지나도 모두 멧돼지가 되는데, 이는 원래 유전자가 멧돼지 유전자였기 때문입니다.

콘크리트 공간에 갇혀 자연으로부터 분리된 채 햇볕을 쬐지도 땅을 밟지도 못하고 자연의 먹거리도 얻지 못하니 유전자가 고장 나고 잠들어 있었는데, 자연으로 돌아가자 다시 살아난 것입니다. 돼지뿐만 아니라 닭도 마찬가지입니다. 과거 조류독감이 유행했을 때 우리에 갇혀 있던 닭을 산에다 풀어주었더니 모두 조류독감에서 벗어난 일이 있었습니다. 잔병치레를 하던 애완견이 유기된 뒤 야생에서 생활하면서 오히려 건강해지는 일도 흔히 볼 수 있습니다.

그런데 사람은 육체 환경을 바꾸는 것뿐만 아니라 마음의 환경이 중요합니다. 마음의 환경에 관한 좋은 예로 코끼리 상아 이야기가 있습니다.

제가 의료봉사 때문에 아프리카를 여러 차례 갔는데, 케냐 나이로비의 자연사박물관에 가면 모든 동물의 뼈가 전시되어 있습니다. 그런데 요즘에는 상아가 없는 코끼리가 많아졌다고 합니다. 1980년대까지 아프리카코끼리가 약 100만 마리 정도 있는 것으로 추정했는데, 지금은 약 40만 마리 정도라고 합니다. 그동안 밀렵꾼들이 상아를 채취해서 팔아먹으려고 코끼리를 많이 죽여버렸다고 합니다. 특히 모잠비크 같은 곳에서는 내란이 일어나면서 군사 자금 때문에 코끼리 사냥을 많이 했다고 알려졌습니다.

코끼리나 낙타는 아주 영리합니다. 기린이나 얼룩말 같은 동물은 사자가 자기 새끼를 물어 가도 그냥 가만히 있는 등 별로 반응이 없습니다. 그러나 코끼리는 자기 새끼나 가족, 동료가 밀렵꾼들이 쏜 총에 맞아 쓰러지면 처음에는 무서워서 도망가지만, 다시 돌아와 슬퍼한다고 합니다. 코로 피를 닦아내면서 눈물을 흘리며 운다고 합니다.

그런데 죽은 코끼리한테서 상아가 사라진 것을 보면서 영리한 코끼리들에게 '상아가 있으면 총에 맞아 죽겠구나, 나와 내 새끼들에게 상아가 없어야 되겠다'는 믿음이 생긴 겁니다. 유전자는 자연에서 떠나 우리에 갇히는 육체적 환경의 변화로도 변질되지만, 더 중요한 것은 마음의 환경, 마음속으로 내가 무엇을 믿느냐에 따라 변질된다는 사실을 알 수 있습니다.

우리 몸속에는 암을 잡아먹는 T세포나 NK세포 같은 면역세포가 있는데도 오늘날 암이 많이 발병하는 이유는 대부분 암 환자들의 마음에 갈등이 많이 있기 때문입니다. 신체적 증상과 우리의 뇌, 그리고 예기치 않은 스트레스의 상관관계를 조명함으로써 '독일 신의학(German New Medicine)'이라는 새로운 개념을 만들어낸 리케 게르트 하머(Ryke Geerd Hamer)는 암 환자들에겐 대부분 갈등이 있다고 주장합니다.

남과의 갈등, 자신과의 갈등이 있고, 화목이 잘 안 돼 미워죽겠다, 기가 막혀 죽겠다, 살맛이 안 난다, 죽어버리고 싶다 같은 생각을 하면 유전자는 즉시 이러한 생각에 정확하게 반응합니다. 마치 코끼리가 상아가 없으면 좋겠다는 믿음을 가지면서 상아를 재생시키는 유전자 스위치가 바로 꺼졌듯이 말입니다. '살맛이 안 난다, 사는 재미가 조금도 없다, 죽어버리고 싶다' 같은 생각을 하면 암을 잡아먹는 T세포나 NK세포를 관장하는 유전자는 몸의 주인이 별로 살고 싶어 하지 않는구나, 죽고 싶어 하는구나라고 어거 그렇게 하도록 도와주기 위해 암이 있어도 잡아먹지 않게 된다는 것입니다. 암을 잡아먹는 면역세포 유전자의 스위치를 꺼버리는 것입니다. 이것이 의학적으로 증명되었습니다. 신념의 생물학(Biology of Belief), 후성유전학 등이 이를 증명하고 있습니다.

두 가지 선택으로 좋아진 환자들

앞에서 KBS 〈아침마당〉을 보고 연락해왔던 80세 어머니 이야기로 돌아가면, 그 환자가 어떻게 좋아졌습니까? 그분은 대학병원에서 수술도 하고 항암 치료와 방사선 치료도 계속했는데, 왜 해결이 안 됐을까요? 암을 억제하는 유전자 스위치가 꺼져 있었을 겁니다. 그래서 암을 잡아먹는 T세포나 NK세포가 일을 하지 않은 것입니다.

하지만 그분이 육체적 환경을 어떻게 바꾸었습니까? 방에 계속 누워만 있었는데, 이제 환경을 바꾸어 밖에 나가 땅을 밟으며 햇볕을 쬐고 계속 걸었고, 땅에서 나는 자연식물식 위주로 먹는 등 육체적 환경을 집돼지를 산에다 풀어준 것처럼 바꾸었습니다.

마음의 환경은 어떻게 바꾸었습니까? 그분은 이전에 '나는 암 환자다, 치료를 받아도 계속 나빠진다'는 믿음을 가지고 있었고, '곧 죽을지도 모르겠다'고 믿었는데, 마음을 바꾸어 '아니야, 나는 다 나았어, 나는 영생을 얻었다'고 믿기로 했습니다. 밧줄을 잡고 땅을 맨발로 걸으며 "다 나아서 감사합니다, 온전케 돼서 감사합니다, 영생을 얻어서 감사합니다"라는 말을 하루에도 수천수만 번 했다고 합니다.

그분이 자기 신념을 '죽을지도 모른다'에서 '나는 다 나았다'로, '이미 영생을 얻어서 죽지 않는다'는 쪽으로 바꾸니까 T세포나 NK세포가 '아, 주인이 살겠다고 하는구나, 이제 암을 잡아먹자' 이렇게 되었다는 뜻입니다.

어떻게 이런 기적이 일어나는지 우리는 이 환자를 통해서 볼 수 있었고, 후성유전학 역시 이처럼 사람이 육체의 선택과 마음의 선택을 어떻게 하느냐에 따라 유전자가 변화된다는 것을 가르쳐주고 있습니다. 이는 매우 쉽고도 단순한 방법입니다. 자연으로 돌아가 집돼지가 야생 돼지 상태가 되고, '나는 죽을 병에 걸렸다'는 생각을 버리고 '나는 이제 다 나았고, 이미 생명을 얻었다'는 쪽으로 마음을 바꾼 것입니다. 이분에게 일어난 일이 우연히 일어난 기적이 아니라 누구에게나 일어날 수 있다는 것을 보여주는 사례들이 그 뒤로도 많이 있었습니다.

한 분 더 소개하자면, 약 6년 전에 경기도에 사는 50대 여성 공무원이 몇 년 간격으로 네 가지 암을 수술하고 절망에 빠져 저한테 왔습니다. 이분은 갑상선암 수술을 받고, 얼마 지나지 않아 유방암이 나타나 수술받고, 몇 년 뒤에 자궁암 수술을, 다시 몇 년 뒤에 췌장암 수술을 받았습니다. 그 후 항암 방사선 치료를 받다가 어느 암센터에서 더는 치료가 어렵다는 말을 듣고 온 것입니다. 제가 무슨 재주로 이런 분을 치료할 수 있겠습니까?

이 환자의 병력을 보면, 암이 오기 전에 혈압약을 오랫동안 먹었습니다. 담석 수술도 하고, 우울증과 불면증 약도 먹고 있었습니다. 이분의 고혈압이나 담석, 우울증, 불면증이 병이 아니라 근본적으로 혈액이 오염되어 관련 유전자가 꺼져 있었던 겁니다. 집돼지와 같은 육체적 환경을 선택하고 계속 살아왔다는 말입니다. 공간에 갇힌 채 가공된 음식을 주로 먹고, 스트레스도 너무 많고, 평소에 살맛이 안 나는 상태로 지내면서 혈압을 조절하는 유전자가 꺼지자 고혈압이 왔습니다.

우울증이나 불면증은 어떻게 왔을까요? 행복 물질, 행복 호르몬을 분비하는 유전자 스위치가 다 꺼져버려서입니다. 우리 뇌는 행복 호르몬을 분비합니다. 푸른 하늘이나 호수를 보면서 편하고 좋다고 여기면 세로토닌이라는 호르몬이 분비되고, 마음에 기쁨이 일어나면 엔도르핀 호르몬이 나오고, 음식을 먹고 나서 만족감이 있으면 콜레시스토키닌(cholecystokinin)이라는 담낭수축호르몬이 나옵니다. 콜레시스토(cholecysto)는 담낭이라는 뜻이고, 줄여서 CCK호르몬이라고 합니다. 우리가 만족감을 느낄 때 그 호르몬이 분비됩니다. 자려고 누웠을 땐 멜라토닌 호르몬이 분비되어야 하고, 환희를 느꼈을 땐 도파민 호르몬이 나옵니다. 우리가 정말로 합격하고 싶었던 시험에 합격해 행복할 때 나오는 호르몬이 바로 도파민입니다. 최고의 쾌감을 주는 행복 호르몬은 옥시토신으로, 남성에게서는 나오지 않고 여성이 감정의 극치에 이르렀을 때 나오는 호르몬입니다. 여성이 잉태한 후 분만하여 아기를 품에 안고 있을 때 '내 생명을 다 주어도 바꿀 수 없다'는 행복감을 느끼는데, 그때 나오는 호르몬이 옥시토신으로, 자궁이 수축될 때 분비됩니다. 그런데 우울증과 불면증은 이런 행복 호르몬들을 분비하는 유전자 스위치가 꺼진 상태입니다. 왜 이런 선택을 하게 되었을까요?

이와 관련해 일란성 쌍둥이에 관한 연구가 있습니다. 다섯 살 정도 된 일란성 쌍둥이 자매가 있었는데, 이 자매 중 한 아이는 별 탈 없이 자라 건강한 성인이 되었는데, 다른 아이는 우울증과 불면증으로 정신과에 다니고 있었습니다. 대여섯 살 무렵 이 쌍둥이 엄마가 독감에 걸려 일주일 동안 꼼짝못하고 누워 식사도 제대로 챙겨주지 못한 적이 있었습니다. 한 아이는 엄마가 너무 아파서 그럴 거라고 이해하며 그래도 우리를 사랑한다고 긍정적인 마음을 선택했지만, 다른 아이는 엄마가 우리를 미워해 이렇게 일주일 동안이나 밥을 안 주는 거라며 부정적인 선택을 했습니다. 똑같은 엄마에 똑같은 유전자를 가졌지만, 마음이 긍정적이냐 부정적이냐에 따라서 달라진 겁니다. 마음이 긍정적인 선택을 하면 행복 호르몬을 분비하는 유전자 스위치가 켜지고 부정적 선택을 하면 행복 호르몬 스위치가 꺼져 우울증과 불면증이 온다는 말입니다.

우리가 가진 모든 질병과 고통은 그 유전자가 정상적으로 작동하지 않는 데서 기인한 것인데, 유전자 스위치는 바로 주인인 내가 쥐고 있습니다. 내가 육체의 선택을 어떻게 하느냐, 마음의 선택을 어떻게 하느냐에 달린 것입니다.

암 수술을 네 번이나 받은 여성 공무원에게도 앞의 80세 할머니 환자가 했던 방법을 이야기해주었습니다. 죽을 수밖에 없다고 생각했던 이 할머니가 기적처럼 살아나고, 그 뒤에 나온 후성유전학을 보면서 그 방법으로 하면 틀림없이 좋아지겠다는 믿음이 생겼습니다. 계속 햇볕을 쬐며 땅을 맨발로 걷고, 음식은 땅에서 나는 자연식물인 채소와 과일과 통곡물 위주로 먹고, 그다음 "다 나아서 감사합니다, 영생을 얻어서 감사합니다"라는 말을 그 할머니처럼 하루에 만 번 정도 했습니다.

그렇게 하면서 피를 맑게 하기 위해 간 청소(Liver Flush)를 하게 했습니다. 이분이 간 청소를 한 다음 나온 노폐물과 담석이 얼마나 많았는지 깜짝 놀랐습니다. 환자도 그 노폐물과 담석을 보고는 피와 간 속에 이런 것들이 있으면 혈압약을 먹고 암 수술을 받는다고 해도 병이 나을 리가 없겠다는 자각을 했습니다. 돼지우리에 갇힌 삶을 선택해 살면서 자기 피를 오염시키고 피와 간에 엄청난 노폐물을 만들어 유전자를 다 꺼버렸음을 스스로 알게 된 것입니다. 그 후 6년 정도 지난 지금 그분은 건강하게 살고 있습니다.

2021년 여름, 필리핀 다바오 지역의 한 한국인 선교사(50대 남성)가 직장암 2기 진단을 받고 한국의 대학병원에서 직장암 절제 및 장루수술을 예약한 상태였고, 인도 커눌시의 현지 목사(30대 남성)가 신장암 4기로 수술도 불가능하여 절망 상태에 있었습니다. 이 두 환자분이 위와 같은 치유법을 저를 통해 배워서 실천한 지 약 3개월 후에 암이 모두 사라져버렸다는 진단을 받았습니다.

이 두 분은 코로나 상황 때문에 한국으로 올 수 없어서 화상통화로만 제 안내에 따라 그대로 실천했는데, 그런 기적 같은 치유를 얻게 된 것입니다. 이분들이 실천한 주요 내용은 ① 음식: 현미생식과 생채소, 과일생즙을 매일 10컵 이상 마시기, 통곡식(현미) 채식 위주의 식사, 커피관장 3회 이상 ② 운동: 햇볕 쬐며 맨발로 걷기를 하루 5시간 이상씩 하며 "다 나아서 감사합니다" "온전케 되어 감사합니다"라고 반복해서 말하기 ③ 마

음: "다 나아서 건강하다" "영원히 온전케 되었다"고 단정적으로 완료형으로 믿고 말하기, 병원에서 완치 판정을 받고 뛸 듯이 기뻐하는 모습을 상상하기 ④ 깊은 호흡과 함께 건강하게 활동하는 모습을 이미지로 상상하고 속삭이며 말하기 등이었습니다.

자연과 하늘의 질서로 돌아가라고 가르친 파라켈수스

2010년에 후성유전학이 나온 후, 모든 병은 당신이 어떤 육체적 선택과 마음의 선택을 하느냐에 따라서 병을 유발하는 유전자 스위치를 켤지, 병을 억제하는 유전자 스위치를 켤지 스스로 결정한다는 것이 밝혀졌습니다. 그런데 이 후성유전학이 나오기 수백 년 전에 이런 주장을 한 의학자가 있었습니다. 르네상스 시대의 위대한 의사인 파라켈수스로 제2의 히포크라테스, 의학의 황제로 불리는 분입니다. 파라켈수스는 종교개혁의 마르틴 루터보다 10년 늦게 독일에서 태어났고, 두 사람 사이에 어떤 교류가 있었는지는 알 수 없지만, 파라켈수스는 의학계의 마르틴 루터, 즉 메디컬 프로테스탄트(Medical Protestant)로 불립니다.

파라켈수스는 바젤대 의과대학 교수로 부임한 첫날, 학생들이 보는 앞에서 당시의 정통의학인 갈레누스(Galenus) 의학 교과서를 불태워버렸습니다. 교과서로는 병을 치료하지 못한다고 하면서 "병을 치유하는 힘은 의사의 의술에서 나오는 것이 아니라 네이처(Nature)에서 나온다"고 했습니다. '네이처'란 '자연'이란 뜻도 있지만, '천성'이라는 뜻도 있습니다. 자연과 천성, 자연과 하늘의 마음이란 뜻입니다. 병은 자연과 하늘이 고친다며, 의사들은 열린 마음으로 자연과 하늘에서 출발하라는 유명한 가르침을 준 것입니다.

육체적 환경은 자연을, 마음의 환경은 하늘의 마음을 선택하라는 것은 후성유전학이 말하는 것과 똑같습니다.

저는 의과대학에 다닐 때부터 파라켈수스 이야기를 들었습니다. 자연과 하늘로 돌아가면 병이 낫는다는 것을 여러 번 생각하면서도 그 의미를 잘 몰랐는데, 후성유전학이 나온 뒤 5~6년 될 무렵부터 자연과 하늘의 질서로 돌아간다는 말의 의미를 알게 되었습니다. 성경의 창세기 1장은 자연과 하늘의 질서를 보여줍니다. 31개의 문장으로 되어 있는데, 수없이 읽으며 거듭 생각해보았습니다. 후성유전학과 파라켈수스의 자연과 하늘로 돌아가라는 이야기가 정확히 거기에 들어 있었습니다.

육체적 환경의 선택

태초에 조물주가 하늘과 땅을 창조했습니다. 하늘에는 빛이 있고, 숨 쉬는 생기를 조물주가 사람에게 불어넣었습니다. 땅에는 씨 맺는 채소와 열매 맺는 나무 등의 먹을거리를 만들어놓고, 그다음 사람을 창조했는데 흙으로 만들었습니다. 초기 인류의 수렵 채집 시기를 상상해보면, 사람들은 햇볕을 쬐고 생기로 호흡하고 맨발로 흙을 밟으며 돌아다니고 흙에서 자란 식물을 주로 먹고 혹시 운이 좋으면 조개를 줍거나 사냥을 했을 수도 있었을 겁니다. 그때는 갈등이 없었습니다. 맹수의 공격이나 더위와 추위로부터 오는 도전은 있을망정 특별한 스트레스가 없어 병이 없었습니다. 코로나와 같은 전염병도 없었고 고혈압이나 심장병이나 암이나 당뇨 같은 병이 없었다는 말입니다.

채소와 과일은 대기에서 탄산가스를 빨아들이고 산소를 배출하며, 뿌리는 땅으로부터 영양분과 수분을 빨아들입니다. 사람은 산소를 빨아들인 다음 탄산가스를 배출합니다. 이것도 얼마나 큰 조화입니까. 식물이 탄산가스(CO_2)를 빨아들인 후 산소(O_2)를 내보내고 나면 탄소(C)가 남습니다. 식물은 이 탄소를 뿌리에서 빨아들인 물과 합하여 탄수화물을 만듭니다. 사람은 그 탄수화물을 먹고, 탄수화물은 세포로 들어갑니다. 탄수화물은 세포막을 뚫고 세포 안으로 들어가기 위해 포도당으로 바뀌고, 세포질 속에는 미토콘드리아라는 발전소가 있는데, 포도당을 연료로 삼아 연소시킵니다. 아궁이라고 할 수 있는데 이때 포도당은 장작, 산소는 휘발유 역할을 합니다. 불을 일으키는 불씨는 바로 햇빛입니다.

우리가 햇볕을 쬐며 산소를 받아들이고 탄수화물을 먹으면 우리 몸은 불을 때서 전기를 만드는데, 사람은 전기의 힘으로 삽니다. 심전도, 뇌파 검사, 근전도 같은 검사도 육체에 흐르는 전기적 작용을 이용한 진단 방법입니다. 이처럼 불을 때서 전기를 만들고 나면 부산물이 남는데, 바로 활성산소입니다. 자동차가 연료를 태우면 배기가스가 나오듯 활성산소가 나옵니다. 또 우리 몸에서 전기가 돌아가면서 마찰이 생기고 여기서도 부산물이 나오는데 바로 정전기입니다. 부산물인 활성산소와 정전기가 모든 병의 원인입니다. 유전자를 손상하고 변질시켜 버리기 때문입니다.

조물주는 이렇게 정전기나 활성산소가 배출될 것임을 알고 대책을 세워놓았을까요? 에, 다 세워놓았습니다. 활성산소를 없애는 데 가장 좋은 음식이 채소와 과일과 곡식입니다. 가장 결정적인 것은 맨발로 흙을 밟을 때 활성산소와 정전기가 엄청 많이 빠져나간다는 점입니다. 맨발로 흙을 밟는 것이 얼마나 중요하고 놀라운 효과가 있는지 꼭 기억하고 하루에 두세 차례, 한 번 걸을 때 단 10분 만이라도, 가능하면 30분 정도 맨발로 흙을 밟기 바랍니다. 우리가 먹은 음식물은 대변이나 소변으로 배출되는데, 이것들도 땅으로 갑니다. 이 역시 조물주가 그렇게 만들었습니다. 우리한테서 나오는 부산물인 활성산소와 정전기 역시 땅으로 배출됩니다.

요즘 대부분의 사람은 흙과 접촉되지 않는 콘크리트 공간에 살고 있습니다. 예전 흙집에 살 때와는 많이 달라졌습니다. 게다가 전기의 흐름을 차단하는 절연체 신발을 신고 있어 땅과 접촉할 기회가 없습니다. 오늘날 건강에 문제가 있는 분들은 햇볕을 쬐고 맨발로 땅을 밟고 채소와 과일과 통곡식 위주의 식사를 하고 긍정적인 마음으로 병이 다 나았다고 믿는 것만으로도 많은 병이 사라집니다.

마음의 선택

마음의 선택에 관한 이야기도 창세기 1장에 있습니다. "보시기에 좋았다"라는 말이 일곱 번이나 나옵니다. 왜 일곱 번이었을까요? 7이란 숫자는 완성이란 뜻입니다. 제 해석이지만, 창조 후 완벽하게 다 보기 좋다는 뜻입니다. 영어 성경에서 이 문장을 보면, "He saw~, it was good.(조물주 눈에는 보기에 다 좋았더라)"입니다. 이 이야기는 그냥 경치가 좋다는 뜻이 아니라 'Everything is all right. 모든 게 다 괜찮아, 좋아'라는 것입니다.

난치병에 걸렸더라도 'It was good, 다 괜찮아, 좋아', 자녀들이 좀 삐뚤어져도 '다 괜찮아, 좋아질 거야', 돈이 없어도 '다 괜찮아', 누구와 화목하지 못하고 좀 미워도 '다 괜찮아' 이런 마음을 가지라는 뜻입니다.

이렇게 맨발로 땅을 밟고 걸으며 햇볕을 쬐고, 채소와 과일과 통곡식 위주로 먹고, 모든 게 다 좋다는 식으로 긍정적인 마음의 선택을 하면, 이것이 후성유전학에서 말하는 모든 병을 치유하는 유전자를 복구하는 방법이며, 파라켈수스가 말한 대로 치유는 의사의 의술이 아니라 자연과 하늘의 힘으로 된다, 자연과 천성의 힘으로 된다는 것입니다. 유전자를 회복시키기 위해서는 마음의 선택이 너무나 중요합니다.

50대 여성 자가면역질환 환자와 아바타프로그램

50대 초의 여성이 자가면역질환인 류머티스와 루푸스, 여러 가지 합병증으로 우리 병원에 왔습니다. 대학병원 의사도 더는 어떤 치료도 안 되겠다고 하자 그 환자의 아들이 업고 왔습니다. 그분은 걷지도 않지도 못하는 상태로 제 진찰실 앞 소파에 그냥 누워 있었는데 얼굴에 죽음의 그림자가 가득하고 눈을 뜨지도 못해 숨만 쉬지 않는다면 시체처럼 보일 지경이었습니다. 그런 환자가 앞에 있으니 얼마나 부담스러웠겠습니까. 제가 무슨 재주로 그런 환자를 치료할 수 있겠습니까.

저는 1994년부터 미국의 교육심리학자 해리 팔머(Harry Palmer)가 개발한 일종의 마인드 교육인 아바타프로그램(Avatar Program)을 많은 환자에게 안내하고 있습니다. 그날도 다른 환자들에게 그 교육에 관해 이야기하고 있었는데, 눈도 뜨지 못하던 그 환자가 제 이야기를 듣더니 눈을 떴습니다. 그러고는 제가 있는 쪽으로 고개를 돌리더니, 모기 소리같이 가는 목소리로 "박사님, 제가 아바타코스에 참가할게요" 그러는 겁니다. 그런데 그분은 갈 수 있는 상태가 아니었습니다. 그 프로그램은 앉아서 교육을 받는 것이 아니라 산책을 하면서 나와 저 나무가 하나 되고 산과 하나 되면서 분리감을 없애고 통합하는 훈련법도 있어, 걷지도 못하는 그 환자가 할 수는 없다고 생각했습니다. 다음에 좋아지면 가시라고 했지만, 사실 좋아질 가능성이 별로 없어 보였습니다. 그분이 꼭 가겠다고 고집을 부려 그렇다면 아들과 같이 가보라고 했습니다. 저는 이 환자가 너무 쇠약한 상태라 거기에 갈 거라고 생각조차 할 수가 없었습니다.

이 환자가 2주 만에 다시 진찰실로 왔는데, 얼굴에서 거무스름한 죽음의 그림자가 사라지고 웃으면서 걸어 들어왔습니다. 저는 요한복음 베데스다 연못가의 38년 병자가 일어나 자리를 들고 걸어가는 일이 오늘날에도 가능하다는 것을 제 눈으로 봤습니다. 저는 이 환자를 치료한 일이 없습니다. 이분은 자기 부모와 시부모를 원망하며 용서하지 못했고, 남편과도 관계가 나빠 별거 중이었습니다. 마음이 분노와 원망과 두려움으로 가득 차 있었는데 감사와 기쁨 쪽으로 바뀌게 된 것입니다.

감사의 마음이 일어나도록 돕기 위해 저를 찾는 모든 분께 가르쳐드리는 또 하나의 방법이 있습니다. 감사와 기쁨이 일어나야 유전자 스위치가 켜지는 것을 알기에 활용하는 것입니다. 감사 대신 원망, 기쁨 대신 슬픔, 희망 대신 절망이 일어나면 유전자가 꺼지기 때문에 어떻게 감사를 유도할지 고민 끝에 꾀를 낸 것입니다. 조용한 공간에서 "아버지 감사합니다" "어머니 감사합니다"를 계속 소리 내어 말하게 하는 방법입니다.

독자 여러분도 한번 해보시면 알게 되겠지만 처음에는 맹숭맹숭해서 이게 무슨 짓이지 하는 마음도 듭니다. 하지만 약 30분 정도 자기 부모 얼굴을 떠올리며 "아버지 감사합니다" "어머니 감사합니다"를 계속 말하면 어떤 사람이든 뜨거운 눈물을 흘리게 됩니다. 환자 중엔 자기 아버지를 죽이려고까지 마음먹은 사람도 있었습니다. 위암에 걸려 저한테 온 환자였는데, 아버지가 첩을 얻은 후 집에 와서 난동을 부리자 저건 악마이니 죽어야겠다고 생각했다고 합니다. 그런 분도 마지막에는 뜨거운 눈물을 흘리며 부모에게 감사가 일어나는 것을 보았습니다. 이때 놀랍게도 유전자가 회복됩니다.

앞의 자가면역질환 환자에게도 친정 부모에 대해 "아버지 감사합니다" "어머니 감사합니다"를 말하게 하고, 시부모에 대해서도 감사하게 하고, 남편에 대해서도 계속 감사하게 했습니다. 전에는 없었던 감사가 일어나고 산책할 때도 "아버지 감사합니다" "어머니 감사합니다"를 소리 내어 말했습니다. 아버지 어머니는 나를 낳아준 육신의 부모이기도 하지만, 크게 보면 우리를 낳아준 조물주 아버지이고 대지(大地)인 어머니를 뜻하기도 합니다. 그래서 "아버지 감사합니다" "어머니 감사합니다"를 계속하다 보면 "우리를 창조한 창조주 아버지께 감사합니다" "우리에게 빛과 생기와 식물을 준 대지와 온 천지자연에 감사합니다"로 확대되어갑니다.

이 환자를 병원에서는 치료 불가능이라고 했지만, 그러한 형편과는 상관없이 아봐타 프로그램의 신념조절기법을 써서 '나는 이제 다 나았다' '나는 건강하고 생기가 넘친다'고 믿고 의심치 않으면 이 환자처럼 치유될 수 있습니다. 어떤 암 환자에게 의사가 진찰해보더니 암이 완치되었다고 하면 기분이 어떻겠습니까? 그는 뛸 듯이 기쁠 것이고 손뼉을 치면서 환성을 지를 것입니다. 이처럼 내가 원하는 대로 이미 이루어졌다고 믿고 기쁨의 함성을 지르면서 손뼉을 3~5분 동안 치며 기뻐하는 훈련도 있습니다. 이것이 바로 기도입니다. 기도란 무릎을 꿇고 빌어야 하는 것이 아니라 이미 다 이루어졌다고 믿고 기뻐하는 것입니다.

한번은 어떤 의사단체의 초청으로 강의를 하러 갔는데, 어떤 분이 강의를 들으며 너무 흐느껴 울기에 살펴보니 치유된 자가면역질환 환자였습니다. 어떻게 여기에 왔느냐고 물었더니, 제가 강의한다는 이야기를 듣고 왔다며 전 박사님 이름만 들어도 막 눈물이 나온다고 했습니다. 하지만 그 환자는 제가 치료한 것이 아닙니다. 자신이 스스로 감사와 기쁨을 회복해서 나은 것입니다.

이렇게 자신이 어떻게 마음을 선택할 것인가에 따라 치유가 일어남을 알 수 있습니다. "보기에 좋았더라" 하며 감사와 기쁨이 일어날 때 유전자의 작동 시스템이 복구되는 것입니다.

쉽고 단순한 방법이 치유 효과도 좋다

이런 이야기를 듣다 보면 이 세상에 약을 쓰고 수술하는 의사들은 별 볼 일 없고 여기 나온 방법만이 최고라고 오해할 수도 있는데, 제 말씀은 전혀 그런 뜻이 아닙니다. 우리 현대 의학은 여전히 뛰어난 장점이 많습니다. 병의 진단과 응급환자의 치유, 교통사고 환자처럼 수술이 필요한 외과적 치료, 예방의학, 공중보건의학 등 장점이 많습니다. 요즘 코로나 전염병 같은 경우 공중보건의학이 정말 강력한 효과가 있지 않습니까? 이처럼 뛰어난 장점이 있지만, 현대 의학은 나무는 보되 숲을 보지 못하는 약점도 있습니다. 반면에 제가 소개하는 통합의학은 나무는 소홀히 하고 큰 그림만 보는 경향도 있습니다. 그래서 나무도 보고 숲도 보는, 즉 현대 의학의 의술을 필요에 따라 잘 활용하면서 가장 근본인 자연과 하늘의 질서로 돌아가는 것을 중심으로 삼는 것이 지혜롭게 통합하는 방법입니다.

앞에서 이 세상에서 가장 효과 있는 방법은 오래 참으며 노력해야 하는 어려운 것이 아니라 쉽고 단순한 것이라고 했습니다. 사례로 든 환자들이 실천한 것은 어렵고 복잡한 것이 아니라 자연과 하늘로 돌아가는 쉽고 단순한 것이었습니다.

최근 들어 제가 권하는 이러한 치유법에 공감하는 의사들이 많아지고 있습니다. 얼마 전 우리나라 굴지의 대학병원 암센터 소속 교수 몇 분의 강의를 들은 일이 있습니다. 그분들은 암 환자들을 수술, 항암제, 방사선으로 주로 치료합니다. 강의 내용은 암 환자 중 치유가 잘되고 오래 생존한 사람들에게 세 가지 특징이 있다는 것인데, 이분들도 저와 똑같은 이야기를 했습니다.

치유가 잘되는 사람들은 첫째, 긍정적인 사람이라는 것, 모든 것이 보기에 다 좋다고 여기며 만물을 긍정하는 사람이라는 것입니다. 자신의 몸에 생긴 암에 대해서까지도 '다 괜찮아' 하며 긍정적으로 받아들이는 것입니다. 둘째, 가정이 화목하고 모두를 용서하는 사람으로, 여기서 화목이란 감사의 극치를 뜻합니다. 화목하다는 말은 감사가 일어났다는 말입니다. 셋째, 흙에서 나는 채소와 과일과 전곡식(통곡식)을 먹으며 자연으로 돌아간 분들입니다. 어떤 의사가 환자를 보든 결국 진실의 공통점에서 만나게 된다는 것을 알게 되었습니다. 긍정과 감사, 자연으로 돌아가는 것이 중요합니다.

내 믿음에 의심이 없다면 반드시 현실이 된다

마음의 문제를 언급하면서 이 세상에서 가장 효과 있는 방법은 쉽고도 단순해야 한다고 했습니다. 두 번째 원리는 이 세상에서 변함없는 영원한 진리는 '나의 믿음이 현실이 된다, 내가 믿는 것에 의심이 없다면 반드시 현실이 된다'는 것입니다. 내 신념이 이 세상에 그대로 나타난다는 이 진리는 영원불변하며, 가장 위대한 생명력의 원천이라고 생각합니다.

전구를 발명한 토머스 에디슨은 전구뿐만 아니라 라디오, 축음기, 영화 등 수많은 발명품을 만들어냈습니다. 그의 말년에 기자들은 그가 어떻게 그렇게 위대하고 천재적인 발명가가 될 수 있었는지 물었습니다. 그러자 에디슨은 "나는 천재가 되려고 조금도 노력하지 않았다, 난 원래 천재였다"고 대답했습니다. 자신이 원래 천재였다고 믿었다는 말입니다. 이 말은 아주 중요합니다.

에디슨은 초등학교에 입학하고 나서 얼마 지나지 않아 학교에서 쫓겨났습니다. 아이가 워낙 바보 같아서 가르칠 수 없다는 이유 때문이었습니다. 그의 어머니는 너무 슬프고 고통스러워하며 기도했는데, 그 기도에 대한 응답이 '네 믿음대로 될지어다'였습니다. 어머니는 자신이 아이를 바보라고 믿었기 때문에 바보가 되었다는 것을 깨닫고 자신을 돌아보니 정말로 그렇게 했음을 알게 되었습니다. 토머스가 병아리를 깐다고 암탉처럼 달걀을 품은 것을 보고 바보 같은 짓을 한다고 혼내기도 했는데, 이웃집 아이에게 위험한 약을 먹이는 등 계속 엉뚱한 사고를 치자 어머니는 "바보야, 바보 같은 놈아" 이렇게 불렀던 것입니다. 아들을 바보라고 부르고 아들이 바보라고 믿으니 바보가 된 것임을 깨닫게 된 것입니다.

에디슨의 어머니는 이제 반대로 아이를 천재라고 부르고 천재라고 믿기로 했습니다.

그러면 천재가 되겠다고 생각한 것입니다. 아이를 불러 앉히고 "토머스야, 너는 학교에 갈 필요가 없어. 학교는 바보들이 다니는 곳이야. 천재는 천재 교육을 받아야 해"라고 말했다고 합니다. 그 후로는 아이가 어떤 모습을 보이든 상관없이 무조건 천재라고 불렀다고 합니다. 이것이 답입니다.

육체의 환경을 선택하듯 마음도 선택할 수 있다

우리가 육체의 환경을 선택할 수 있듯이 마음의 선택에서도 어떤 신념이든 자유롭게 선택할 수 있습니다. 그 신념에 의심이 없으면 그대로 현실이 됩니다. 정원에 꽃씨를 뿌리면 꽃이 피고, 잡초 씨를 뿌리면 잡초가 자라듯이 인생이라는 정원에 내가 뿌린 씨가 그대로 피어납니다. 나는 어떤 생각의 씨를 내 마음밭에 뿌릴 것인가?

우리는 마음대로 생각이나 신념을 선택할 수 있습니다. '나는 낫기 어려운 병자다'라고 선택할 수 있는가 하면 반대로 '나는 이미 완치되어 최고로 건강한 사람이다'를 선택할 수 있습니다. '나는 돈이 없어 항상 경제적으로 어려움을 겪는 사람이다' 또는 '나는 많은 것을 가진 부자다'를 선택할 수도 있고, '나는 인생에서 실패한 사람이다' 또는 '나는 이미 성공한 사람이다'를, '나는 죄가 많은 죄인이다' 또는 '나는 죄가 없는 깨끗한 의인이다'를 선택할 수도 있습니다. '내가 죽으면 내 생명은 끝이다' 또는 '나는 죽음 없이 영생한다'는 신념도 선택할 수 있습니다. '나는 죽은 후 내 생명이 어떻게 될지 잘 모르겠다'는 생각을 선택하거나 '나는 이미 천국에 가게 되어 있다' 또는 더 적극적으로 '이미 내 안에서 천국이 이루어졌다'고 선택할 수도 있습니다. '내 인생, 내 삶은 불행하다'를 선택하거나 '나는 날마다 기쁘고 행복하다'는 생각을 선택할 수 있습니다.

내가 선택한 그 신념에 의심이 없다면 반드시 그 신념이 현실이 된다는 것이 바로 후성유전학에서 증명된 과학적 진실입니다. 내 유전자는 내 생각과 신념을 그대로 반영합니다. 모든 세포는 내 육체의 사령부 격인 생각에 따라 재배열되는 것입니다. 후성유전학은 병 치유만이 아니라 우리 인생의 모든 문제를 내 신념을 관리함으로써 해결할 수 있음을 보여줍니다.

가망 없던 73세 남성 환자의 선택

11년 전 73세 된 남성 환자 한 분이 20년 동안 당뇨약과 혈압약을 먹고 있는데도 계속 악화되었습니다. 최근 몇 년 동안엔 인슐린 주사를 쓰고 있지만, 망막변성이 심해 수술을 여러 번 받았고 뇌경색도 있어 잘 걷지 못하고 심근경색으로 스텐트 시술을 여러 번 받았고, 콩팥 기능이 떨어져 조만간 신장투석을 해야 할 상태였습니다. 감각신경 손상이 심해 발바닥이 땅에 닿는지 안 닿는지도 감각이 없었습니다. 의사들이 가족에게 이제는 회복될 가능성이 없다고 했습니다. 환자도 자식들한테 유언도 하고 재산 분배도 끝낸 상태에서 저한테 왔습니다.

저는 요즘에는 어떤 환자가 오더라도 그 치료는 의사의 의술이 아닌 자연과 하늘이 알아서 할 일이라고 생각하고 있습니다. 집돼지가 산으로 가듯 환자 자신이 선택하는 것이며, 어떤 형편이든지 내가 다 나아 완전해졌다는 마음의 선택을 환자 자신이 할 수 있는 것입니다. 자연과 하늘이 알아서 할 일이며 제 책임이 아니기에 어떤 어려운 환자가 와도 부담이 조금도 없습니다. 저는 원래 병을 못 고치는 사람입니다. 거짓 겸손이 아닙니다. 우리 병원에 와서 좋아진다고 하더라도 제가 자랑할 것이 없습니다. 제 의술이 아니라 자연과 하늘의 힘으로 된 것입니다. 우리 병원에 왔어도 치유에 실패한 환자도 많습니다. 그것도 제 책임이 아닙니다. 저에게는 원래부터 병을 고치는 능력이 없습니다. 다만 환자 스스로 좋은 선택을 하라고 가르쳐주고 있을 뿐입니다.

그런데 이분이 앞에서 말한 방법을 그대로 따라 실천했습니다. 11년이 지났는데 지금 84세인 그분은 인삼농장을 운영하며 하루 3시간씩 운전한다고 합니다. 서해안 지역에 태양광 발전 사업을 하면서 1년에 2억 4,000만 원씩 수입이 있다고 합니다. 이분은 마인드 교육인 아봐타프로그램에 가서 자기 신념을 '나는 최고로 건강하다'로 선택했습니다. 현실은 곧 죽을 정도로 나빴는데 '나는 최고로 건강하다'는 신념을 선택한 것입니다. 또 '나는 한 달 수입이 2,000만 원이다'라고 했답니다. 어떻게 그런 선택을 했는지는 모르지만, 정확하게 그렇게 이루어진 것입니다. 그분은 '나는 이미 영생을 얻었다' '나는 죄 없이 깨끗한 의인이다'를 선택했습니다. 그분은 원래 탈모가 심했는데, 요즘 머리카락이 까맣게 나고 활기차게 살고 있습니다. 집돼지를 산에 풀어놓은 셈입니다. 하루에 몇 시간씩 땅을 밟고, 채소와 과일과 곡식을 주로 드시는데, 불로 조리한 음식은 먹지 않습니다.

문명이 개발되기 전인 수렵 채집 시기에는 불로 익힌 음식이 없었습니다. 고혈압이나 당뇨, 통증, 자가면역질환 등 여러 가지 만성질환을 앓는 분들이 병을 해결하고 싶다면 참고하면 좋겠습니다. 모든 식사를 생식으로 하라는 것이 아닙니다. 물에 불려 냉장고에 넣어둔 현미쌀을 믹서로 갈면 우유나 두유처럼 되는데, 거기에 꿀이나 소금을 넣으면 아주 맛이 좋습니다. 아침으로 그것과 채소와 과일을 먼저 먹습니다. 아침에는 그것만 드시라고 권하는 분도 있습니다. 이렇게 먹는 것이 집돼지를 산에다 풀어주는 것이며, 점심과 저녁도 일단 그렇게 먹은 후 현미채식 위주의 음식을 먹습니다.

앞의 84세 된 그분은 지금도 불에 익힌 음식을 먹지 않고 날마다 햇볕을 쬐고 땅을 밟으며 걷고, '아버지 감사합니다, 어머니 감사합니다, 하나님 감사합니다, 천지자연에 감사합니다'를 마음으로 믿고 입으로 반복해서 말하는 연습을 계속하고 있습니다.

날마다 기쁨과 감사가 일어나는 행복한 삶

우리 중 누구에겐가 어떤 병이 있고, 어떤 문제가 있다 하더라도 처음 말씀드린 대로 매우 단순하고 쉬운 방법이 있습니다. 우선 육체적 환경의 선택으로 '햇볕을 쬐며 맨발로 걷는다'입니다. 맨발로 걷는 것을 이렇게 강조하는 이유가 있습니다. 사람들의 전압을 재보면 200~1,000mV의 정전기가 있는데, 땅을 밟으면 전압이 0mV가 됩니다. 활성산소도 엄청 많이 빠져나갑니다.

저는 아침에 막 일어나면 일단 따뜻한 물을 한 잔 먹는데, 가장 좋은 물은 현미를 커피처럼 볶아서 우려낸 물입니다. 이 물을 마신 다음 아파트 어린이놀이터 모래밭에서 약 30분간 맨발로 걷습니다. 그다음 병원에 출근하는데, 진료 중에 틈날 때 근처 작은 공원에서 30~40분 정도 맨발로 땅을 밟고 걷습니다. 저녁에 집에 와서도 놀이터에 가서 30분 정도 맨발로 걷습니다. 하루 1시간 30분 정도 맨발로 걷는 셈입니다. 여러분도 해보시면 알게 되겠지만, 아마 한 달 정도 하면 몸에서 놀라운 변화가 일어날 것입니다.

이렇게 육체의 환경 선택은 햇볕과 생기호흡과 맨발걷기, 주된 음식은 채소와 과일과 곡식 위주의 식사를 하고 고기를 먹더라도 조금만 먹습니다. 마음의 선택은 모두 긍정하는 것입니다. Everything is all right, 모든 것이 보기에 좋았다, 어떤 경우도 다 좋다. 이렇게 긍정을 선택하면 오늘날 같은 코로나바이러스나 어떤 병도 걱정할 필요가 없고, 날마다 기쁨과 감사가 저절로 일어나는 행복한 삶을 누리게 되리라 믿습니다.

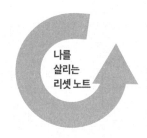

"병에서 벗어나려면 손상되고 변질된 유전자가 복구되도록 태초의 자연환경으로 돌아가야 합니다." (7쪽)

"우리가 가진 모든 질병과 고통은 그 유전자가 정상적으로 작동하지 않는 데서 기인한 것입니다. 유전자 스위치는 바로 주인인 내가 쥐고 있습니다. 내가 육체의 선택을 어떻게 하느냐, 마음의 선택을 어떻게 하느냐에 달린 것입니다." (29~30쪽)

"감사와 기쁨이 일어나야 유전자 스위치가 켜집니다." (35쪽)

"내 유전자는 내 생각과 신념을 그대로 반영합니다. 모든 세포는 내 육체의 사령부 격인 생각에 따라 재배열되는 것입니다." (39쪽)

"제가 배운 서양의학이 죽을 수도 있는 환자를 응급의료로 살려내는 뛰어난 장점이 있는 반면에 만성질환에 대해서는 매우 무력함을 확실하게 느꼈습니다." (51쪽)

"자연스런 음식을 먹지 않고 마음도 다스리지 못해 내 몸의 세포를 춥고(체온 저하) 배고프게(영양 결핍) 만드니 세포가 생존을 위해서 분열한다는 관점에서 본다면, 암은 병이 아니고 악조건 속에서 살아남기 위해 몸부림치고 있는 것입니다." (54쪽)

"저는 오염된 피를 깨끗하게 하여 잘 흘러가게 하고 어두운 마음을 밝고 평화롭게 만든다면 병이 해결되리라 생각합니다. 이처럼 우리는 자연에서 인간 전체를 치유하는 시스템의학의 지혜를 배울 수 있습니다. 지난 30년 동안 제가 만난 환자들의 고혈압, 당뇨, 알레르기, 만성통증, 자가면역질환 등 수많은 만성질환이 거의 다 이 원리에 따라서 쉽게 해결되었는데요, 고혈압이나 당뇨의 경우 심각한 합병증이 없는 한 한두 달 내에 약 없이 완치됩니다." (55~56쪽)

"생명 프로그램인 유전자는 우리 몸의 세 가지 자연치유력인 항상성, 면역 시스템, 재생 시스템이 완벽하게 작동되도록 관장하고 있습니다. 우리 눈에 병처럼 보이는 것은 무엇일까요? 이는 병이라기보다는 '내 안에 있는 생명 프로그램이 잘 작동하는 과정에서 나타내 보이는 자기 치유 과정'이라고 이해할 수 있습니다." (58~59쪽)

"어둠은 실체가 있는 것이 아닙니다. 단지 빛이 없는 상태를 말합니다. 그러니 빛을 등진 것에서 돌이켜 다시 빛을 받아들이면 어둠이 없어지는 겁니다." (61쪽)

"유전자 생물학자인 브루스 립튼이 얻은 결론은 '약을 쓰거나 수술받는 것보다는 마음을 바꾸는 것, 즉 그 환자가 마음속으로 뭘 믿게 하는가가 유전자를 바꾸는 데 가장 직접적이고 효과가 있다'는 것입니다." (69쪽)

"부모로부터 병적인 유전자를 타고났더라도, 어떤 삶의 방식을 선택하는지에 따라 타고난 유전자도 바꿀 수 있다는 것입니다. 육체의 환경과 마음의 환경, 이 두 환경에서 어떤 선택을 하는지에 따라 유전자를 바꿀 수 있다는 것이 후성유전학의 기본 명제입니다." (86~87쪽)

"모든 자가면역질환이 다 그러하듯 치유 방법은 크게 세 가지입니다. 우선 음식 습관을 담대하게 바꿉니다. 현미, 잡곡, 채식, 과일처럼 우리 장내에 가장 좋은 환경을 만들어주는 생채식으로 담대하게 바꾸는 겁니다. 운동으로 햇볕을 쬐며 맨발로 걷고, 항상 기분 좋은 몸 상태를 만들고 저녁엔 충분하게 잠을 잡니다. 그다음 가장 중요한 것은 마음입니다. 마음에 평화와 안식을 가져오도록 삶의 모든 문제를 내가 쥔 채 잘할 수 있다는 생각을 내려놓는 것입니다. 더 높은 존재, 하늘에 삶의 문제를 맡기는 쪽으로 심신을 쉬게 합니다." (196쪽)

"제 눈에는 이 세상에 단 한 가지 병만 있는 것 같습니다. '피의 병'입니다. 핏속에 있어서는 안 되는 독을 없애고, 핏속에 꼭 있어야 하는 영양소와 산소와 체온을 보충해주면 병이 생기지 않습니다." (289쪽)

"오염된 혈액 내에 산소가 부족하고 체온이 떨어지니 세포들이 살아남으려고 안간힘을 쓰게 됩니다. 이게 암이 생기는 환경입니다." (320쪽)

"자기 건강을 개선하기 위해 마음을 어떻게 잘 쓸 것인지가 너무도 중요합니다." (348쪽)

"우리가 여기에서 배워야 할 것은, 삶에서 정말 보람 있고 의미 있는 목표를 정해 날마다 바쁘게 살아갈 때 뇌세포가 계속 재생되고, 살아 있는 뇌세포도 건강하게 일한다는 것입니다." (352쪽)

"부정적인 생각을 하다 보면 내 안에 내 생명을 관장하는 유전자가 나를 공격하는 쪽으로, 작동하게 된다는 것입니다." (360쪽)

"건강해지려고 염려하고 애쓰고 노력해야 하는 게 아니라 '나는 이미 건강하다'고 믿으면 됩니다. 부자가 되려고 애쓰고 노력해야 하는 게 아니라 '나는 모든 것을 다 가진 부자다'라고 믿으면 됩니다." (366쪽)

"몸과 마음을 암이 생길 수 없는 환경으로 만듦과 동시에 면역세포들이 암을 잡아먹을 수 있도록 유전자를 조절하고 면역을 증강시키는 일이 암 치유의 목표입니다." (393쪽)

"파라켈수스는 '사람의 병을 치유하는 치유력은 의사에게서 나오는 게 아니라 자연으로부터 나온다. 따라서 의사는 열린 마음으로 오직 자연으로부터 다시 출발하라'고 설파하였습니다. 이를 정리하면, '치유력은 수술이나 약에서 나오는 게 아니다. 자연에 있는 생명 에너지로부터 오는 것이니 생명 에너지를 믿으라'는 것입니다." (404쪽)

"많은 암 환자와 그 가족들은 '이 암만 나으면 행복하겠다'고 생각합니다. 물론 암이 나으면 행복하겠지만, 반대입니다. 마음이 행복해야 암이 낫습니다." (407쪽)

"암을 예방하기 위해선 암 발병 원인을 고치면 되지 않을까요? 잘못된 음식의 과식과 화학물질의 오염, 지나친 스트레스, 휴식 부족을 가져오는 생활 습관과 방식, 환경을 바꿔야 합

니다." (412쪽)

"성실함이 과하면 교감신경이 흥분하고 에너지 낭비가 지나쳐 암이 발병하기 쉬운 환경을 만들게 됩니다. 일과 운동을 적당히 하는 게 좋습니다. 운동 중에서 가장 좋은 방법은 맨발로 땅을 밟고 햇볕을 쬐면서 걷는 것입니다." (414~415쪽)

"간경화나 간암이 있다면 독성이 있는 생채소즙보다 저온 건조한 채소분말을 따뜻한 물에 타서 효소와 함께 마시는 것이 좋습니다." (418쪽)

"내가 더 높은 영적 존재임을 깨닫게 되었을 때, 놀랍게도 내 육체의 병이 극적으로 치유되기도 합니다." (432쪽)

"암을 계속 생산해내는 암 작동 시스템의 스위치를 꺼야 합니다. 그렇게 하려면 우리 몸과 마음에서 암을 만들어내는 생활환경과 습관과 방식을 근본적으로 바꾸어야 합니다." (433쪽)

"고혈압, 당뇨, 비만 같은 대사장애는 그 자체가 병이 아니라 피가 오염되었으니 피의 오염을 해결하라는 메시지입니다." (444쪽)

"가장 중요한 것이 음식입니다. 좋은 채소, 과일, 통곡식, 식물성 오일을 주식으로 한 자연식 물식을 해야 합니다." (445쪽)

"허준은 『동의보감』에서 '마음이 산란하면 병이 생기고, 마음이 고요하고 안정되면 있던 병도 저절로 낫는다'고 했습니다." (456쪽)

"'어떤 건강법을 실행한다 하더라도 소식을 실행할 수 없는 사람은 결국 건강하게 될 수 없다'는 것이다. '소식에 질병 없다'는 말은 참으로 진리가 아닐 수 없다." (492~493쪽)

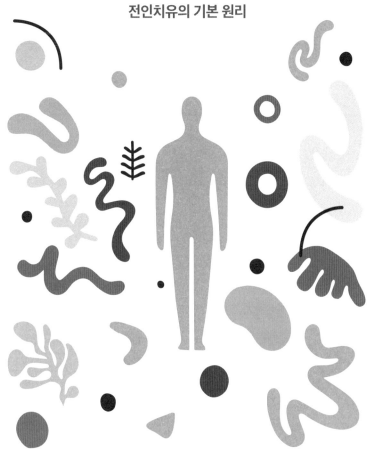

1부

낫지 않는 병은 없다

전인치유의 기본 원리

1. 병을 선택할까? 건강을 선택할까?

오늘날 사람들이 겪는 고통 가운데 가장 어려운 고통은 병의 고통, 죽음의 고통, 죄의 고통이라고 합니다. 병과 죽음과 죄의 고통으로부터 벗어나도록 돕는 것이 의학의 궁극 목표라고 저는 믿고 있습니다. 고통에서 벗어나는 방법에는 육체의 선택과 마음의 선택이 있습니다. 이 장에서는 아주 쉽고 단순하면서도 확실한 효과가 있는 방법을 소개하려 합니다.

저는 1977년부터 1982년까지 광주기독병원에서 외과 수련을 받았습니다. 당시 광주기독병원은 미국 선교 의사들이 진료하고 의약품도 미국에서 들여왔다고 알려져, 전주예수병원과 함께 전국에서 환자가 가장 많이 모여드는 병원이었습니다.

저처럼 외과 수련을 받는 의사는 제너럴 클리닉(General Clinic)이라고 해서 외과 수련과 함께 1차 진료도 보았습니다. 환자 수와 비교해 의사가 턱없이 부족하다 보니 밤낮을 가리지 않고 정신 없이 근무했습니다. 그 당시 제 스승은 미국 노스캐롤라이나대학에서 훈련받은 외과의사였는데, 이분의 의술, 특히 수술 솜씨가 어찌나 뛰어났던지 별명이 'God's Hand(신의 손)'였습니다. 제가 이처럼 위대한 외과의사 밑에서 수련받고 전문의가 되었을 때, '나는 어떤 병도 다 고칠 수 있겠다'는 자만심 곧 교만한 마음이 있었습니다.

그 후 한때 종합병원의 외과 과장을 지냈고 잠시 개업도 하고 의과대학 교수로 재직하면서 많은 환자를 보았는데, 얼마 가지 않아 제 자만심이 다 무너지기 시작했습니다. 여러분도 아시다시피 고혈압, 당뇨, 류머티스, 만성간염 같은 만성질환 환자들은 약을 써도 대부분 치료가 잘 안 됩니다. 통증 환자들은 약이나 수술로 잘 낫지 않습니다. 암 환자를 수술, 항암제, 방사선으로 치료했는데 재발하여 다시 찾아왔을 때나 제 손으로 수술한 암 환자의 임종을 지켜볼 때는 정말 견디기 힘들었습니다.

오늘날 현대 서양의학은 분명히 뛰어난 장점이 있습니다. 진단, 응급 환자 치료, 교통사고 등의 수술, 예방의학, 공중보건의학 등에는 뛰어난 장점이 있습니다. 하지만 만성질환의 치료에서는 나무는 보되 숲을 보지 못하는 한계가 있음을 깨닫게 되었습니다.

제가 나주시에서 잠시 병원을 개업했을 때, 나주 인구가 18만 명이었는데 의사 수는 대여섯 명밖에 되지 않으니 얼마나 많은 환자가 찾아왔겠습니까? 아침 출근 때 병원 문을 열고 들어가면 너무나 많은 환자가 줄을 서서 기다리고 있어서 '오늘 하루는 또 어떻게 보내나' 걱정하며 진료를 시작했습니다. 낮에는 정신없이 몇백 명의 환자를 보고, 밤에는 고달프니까 술을 마시고……. 이런 생활을 3~4년 하고 나니 너무 힘들어서 도저히 병원을 계속할 수 없었습니다.

치료 불가능 판정을 받은 간암 환자가 치유되다

그런 과정에서 전환점이 되는 중요한 사건이 있었습니다. 당시 한국 최고의 암센터에서 치료가 불가능하다고 판정받은 60세 남성 간암 환자가 저를 찾아왔습니다. 이 환자는 고통이 너무 심해서 잠시라도 통증을 멈추게 할 만한 진통제 정도를 처방해달라고 했습니다. 어떤 의사가 보더라도 더 치료할 여지가 없는 환자였습니다.

그때 저는 자연치유 의사인 와타나베 쇼의 저서『현대병에의 도전』, 고다 미쓰오 교수의『생채식 건강법』, 하버드 보건대학원 닥터 버나드 라운(Bernard Lown)의『치유의 예술을 찾아서』등을 읽고 있었습니다. 이들 자연치유 의사들은 현대 의학으로 왜 암과 같은 만성질환자를 치유할 수 없는지에 대해 이렇게 말했습니다.

"병의 원인을 치료하는 것이 아니라 병의 결과만 치료하려 하기 때문이다. 병은 자연의 질서를 떠난 것이니, 자연의 질서로 돌아가면 병은 쉽게 낫는다."

저는 이 간암 환자에게 자연치유의학을 실험해보기로 했습니다. 보통 암 환자라면 큰 병원으로 가보라고 했을 겁니다. 하지만 이 환자는 이미 치료 불가능이라는 선고를 받은 상태였고, 묫자리를 봐두고 수의도 맞추어놓은 임종 직전의 환자였기에 제가 제안한 실험을 기꺼이 해보겠다고 했습니다.

그는 날마다 섬유소가 많이 들어 있는 과일채소즙, 생채식, 오염되지 않은 자연식을 먹고, 피부호흡을 위한 풍욕, 사지운동, 햇볕 쬐면서 땅을 밟으며 맨발걷기, 커피관장, 마음에서 병이 있다는 생각을 버리고 '나는 나음을 입었다'고 믿고 상상하기 등 자연치유에서 권하는 요법을 실천했습니다. 석 달 후 그 환자는 암센터에 가서 검사를 받았는데, 암 크기가 반으로 줄어들었고 6개월 후에는 암이 다 사라져버렸습니다. 놀라운 일이었습니다. 저는 암이 어떻게 사라지고 좋아졌는지 알 수가 없었습니다.

임종 직전의 심부전 환자가 자연치유되다

비슷한 시기에 심장 판막에 장애가 생겨 심장이 축구공만 하게 커진 50대 여성 심부전 환자의 보호자가 찾아왔습니다. 환자가 병원에 방문할 만한 처지가 못 된다며 한 번만 왕진을 해달라고 간청했습니다. 가서 보니, 환자는 손을 들지 못했고 눈도 뜨지 못했습니다. 숨만 쉬지 않으면 시체와 마찬가지인 모습이었습니다. 그 환자도 우리나라의 제일가는 국립대학병원에서 치료를 포기한 상태였습니다.

그러나 이분은 두 달 만에 깨끗이 좋아져 남편의 아침 식사를 차려줄 정도로 회복되었습니다. 이 환자에게는 두 팔 두 다리를 들어 올려 미세진동하는 운동을 자주 하게 하고(모관운동), 식사로 섬유소를 많이 섭취하게 하며, 단중(양측 유두의 중간 지점)의 쑥뜸과 커피관장을 몇 차례 하고, 마음으로는 이미 완쾌되었다고 믿고 상상하게 한 것뿐인데 말입니다.

특히 이분의 커피관장 이야기를 듣고 좀 놀랐습니다. 가족들 말로는 숙변을 어마어마하게 배출했다고 합니다. 이 환자는 두 달가량 국립대학병원에 입원해 있었는데, 두 달 동안 쾌변을 보지 못했다고 합니다. 이 이야기는 매우 중요합니다. 그때 이 환자를 담당했던 의사들은 심장만 보고 있어서 그걸 몰랐다는 겁니다. 그 의사들을 비난하려고 하는 말이 아니라 현대 서양의학의 맹점이 바로 그런 부분입니다. 그 후 이 여성 환자는 아주 좋아졌습니다.

이처럼 곧 죽을 수밖에 없던 두 환자가 좋아지는 것을 보고, 제가 배운 서양의학이 죽을 수도 있는 환자를 응급의료로 살려내는 뛰어난 장점이 있는 반면에 만성질환에 대해서는 매우 무력함을 확실하게 느꼈습니다.

이상한 의사가 되어버리다

이렇게 낫기 어려웠던 환자가 좋아지자 소문이 났습니다. 제가 무슨 특별한 의술이라도 가진 줄 알고 암 환자들과 난치병 환자들이 몰려왔습니다. 일본에서도, 네덜란드와 아일랜드 등에서도 찾아와 아주 난처했습니다. 저는 책을 보고 실험을 좀 해보았을 뿐인데, 난치병 환자들이 밀려든 것입니다. 이렇게 해서는 안 되겠다고 생각해 일본과 미국의 자연치유 의사들을 찾아다녔고 그들에게 배우게 되었습니다.

제 동료 의사들은 지금 저를 이상한 의사라고 합니다. 외과의사라면 수술하고 약을 써야 하는데, 저는 수술이나 약을 별로 쓰지 않습니다. 대신 생채식과 절식을 권하거나 병이 다 나았다고 믿으라고 하니 상식적인 의사가 보기에 이상하지 않겠습니까? 그런데도 제가 왜 이런 이상한 의사 노릇을 그만두지 못하고 계속하고 있는가 하면 이런 방법이 효과가 있기 때문입니다.

저는 외과의사이지만 '의학의 역사와 의학 철학'이 부전공입니다. 대학에서 교수로 있을 때는 그것도 가르쳤습니다. 수천 년 의학의 역사에서 우리가 배울 수 있는 교훈은 크게 보면 두 가지입니다.

첫째, 질병과 건강을 설명할 수 있는 단일 이론은 영원히 존재할 수 없다.

둘째, 인간의 지성으로 질병과 건강을 알 수 없다.

산 정상에 오르는 길은 하나가 아니라 여러 갈래 길이 있듯이, 질병과 건강을 이해하고 치료하는 방법도 여러 가지가 있을 수 있습니다. 개발하기에 따라서는 수없이 많은 방법을 더 찾아낼 수 있습니다. 산 중턱까지 올라간 사람은 자기가 걷고 있는 그 길 하나밖에 없다고 착각할 수 있습니다. 그러나 산 정상에 오른 사람은 여러 갈래의 등산로가 있다는 것을 알게 되는 것과 같습니다.

만약 어떤 의사나 환자가 암을 치료하는 데는 수술과 항암제, 방사선 치료밖에 없다고 하거나, 혈압이나 당뇨는 평생 약을 먹어야 된다고 한다면, 그는 아직 산 중턱에 있다고 볼 수 있습니다. 그렇다고 제가 산 정상에 오른 의사라는 것은 물론 아닙니다.

병을 어떻게 바라보아야 할까?

질병이나 건강에 대한 관점도 그렇습니다. 지금 한국의 경우, 고혈압으로 등록되어 약을 쓰는 환자가 1,100만 명, 당뇨와 고지혈증 환자가 각각 500~600만 명, 디스크나 척추협착증으로 등록된 환자는 1,250만 명이라고 합니다. 그런데 어떤 의사들은 "고혈압, 당뇨, 디스크, 암은 병이 아니다"라고 주장합니다.

제가 사는 광주에는 무등산이 있습니다. 무등산은 동쪽에 있어 광주 시민의 눈에는 아침저녁으로 해와 달이 뜨는 동산(東山)입니다. 그렇다고 무등산이 동산이라고 주장하면 어떻게 되겠습니까? 무등산 너머에는 화순인데 화순 사람 눈에는 무등산이 해와 달이 지는 서산(西山)입니다. 담양 사람에겐 무등산이 남산(南山)이고, 보성 사람에게는 북산(北山)입니다. 이처럼 건강과 질병을 볼 때도 어떤 관점에서 보느냐에 따라 다르게 보일 수 있습니다. 따라서 무엇이 하나만 옳다고 주장할 수는 없습니다.

고혈압 환자를 예로 들어보지요. 고혈압 환자에게 약을 오래 쓰면 뇌경색이 올 수 있고, 콩팥이 망가질 수도 있고, 또 협심증이나 더 나쁜 병으로 갈 수 있으므로 혈압약을 중단해야 한다는 의사가 있습니다. 반면에 혈압약을 절대 끊으면 안 되며 평생 먹어야 한다는 의사가 있습니다.

혈압약을 드시는 분들에게 뇌경색이 많이 온다는 것은 알고 계시죠? 왜 뇌경색이 올까요? 혈관이 깨끗하고 피가 잘 흘러가면 심장이 왜 압력을 높이겠습니까? 피가 오염되어 끈적하며 노폐물이 많고, 혈관에 때가 많이 끼어 통로가 좁아졌는데, 그 좁은 통로로 끈적끈적한 피를 보내려다 보니 불가피하게 혈압을 높이는 것입니다. 몸의 항상성(늘 같은 상태를 유지하려는 성질)을 유지하기 위해, 스스로 몸을 살리기 위해서 그러는 것입니다. 그래서 고혈압은 병이 아니라 인체 스스로 취하는 좋은 치료라고 볼 수 있습니다. 그런데 혈압약을 먹게 되면 몸이 스스로 치료하는 걸 방해하는 꼴이 됩니다. 피를 머리 끝까지 계속 돌려야 하는데 압력이 떨어져 뇌혈관의 피 돌림이 잘 안 됩니다. 그러면 피 찌꺼기가 쌓여 뇌경색이 옵니다.

그런데 많은 의사는 왜 계속 혈압약을 먹으라고 할까요? 이 의사들은 좋은 의도로 혈압약을 줍니다. 심장이 죽을 듯 압력을 높여 과로하고 있는데, 이를 방치하면 심장이 망가지거나 높은 압력이 혈관 벽을 때려서 동맥경화를 악화시키거나, 높은 압력을 이기지 못해 뇌혈관이 파열되어 뇌출혈이 오는 것을 예방할 목적으로 혈압약을 먹게 하는 겁니다. 하지만 혈압약을 반대하는 의사들은 혈압약으로 뇌경색이 오게 되고, 말초혈관의 피 돌림을 방해하여 신장이 나빠지고, 전립선비대, 만성통증 같은 여러 가지 병증이 오게 되므로 혈압약을 주의하라는 것입니다.

고혈압의 근본 원인은 피의 오염입니다. 그래서 피를 맑게 하는 방법을 써야 하는데, 저희가 의과대학에 다닐 때 혈관을 깨끗하게 만들고 피를 맑게 하는 것에 관해 배운 적이 없습니다.

암도 마찬가지입니다. 우리 몸에 독이 많이 쌓이면 말초혈관이 막혀 세포 내에 산소와 영양소가 부족하고 체온이 떨어져 세포들이 정상적으로 성장하거나 생존할 수 없습니다. 이때 미숙한 어린 세포가 생존을 위해 무차별적으로 분열하게 되는데, 이것이 암입니다.

자연스런 음식을 먹지 않고 마음도 다스리지 못해 내 몸의 세포를 춥고(체온 저하) 배고프게(영양 결핍) 만드니 세포가 생존을 위해서 분열한다는 관점에서 본다면, 암은 병이 아니고 악조건 속에서 살아남기 위해 몸부림치고 있는 것입니다. 그러나 많은 의사는 암이 나쁜 것이니 무차별적으로 공격해야 한다고 합니다. 공격해서 깨끗이 없애면 좋겠지만, 그게 잘되지 않습니다. 이처럼 질병을 보는 관점에는 여러 가지가 있는 것입니다.

만성질환이 잘 낫지 않는 이유가 있다

20세기 중후반부터 인류의 질병 유형이 급성세균성질환에서 만성퇴행성질환으로 바뀌기 시작했습니다. 고혈압, 당뇨, 고지혈증, 비만 같은 대사장애와 암, 심장병, 뇌혈관질환 같은 3대 사망원인 질환, 만성통증, 만성염증질환, 여러 가지 자가면역질환, 알츠하이머, 치매, 파킨슨병, 우울증, 불면증 같은 정신신경질환 등 많은 만성퇴행성질환이 질병의 중심 유형이 됐습니다. 그런데 이런 병들은 병원에 가도 잘 낫지 않습니다.

이 병들을 한때 성인병이라고도 불렀습니다. 성인이 되어 노화하면서 생기는 병으로여겼기 때문입니다. 요즘에는 성인병이라는 말을 잘 쓰지 않습니다. 이런 병이 성인층에게만 생기는 것이 아니라 젊은 세대, 심지어 어린아이에게도 당뇨 같은 병이 생기기 때문입니다. 요즘 한국의 경우, 1세부터 9세 아이들의 사망원인 1위 질환이 암입니다. 산모의 태중에서부터 암이 발병되기도 합니다.

미국 MIT에서 신생아 분만 후 산모들의 탯줄을 검사해보았는데, 평균적으로 약 180가지의 화학물질이 검출되었습니다. 식생활 습관과 스트레스, 과로 등으로 오염된 산모의 피가 그대로 태아에 유입되어 만성적인 병을 일으킨 것입니다.

지금 이런 병들은 생활 습관이 잘못되어 생긴 질병입니다. 왜 이 병들은 잘 낫지 않을까요. 세균성질환의 경우, 병을 일으킨 특정한 세균을 찾아내 항생제를 쓰면 일시적으로 병이 해결됩니다. 그러나 만성퇴행성질환인 생활습관병은 그동안의 식생활, 활동, 마음 상태, 사회 환경 같은 여러 가지 생활 조건, 방식, 습관, 환경이 다차원적이고 복합적으로 작용하기 때문에 특정한 원인을 찾아내 항생제 쓰듯이 치료할 수 없습니다. 그래서 잘 낫지 않습니다.

그럼 어떻게 해야 할까요? 우리는 자연에서 치유법을 배울 수 있습니다. 사람은 자연의 한 부분이니까요.

흘러가는 맑은 냇물은 늘 깨끗하지만, 막혀서 잘 흐르지 못하는 더러워진 물은 부패합니다. 그렇게 되면 파리나 모기 같은 벌레와 여러 종류의 세균이 서식하게 되는데, 이 물에 파리약이나 모기약을 뿌린다고 해결될까요? 안 됩니다. 물이 맑아지고 잘 흘러야 벌레나 세균이 서식하지 않게 됩니다. 우리 몸도 마찬가지입니다. 오염된 피를 그대로 둔 채 혈압약, 당뇨약, 항암제를 쓴다면 어떻게 될까요?

저는 오염된 피를 깨끗하게 하여 잘 흘러가게 하고 어두운 마음을 밝고 평화롭게 만든다면 병이 해결되리라 생각합니다. 이처럼 우리는 자연에서 인간 전체를 치유하는 시스템의학의 지혜를 배울 수 있습니다.

지난 30년 동안 제가 만난 환자들의 고혈압, 당뇨, 알레르기, 만성통증, 자가면역질환 등 수많은 만성질환이 거의 다 이 원리에 따라서 쉽게 해결되었는데요, 고혈압이나 당뇨의 경우 심각한 합병증이 없는 한 한두 달 내에 약 없이 완치됩니다. 지금처럼 고혈압에는 혈압약을, 당뇨에는 혈당강하제를, 류머티스관절염에는 스테로이드나 진통소염제를, 암 환자에게는 항암제를 쓰는 식으로는 치료가 잘되지 않기 때문에 그 사람의 몸과 마음 전체를 치료하는 전인치유의학(Holistic medicine) 곧 시스템의학 쪽으로 나아가야 한다는 이야기입니다.

| 마르틴 루터와 전인치유의학 | 우리는 시스템의학에 관한 지혜를 종교개혁의 마르틴 루터 사상에서 배울 수 있습니다. 루터는 자신의 죄를 씻으려고 얼마나 애를 많이 썼던지 "나처럼 죄를 씻으려고 극심한 고통을 당하고 고행을 한 사람은 인류의 과거에도 없었고 미래에도 없을 것"이라고 고백 |

할 정도였습니다.

한번은 어떤 소녀의 머리카락이 바람에 흩날리는 것을 보고 루터의 가슴이 두근거리며 뛰었습니다. 성경에는 "음란한 마음이 일어나면 이미 음행을 했느니라"라고 쓰여 있어 그는 "하나님, 제가 오늘 음행을 했습니다"라고 고백하며 죄를 사해 달라고 빌었습니다. 한번은 공동체 동료의 허물을 보고 미운 마음이 들었습니다. 성경에는 "형제를 미워하면 이미 살인을 했느니라"라는 말이 있죠. 그는 "하나님, 오늘 제가 살인을 했습니다. 용서해주십시오"라고 기도했습니다. 죄짓고 용서를 구하고, 또 죄짓고 용서를 구하고, 아무리 죄를 고백해도 절대로 죄가 사라지지 않았습니다. 오늘날 사람들이 고혈압이 있으면 혈압약을 먹고, 당뇨가 있으면 당뇨약을 먹고, 류머티스가 있으면 진통제를 먹고, 알레르기가 있으면 스테로이드를 쓰는 등 이런 식으로는 근본적인 치료가 안 되는 것과 같은 이치라고 할까요.

어느 날 루터는 평생 쌓아온 모든 죄를 한꺼번에 용서받을 셈으로 담당 사제를 찾아가 오랫동안 죄를 고백했습니다. 루터가 6시간 동안이나 고해성사를 계속하자 담당 사제는 견디지 못하고 화를 내며 뛰쳐나가고 말았습니다. 그 뒤로 소문이 나서 수도원의 어떤 사제도 루터의 고해성사를 받으려 하지 않았습니다. 나중에는 수도원의 제일 어른인 주교에게 루터를 넘겼습니다. 자신들은 도저히 루터의 죄 고백을 받기 어렵다며 주교에게 맡긴 것입니다.

루터는 죄를 고백하면 고백할수록 죄가 줄어드는 게 아니라 점점 커지고 무거워지는 것을 느꼈습니다. 오늘날 만성질환 환자들 대부분이 병증 하나하나를 고치려고 노력하면 할수록 병이 가벼워지는 게 아니라 병증이 갈수록 늘어나고 무거워지는 것을 자주 보듯 말입니다. 고혈압으로 혈압약을 쓰다 보면 몇 년 후 당뇨가 오고, 이어서 협심증이나 뇌경색이 오고, 우울증과 불면증이 오는 식으로 발전하는 것을 많이 보셨지요? 더 진행되어 망막장애로 실명하고, 콩팥이 망가져서 신부전이 되거나 더러는 암으로 발전하기도 하는데, 그렇게 되면 대학병원으로 넘기지 않습니까? 이처럼 사제들도 루터를 주교에게 넘겼습니다.

그러던 어느 날, 루터는 성경을 읽다가 깜짝 놀랄 만한 구절을 발견했습니다. 로마서에서 "의인은 오직 믿음으로 살리라" "모든 사람이 죄를 범하였음에 하나님의 영광에 이르지 못하더니, 그리스도 예수 안에 있는 구속으로 말미암아 하나님의 은혜로 값없이 의롭다 하심을 얻은 자 되었느니라"라는 구절을 읽다가 놀란 것입니다. '죄 사함이란 죄를 낱낱이 고백하고 내 의지와 노력으로 죄를 씻는 것이 아니라, 내가 본래 저주를 받아야 할 죄인이지만 내 모든 죄를 예수 그리스도가 담당하여 나 대신 십자가에서 못 박혀 죽음으로 죗값이 마땅히 지불되었구나. 내 공로가 아니라 그리스도의 공로로 모든 죄가 깨끗하게 씻어져 의롭게 되었구나. 그동안 내가 없는 죄를 씻으려고 몸부림쳤네. 하나님은 내 죄와 허물을 기억지도 않는다고 하시네.' 이 사실을 발견하고 나서 루터는 죄에서 완전히 벗어날 수 있었습니다.

루터의 이러한 신념 변화는 우리 인류 역사에 엄청난 변화를 가져다주었습니다. 그의 사상은 종교개혁뿐만 아니라 문예부흥을 일으켰고, 정치적으로는 프랑스혁명, 경제적으로는 산업혁명, 20세기 인권혁명에 이르기까지 큰 영향을 미쳤습니다. 의학 혁명도 그의 사상에서 지혜를 구할 수 있다고 봅니다. 루터가 죄 하나하나를 씻으려 했을 때는 효과가 없었으나 나중에는 쉬운 길을 찾았듯이, 병중 하나하나를 치료하기보다는 병에서 온전히 벗어나는 쉬운 길을 찾을 수 있다는 것을 여기에서 배울 수 있습니다. 성경 창세기 1장은 천지 만물 창조에 관한 기록인데, 죄와 병과 죽음이 창조되었다는 내용은 없습니다.

이처럼 우리에게는 완전한 자연치유 시스템이 갖추어져 있기 때문에 진짜로는 이미 병이 씻어져서 없음을 발견하는 것이 중요합니다. 병의 증세들을 일일이 제거하려 하기 전에 원래 우리에겐 근본적으로 병이 없는 것을 이해해야 합니다. 근본적으로 병이 없는 이유는 우리 자신에게 완전한 건강 시스템인 자연치유력이 갖춰져 있고, 병처럼 보이는 것이 실제로는 병이라고 할 수 없기 때문입니다.

의학의 관점에 담대한 변화가 필요하다

인체의 자연치유 시스템에는 세 가지 특성이 있습니다.

첫째, 우리 인체는 항상성을 유지하려고 합니다. 원래 심장이 뛰고 피를 돌리고 숨을 쉬고 체온을 유지하고 신진대사를 하고 독성을 배설하는 항상성을 유지하는 완벽한 시스템이 모든 사람에게 다 갖춰져 있습니다.

둘째, 인체는 늘 면역 시스템이 작동하고 있습니다. 외부에서 들어온 세균이나 몸속에 생기는 이상 세포(염증이나 암세포)를 잡아먹는 T세포나 NK세포가 잘 작동하고 있어 몸의 면역력을 유지하는 시스템이지요.

셋째, 인체에는 재생 시스템이 있습니다. 몸의 세포들도 생로병사를 계속합니다. 세포가 죽고 나면 늘 새로운 세포가 생기는 완벽한 재생 시스템이 갖추어져 있습니다.

생명 프로그램인 유전자는 우리 몸의 이 세 가지 자연치유력인 항상성, 면역 시스템,

재생 시스템이 완벽하게 작동되도록 관장하고 있습니다. 이러한 시스템이 우리한테 있는데, 우리 눈에 병처럼 보이는 것은 무엇일까요? 이는 병이라기보다는 '내 안에 있는 생명 프로그램이 잘 작동하는 과정에서 나타내 보이는 자기 치유 과정'이라고 이해할 수 있습니다. 지금까지 우리가 배워온 건강과 질병에 대한 의학적 관점을 담대히 변화시켜야 한다고 느끼고 있습니다.

20년 동안 온갖 병으로 고통받은 유방암 환자가 나았다

약 7~8년 전에 뉴욕에 살고 있는 60대 여성이 유방암 때문에 저를 찾아왔습니다. 이 환자는 체중이 80kg 정도로 비만이었는데, 지난 20년 동안의 병력을 보면 고혈압, 당뇨, 심한 탈모, 망막장애, 갑상선질환이 있었고, 심근경색으로 스텐트 시술을 받은 적이 있었으며, 어깨나 허리 통증이 심했고 척추협착증이 있었습니다. 또 심한 지방간과 자궁근종, 그리고 신장 기능 장애, 하지정맥류도 있었습니다. 자신이 "종합병원"이라고 했습니다. 20년 동안 이런 병증들을 약과 수술로 치료해왔는데 그 병들이 진행되어 유방암으로 발전한 것입니다. 독자께서는 왜 이런 병증들이 계속해서 발전해왔는지는 앞에서 말씀드려서 이해하시죠? 이 환자는 이번에 유방암 수술을 받을 차례가 되었지만, 제가 쓴 책을 보고 찾아온 겁니다.

저는 찾아오는 모든 환자분들의 모발을 검사해서 핏속에 중금속이 있는지, 영양소의 과부족이 있는지 체크합니다. 이후 이를 교정하기 위해 약 2주간의 생채식요법(Raw Food Detox Diet, 조리하지 않은 날채소, 과일, 통곡식을 주식으로 먹는 요법)을 하게 하고, 만성질환이 있는 분들께는 6개월 정도 생채식을 계속하게 합니다.

이 유방암 환자는 두 가지 병을 가지고 있었습니다. 몸은 피의 병이, 마음은 갈등의 병이 있었습니다. 따라서 이분을 치료하기 위해 두 가지 방법, 몸의 치유와 마음의 치유를 동시에 했습니다. 몸을 위해서는 당시 복용하던 많은 약을 끊지 않고 그대로 복용하면서 2주간 생채식요법을 하고, 커피관장을 여러 차례 하고, 피부호흡(풍욕)을 하고, 흙을 밟으며 햇볕을 쬐게 했습니다. 마음의 평화를 회복하기 위해서는 아봐타프로그램의 '화해의 언덕 오르기'를 가르쳐 모든 사물이 다 곱고 좋다고 바라보기 연습을 2주간 계속하게 하였습니다.

2주 뒤, 그분은 복용하던 약을 더는 먹을 필요가 없을 정도로 혈당과 혈압 수치가 정상이 되었습니다. 이후 뉴욕으로 돌아가 4주간 섬유소절식을 진행했더니, 그분이 앓던 수많은 병증이 대부분 사라졌습니다. 저는 그 뒤로도 6개월 동안 생채식요법을 계속하라고 가르쳐드렸습니다.

6개월 후 전화가 왔습니다. 자신의 모든 병이 사라지고 체중이 80kg대에서 60kg대로 줄고, 피부가 너무 고와져 이웃 사람들이 감탄하고 있다고 했습니다. 동시에 유방암 크기도 8cm에서 6cm 정도로 작아졌다고 했습니다.

이제 유방암 절제수술을 받는 게 좋겠다는 제 권유를 받아들여 수술을 받았는데, 몸의 해독이 잘되고 면역이 증강되었기 때문에 항암제나 방사선 치료를 할 필요가 없었습니다. 7~8년이 지난 지금 그분은 아주 건강하게 잘 지내고 있습니다.

이 환자의 경우, 몸의 치유는 자연의 질서로 돌아가는 방법이고 마음의 치유는 긍정과 감사를 회복하는 방법입니다.

10년 가까이 자가면역질환을 앓던 환자가 나았다

2016년 겨울, 50대 여성이 자가면역질환으로 찾아왔습니다. 그분은 10년 가까이 약을 복용해왔으나 점점 나빠져 혼자서는 걷지 못하고 눈도 잘 뜨지 못했습니다.

처음 그분 상태를 보았을 때, 마음속으로는 제가 어떻게 이런 분을 치료할 수 있을까 부담스러웠습니다. 하지만 어떤 중환자라도 '나는 이미 병에서 다 벗어났다'는 것을 의도적으로 받아들이고 이를 전적으로 믿는다면 치유될 수 있다고 생각했습니다.

저는 아봐타프로그램을 그분께 소개했습니다. 이 프로그램은 환자 치유에도 많이 응용되는데, 그 핵심은 이렇습니다.

"우리는 무엇이든지 믿을 수 있다. 그 신념을 의심 없이 믿는다면 현실이 된다. 우리는 믿는 대로 경험한다. 그러나 이 명제를 믿지 못한다면 그 명제를 경험하지 못할 것이다."

이것을 투명한 신념이라고 합니다. 유리창이 너무 투명하면 유리가 있는지조차 모르는 것처럼, 투명한 신념이란 자신에게 그런 신념이 있는 것조차 모르는 것을 말합니다. 즉 자기에게 고통을 주는 어떤 신념이 있음을 알지 못합니다. 이 프로그램은 그런 고통을 주는 신념을 발견하고 거기에서 빠져나올 때 육체도 고통에서 벗어날 수 있음을 경험하도록 훈련하는 것입니다.

중환자였던 이분은 제 말을 듣자마자 그 훈련에 참석하겠다고 했습니다. 그런데 이 훈련은 스스로 걷고 산책하면서 자연과 하나가 되어 내 속에 있는 신념이 드러나도록 하는 방법이라 당시 그분의 몸 상태로는 불가능해 보였습니다. 하지만 그분은 아들의 도움을 받으며 프로그램에 참석했습니다. 얼마 후 다시 찾아온 그분은 병색이 모두 다 사라진 모습이었습니다.

이렇게 어떤 경우라도 환자 본인 마음에 있는 어두운 그림자를 빛이 있는 쪽으로 돌리면 즉시 좋아질 수 있음을 또 한 번 경험했습니다.

어둠은 실체가 있는 것이 아닙니다. 단지 빛이 없는 상태를 말합니다. 그러니 빛을 등진 상태를 돌이켜 다시 빛을 받아들이면 어둠이 없어지는 겁니다.

2018년 봄, 미국 휴스턴에 사는 교민 50대 유방암 환자가 저를 찾아왔습니다. 유방암이 겨드랑이까지 전이되어 크기가 주먹만 했습니다. 텍사스대학교 엠디 앤더슨 암센터(M.D. Anderson Cancer Center)에서 암 진단을 받았는데, 거기선 암 수술을 하지 않는다고 하고 자신은 항암제 치료를 받고 싶지 않아 자연치유를 기대하고 저에게 온 것입니다.

이 유방암 환자도 남편과 함께 아봐타프로그램에 보냈습니다. 환자는 남편이 너무 강압적인 사람이라 숨 막혀 못 살겠다는 생각 때문에 유방암이 생겼다는 것을 스스로 깨닫고 마음의 환경을 바꾸었습니다. '남편을 용서하고 화목하게 지내겠다'고 바꾼 것입니다. 그리고 '나는 이미 유방암이 다 나았다'고 믿었습니다. 그와 함께 생채식, 절식 등 육체의 환경을 바꾸는 방법을 병행했습니다.

이분은 1년 만에 몸이 매우 좋아졌습니다. 그런데 남편에게서 더 재미있는 변화가 일어났습니다. 미국에서 사업을 했는데, 집에 불이 나고 사기를 당하는 등 좋지 않은 일이 계속 일어나 돈이 모이지 않았습니다. 이분은 어릴 때부터 '청빈한 삶이 아름답고 돈은 더러운 것이다. 부자는 도둑이다'라는 투명한 신념을 갖고 있었던 것입니다. 돈을 거부하는 본인의 신념이 자기에게 오는 돈을 막는다는 걸 깨닫고 '돈은 좋은 것이다. 부자는 존경스럽고 훌륭하다, 내 한 달 수입은 5만 달러다' 이런 신념을 날마다 노트에 몇십 번씩 쓰고 또 외웠다고 합니다. 1년 만에 이분은 한 달 수입이 5만 달러가 되었다며 저에게 감사해 했습니다.

의식을 바꾸는 이 훈련은 내가 무엇을 믿는지, 또 의심 없이 그것을 믿을 때 현실이 된다는 것을 알게 합니다. 내가 원하는 것을 이미 받았다고 믿는 것이 심신의학의 핵심입니다.

C형간염이 간암으로 악화된 82세 할아버지가 저를 찾아왔습니다. 암센터에서 3개월 넘기기가 어려우며 한 달 내로 사망할 수 있으니 호스피스로 가라고 권유받았다고 합니

다. 제가 이런 환자를 무슨 수로 치료할 수 있겠습니까.

이분은 제 권유에 따라 "다 나음을 얻었다" "영원히 온전케 되었다" "나는 영생을 얻었다"라는 구절들을 써서 집 안 여기저기에 붙여놓고 가족들과 함께 하루 종일 말로 선언하고, 마음으로 믿고 상상하는 연습을 했습니다. 물론 해독과 면역증강요법, 특히 흙을 직접 밟는 맨발걷기도 많이 했습니다. 3년이 지났는데도 이분은 아무렇지 않습니다. 암이 사라졌는지 보려고 초음파 검사를 해보았는데, 암은 그대로 몸 안에 있었습니다. 이런 상태를 의학 용어로 암면역평형상태(Cancer Immune Equilibrium), 암 동면기(Dormancy in Cancer), 암 휴면기라고 합니다. 암 진행이 정지되어버리는 것을 말하는데, 곧 암을 가지고도 오래 산다는 뜻입니다.

이렇게 육체의 환경을 자연으로 돌리는 것도 중요하지만, 더 중요한 것은 마음의 환경을 생명 설계도에 맞게 돌이켜서 그 유전자가 원래대로 작동하게 하는 것입니다.

의심 없는 믿음이 현실로 경험된다

우리 병원에 오는 모든 사람에게 이런 이야기를 합니다.

환자들은 대부분 '나에게는 어떠어떠한 병이 있다'고 믿습니다. 그렇지요? 그래서 그 병을 치료하겠다는 목표를 정해두고 수술도 받고 자연요법도 합니다. 그러나 나는 '이 병이 이미 다 나았다'고 믿고 자기에게 가장 행복감을 주는 삶의 목표를 정하고 그 목표가 이미 이루어졌음을 믿게 하는 훈련을 권합니다. 핸드폰, 화장대, 싱크대, 자동차 안 등 자기 주변에 문구를 붙여두고 입으로 계속 시인하고 마음으로 믿을 때 유전자를 변화시켜 병을 낫게 할 수 있습니다.

"노병은 죽지 않는다. 다만 사라질 뿐이다"라는 유명한 명언은 맥아더가 퇴역하며 미국 상하 양원 합동 회의장에서 한 이야기입니다. 그가 육군사관학교에 다닐 때, 그의 어머니는 "나는 부활이요 생명이니 나를 믿는 자는 죽어도 살겠고 살아서 믿는 자는 영원히 죽지 아니하리니"라는 성경 구절을 날마다 몇 번이고 입으로 외우고, 마음속으로 '나는 영원히 죽지 않는다'는 믿음을 가지라고 가르쳤습니다.

맥아더는 1차 세계대전에서는 독일과, 2차 세계대전에선 일본과 싸웠고, 한국전쟁에도 참전했습니다. 그의 전기를 보면, 포격이 쏟아지고 비행기에서 폭탄이 비 오듯 떨어져 모두 도망가도 맥아더는 절대 도망가지 않았다고 합니다. 그는 전투할 때도 옷을 잘 다려 입고 머플러를 둘렀고, 철모를 쓰지 않고 중무장도 하지 않고 지휘봉이나 권총 하나만 지녔습니다. '나는 죽지 않는다'고 믿었기에 그랬다고 합니다.

우리는 무엇이든지 마음대로 믿을 수 있습니다. 그 믿는 내용에 의심만 없다면, 바로 그 믿는 내용이 그대로 현실이 된다는 것을 맥아더의 이야기를 통해서도 배울 수 있습니다.

원래의 완벽한 생명 시스템으로 돌아가야 한다

우리도 수렵채집 시기에는 맨발로 땅을 밟고 햇볕을 쬐며 과일을 따 먹고 채소나 씨앗을 먹었는데, 그 당시에는 병이 없었다고 합니다. 영양이 결핍되거나 자연환경 혹은 맹수로부터 공격은 받았지만, 감염병은 없었다는 겁니다.

그런데 농업목축시대와 산업혁명을 거치며 문명이 고도화될수록 빠른 속도로 인간의 육체적 환경이 바뀌면서 이런 완벽한 유전자도 변질된 겁니다. 우리에 갇힌 돼지처럼 건물에 갇혀 지내면서 햇빛을 받지 못하고 땅도 밟지 못하며 돼지들이 합성화학 사료를 먹듯 그런 음식을 먹다 보니 유전자가 손상을 받거나 변질된 것입니다. 조류독감이나 돼지열병이 유행할 때, 갇혀 있는 동물들을 방역하고 예방주사를 놓고 항생제를 아무리 많이 써도 병이 해결되지 않듯, 인간도 그렇게 되었습니다.

후성유전학에서는 우리에게 원래 완벽한 자연치유 시스템인 유전자가 있는데, 빠르게 변화하는 문명의 환경으로 육체의 환경이 옮겨감으로써 그 유전자가 이를 따라가지 못해 변질되고 손상되었다는 과학적 증거를 보여줍니다. 육체적 환경과 더불어 마음의 환경이 유전자에 영향을 미칩니다.

마음의 환경 변화가 유전자를 변질시킨 좋은 사례가 코끼리 상아 이야기입니다. 몇십 년 전부터 아프리카에서는 상아가 없는 코끼리들이 늘어나고 있습니다. 밀렵꾼들이 상아를 채취하려고 코끼리 사냥에 나서면서부터 코끼리들 마음에 '아, 상아가 있으면 총에 맞아 죽겠구나, 상아가 없으면 좋겠다'는 믿음이 생기게 되었고, 그 믿음이 상아를 재생시키는 유전자 스위치를 꺼버린 것입니다. '코끼리의 슬픈 유전자'라는 의학 용어가 나오게 된 배경이 이것입니다.

사람 마음이 무엇을 믿는가에 따라 그 믿음이 그대로 유전자에 반영됩니다. 암 발병의 배후에 스트레스나 갈등 같은 부정적 신념이 있어 영향을 미친다는 것은 잘 알려진 사실입니다. 암 환자들 마음에 '삶이 괴롭다, 기가 막혀 못 살겠다, 살고 싶지 않다, 죽어버리고 싶다'와 같은 부정적 신념이 자리 잡고 있을 때 암을 죽이는 T세포나 NK세포 같은 면역세포 유전자의 스위치가 꺼지고 암을 잡아먹지 못하게 된다는 것입니다.

마음으로 무엇을 믿는지, 그 믿는 믿음에 의심이 없다면 그대로 현실이 됩니다. 인류의 가장 큰 고통은 병의 고통, 죽음의 고통, 죄의 고통인데, 이것으로부터 벗어나는 길은 죄와 병과 죽음이 있다는 생각을 버리는 것입니다. 그리고 우리에게는 죄와 병과 죽음이 없도록 완전한 생명 시스템과 면역체계를 조물주가 이미 만들어놓았다고 믿는 것입니다. 그렇게 할 때 우리는 죄와 병과 죽음의 고통에서 벗어나 영원한 생명과 행복을 누릴 수 있습니다. 생명 시스템을 완벽한 상태로 되돌리는 일은 이처럼 쉽고도 간단명료한 것입니다.

2. 병은 자신이 치유한다
마음의 의학

병증을 먼저 치료할까, 마음을 먼저 치료할까?

"오늘날 많은 의사가 병을 치료할 때 몸만 치료한다. 우리 몸과 마음과 영혼을 연결해서 치료하면 못 고칠 병이 없는데, 마음과 영혼의 힘을 무시하고 있다."

무려 2,000년 전, 그리스 철학자인 플라톤이 한 말입니다.

암이나 자가면역질환 같은 난치병 환자분들과 이야기를 나누다 보면 "내 병이 나으면 참 행복하고 기쁘겠다"고 합니다. 그런데 실은 '내 마음이 기쁘고 삶이 즐거워야 병이 낫는다'고 할 수 있습니다.

우리는 마음이 몸에 영향을 미치는 걸 늘 경험하고 있습니다. 마음이 슬프면 금방 눈물이 나오고, 기쁘면 웃음이 나오고, 화가 나면 얼굴이 빨개지며 혈압이 오르고, 두려우면 손이 떨리고 잠도 오지 않으며 음식도 먹을 수가 없습니다.

이러한 마음 상태가 우리 몸의 생리와 병리에 직접적이고 절대적으로 영향을 미친다는 사실에 근거해 예부터 많은 의학자가 질병 치유를 위해 어떻게 마음을 잘 쓸 것인지를 탐구했습니다.

조선 세조 때 펴낸 『팔의론(八醫論)』을 보면, 의사를 여덟 등급으로 나누어 설명합니다. 4~8등급은 좋지 않은 의사로 여기니 여기서 거론하지 않겠습니다. 3등급은 '약의(藥醫)'로 약 쓰는 것만 좋아하는 의사이고, 2등급 '식의(食醫)'는 음식의 섭생을 중요하게 여기는 의사이며, 1등급은 '심의(心醫)'로 마음을 고쳐 병을 치료하는 의사입니다. 병 치료를 위해 마음을 먼저 고치는 의사를 최고로 본 것입니다. 허준도 『동의보감』에 "마음이 산란하면 병이 생기고 마음이 고요하고 안정되면 있던 병도 저절로 좋아진다(心亂卽病生 心定卽病自癒)"고 썼습니다.

현대 서양의학도 마음과 병에 관해 많이 탐구했습니다. 마음으로 병을 치유하는 심신의학(Mind-Body Medicine)이 새로운 의학 체계로 대두했고, 21세기에는 더 적극적으로 연구하고 있습니다. 심신의학의 대표적인 학자는 미국 스탠퍼드대학의 데이비드 슈피겔(David Spiegel)입니다.

암 치료 전문의인 슈피겔은 유방암 수술을 받은 환자 수백 명을 두 집단으로 나누었습니다. 한 집단은 수술 후 약만 쓴 환자들이었고, 다른 집단은 수술 후 약도 쓰고 마음 치료 프로그램도 받은 환자들이었습니다. 몇 년 후 이 두 집단의 환자들을 살펴보니, 둘 사이에 큰 차이가 있었습니다. 마음 치료를 받은 환자들이 고통도 적게 받고 생존율도 높았던 것입니다. 슈피겔은 마음이 질병 치료에 영향을 미치지 못한다는 걸 증명하기 위해 이 프로젝트를 진행했다고 합니다. 그러나 뜻밖의 결과가 나온 것입니다. 이후 많은 의사가 심신의학에 관심을 갖고 연구하기 시작했습니다.

저도 이런 경험이 있습니다. 도무지 낫지 않는 암 환자나 심장병 환자, 자가면역질환 환자, 통증이 심한 환자 등에게 식습관을 바꾸게 하여 피를 맑게 하고 면역력을 끌어올리니 환자 상태가 좋아졌습니다. 저는 마음속으로 '아, 내가 이제야 제대로 된 의학을 만났구나' 했습니다. 그래서 많은 환자에게 이 자연치유법을 소개하고 실천하게 했는데, 여전히 낫지 않는 사람이 많았습니다. 심지어 어떤 사람은 오히려 병이 악화됐다고 불평하기까지 했습니다. 왜 그럴까, 어떤 사람은 잘 나았는데 왜 어떤 사람은 그렇지 않은 걸까 궁금했습니다. 결국 마음이 변하지 않으면 병이 치료되지 않음을 배우게 됐습니다.

병이 낫는다는
상상으로
치료된다

미국 오리건대학교의 칼 사이먼튼(Carl Simonton)은 방사선 치료 전문의입니다. 이분이 레지던트 과정에 있을 때입니다. 담당 교수가 암 환자에게 방사선 몇 라드(rad, 흡수선량)를 쪼이라 하면 그대로 하면 되었는데, 심신의학에 관심이 있었던 그는 담당 교수 모르게 어떤 환자에겐 방사선 치료만 하고 다른 환자에겐 심신의학 방법을 함께 했습니다. 환자가 치료를 받을 때, '지금 방사선 치료와 항암제 치료로 내 몸에 있는 암이 아이스크림 녹듯이 다 녹아간다'고 믿고 상상하게 한 것입니다.

어느 쪽 환자가 더 생존율이 높고 잘 치료되었을까요? 무작정 고통과 혼란스러움 속에서 자신의 병이 나을지 의심하던 환자와 이미 나는 낫고 있다고 믿는 환자, 여러분도 이미 가늠이 될 겁니다. 그는 이 방법을 '긴장이완과 상상법'이라는 치료법으로 정리했습니다.

사이먼튼이 만난 환자 중에는 베트남전쟁에 참전했던 전투기 조종사로 고엽제 후유증으로 후두암에 걸린 사람이 있었는데, 수술하고 나서 항암과 방사선 치료를 받는데도 계속 재발했습니다. 의사들은 더는 의학적 치료가 불가능하다고 했습니다. 암이 가슴에 다 퍼져 목과 가슴을 눌러 물도 잘 넘기지 못했고 숨쉬기조차 어려워했습니다. 아마 한두 주 정도밖에 더 살지 못할 것 같다는 이 환자를 사이먼튼이 만났습니다.

이제 더 치료할 방법이 없었습니다. 그래서 사이먼튼은 고요한 곳에서 이 환자에게 아랫배로 숨 쉬는 호흡법으로 몸의 긴장을 풀게 했습니다. 그다음 이런 상상을 하게 했습니다. 머리에서 밝은 빛이 내려와 내 목과 가슴에 있는 암을 아이스크림 녹이듯 다 녹여 발바닥으로 빠져 내려간다고요. 계속 상상하면서 약 두 주 정도 지나자 이제 음식이 목으로 넘어가고 몸에 힘도 생겼습니다. 두 달 정도 지나자 암이 다 사라져버렸습니다. 놀랍지 않습니까? 사이먼튼의 이 치료법은 권위 있는 암 교과서인 『암(Cancer)』에 실려 정식 의학 치료법으로 공인되고 인정받았습니다. 사이먼튼은 지금도 살아 있는데요, 그에게 훈련받은 의사들이 만 명 가까이 되며 이 상상법을 치료 목적으로 사용하고 있습니다.

인도의 전통의학인 아유르베다(Ayurveda)를 서양의학에 접목한 미국 의사 디팩 초프라(Deepak Chopra)도 이와 같은 명상법을 사용합니다. 암 환자에게 암이 다 나아 완전해졌음을 믿고 상상하게 합니다.

신념이 유전자를 변화시킨 75세 췌장암 환자

유전자 생물학자인 브루스 립튼(Bruce H. Lipton)의 서서 『당신의 주인은 DNA가 아니다(*The Biology of Belief*)』는 유전자를 변화시켜 우리의 세포와 병을 치유하는 청사진을 그린 책입니다. 립튼이 얻은 결론은 "약을 쓰거나 수술받는 것보다는 마음을 바꾸는 것, 즉 그 환자가 마음속으로 뭘 믿게 하는가가 유전자를 바꾸는 데 가장 직접적이고 효과가 있다"는 것입니다.

립튼의 홈페이지에선 자기 진화 프로그램(Self-Evolution Program)을 소개합니다. 3일짜리 프로그램으로 자기 신념을 바꿔 유전자를 바꾸고, 유전자를 바꿈으로써 몸의 병을 치유하는 방법입니다. 립튼의 이 같은 '신념의 생물학'은 세상이 놀랄 만한 생물학적 업적으로 평가받을 정도로 귀중한 발견입니다.

저는 20여 년 전인 1998년에 아주 놀랄 만한 환자 한 분을 만났습니다. 미국 뉴저지에서 온 할머니 췌장암 환자였습니다. 그때 75세였으니, 요즘으로 따지면 할머니가 아니겠네요. 유엔(UN)에서 80세까지는 장년이며, 81세부터 노년, 100세 이후는 극노년이라고 하니까요. 그분은 췌장암 말기여서 그 환자를 진단한 암센터에서는 이제 수술이나 항암 치료 같은 어떤 치료도 불가능하며 아무 의미가 없다고 했답니다.

당시 저는 1994년부터 사람의 마음을 변화시켜 행복하게 하고 나아가 건강을 개선하는 데 도움을 주는 아봐타프로그램을 활용하고 있었습니다. 이 환자의 따님이 먼저 이 프로그램에 참여했는데 무척 행복하고 좋았다며 어머니도 돌아가시기 전에 마음의 한이라도 풀도록 이 프로그램을 하게 해달라고 모시고 온 겁니다.

그러나 그 환자분은 잘 걷지도 못했습니다. 하지만 따님이 워낙 강하게 원해서 억지로 아봐타코스를 끝내게 했습니다. 저는 이 할머니가 얼마 지나지 않아 돌아가시겠다고 생각했습니다.

그 프로그램을 진행했을 때는 여름이었는데, 두 달 정도 지난 추석 무렵에 이 할머니가 다시 찾아왔습니다. 떡을 먹고 체기가 있다며 오셨는데 그분을 보니 많이 좋아져 있었습니다. 아, 일시적으로 이렇게도 좋아지는구나 하고 놀랐지만, 곧 돌아가시겠다는 생각은 여전했습니다. 그러고 잊고 있었습니다.

한 3년쯤 지났는데, 미국에서 이 환자분한테서 전화가 왔습니다. 저는 깜짝 놀랐습니다. 이분이 진작에 돌아가셨다고 생각했으니까요. 그 무렵 제가 쓴 책이 뉴욕과 뉴저지의 한인 서점에서 판매되고 있었나 봅니다. 제 책을 보시고 무척 반가워하며 전화하신 겁니다. 제가 그 병이 어떻게 됐는지 묻자 다 좋아졌다고 했습니다.

어떻게 했느냐고 물었어요. 제가 가르쳐준 식사법대로 식사하고 맨발걷기를 하며 아봐타프로그램에서 배운 대로 날마다 연습했다고 했습니다. 그 프로그램에 근원 목록(Source List)이라는 훈련이 있는데, '나는 나인 것이 행복하다' '나는 완전히 건강하다' 등을 마음으로 믿고 입으로 계속 선언하는 것입니다. 이분은 벽에다가 그 문구를 크게 써놓고 날마다 훈련했다고 합니다. 자신의 현실은 췌장암 말기여서 의사나 환자 가족 모두 절망하며 죽음을 기다리고 있었는데, 본인은 정녕 이대로 행복하고 나는 다 나았다고 믿었다는 것입니다. 이것이 바로 앞에서 말씀드린 립튼이 말한 신념의 생물학입니다.

사람의 마음 세계는 영화관에서 상영하는 영화를 예로 들어 설명할 수 있습니다. 나에게 일어나는 생각이 모두 모여 있는 마음이 필름이며, 내 몸이 살며 경험하는 현실은 스크린에 나타나는 영상이라고 해봅시다. 내 마음(필름)이 어떠한 생각을 품고 있는지에 따라 내 몸이 경험하는 현실(스크린에 펼쳐지는 영상)이 결정됩니다. 즐거운 생각을 품으면 유쾌한 현실을, 불만이 가득하면 불만스러운 현실을 겪으며 살아가게 되는 것입니다.

어떤 사람이 지금 비극적인 영화를 보고 있는데, 더는 이 비극을 보고 싶지 않다면 영상이 나오는 스크린만 가리면 될까요? 필름이 그대로니, 필름을 바꾸지 않으면 영화는 그대로 계속됩니다.

한 심리학자는 우리가 하루에 생각을 몇 가지나 하는지 조사했습니다. 수천에서 수만 가지 생각을 하고 있었는데, 99%는 어제나 오늘이나 별 차이가 없는 생각들이었고, 부정적인 생각이 대부분이었다고 합니다. 그러니까 대부분 생각이 노폐물 같다는 것입니다.

여기서 깊이 생각할 것이 있습니다. 우리한테 일어나는 생각을 다 모아놓은 바구니가 마음이라고 했습니다. 우리가 고통을 경험하고 어려움을 겪는 것은 거의 틀림없이 내 마음에 늘 고통스럽고 불쾌한 생각이 많이 담겨 있는 것이며, 내 마음을 바로 '나'라고 생각한다는 것입니다.

그런데 필름(마음) 뒤쪽에는 이 필름을 비추는 조명등, 즉 빛이 있어야 스크린에 영상(현실)이 펼쳐집니다. 이 빛은 무엇일까요? 이 빛은 '순수의식'입니다. 즉 내 마음을 뒤에서 비추는 빛은 이런 마음과 생각, 그것이 '나'라는 생각까지 전혀 없다는 것입니다. 그냥 '내가 있다(I am)'는 느낌 외에는 아무것도 없는 순수한 의식의 공간이 그 빛(조명등)이고, '영' 또는 '신성' '생명의 근원'이라고 할 수 있습니다. 이것을 인격화한다면 신(神)이라고 할 수 있습니다.

오늘날 많은 환자가 낫기 위해 무던히 애를 씁니다. 수술도 받고 약도 씁니다. 그러나 많은 사람에겐 병이 잘 낫지 않는 이유가 있습니다. 필름은 그냥 놔두고 영상만 지우려 하기 때문에 그렇습니다. 따라서 우리가 첫 번째로 해야 할 일은 필름을 바꾸는 작업입니다.

뉴저지에 사는 췌장암 환자는 처음에는 아주 고통스러운 영상을 보고 있었습니다. 이 영상을 막으려고 수술과 약물 치료를 계속했는데 소용이 없었습니다. 그러나 마음 즉 필름을 바꾸자 영상이 바뀌었습니다. '나는 이미 병이 사라지고 없다, 나는 이대로 행복하다'고 내 마음(필름)을 바꾸니까 현실의 내 육체(스크린)도 바뀐 것입니다.

아봐타프로그램은 필름을 바꾸는 기술입니다. 그다음 원한다면 순수의식의 존재, 영적인 존재로 우리가 존재하는 방법을 배우게 합니다. 대부분의 명상법이나 마음조절 기법들은 다 이런 원리를 바탕으로 한 것이라고 할 수 있습니다.

몸 돌보기로 건강해진 84세 간암 환자

84세 간암 환자가 저를 찾아왔습니다. 예후가 좋지 않아 아마 한 달 내에 복수가 차고 한 계절을 넘기기 어려울 것이라는 이야기를 듣고 온 것입니다. 제가 무슨 재주로 치료하겠습니까만, 몸의 치유를 위해 피부호흡, 혈액 디톡스를 위한 커피관장과 레몬즙관장, 깊은 심호흡, 여러 가지 식이요법, 맨발걷기를 실천하게 했습니다.

특히 마음의 치유를 제대로 하시길 권했습니다. 지금까지 계속 병난 것만 생각하고 병 이야기만 하면서 본인이나 가족 모두 병에 붙들려 있었습니다. 어떻게 여기서 벗어나 건강을 바라보고 건강만 생각하며 이야기하게 할 수 있을까요? 다시 말해, 지금 여기서 상영되는 두려움과 좌절과 질병에 관한 필름을 건강 회복과 삶의 희망과 행복에 관한 필름으로 어떻게 바꿀 수 있을까요? 저는 아봐타프로그램 중 '몸 돌보기' 훈련을 가르쳐드렸습니다.

자신의 몸을 마치 자기가 기르는 애완동물처럼 생각하게 했습니다. 내 몸이 아니고 귀여운 강아지처럼 대하면서 "다 나음을 입어 감사합니다" "완전케 되어 감사합니다"를 하루에 만 번 소리 내어 말하라고 했습니다. 만 번 하려면 보통 세 시간 정도 걸립니다. 지금 이분은 만 2년이 넘었는데도 아무렇지도 않습니다.

얼마 전 이 할아버지 환자가 우리 병원에 오셨는데, 그때 여러 암 환자에게 이렇게 말씀했습니다. "나처럼만 하면 다 산다"고 하면서 "다 나음을 입어 감사합니다" "완전케 되어 감사합니다"를 하루에 5만 번씩 말한다고 했습니다. 그분은 거의 죽음 문턱에 있었기에 더 절실했겠지요. 하지만 저는 이 할아버지 환자를 보고 놀랐습니다. 스무 명 정도의 환자가 같이 앉아 있었는데, 그분 얼굴이 제일 좋았습니다.

뉴저지의 췌장암 환자도 상태가 나빠 누워 있으면서도 계속 "나는 나인 것이 행복하다" "나는 다 나았다"며 온종일 말했다고 하니, 5만 번씩 매일 선언한 것이죠. 그래서 이 방법이 효과 있음을 이분들을 통해서 배우게 되었습니다.

화해의 언덕 오르기로 행복해진 50대 췌장암 환자

암 환자들 대부분은 마음에 갈등이 있습니다. 그 갈등의 핵심은 한마디로 두려움과 분노입니다. 두려움과 분노를 해결하는 방법으로 '화해의 언덕 오르기'라는 아봐타프로그램이 있습니다. 기적적인 효과가 있는 방법이지요. 과거부터 지금까지 자기 삶에서 지녔던 두려움과 분노가 동기가 된 생각과 말을 속삭이고 그다음 모든 대상을 축복하게 하는 거지요. 과거의 생각이나 사건은 다 잊어버리고 현재 눈에 보이는 경치와 소리와 세상 만물을 다 곱고 감사하게 보면서 마음을 바꾸는 기술입니다.

이 기술을 활용하면 내 마음속 갈등, 두려움이나 분노, 슬픔이 사라지고 모든 사람을 축복하며 천지 만물, 보이는 것이나 들리는 것 모두를 아름답게 여기고 감사하는 마음이 회복됩니다.

산책을 마치고 집으로 돌아오면 아까 했던 말 "나는 다 나아서 감사합니다" "완전케 돼서 감사합니다"를 되풀이합니다. 암에 걸린 내 육체를 있는 그대로 사랑하고 감사하는 겁니다. 그리고 말로 다 나았고 완전하게 됐다고 이야기합니다.

50대 여성 암 환자 한 분이 췌장암 말기였습니다. 서울 어느 암센터에서 이분은 수술은 불가능하고 항암제를 쓴다 해도 예후가 나쁘리라는 진단을 받았습니다. 이 환자는 담관이 막혀 담즙을 내려보내지 못해 황달이 왔습니다. 우선 담즙이 잘 흐를 수 있도록 스텐트 시술을 받은 뒤 피부호흡과 커피관장, 생채소즙 마시기, 마음의 치유로는 화해의 언덕 오르기를 하면서 마음속 갈등이 사라지게 하고 하고 돌아오면서는 감사와 축복을 하게 했습니다. 방으로 들어와서는 "나는 다 나아서 감사합니다" "완전케 돼서 감사합니다"를 되풀이하게 했습니다. 그분에게도 하루에 만 번씩 소리 내어 말로 표현하도록 했습니다. 그 후 1년 6개월 정도 지났는데, 암이 거의 80% 줄어들었다고 합니다. 이 환자는 배양한 NK세포 주사요법도 병행했습니다.

"나는 다 나음을 입었다" "완전케 됐다"는 말이 왜 효과가 있는 걸까요? 우리는 하루에 수천수만 가지 생각을 합니다. 그런데 계속 부정적인 생각, 내가 환자라는 생각을 내내 하면서 지냅니다. 그러나 "나는 나았다" "완전해져서 감사하다"는 말을 계속하면 그런 부정적인 생각이 들어올 틈이 없습니다.

이분들을 나중에 검사해보면 여전히 암은 그대로 있습니다. 84세 간암 환자는 초음파검사를 해보니 암이 다 없어진 게 아니었지만 마치 암이 정지된 것 같았습니다. 이런 상태를 의학용어로 암면역평형상태, 암 휴면기라고 부릅니다. 우리 목표는 무엇입니까. 고통을 줄이고 오래 사는 것 아닙니까. 암을 완전히 없애지는 못해도 암을 지니고도 평화롭게 오래 살도록 큰 도움을 준 것입니다.

그 후로 제게 오는 어떤 어려운 환자에게라도 '화해의 언덕 오르기'와 '몸 돌보기'를 하게 했습니다. 이미 자신이 다 나았고 완전하다는 것을 계속 선언하는 훈련과 암에 걸린 자신의 육체를 온전히 받아들이며 감사하고 사랑하는 훈련을 꼭 실천하게 합니다.

'몸 다루기 런다운' 훈련으로 치유한 유방암과 간암 환자

제가 앞에서 순수의식, 영적인 존재를 잠시 언급했습니다만, 마음을 변화시키는 치유 다음은 영성의 치유, 즉 내가 영적인 존재임을 깨닫도록 도와주는 것입니다.

나는 누구인가? 어떤 사람은 '이 육체가 나'라고 생각하고, 어떤 사람은 '내 마음과 육체를 나'라고 생각합니다. 또 어떤 사람은 육체나 마음과 상관없이 '나는 영적 존재'라고 생각할 수 있습니다. 여러분은 이 세 가지 중 자신을 어떤 존재라고 생각합니까? 나를 어떤 존재라고 믿고 있나요?

최근 우리 병원에 온 두 환자분 이야기를 들려드리겠습니다. 한 분은 유방암 수술을 받은 젊은 여성인데, 암이 재발할까 봐 너무 두려워서 찾아왔습니다. 다른 분은 연구소 연구원으로 일하는데, B형간염이 간경화, 간암으로 발전하자 역시 두려워서 잠을 자지 못한다고 했습니다. 저는 이 두 분을 아봐타프로그램에 참여하게 했습니다. 프로그램이 끝나자 이분들이 나에게 문자를 보내왔습니다. 이 세상에 태어나서 처음으로 정말 행복하다고요. 그리고 병이 아무것도 아니게 느껴진다고 했습니다. 그러니까 마음(필름)을 바꾸는 방법을 제대로 배운 것이지요.

아봐타프로그램에 '몸 다루기 런다운(Body Handling Rundown)'이란 훈련이 있습니다. 이 훈련을 계속하다 보면 자신이 몸(물질)과는 독립된 영적(비물질) 존재임을 경험하게 됩니다. 압도적으로 많은 사람이 육체를 나라고 생각하고 있습니다. 이 생각이 나쁘다는 것이 아니라 단지 생각일 뿐인데 이것을 확실한 진리처럼 믿지요. 이 '몸 다루기' 훈련은 '이 육체가 나다'라고 믿는 생각은 다만 '내가 그렇게 생각한 것이구나' 하고 깨닫게 하는 겁니다. 내가 계속해서 이 육체를 나라고 믿으며 살 것인지, 육체에서 독립해 영적인 존재로 살 것인지 스스로 선택할 수 있습니다.

내가 영적인 존재로 기능하게 될 때 놀라운 치유가 일어납니다. 저도 기적이 일어나는 걸 여러 번 보았습니다. 지금까지 이 육체와 이 육체가 좋아하고 싫어하고 판단하는 마음을 나라고 여겼습니다. 그런데 내가 영적인 존재임을 알게 되면, 이제는 내 마음과 내 육체를 하나의 경치처럼 대상으로 볼 수 있게 됩니다.

바닥에 놓인 드럼통에 내가 들어가 있다고 상상해보세요. 이제 그 드럼통을 굴려보십시오. 잘 굴러갑니까? 잘 굴러가지 않을 겁니다. 이제 드럼통에서 나오십시오. 다시 드럼통을 굴려보세요. 살짝 밀어도 드럼통은 쉽게 굴러갈 것입니다. 우리도 이와 같습니다. 우리는 드럼통 속, 즉 내 몸이나 마음속에 평생 갇혀 살고 있습니다. 여기서 빠져나와 드럼통(내 몸과 마음)을 바라봅시다. 나는 완전하고 한정 없는 영적인 존재이며, 자유자재로 몸과 마음을 드럼통 굴리듯 다룰 수 있습니다. 그때 무한한 능력이 생깁니다.

오늘날 많은 사람이 '나 = 몸'으로 생각합니다. 그래서 이 몸뚱이가 죽을까 봐 벌벌 떨며 잠도 이루지 못합니다. 이제 우리는 나라는 존재가 진짜로 무엇인지 깊이 생각해봐야 합니다.

'나는 어떤 존재인가' 하는 것은 우리 인류 역사에서 궁극의 탐구 목표였습니다. 소크라테스는 "너 자신을 알라"고 했습니다. 진짜 내가 누구인지 알기 쉽지 않고, 대부분 사람은, 좀 심하게 말하면 99%는 진짜 내가 누군지 모르고 살기 때문에 그런 질문을 했을 겁니다. 앞에서 말씀드린 아봐타프로그램도 '완전한 영적 존재, 순수의식의 존재가 진짜 나'임을 알게 하는 것이 목표입니다.

저는 중환자실에서 환자의 임종을 많이 보았습니다. 환자가 숨 쉬는 모습과 숨이 멎은 후 사망한 모습은 너무 다릅니다. 부부 사이에도 숨이 떨어지면 그 옆에 있으려 하지 않고 쳐다보지도 않는 사람이 많습니다. 모습이 너무나 다르기 때문입니다. 한마디로 표현한다면, 영이 빠져나가면 그다음은 낙엽같이 보입니다. 이를 보면서 우리가 정말 영적 존재임을 더 실감했습니다.

이 육체는 오늘 세상을 떠나 흙으로 돌아가더라도 내 의식은 영원히 죽지 않음을 우리는 알아야 합니다. 육체가 나라는 생각을 지워버리면, 거기에 남아 있는 나는 영적 존재입니다.

여러 선인은 어떻게 말씀했을까요. 불교계의 위대한 스승인 청화 스님은 팔만대장경과 신구약 성경을 비롯한 천지 우주의 진리를 "전도망상"이란 제목의 한 페이지 글로 정리해서 남겼습니다.

그분은 우리가 전도망상(轉倒妄想)을 벗어나야 한다고 했습니다. '전도망상'이란 '거꾸로 잘못 보는 망상'이라는 뜻입니다. 우리 감각기관인 눈으로 지금 보고 있는 것이 실제를 실제 그대로 보는 게 아니라는 겁니다. 무엇이 생명의 창조력을 방해할까요? 바로 전도망상이 방해하고 있습니다. 자신을 무한한 힘을 지닌 불성(佛性), 신아(神我), 영(靈) 또는 영생하는 생명으로 자각하지 못하고 물질이나 육체로 보고 있습니다. 여기서 자기 자신이 무한한 능력을 지닌 불성은 부처를, 신아는 하나님을 뜻합니다. 영적 존재, 영생하는 생명이 자기 자신인데, 그걸 깨닫지 못하고 자기를 물질이나 육체로 보는 것이 망상이라는 것입니다.

나를 이 몸뚱이로 볼 거냐, 아니면 영원히 죽지 않는 영적 존재 그것도 무한한 능력의 존재를 볼 거냐를 이야기한 것입니다.

20세기 성자라고 불리는 라마나 마하르시(Ramana Maharshi)의 말도 소크라테스가 말한 것과 같습니다.

"네가 누구인가를 정확하게 알아라. 그리고 진짜 너로 존재해라."

이 역시 한마디로 내 육체가 나라는 생각과 내 마음이 나라는 생각이 완전한 착각(전도망상)이며, 나라는 존재는 영원히 죽지 않는 영적 존재임을 알고 이 존재로 사는 법에 관한 이야기입니다.

마하르시는 이렇게 이야기합니다. 날마다 수천수만 가지 생각이 일어나는데, 생각이 일어날 때 이 생각이 누구한테서 일어나는지, 어디서 일어나는지 스스로 물어보라고 합니다. 생각은 누구한테서 일어납니까? '나'한테서 일어납니다. 그러면 그 '나'라는 생각, 지금 생각이 일어나는 근원인 '나'라는 생각은 또 어디서 일어나는지 다시 물어보라는 것입니다.

한번 시간 나실 때 해보십시오. '나'라는 생각이 어디서 일어나는지 '나'에 주의를 집중하고 물어보면 모든 생각이 다 사라져버립니다. 모든 생각은 나에 의해 일어나는데, 우리에게 일어나는 최초의 생각이 '나'입니다. 밤에 잠이 들었다가 아침에 눈을 막 뜰 때 일어나는 첫 번째 생각이 바로 '나', 내가 있다는 생각입니다. 그런데 이 생각이 어디서 일어나는지 추구해보는 겁니다.

'나는 나다'
'나는 있다'

성경 출애굽기에는 이런 이야기가 있습니다. 모세가 "백성들이 '하나님의 이름을 뭐라고 부릅니까' 하고 묻는다면 무엇이라고 답할까요?" 하자, 하나님은 이렇게 대답했습니다.

"나는 스스로 있는 자이니라."

영어로 "I AM WHO I AM(나는 나다)"으로, 유일하게 대문자로 되어 있습니다. 중국어 성경에는 "我是自有永有的" 즉 나는 자유(스스로 있는 자)이며 영유(영원히 있는 자)라고 표현합니다.

왜 이렇게 표현했을까요? 우리는 '스스로 있는 자'가 될 수 없습니다. 우리가 존재하는 이 세상은 스스로 있는 게 하나도 없기 때문입니다. 우선 내 몸이나 나한테 일어난 생각 모두 스스로 있을 수 없습니다. 우리는 부모로부터 몸을 받았고, 부모는 조부모로부터, 조부모는 증조부모로부터, 무슨 말인지 이해하지요? 우리는 스스로 존재할 수 없습니다. 그뿐만 아니라 시간적으로도 공간적으로도 스스로 존재하지 못합니다. 땅이 있어야 하고 공기를 마셔야 하고 햇볕을 쬐어야 하고 음식을 먹어야 합니다. 사회적으로도 가족과 공동체, 마을, 국가 등 사회적 관계에서 우리가 존재할 수 있습니다.

시간적으로도 우리는 잠시도 머물러 있지 않습니다. 우리 세포는 어떻습니까. 생로병사를 계속하고 있습니다. 태어나서 성장하고 노화해서 죽습니다. 손톱이 계속 자라고 머리카락도 계속 나고 빠지며 각질도 계속 떨어져 나옵니다. 위나 창자의 점막 세포는 수명이 일주일 정도여서 일주일 만에 다 바뀝니다. 간과 폐와 같은 부드러운 조직은 3개월 만에 한 번씩 완전히 바뀝니다. 두개골 세포가 가장 오래 사는데, 10개월에 한 번 정도 바뀐다고 해요.

그렇다면 내 몸뚱이 속에 1년이나 2년 전 세포는 지금 하나도 없다는 말입니다. 강물이 흘러가듯이 계속 한순간도 머무르지 않고 변하고 있기에 존재하는 것처럼 보이지만 실은 존재하지 않습니다.

그런데 아바타프로그램이나 명상, 신앙 등을 통해 경험할 수 있는 것은 '내 몸과 마음이 나'라는 생각이 다 사라져버린 다음에도 '내가 있다'는 느낌이 남아 있다는 것입니다. 이때 시간적으로나 공간적으로 변하지 않고 영원히 존재하는 누언가가 있음을 알 수가 있습니다.

이것은 말로 설명할 수 없습니다. 사과를 먹어보지 않고는 사과 맛을 알 수가 없습니다. 사과와 사과 맛에 관한 책을 수백 권 읽어도 말입니다. 수영에 관한 책을 수백 권 읽는다고 해도 수영할 수 없는 것처럼요. 오로지 직접 체험함으로써 알 수 있습니다.

그러나 '내가 있다(I AM)'는 것을 깨닫는 경험은 아무 힘도 없는 허무가 아니고 에너지를 만들어냅니다. 생각은 강력한 힘이 있습니다. 우리가 생각을 바꾸고 신념을 바꿀 때 육체도 바꾸는 힘이 있습니다. 육체라는 한계 속에 있을 때의 내 생명력과 신성의 존재로 있을 때의 내 생명력은 커다란 차이가 있습니다.

미련한 새였던 스님이 지혜로운 새가 되다

옛 가르침에 사람의 마음을 좁히면 바늘구멍만큼 좁아져 버리고, 넓히면 천지 우주를 감쌀 만큼 넓어진다는 이야기가 있습니다. 내가 어떤 존재가 될 것인지는 스스로 선택할 수 있습니다.

산속 암자에서만 지내던 불교 승려 한 분이 어느 날 이제 세상에 나가서 포교당을 지어야겠다고 생각했습니다. 그동안 시주받은 돈이 5억 원가량 있었는데, 자신이 생각하는 포교당을 지으려면 수십억에서 100억 가까이 필요했습니다. 증권회사에 다니는 한 신자가 주식에 투자하면 재산이 빨리 증식될 수 있다고 하자 그 말을 듣고 주식에 투자했는데, 그만 5억이 1억이 되어버렸습니다. 스님은 너무나 힘들고 절망스러웠습니다. 수많은 신자가 시주해서 모은 돈인데, 그렇게 날려버렸으니 말입니다.

아봐타프로그램에 참가하여 이분의 관점에 큰 변화가 일어났습니다. 자신을 돈 5억이 있었지만 다 잃고 1억만 남은, 능력 없고 스스로 돈 벌 재주도 없는 육체적 존재로 생각했는데 훈련을 통해 육체가 나라는 생각에서 벗어났습니다. 내가 하나님의 아들이니, 우리 아버지 재산이 하늘 창고에 무궁무진하게 있으니 내가 인출해서 쓰면 된다고 생각이 바뀐 겁니다.

옛 가르침에 "둔조역풍(鈍鳥逆風)이요 승조순풍(勝鳥順風)이라"는 말이 있습니다. "미련한 새는 바람을 거슬러 날아가고, 지혜로운 새는 바람 따라 날아간다"는 말입니다.

미련한 새는 불어오는 바람에 맞설 힘도 없으면서 날아가려 애를 쓰다가 지쳐 떨어져버리는데, 지혜로운 새는 바람 부는 방향으로 날개만 가만히 펴고 있어도 순풍에 돛단 배처럼 아무런 무리 없이 날아갑니다. 세상을 살아가면서 이 육체를 나라고 여기는 것은 미련한 새가 바람을 거슬러 날아가는 것처럼 고생만 하고 얻을 게 없단 말입니다.

지혜로운 새는 천지 우주의 진리로 보면 진짜 나로서 존재하는, 자신이 무한한 능력을 지닌 영적 존재임을 정확하게 믿는 사람입니다. 육체가 나라는 생각이 가짜임을 아는 존재가 될 때 놀라운 치유가 일어납니다. 내 생명력은 무궁무진하며, 내가 완전하고 무한한 능력을 지닌 영적 존재가 될 때 생명의 창조력은 스스로 발현되어 병은 소멸하고 놀라운 치유가 일어납니다. 저는 이런 경우를 아주 많이 봤습니다.

돈이 1억밖에 남지 않은 그 스님은 자신이 지혜로운 새가 되자 그후 20억으로 늘었다고 합니다. 과거에는 돈을 계속 밀어냈지만, 지금은 자석이 쇠붙이를 끌어당기는 것처럼 필요에 따라 들어왔다고 합니다. 또 모든 인생의 고통이 사라졌다고 합니다.

예수가 십자가에 못 박혀 죽었다는 이야기도 육체와 마음이 나라는 생각이 죽어야 한다는 뜻입니다. 그것이 죽을 때 내 안의 그리스도, 내 안의 영적 존재만 살아 있게 되고 바로 그 존재가 진짜 나입니다. 전도망상을 끝낼 때 완벽한 자유와 생명을 얻게 됩니다.

우리가 마음의 의학에서 배워야 할 것은 두 가지입니다. 하나는 병이 있다는 생각을 버리고 다 나았으며 완전히 건강하다는 생각으로 바꾸는 것입니다. 그리고 나아가서 몸과 마음 너머 진짜 순수의식인 나를 발견하고 그 존재로 사는 것입니다. 그때 건강 문제가 근본적으로 해결될 뿐만 아니라 내 삶의 모든 고통도 사라지며, 행복하고 승리하는 삶을 살 수 있게 됩니다.

3. 치유의 힘은 어디에서 오는가

생명의 에너지는 어디에서 올까?

병에 걸렸을 때, 우리는 병을 고치려고 수술도 하고 약을 쓰고 여러 물리적인 요법들을 사용합니다. 이런 물리적인 요법 그 자체가 병을 치유하기보다는 우리 몸이 지닌 고유한 치유의 힘이 잘 작동하도록 돕는 매개체 역할을 합니다. 즉, 물리적인 요법은 하나의 수단일 뿐이지요.

그럼 병을 고치는 치유의 힘은 어디에서 올까요? 서양의학의 시조인 히포크라테스는 그 힘을 '자연치유력'이라고 했습니다. 자연으로부터 치유의 힘이 들어온다는 것입니다. 제2의 히포크라테스 또는 의학의 황제라고 불리는 파라켈수스는 이렇게 말합니다.

"치유의 힘은 자연으로부터 나오는 것이지 의사로부터 나오는 것이 아니다. 그러므로 의사들은 열린 마음으로 자연으로부터 출발해야 한다."

그렇다면 '자연치유력'이라는 것은 무엇일까요? 감기에 걸렸을 때 특별히 약을 쓰지 않아도 일주일 정도 지나면 자연히 좋아집니다. 손에 작은 상처가 나도 시간이 지나면 저절로 아물지요. 위나 장기에 종양이 있어 이를 절제하고 다시 연결하는 수술을 할 때 일주일 정도 지나면 봉합되어 섭취한 음식을 잘 통과시킵니다. 어떤 경우, 2~3년 후 다시 개복수술을 할 경우가 있는데 이전에 수술했던 부위를 살펴보면, 예전 수술 부위가 어디였는지 분간할 수 없을 정도로 완벽하게 재생된 모습을 볼 수 있습니다.

남성의 정자와 여성의 난자가 만나 착상되어 4주 정도 지나면 개구리 알만 한 수정란을 초음파로 볼 수 있습니다. 10주 정도 되면 심장이 뛰는 것을 볼 수 있고, 6~7개월 정도면 척추뼈가 보이고, 약 40주가 되면 정교한 장기를 모두 갖춘 사람이 됩니다. 이런 것은 산모의 힘으로, 의사의 힘으로 되는 것이 아닙니다. 우리는 알 수 없지만, 그것을 만들어내는 생명의 힘, 치유의 힘이 작용한 결과입니다.

땅에 콩을 심으면 싹이 나고 줄기가 나고 잎이 나고 열매를 맺습니다. 그 과정을 보면 콩 스스로 그렇게 하는 것이 아니라 외부에서 생명의 힘, 즉 치유의 힘이 늘어온다는 것을 알 수 있습니다.

겨울이 되어 나뭇잎이 다 떨어진 벌거숭이 나무가 봄이 되면 소생하지요? 푸르른 잎이 나고 녹음이 우거지고 가을이 되면 단풍이 지는 이런 과정에 자연의 생명력, 치유력이 작용하고 있음을 알 수 있습니다.

이런 이야기를 하는 이유는 무엇이 환자들의 병을 낫게 하는지가 중요한 것이 아니라 병 자체를 낫게 하는 치유의 힘이 어디에서 오는지를 정확하게 알고 그 치유의 힘을 믿는 것이 얼마나 중요한지를 생각해야 하기 때문입니다.

외과의사였던 저는 수술과 약밖에 모르는 의사였습니다. 그런데 1986년에 자연치유의학 의사인 와타나베와 고다의 연구 서적을 보면서 '병은 의사의 의술로 낫는 것이 아니라 자연으로부터 오는 치유의 힘으로 낫는다'는 것을 알게 되었습니다. 저 역시 그 치유의 힘이 잘 작용하도록 돕는 방법으로 치료했더니, 잘 치료되지 않는 암, 심장병, 대사장애 등을 앓는 환자들이 쉽게 완치되는 것을 보았습니다.

지난해 어느 의사단체 초청강연에서 이런 질문을 받았습니다. 일반 병원에서 잘 치유되지 않는 만성질환이 우리 병원에서는 잘 치유된다는 소문이 있는데 어떤 새로운 의료 기술이 있는지 알려달라는 것입니다. 그런데 저에게 어떤 특별한 신기술이 있는 것이 아닙니다. 병을 낮게 하는 근본적인 치유의 힘을 알아서 그 힘이 우리 몸에 잘 작용하도록 도왔을 뿐입니다. 아주 쉬운 것입니다.

창세기를 보면 '사람은 흙으로 지었으되, 코에 생기를 불어넣어 생령이 되게 했다'는 구절이 있습니다. 사람을 만든 재료가 흙이라는 것입니다. 사람 몸에서 생명이 빠져나가면 부패해서 흙이 되지 않습니까. 우리는 흙과 같은 것인데, '생명의 기운(the breath of life, 즉 치유의 힘)이 들어와 살아 있는 생명체(the living being)가 되었다'는 것입니다. 여기에는 아주 깊은 뜻이 있습니다. 사람의 생명이 유지되도록 하는 것은 생기인데, 생기가 밖으로부터 들어왔다는 것입니다.

핸드폰도 비슷합니다. 전기가 들어와야 핸드폰이 살아나 작동합니다. 배터리가 방전되면 쓸모가 없습니다. 그냥 흙과 같은 것이지요. 전기가 들어오면 전자파가 나오고, 이 전기의 파동이 핸드폰을 작동시키는 것이지요. 사람도 이와 같습니다. 흙과 같은 물질적인 재료로 만들어졌을 뿐이지만, 거기에 생기[생체에너지, 생체전자에너지, 생명광자, 프라나(산스크리트어로 생명력을 뜻함), 기(氣) 등 여러 가지로 표현되는 전자기적인 파장]가 우리 몸에 들어와 심장을 뛰게 하고 피를 돌리고 체온을 유지시키는 등 온갖 일을 합니다.

핸드폰에 전기 넣는 것을 핸드폰 스스로 할 수 있습니까? 아닙니다. 마찬가지로 생명의 기운, 자연치유력을 환자 자신이 넣을 수 있습니까? 의사가 넣을 수 있습니까? 아닙니다. 밖으로부터 들어와야 합니다. 이것에 대해 깊게 생각해봐야 합니다.

심장은 우심방·우심실·좌심방·좌심실, 네 개의 방으로 되어 있는데 우심방 동방결절(SA node)에 생명 전기가 들어옵니다. 하지만 그것이 어디에서 오는지, 누가 넣어주는지 우리 의사들도 잘 모릅니다. 그러니 이 생명 에너지가 들어와 우리 몸을 잘 순환하여 작동하면 건강하게 되는데, 이것이 잘 작동하지 못해서 병이 생기는 것입니다.

**죽은 사람을
살릴 수
있을까?**

잘 낫지 않는 가장 어려운 병이 무엇이라고 생각하시나요?

많은 분이 암이나 마음의 병이라고 말합니다. 하지만 죽음이라는 병이 가장 어렵습니다. 그러면 죽음을 치료할 수 있을까요? 죽은 사람을 고칠 수 있다고 생각하시나요? 의사 가운데도 죽음에 관해 연구하는 의사들도 많고 죽음을 다룬 책들도 많습니다.

죽은 사람을 살릴 수 있을까요? '냉동의학' 또는 '냉동생물학(Cryobiology, 저온생물학)'이 최근 몇 년 사이에 대두되었습니다. 선진국에서는 환자가 죽으면 화장이나 매장 대신 급냉동하여 보관하기도 합니다. 그 환자의 병을 치유할 수 있는 의료 기술이 개발되면 해동하여 다시 살려내겠다는 연구가 실제로 진행되고 있습니다. 이런 시도는 최근 몇 년 사이에 병원 영안실에 보관되었다가 다시 살아난 사람들이 생겨나면서 거론되기 시작했고, 이런 기록을 모아 체계화한 것을 '자동소생현상(Autoresuscitation Phenomenon)' 또는 '라자루스증후군(Lazarus syndrome)'이라고 합니다.

죽었다가 살아난 사례가 있습니다.

캐나다에서 네 살짜리 어린아이가 부모와 함께 잠이 들었는데, 아침에 보니 아이가 보이지 않았습니다. 한참 찾다 보니 마당에 볼록하게 쌓인 눈 속에 아이가 얼어 죽어 있었습니다. 부모는 그 죽은 아이를 병원으로 데려갔는데, 냉동이 풀리면서 아이가 살아났습니다.

또 캐나다 북쪽 지역 산속에 사는 숲개구리(wood frog)들은 겨울에 기온이 영하 30도 이하로 내려가면 다 얼어 죽은 것처럼 보이는데 봄이 되면 다시 살아난다고 합니다. 지역 주민들이 이렇게 이야기해도 아무도 믿지 않았는데, 자동소생현상에 관한 연구가 거론되자 생물학자들이 실험에 나섰습니다. 여름에 숲개구리를 잡아 실험실에서 냉동시켰습니다. 그다음 실온에서 녹였더니 개구리들이 실제로 다시 살아났습니다. 이 사례를 보면서 사람도 냉동하면 다시 살아날 수 있겠다고 하여 시작된 것이 냉동생물학입니다.

그렇다면 무엇이 죽은 사람을 다시 살아나게 하고, 냉동된 개구리를 다시 살아나게 할까요? 이것은 바로 생기, 생명의 에너지이고 자연치유력이라고 할 수 있습니다.

우리는 느끼지 못하지만, 우리에게는 계속해서 우리를 살리는 생명의 기운이 들어오고 있습니다. 죽은 사람도 살려내는 자연치유력이 있으니, 이것이 제대로 작동하게만 한다면 암이건 심장병이건 그 어떤 난치병도 쉽게 낫지 않겠습니까? 병원에서 환자의 병을 고치기 위해 여러 전문적인 의학 치료를 잘하고 있지만, 진짜 생명을 살리는 생기, 생명의 에너지와 자연치유력을 깊이 생각하고 믿는 것이 중요하다는 점을 강조하고 싶습니다.

수많은 병명의 환자들이 있는데, 그 병이 무엇이든지 결국은 세포가 고장 난 것입니다. 사람은 세포 뭉치이고 세포는 하나의 독립된 생명체인데, 세포의 기능이 고장 난 것입니다. 세포 안에 세포질이 있고, 세포질 속에는 에너지를 만들어내는 미토콘드리아가 있습니다. 세포의 운명을 좌우하는 것은 세포핵 속에 들어있는 염색체이고, 염색체 안에는 약 2만 3,000개 정도의 유전자가 배치되어 있습니다. 병의 원인을 추적해가면, 결국은 유전자가 고장 난 것입니다. 유전자는 전기 스위치처럼 켰다 껐다 할 수 있는데, 유전자가 꺼져버리거나 어떤 원인에 의해 손상되거나 변질되기도 합니다. 그래서 유전자를 검사해보면 병의 원인을 알 수 있습니다. 이 유전자 암호를 해독하여 체계화시킨 유전체를 게놈, 유전자 지도라고 합니다.

유전자 지도가 완성된 것이 2003년입니다. 예전 유전학에선 '유전자는 절대 바뀌지 않는다'고 했습니다. 배우 안젤리나 졸리가 유방암 예방을 위해 유방절제술을 한 것도 이 유전학에 따른 사례입니다. 그런데 후성유전학이라는 새로운 과학은 부모로부터 암 유전자를 타고났어도 자신의 선택에 따라 그 유전자를 후천적으로 변화시킬 수 있다는 것입니다.

오늘날 우리가 희망을 가질 수 있는 것은 부모로부터 병적인 유전자를 타고났더라도, 어떤 삶의 방식을 선택하는지에 따라 타고난 유전자도 바꿀 수 있다는 것입니다. 육체의 환경과 마음의 환경, 이 두 환경에서 어떤 선택을 하는지에 따라 유전자를 바꿀 수 있다는 것이 후성유전학의 기본 명제입니다.

<table>
<tr><td>고장 난
유전자를
고치는 방법</td></tr>
</table>

세포 생물학자인 브루스 립튼은 『당신의 주인은 DNA가 아니다』라는 책에서 이렇게 말합니다.

"나의 타고난 유전자는 내 운명이 아니며 얼마든지 바꿀 수 있다. 마음의 환경을 바꾸고 육체의 환경을 바꾸면 가능하다."

이 책의 원제목은 'The Biology of Belief(신념의 생물학)'이며, 또 다른 책인 『자발적 진화(Spontaneous Evolution)』, 이 두 책이 나오면서 생물학계에 경천동지할 만한 파장을 일으키며 높은 평가를 받았습니다.

어떤 사람이 유방암에 걸렸다면 유방암을 억제하는 유전자가 작동하지 못한 결과입니다. 암이 생기면 면역세포가 바로 출동하여 암세포를 잡아먹어버리면 되는데 암 억제 유전자가 고장 나서 면역세포가 일을 못하고 있는 것입니다.

생활 습관이나 삶의 방식에 따라 병이 생긴다는 건 알지만, 왜 사람에 따라 고혈압, 당뇨, 심장병, 류머티스, 우울증 등 각기 다른 병으로 나타나는지 이상하지 않습니까? 지금은 그 이유를 압니다. 각각의 질병에 관여하는 유전자가 변질되어 여러 가지 병의 모습으로 나타납니다.

그래서 한때 유전자만 고치면 병이 낫겠구나 하며 열광하던 시절이 있었습니다. 모든 병은 유전자 잘못이다, 이를테면, 고혈압이면 몇 번째 염색체의 어떤 유전자가 제대로 작동하지 않는지, 심장병이면 몇 번째 염색체의 어떤 유전자가 고장이 났는지, 유전자 지도로 다 알 수 있다는 것입니다.

많은 의사가 세포 속 유전자가 고장 나면 어떻게 고칠 것인지를 연구했습니다. 고장 난 유전자를 유전자 가위로 잘라내어 고치면 낫겠다고 생각해볼 수 있겠죠. 이것을 유전자 조작이라 합니다. 콩이나 옥수수 같은 식물의 유전자를 조작한다는 말을 많이 들어보셨죠? 그런데 사람에게는 유전자 조작이 잘되지 않습니다. 왜일까요? 사람에겐 생각이란 것이 있어서 그렇습니다. 다시 말해, 유전자 변질에 가장 큰 원인을 제공하는 것이 결국 사람의 마음이라는 것입니다. 무슨 병에 걸리더라도 마음이 크게 변하지 않는다면, 병이 치유되지 않음을 이를 통해 배울 수가 있습니다.

그렇다면 고장 난 유전자를 고치기 위해 무엇을 할 수 있을까요. 앞에서도 말씀드렸듯이, 마음의 환경과 육체의 환경을 함께 바꾸어야 합니다. 많은 논쟁이 있지만, 중요도를 따져보면 마음의 환경을 바꾸는 것이 70~80%, 육체의 환경을 바꾸는 것이 20~30% 정도라고 합니다.

육체의 환경을 바꾸어야 한다

후성유전학에는 두 가지 유명한 예화가 있습니다. 돼지와 코끼리에 관한 이야기입니다. 돼지의 예는 육체의 환경과 관련한 이야기고, 코끼리는 마음의 환경과 관련한 이야기입니다.

몇 년 전 중국에선 돼지열병 때문에 많은 고통이 있었습니다. 돼지열병에 걸린 돼지는 100% 죽는다고 합니다. 그런데 산에 사는 야생 돼지는 돼지열병을 전염시키기는 해도 돼지열병으로 죽는 일은 거의 없습니다. 이유가 무엇일까요. 몇 년 전 한국에서도 조류독감 때문에 닭 3,000만 마리를 폐사시키는 끔찍한 일이 있었죠. 당시 우리에 갇혀 있던 조류독감에 노출된 닭 2만 마리를 산에 풀어줬는데 다 좋아진 일화가 있었습니다. 산에 풀어준 닭에게 조류독감 바이러스를 주사해도 발병되지 않는다는 것입니다. 야생동물에게는 병이 없는데, 집에 갇혀 있는 동물에게만 병이 있다는 말입니다.

야생동물은 땅을 밟고 햇볕을 쬐며 돌아다닙니다. 사육되는 동물은 우리에 갇혀 살면서 땅을 밟지 못하고 햇볕을 쬐지 못해 피부호흡을 제대로 하지 못합니다. 먹이도 야생동물은 자연에서 얻는데, 집짐승은 인스턴트식품처럼 화학물질로 오염된 사료를 주로 먹지요. 야생동물은 밤에 깊은 휴식을 취하는데, 집짐승은 밤에도 우리에 불을 켜두어 사료를 먹게 하는 등 스트레스를 많이 받습니다. 그러면 장이 손상을 입고 장내 유익균이 약화되어 장누수증후군이 생깁니다. 오염된 내용물이 혈액을 오염시켜 조류독감, 돼지열병 등 수많은 병을 일으킵니다.

산에 가면 동물 대변에서 냄새가 나지 않지만, 돼지나 닭 우리에 가보면 악취가 매우 심합니다. 장이 염증으로 오염되어 있어서 그렇습니다. 현대 의학 연구 중에도 '모든 병이 창자로부터 출발한다'는 주장이 많습니다. 결론은 자연환경에 있는 동물과 인공 환경에 있는 동물은 큰 차이가 있다, 그러므로 유전자를 바꾸기 위해서는 환경이 자연으로 돌아가야 한다는 것입니다.

농업목축 시대에 사람들이 야생 돼지를 잡아 우리에 가두어 키우면서 집돼지로 만들었습니다. 그래서 야생 돼지와 집돼지는 유전자가 같지만, 야생 돼지는 면역세포 유전자가 잘 작동해 병에 걸리지 않는 데 비해 집돼지는 유전자가 변질되어 병에 잘 걸립니다. 이처럼 생명체가 어떤 자연환경에 있는지에 따라 유전자가 잘 작동하거나 꺼져버리기도 합니다.

그렇다면, 집돼지를 다시 자연으로 돌려보내면 어떻게 될까요? 육체의 환경을 자연스러운 상태로 바꾸면 고장 난 유전자가 다시 제대로 발현합니다. 오늘날 많은 환자에게 다양한 질병이 나타나는 것이 우리에게 시사하는 교훈을 여기서 찾을 수 있습니다.

사람 역시 땅을 밟고 햇볕을 쬐며 밤에 잠을 잘 자고 스트레스를 줄이면 야생 돼지처럼 건강하고 병에 걸리지 않을 수 있습니다. 그러나 집돼지처럼 건물에 갇혀 지내며 포장된 도로를 오가다 보니 땅을 밟을 일도 없고 햇볕을 쬐는 시간도 적습니다. 밤늦게까지 잠을 자지 않고 숙면을 취하지도 못합니다. 게다가 온갖 근심과 걱정으로 마음이 쉬지 못합니다. 그러니 유전자가 이런 환경에 적응하지 못해 변질되거나 손상을 입게 됩니다. 우리도 맨발로 땅을 밟고 매일 햇볕을 한 시간 정도 쬐는 것이 중요합니다. 우리 몸에서 발생하는 정전기도 유전자를 고장 냅니다. 맨발로 땅을 밟거나 흙을 만지면 몸속 정전기와 활성산소를 땅으로 내보내는 데 도움을 줍니다.

저는 암 환자나 만성 난치성 질환자분들에게 텃밭 가꾸기를 권합니다. 맨발로 땅을 밟고 손으로 흙을 만지며 자신이 먹을 채소를 가꾸는 것이 좋습니다. 비닐하우스에서 기른 채소가 아닌, 농약을 쓰지 않은 태초의 먹거리를 재배하면서 몸속 정전기와 활성산소가 땅으로 빠져나가게 하고, 생기의 원천인 햇볕을 쬐는 것입니다.

콩 담은 용기를 어두운 곳에 두고 물을 주면 콩나물이 됩니다. 같은 콩을 땅에 심고 햇볕을 쬐면 콩나무가 됩니다. 아주 큰 차이가 생기죠. 사람도 햇볕을 쬐고 땅을 접촉할 때 엄청난 자연치유의 힘이 들어옵니다. 저는 환자들이 맨발로 땅을 밟고 햇볕을 쬐었을 때 얼마나 큰 치유의 힘이 생기는지 수없이 경험했습니다.

여기에서 중요하게 살펴볼 점이 또 하나 있습니다. 야생 돼지가 집돼지가 되기까지는 수십 년이 걸립니다. 그런데 집돼지가 야생 돼지가 되는 건 오랜 시간이 걸리지 않는다는 연구 결과가 있습니다. 즉, 원래 타고난 유전자는 가장 자연스러운 환경 속에서 작동하기를 원하는 겁니다. 사람이 병에 걸리는 데는 수십 년의 시간이 걸립니다. 아주 오랜 기간 집돼지처럼 살면서 유전자가 변질되어 병이 생겼는데, 자연의 환경으로 돌아가면 몇 달 만에도 쉽게 병이 낫게 됩니다.

| 마음의 환경을 바꾸어야 한다 | 돼지는 육체의 환경만 바꾸었어도 병이 나았습니다. 하지만 사람의 경우, 그것만으로는 되지 않습니다. 유전자에 가장 큰 영향을 미치는 것이 마음의 환경이기 때문입니다. 그 사람이 어떤 생각을 하고 있는지가 유전자에 큰 영향을 미칩니다. |

코끼리는 머리가 좋고 감정이 풍부한 동물로, 죽은 동료들의 상아가 잘려 나가 없어진 것을 보면서 상아가 있으면 죽는다는 걸 알게 되었습니다. 그러자 상아를 재생하는

코끼리의 유전자가 꺼져버립니다. 상아가 있으면 죽게 되니 상아를 만들지 말아야 한다는 신념을 갖게 되어 상아를 재생시키는 유전자가 꺼져버린 것입니다. 마음에 품은 생각이 유전자 작동에 결정적인 영향을 미친 것입니다.

우리 몸에는 외부에서 들어온 세균이나 이물질을 공격하여 몸을 보호하는 역할을 하는 면역세포가 있습니다. 그런데 어떤 이유로 혼동이 생겨 정상적인 세포를 외부의 적으로 오해하여 공격하기도 하는데, 이것을 자가면역질환이라고 합니다. 류머티스관절염, 베체트, 루푸스, 강피증 등이 여기에 해당합니다.

면역세포가 정상적으로 작동하지 못하는 데는 자기 자신을 비하하는 비관적인 신념, 자기 자신을 공격하는 신념이 작용합니다. 저는 그런 환자들에게 자존감과 자신을 사랑한다는 신념을 갖도록 훈련하게 합니다. 자기 몸을 사랑으로 돌보고, 자신과 화해하며 스스로를 축복하게 하는 겁니다. 자기 자신과의 갈등이나 타인을 공격하는 마음을 바꿀 때 자가면역질환이 극적으로 좋아지는 경우를 많이 봤습니다.

암 발병도 내 몸에서 암세포를 잡아먹는 NK세포가 암이 생겨도 방치해버린 결과입니다. 면역세포를 지휘하는 암 억제 유전자가 작동하지 않기 때문입니다. 암 환자가 '죽고 싶다' 같은 부정적인 생각을 하면서 절망과 두려움을 느낄 때, 유전자는 이를 그대로 받아들여 암을 잡아먹지 않는 방향으로 결정하고 작동하지 않게 되는 것입니다. 이처럼 우리 마음에 무슨 생각을 품고 있는지는 무척 중요합니다.

'나는 이미 나았다'는 신념이 기적을 만든다

난치병이나 불치병을 앓던 환자가 치유되는 것을 보면, 마음의 환경을 바꾸는 것이 얼마나 중요한지 잘 알 수 있습니다. 반신불수가 된 중풍 환자가 늘 죽음만 생각하다가 다시 일어서겠다고 생각을 바꾼 것만으로도 마비가 풀리고 좋아진 사례가 있습니다.

과거에는 뇌, 심장, 콩팥, 연골 세포는 재생되지 않는 기관으로 알고 있었는데 지금은 모든 세포가 다 재생될 수 있음이 연구 결과로 확인되었습니다. 유전자를 고치면 모든 세포가 재생된다는 확실한 근거들을 밝힌 것입니다. 유전자를 고치려면 육체와 마음의 환경을 바꾸어야 하는데, 무엇보다 중요한 것은 마음으로 무엇을 믿는가입니다. 특히 환자의 나을 수 있다는 신념이 세포 재생 유전자를 깨우는 데 결정적 기능을 합니다. 연골이 다 닳아 수술 외에는 방법이 없다는 환자 중에서 연골이 재생되어 좋아진 사례도 많습니다. 이것 또한 이미 병이 나았다고 믿는 마음이 세포를 재생시켜 회복되게 한 것입니다.

말기 암 환자들이 극적으로 치유된 사례들도 전 세계에서 많이 보고되었습니다. 최근 암 치료로 주목받은 의사들은 한결같이 이렇게 주장합니다.

"이제 말기 암 환자가 완치되는 것은 더는 기적이 아니다. 병이 다 나았다고 믿는 마음, 그리고 자기 긍정의 마음, 이런 담대한 발상의 전환으로 가능하다."

의사가 "이제 남은 생이 6개월밖에 되지 않는다"라고 했을 때, 그것을 믿는다면 믿는 그대로 되겠지요. 그러나 담대하게 생각을 바꾸어 '나는 암이 이미 다 나았다'라고 믿는다면, 그 믿는 힘이 유전자를 깨워 암을 사라지게 할 수 있습니다.

2014년에 70대 남성 임파선암 환자가 오셨습니다. 이분에게 삶의 고통이 무엇인지 여쭤보았습니다. 출가한 딸 셋 모두가 아기가 없는 것이라고 했습니다. 그 스트레스 때문에 병이 생겼다고 믿고 있었습니다. 병이 가장 큰 고통일 줄 알았는데, 그런 스트레스를 받고 있다는 것이 뜻밖이었습니다. 이 환자분이 기독교인이어서 성경에 나오는 이야기를 해드렸습니다.

"누구든지 이 산더러 들리어 바다에 던지우라 하며 그 말하는 것이 이루어질 줄 믿고 마음에 의심하지 아니하면 그대로 되리라. 그러므로 내가 너희에게 말하노니 무엇이든지 기도하고 구하는 것은 받은 줄로 믿으라. 그리하면 너희에게 그대로 되리라."

그분이 지금까지는 딸들에게 아기가 없다는 것을 깊이 믿고 기도했다면, 이제 딸들이 아이를 낳아서 집에 와서 아기들과 기뻐하고 노는 것을 믿고 기도하도록 했습니다. 아봐타프로그램 훈련법이 바로 이 기도 방법과 같습니다. '내 신념에 의심이 없으면 그 신념이 현실이 된다'는 것이지요. 이 환자분 가족들이 이 프로그램을 배워 실천했는데, 몇 년 후에 연락이 왔습니다. 그 이후에 딸들이 아이를 낳았고 본인의 건강도 많이 좋아졌다는 것입니다.

여기에 중요한 점이 있습니다. 실제 내 형편이 지금 좋지 않다는 사실을 믿는 것이 아니라 이미 다 이루어졌다고 믿을 때 유전자가 작동하여 병을 치유하고 낮게 하는 결과를 가져온다는 것입니다. 그래서 의도적으로 자기 병이 무엇이건 상관하지 말고 이미 다 나았다고 믿도록 가르치고 있습니다. 그럼 믿는다는 것은 무엇일까요. 믿는다는 것은 이치를 따져 납득하여 믿는 것이 아닙니다. 그냥 무조건 받아들여 그 마음을 품고 있는 것을 말합니다.

현재 어떤 어려움이 있다 하더라도 이미 다 이루어져 있음을 마음으로 받아들여 품고 있는 것입니다. 그러나 환자들 대부분은 이렇게 생각합니다. '나는 어떠한 병이 있는데, 앞으로 어떠한 치료 방법을 사용하여 내 의지와 노력으로 치료 목표에 도달하겠다'고요. 저는 제 환자들에게 '이미 병이 다 나았다'고 생각하며 자신한테 병이 있는 것을 보지 말고 병이 나은 것을 바라보고 말로 선언하고, 이미 병이 나았으니 삶의 더 높은 목표를 향해 나아가라고 권합니다.

병을 고치려고 애를 쓰고 노력하는 것이 아니라, 이미 병이 다 나았다고 믿고 기뻐하고 감사하면서 육체의 환경을 바꾸는 생활법을 실천할 때, 병이 극적으로 나아지는 사례를 아주 많이 보았습니다.

내 육체 환경을 자연의 환경으로 바꾸고 마음에 믿음을 갖는 것, 이 두 가지가 치유의 힘을 가져다주는 가장 중요한 방법입니다. 모든 환자가 이 두 가지를 실천할 때 병이 치유되고 행복한 삶이 이루어진다고 확실히 믿습니다.

2부

어떤 병이라도 쉽게 낫는다

질병별 자가실천법

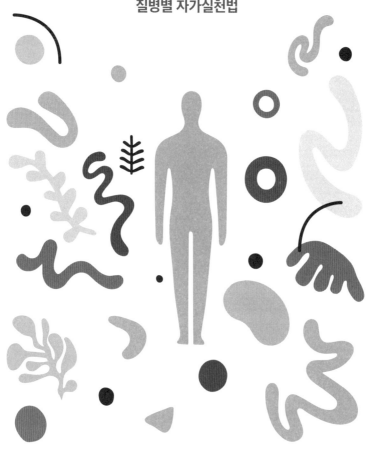

고혈압, 약 없이 쉽게 낫는 법

대부분의 고혈압은 약 없이도 쉽게 낫습니다.

고혈압은 어떤 병일까요? 평생 약을 써야 하는 불치병일까요? 아니면 내 몸이 자신을 스스로 치유하는 자기 치유 과정일까요?

우리는 어떤 사물을 볼 때 어느 방향에서 보느냐에 따라서 아주 다른 사물로 볼 수 있습니다. 내가 사는 동네에서는 '해와 달이 지는 서산'이 그 산 너머 사람들에겐 '해와 달이 뜨는 동산'인 것과 같습니다. 이와 마찬가지로 '고혈압은 평생 낫기 어려운 고질병'이라고 볼 수 있는가 하면, '고혈압은 나를 더 완전하게 하려고 내 생명이 스스로 치유하는 좋은 과정'으로 볼 수도 있는 겁니다. 저는 고혈압을 자기 치유 과정으로 보고 치료합니다. 그러면 쉽게 완치됩니다.

지난 40년 동안 국내외에서 많은 고혈압 환자가 저를 찾아왔는데 환자들 대부분은 약 없이도 한 달 내에, 빠른 사람은 2주 이내에 완치되었습니다. 그것은 고혈압의 원인을 치료했기 때문입니다.

얼마 전 50대 남성이 악성 피부질환을 치료하고 싶다고 저에게 왔습니다. 여러 병원에서 오랫동안 습진과 지루성피부염을 치료했는데도 낫지 않자 다른 치료 방법을 찾다가 온 것입니다. 그런데 이분은 10년 가까이 혈압약을 먹고 있었습니다. 고혈압뿐만 아니라 전립선비대증, 요통, 어깨결림, 두통이 있어서 그런 약들도 같이 먹고 있었습니다.

악성 피부질환이 있는 50대 고혈압 환자

이처럼 고혈압이 있는 분들은 다른 병증을 같이 가지고 있는 경우가 대부분입니다. 이는 몸속의 피가 깨끗하지 않아서입니다. 피가 혼탁하면 혈압만 높은 것이 아니라 피부질환, 두통, 요통, 어깨결림 같은 만성통증, 여러 가지 만성질환이 함께 있는 경우가 많습니다. 맑은 시냇물에선 벌레가 살기 어렵지만, 물이 막혀 잘 흐르지 않고 더러워지면 여러 종류의 벌레가 생기고 냄새가 나지 않습니까? 우리 몸의 혈액도 혼탁해지면 고혈압만 생기는 게 아니라 고지혈증, 동맥경화, 당뇨, 통증, 심장병, 뇌졸중, 암 같은 온갖 병들이 같이 생길 수 있습니다. 부패한 물을 맑은 물로 만들면 모든 벌레가 사라지듯이, 피를 맑게 하면 모든 병이 사라집니다.

고혈압 환자 수의 95% 정도는 본태성으로, 원인을 알 수 없는 경우가 대부분입니다. 나머지 5% 정도만 원인이 있는 이차성고혈압에 해당합니다. 이것이 대부분의 고혈압을 병이 아닌, 피가 혼탁해서 생긴 현상으로 보는 이유입니다.

고혈압은 왜 생기는 걸까?

우리 몸의 피가 맑고 깨끗해 혈관이 탄력성이 있어서 잘 흘러가면 심장과 혈관이 뭐하러 압력을 높이겠습니까? 그러나 혈관에 노폐물이 많이 쌓여 피가 끈적끈적하고, 혈관 안에 기름때가 끼어 굳어지면, 혈관은 탄력을 잃고 혈관 통로는 좁아집니다. 이런 나쁜 환경에서 심장은 몸의 항상성을 유지하기 위해 압력을 높여 피를 돌릴 수밖에 없습니다. 우리 몸은 악조건 속에서도 머리부터 발끝까지 피를 돌리려고 안간힘을 쓰면서 어쩔 수 없이 압력을 높이는 것입니다.

왜 이렇게 피가 끈적끈적해지고 혈관에 때가 끼게 된 걸까요? 주요 원인은 창자에서 시작되었습니다. 장내 염증 물질이 장벽을 뚫고 핏속으로 들어갔기 때문에 생긴 것입니다. 이것이 바로 장누수증후군(LGS, Leaky Gut Syndrome)입니다.

우리 몸의 창자는 길이가 7m나 됩니다. 문명 이전에 먹던 거친 식물섬유소 음식을 소화하는 데 적당한 구조라고 할 수 있지요. 그러나 불로 음식을 조리해 먹기 시작하면서 채소나 과일, 통곡식에 들어 있는 거친 섬유소의 소화 흡수가 줄어들었습니다. 섬유소는 사슬이 긴 당으로, 소화 흡수 과정은 느리지만 우리 몸의 면역을 높이는 물질입니다. 소화과정에서 사슬을 분해하는 신호물질(SCFAs, Short-Chain Fatty Acids 짧은사슬지방산)이 나와 염증을 낮추는 역할을 하지요.

섬유소를 덜 먹게 되자 이 물질이 줄면서 장내 면역력이 떨어지고 여러 만성질환이 생기게 된 것입니다. 따라서 거친 섬유소가 든 음식을 먹는 것은 고혈압 치료의 시작이라 할 수 있습니다. 예를 들어, 현미를 7~8시간 물에 불리면 발아하는데, 이것을 믹서에 갈아 1~2주간 생채소샐러드, 과일과 함께 먹으면 장이 청소되면서 혈압이 많이 좋아질 수 있습니다.

고혈압을 치료하려면 과로나 스트레스, 과식하는 습관을 바꾸어야 합니다. 특히 지방 성분이나 단당류 음식, 화학물질로 오염된 음식을 과감하게 줄여야 합니다. 이런 음식을 과식하면 혈관에 기름때나 노폐물이 끼고, 혈관 탄력성이 떨어집니다. 혈관의 통로도 좁아집니다. 피는 끈적끈적해서 뻑뻑해집니다. 그러면 좁은 틈새로 피가 흘러가기 어려워집니다. 혈관에 기름때가 낀 것이 고지혈증이고, 그것이 오래돼서 굳어지면 동맥경화입니다.

이런 생활 습관을 버리고 생채소, 현미 같은 통곡식, 과일 등을 주로 먹고 장누수증후군이 생기지 않게 한다면, 더는 고혈압 걱정을 하지 않아도 됩니다.

따라서 고혈압은 쉽게 치유할 수 있습니다. 그 원인을 고치면 됩니다. 혈관 안에 들어 있는 노폐물이 깨끗하게 청소되어 혈관 통로가 넓어지고, 탄력성이 생겨 부드러워지며, 피가 맑아져 잘 흘러가게 하면 됩니다. 그러면 심장과 혈관이 압력을 높일 필요가 있겠습니까? 고혈압 치유는 이렇게 쉽습니다.

고혈압 치유는 3단계로 진행합니다.

1단계 치유

1단계는 2주 동안 계속합니다. 현재 혈압약이나 고지혈증약을 드시는 분은 그대로 드시면서 생채식을 합니다. 생채식이란 말 그대로 채소와 과일, 곡식을 불로 조리하지 않고 날것으로 먹는 방법입니다. 생채식은 핏속에 있는 노폐물을 배설하여 피를 맑게 하는 가장 효과적인 방법입니다. 또 면역력을 높여 혈액 오염을 일으키는 장누수증후군을 치유합니다.

생채식을 하면 많은 섬유질을 먹게 됩니다. 그래서 칼로리가 낮고 소화 흡수도 천천히 이루어집니다. 칼로리가 적으면 우리 몸은 칼로리를 보충하기 위해 체내 노폐물을 연소시켜서 에너지로 씁니다. 이를 오토파지(autophagy) 즉 자가포식이라고 하며, 대식세포가 핏속의 노폐물을 잡아먹어 깨끗하게 하는 자정작용이 이루어져 피가 맑아집니다.

1단계 식사법으로 아침은 생채소즙과 과일, 그리고 코코넛오일이나 올리브유 같은 식물성 오일을 약간 먹습니다. 그 정도만 먹어도 전혀 배고프지 않습니다. 점심과 저녁에도 생채소즙을 먹고 생채소, 과일, 미역이나 다시마 같은 해조류를 날것으로 먹습니다. 생곡식을 익히지 않고 그대로 먹거나 볶은 곡식과 함께 먹고, 견과류를 먹으면 만족감 있는 식사를 할 수 있습니다.

이렇게 식사하면서 잠을 잘 자고 맨발걷기 정도의 운동을 합니다. 그다음 마음의 스트레스를 관리해야 합니다. 스트레스 관리는 우리 마음속의 불쾌한 생각을 없애고 유쾌한 생각으로 바꾸는 방법입니다.

이 방법대로 2주 동안 하면 혈압이 약 없이도 거의 정상에 가깝게 회복됩니다. 이때 혈압약을 중단하고 싶으면 그렇게 해도 됩니다.

2단계 치유

2단계도 1~2주 동안 계속합니다.

식사 대신 생채소즙과 더운물, 감잎차처럼 비타민C가 많은 차, 양배추김칫국 같은 김 칫국물, 코코넛오일이나 올리브유 같은 식물성 오일 등만 먹습니다. 1~2주 동안 이런 것만 먹으면 장내 환경과 혈관이 아주 빠른 속도로 정화됩니다. 창자와 핏속에 있던 많은 노폐물이 다 연소되고 피는 더 맑아져 2단계가 끝날 즈음이면 예외 없이 모든 고혈압은 다 정상이 됩니다. 이렇게 하고도 혈압이 정상으로 개선되지 않은 사람은 지금까지 단 한 명도 보지 못했습니다.

3단계 치유

3단계 치유의 하이라이트는 간 청소입니다. 간은 혈액의 독성과 노폐물을 해독(Detox) 시키는 주요 기관인데, 간 청소를 실천할 때 고혈압 환자들에게서 많은 간 내 노폐물이 배출되는 것을 볼 수 있습니다. 간 청소 방법은 따로 설명하겠습니다.

고혈압 치료에 들어가기 전, 혈액검사나 모발검사를 통해 체내 중금속 오염 여부와 영양소의 과부족 상태를 미리 검사합니다. 3단계에서는 그 검사 결과에 따라 핏속에 있어서는 안 되는 수은, 납, 알루미늄, 바륨 같은 중금속을 해독합니다. 지금까지 고혈압 환자분들을 검사해보면, 예외 없이 혈액이 중금속으로 오염되어 있고 한결같이 필수영양소가 부족합니다. 몸에 독은 많은데 꼭 있어야 하는 영양소는 부족하다는 말입니다. 이와 같이 몸에 있으면 안 되는 중금속을 해독하고, 꼭 있어야 할 영양소를 보충하는 치료가 3단계에서 이루어집니다.

3단계에서는 평생 동안 지키며 계속해야 할 식사법을 시작합니다. 아침은 1~2단계에서처럼 생채소즙, 과일, 코코넛오일이나 올리브유 같은 식물성 기름을 먹습니다. 점심과 저녁은 현미밥, 생채소나 해조류, 된장이나 청국장 같은 여러 가지 발효음식, 그리고 여러 가지 단백질 식품도 먹을 수 있습니다.

이와 더불어 맨발걷기 같은 운동과 충분한 숙면, 스트레스 관리 방법을 같이하는데, 이런 생활을 계속하면 혈압은 정상으로 유지될 것입니다.

고혈압 치유로 3대 사망 원인 질환들도 예방할 수 있다

앞에서 말씀드린 50대 남성 환자 이야기로 다시 돌아가겠습니다.

이분은 피부병을 치료하러 와서 앞의 1~3단계 치유법대로 실천했습니다. 2주가 지나지 않아 10년 동안 먹던 혈압약이 필요 없게 되었습니다. 피부도 깨끗하게 좋아지기 시작했습니다. 또 전립선비대증 약도 먹을 필요가 없어졌고, 모든 통증이 사라졌습니다. 병이 어떻게 나았는지 이해되시나요?

이 환자의 부인도 2년 전부터 혈압약을 먹고 있었고 협심증으로도 5년 동안 치료받고 있었는데, 위의 3단계 치료법을 함께 실천하여 모든 병증이 깨끗하게 좋아졌습니다.

혈압약을 먹는 분 중에서 차츰 전립선비대증이나 갑상선기능장애 등이 생기는 경우가 많습니다. 여성에게는 유방에 몽우리가 생기고 자궁에 근종이 생기기도 합니다. 또 여기저기 통증이 생기고 우울증, 불면증, 공황장애가 생기기도 합니다. 이는 바로 근본 문제인 혈액 오염이 해결되지 않았기 때문에 나타나는 현상입니다. 고혈압이란 피가 탁하고 노폐물이 많으니 깨끗하게 고치라는 신호인데, 그걸 못 알아먹고 혈압만 낮추려 하니 이런저런 병이 늘어나는 것입니다.

고혈압 약을 오랫동안 먹어온 사람들한테 암과 심장병, 뇌경색 같은 3대 사망 원인 질환이 압도적으로 많이 발병하는 이유는 고혈압의 원인을 치유하지 않았기 때문입니다.

지금 혈압약을 드시는 분들은 깊이 생각해야 합니다. 고혈압은 병이 아니고 피를 깨끗하게 하고 창자의 독성을 해결하라는 신호입니다. 그러니 바로 창자와 피를 정결하게 하는 치유를 시작해야 합니다. 이러한 원인 치료가 혈압만 정상으로 만드는 게 아니라 우울증이나 불면증, 치매, 3대 사망 원인인 심장병, 뇌경색, 암을 예방해주고 나아가서는 무병장수로 인도해주는 가장 좋은 길이기도 합니다. 이처럼 고혈압은 약 없이 쉽게 낫습니다.

고혈압에 좋은 자가실천법

음식과 식사

1단계: 생채식. 1~2주간 → 이 책 480~485쪽 참고.

혈압약을 복용해온 분은 계속 약을 복용하면서 매일 혈압을 체크하고 혈압의 변화를 관찰합니다.

2단계: 절식. 1~2주간 → 이 책 485~491쪽 참고.

절식프로그램대로 진행하면서, 수산화마그네슘 같은 완하제를 먹습니다. 혈압약을 먹지 않고도 혈압이 정상인 분은 혈압강하제를 복용할 필요는 없습니다. 혈압을 매일 체크해 보면서 혈압이 높을 때 일시적으로 혈압약을 먹을 수 있으나, 혈압이 정상으로 돌아오면 중단해도 좋습니다.

3단계: 현미채식 위주의 소식. 평생 동안 유지합니다. → 이 책 491~495쪽 참고.

운동과 휴식

● 낮에 30분 이상 햇볕을 쬐며 맨발로 땅을 밟으며 걷기를 2회 이상 하고, 밤에는 일찍 잠자리에 들어 충분히 숙면을 취합니다. 자율신경을 조절하고 긴장된 혈관을 이완시키는 최선의 방법입니다.

● 모관운동 → 이 책 500쪽 참고.

두 팔과 두 다리의 모세혈관의 혈액순환을 돕는 운동입니다. 이 운동은 심장의 부담을 현저하게 덜어주어 혈압을 낮추는 데 효과가 있습니다.

● 발목상하운동 → 이 책 501쪽 참고.

두 다리의 혈액순환에 효과가 있습니다.

- 냉온욕 → 이 책 498~499쪽 참고.

  냉탕에서는 혈관이 수축되고 온탕에서는 이완되므로, 냉탕과 온탕을 오갈 때 혈관의 수축과 이완이 반복되어 혈액순환이 잘 이루어집니다. 냉온욕 후에 전신 오일 마사지를 하면 긴장을 이완시키고 기분을 전환하는 데도 큰 도움이 됩니다.

- 간 청소 → 이 책 520~522쪽 참고.

  간 청소는 1달에 1번씩, 6개월 동안 하시는 것이 좋습니다.

  간 청소 방법은 다음과 같습니다.

  월요일부터 금요일까지 매일 사과주스 1L를 오후 6시까지 복용합니다(사과주스 한 컵 + 녹즙 2~3컵). 점심 식사 시 1시간 전후에는 마시지 않습니다. 저녁에는 마그밀 3정을 복용합니다.

  6일째인 토요일에는 사과주스* 1L를 12시까지 복용합니다. 점심은 가볍게 드시고, 오후 1시 이후에는 따뜻한 물만 마십니다. 오후 5시 50분에 죽염 물**을 만들어 4번에 나누어 마십니다(저녁 6시, 8시, 다음날 새벽 6시, 아침 8시). 저녁 10시에는 레몬, 귤즙, 올리브오일***을 섞어서 일어서서 5분 이내에 마십니다. 30분간 베개 2개로 머리를 높게 해서 누워 있습니다. 이때는 말을 하지 않습니다. 30분 후 베개 1개를 빼고 반듯이 누워 주무세요. 혹 옆으로 눕는 경우에는 오른쪽(간 부위가 아래쪽)으로 향하도록 눕습니다. 엎드려서 취침하는 것은 피하세요.

  7일째(일요일)에는 새벽 6시와 아침 8시에 죽염 물을 마시고, 10시에 아침식사 대신 녹즙을 마십니다.

* 사과주스 = 사과주스 한 컵 + 녹즙 2~3컵

** 죽염 물 = 미지근한 물 1.5L + 죽염 1.5숟갈

*** 레몬 1개 + 귤즙(또는 오렌지나 자몽즙, 맥주컵 1잔 정도) + 올리브오일(유기농 냉압착, 커피잔 1잔 정도)

긴장이완과 스트레스 관리

- 심호흡(→ 이 책 504~507쪽 참고)과 손톱자극요법

  복식호흡을 하면서 2~3분간 손톱을 눌러줍니다. 긴장과 스트레스로 흥분된 교감신경을 이완시 켜주는 좋은 방법입니다. 숨을 길게 '휴~' 하고 내쉬면서 손톱을 강하게 누릅니다. 약간 아플 정도 로 눌러줍니다. 숨을 더는 내쉴 수 없을 때까지 눌러주고, 숨을 멈출 때 누르는 것도 멈춥니다. 숨 을 들이쉬면서 다음 손가락 끝을 누르는 방법으로 계속하며, 양손 약지를 제외하고 8개의 손가 락을 모두 하는 데 드는 시간은 약 3분 정도입니다. 짧은 시간에 자율신경의 균형을 회복하고 긴 장을 이완시키며 면역력을 증강시키는 효과가 있습니다.

  특히 고혈압에 효과가 있습니다. 교감신경의 긴장을 이완시키면서 수축된 혈관의 저항을 낮추어 줍니다. 이 방법을 계속하는 것만으로도 혈압이 현저히 조절되는 경우를 많이 보았습니다.

- 긴장이완과 상상법 → 이 책 509~510쪽 참고.
- 화해의 언덕 오르기 → 이 책 515쪽 참고.

* 위의 방법들로도 혈압 조절이 되지 않는 난치성 고혈압의 경우에는 흡각요법(→ 이 책 534~535쪽 참고)이 큰 도움이 될 수 있습니다.

당뇨, 약 없이 쉽게 낫는 법

대부분의 당뇨는 약 없이도 쉽게 완치될 수 있습니다. 당뇨는 췌장에서 인슐린을 만들지 못해 평생 인슐린을 써야 하는 제1형 당뇨와 인슐린이 제대로 기능하지 못해 혈당 조절에 어려움을 겪는 제2형 당뇨로 구분합니다만, 요즘 당뇨병은 거의 제2형 당뇨입니다.

이 장에서 다루는 이야기도 당뇨 환자의 약 95%에 해당하는 제2형 당뇨에 관한 것입니다. 제2형 당뇨의 근본 원인은 과로와 스트레스, 운동과 휴식 부족, 과식입니다. 특히 과식으로 에너지를 지나치게 섭취한 결과 혈액 속에 남아도는 포도당이 많아져 고혈당 상태에 이릅니다. 따라서 과식, 과로, 스트레스와 같은 무리한 생활 습관을 바꾸는 것이 당뇨 치유를 위해 가장 중요합니다.

20년 동안 당뇨를 치료해온 70대 중반 환자

약 10년 전입니다. 70대 중반의 한 남성 당뇨 환자가 저를 찾아왔습니다. 이분은 지난 20년 동안 혈압강하제와 당뇨약을 먹고 있었고, 최근 5년 동안은 인슐린에 의존하고 있었습니다.

이분은 당뇨 합병증이 심해서 백내장 수술과 망막증 수술을 받앉고, 심근경색으로 스텐트 시술을 받았고, 뇌경색 때문에 혈전용해제와 혈압약도 먹고 있었습니다. 근래에는 걷고 있을 때 발바닥이 땅에 닿는지 안 닿는지 모를 정도로 감각신경 장애가 있었고, 콩팥 기능도 떨어져 얼마 지나지 않아 신장 투석을 해야 할지 모르는 상태였습니다. 이분은 '아, 내가 죽어가고 있구나' 생각하면서 자식들한테 유언도 남기고 재산 분배도 이미 해놓은 상태로 우리 병원에 왔습니다.

이분을 치유하는 첫 단계는 생채식요법이었습니다. 아침에는 생채소즙과 과일, 식물성 기름만 먹고, 점심과 저녁으로 생곡식가루와 볶은 곡식, 생채소, 미역이나 다시마 같은 생해조류, 견과류, 과일, 식불성 기름 등을 먹었습니다. 이 식단으로 약 20일 정도 계속하자 인슐린이나 혈당강하제를 쓸 필요가 없어졌습니다. 모든 약을 끊을 정도로 다 정상이 됐습니다.

두 번째 단계에서는 약 2주 동안 절식을 했습니다. 생채소즙과 식물성 기름, 감잎차 같은 것만 먹는 방법입니다. 동시에 맨발걷기 등의 운동을 하면서 스트레스를 관리하게 했습니다. 2단계 후 거의 옛날의 건강을 되찾았습니다.

3단계를 시작하면서 모발검사를 통해 나타난 수은, 납, 알루미늄, 바륨 같은 체내 중금속을 제거했습니다. 또 부족한 필수영양소를 보충하게 했습니다. 그리고 생채식, 현미채식을 계속했습니다.

지금 그분은 치유받은 지 약 10년이 지났습니다. 얼굴에 있던 검버섯이 깨끗이 사라지고, 흰머리가 검은머리로 바뀌었습니다. 처음 병원에 왔을 때는 잘 걷지도 못했던 분이 지금은 스스로 농사를 지을 정도로 좋아졌습니다. 그분은 외식할 일이 있으면 생채식도시락을 싸 가서 드실 만큼 철저히 식사 원칙을 지킵니다. 이분이 하는 걸 보면 분명백세 장수하실 것 같습니다.

이렇게 심한 당뇨도 좋아졌습니다. 그러니 보통 당뇨를 이런 방법으로 관리한다면 어떻게 안 좋아질 수 있겠습니까? 저는 이렇게 당뇨를 치료하여 좋아지지 않은 경우를 단 한 번도 본 일이 없습니다. 평생 인슐린에 의존해야 하는 제1형 당뇨도 생채식요법을 권합니다. 물론 인슐린을 끊을 수 없다 해도 제 경험에 의하면 인슐린 투여량을 현저히 줄일 수 있습니다. 환자 중에는 인슐린이 더는 필요 없을 만큼 좋아진 경우도 있었습니다. 콩팥 기능이 나빠 신부전이 초래되어 칼륨 투여를 제한해야 하는 환자를 제외하면, 즉 칼륨을 조심해야 하는 환자가 아니라면, 모든 당뇨 환자는 이와 같은 생채식과 생채소즙 절식요법을 실천할 때 틀림없이 당뇨가 완치될 것입니다.

왜 약 없이 당뇨를 완치해야 할까?

당뇨는 혈액에 있는 포도당(혈당)의 이용을 돕는 인슐린 호르몬의 분비량이 적거나 제대로 활동하지 못할 때 생깁니다. 혈액 속 포도당은 췌장에서 분비된 인슐린의 작용으로 세포막을 통과해 세포로 들어갑니다. 그런데 인슐린 분비량이 부족하거나 제대로 작용하지 못하면 포도당은 세포막을 통과하지 못해 혈액에 그대로 남게 되어 혈중 포도당 농도(혈당치)가 높아집니다.

고혈당 상태가 만성적으로 계속되면 온몸의 혈관이 약해지고, 눈의 망막이나 콩팥의 세동맥이 손상되어 실명이나 신부전이 될 수도 있습니다. 또 손발에 신경 손상이 일어나 마비나 지각장애 증세가 나타나기도 합니다. 이러한 합병증이 생기지 않도록 혈당이 정상 상태를 유지하도록 잘 조절해야 합니다.

그런데 왜 약 없이 당뇨를 완치하는 것이 좋을까요? 당뇨가 있는 사람은 당뇨약을 복용해도 거의 대부분 얼마 지나지 않아 고혈압이나 고지혈증이 생깁니다. 눈의 망막증, 신장기능 저하 및 신부전, 손발의 감각 장애, 피부괴사 등이 흔히 나타나고, 더 심각해지면 심장병, 뇌혈관질환, 암이 따라옵니다. 이처럼 당뇨약을 먹고 있는 사람들에게서 3대 사망 원인 질환이 많이 나타나기 때문에 꼭 당뇨의 원인을 고쳐야 합니다. 약 없이도 당뇨를 완치해야 하는 이유가 여기에 있습니다.

당뇨 그 자체는 병이 아니라 피의 오염입니다. 피가 맑고 깨끗하면 절대 당뇨가 올 수 없습니다. 스트레스를 지나치게 받고 과로하거나 과식할 때, 그것도 밀가루나 설탕, 기름기 많은 음식을 과식하면 장 점막이 손상되어 장누수증후군이 생기고, 따라서 피가 탁해져 핏속에 많은 내독소(Endotoxin)가 쌓이게 됩니다.

핏속 노폐물이나 과잉 영양분, 중간대사산물 등도 우리 몸의 에너지로 쓰이는데 우리 몸으로 들어온 영양소를 에너지로 활용하려면, 반드시 포도당으로 바뀌어 세포로 들어가야 합니다. 세포는 포도당을 연소하여 에너지를 만드는데, 이때 인슐린이라는 열쇠가 있어야 포도당이 세포 안으로 들어갈 수 있습니다.

스트레스, 과로, 과식 등으로 혈액이 오염되면 인슐린 양이 고갈되거나 인슐린 작용이 저하(인슐린 저항성)됩니다. 인슐린이 부족해 혈액 속 당을 다 활용하지 못하면 당을 밖으로 내보내야만 합니다. 인체가 생리기능의 항상성을 유지하기 위해서 어쩔 수 없이 오줌으로 내보내는데, 그게 바로 포도당이 많이 섞인 오줌인 당뇨입니다. 당뇨가 나쁜 게 아니라 피가 오염된 게 잘못된 것입니다.

피를 오염시킨 원인, 즉, 당뇨의 원인을 해결하지 않고 방치하면 당뇨도 낫지 않지만 많은 합병증이 생기고 치명적인 질병으로까지 발전합니다. 따라서 당뇨는 약 없이도 정상이 되도록 완치해야 합니다.

당뇨의 3단계 치유법

당뇨는 우선 세 단계로 나누어 치유합니다. 1단계는 약 2~4주간 생채식요법(Raw Food Diet)을, 그리고 2단계는 약 1~2주 동안 생채소즙 절식요법(Vegetable Juice Fasting)을 합니다. 3단계는 약 6개월 동안 계속하는데, 혈액 내 중금속 오염을 해독하고 우리 몸에 꼭 필요한 영양소 보충과 생채식 요법을 하는 것입니다. 이와 더불어 운동과 휴식, 마음의 스트레스를 관리합니다.

"스트레스가 없으면 당뇨는 없다"는 말이 있습니다. 우리 병원에서는 스트레스를 관리하는 방법으로 '다시 떠오르기 프로그램'을 진행하고 있습니다. 내 마음 가운데 두려움이나 분노와 같은 불쾌한 생각을 없애고 기쁨과 감사와 같은 유쾌한 생각을 간직하게 하는 방법으로 모든 당뇨 환자에 적용하는데 아주 좋은 성과가 있었습니다.

음식과 식사

1단계: 생채식. 15~30일 → 이 책 480~485쪽 참고.

혈당강하제를 복용하거나 인슐린을 투여하고 있는 환자는 약을 중단하지 않습니다. 매일 정기적으로 혈당 수치를 체크하면서 혈당이 조절되는 수준에 따라 인슐린이나 혈당강하제 투여량을 점점 줄여갈 수 있습니다.

생채식 기간이 길어짐에 따라 거의 모든 당뇨 환자의 혈당 수준이 점진적으로 조절됩니다. 그러나 인슐린이나 혈당강하제를 쓰는 환자들 가운데 드물게 저혈당 증세를 보이기도 하는데, 이때는 설탕이나 꿀 대신 곡식으로 만든 조청을 한두 숟가락 먹는 것이 좋습니다.

이 단계에서 혈당이 정상 수준으로 회복되면 인슐린이나 혈당강하제 투여를 중단해도 좋을지, 2단계로 진행해도 되는지 결정합니다. 하지만 인슐린이나 혈당강하제를 중단했을 때 혈당이 정상이 되지 않는다면, 1단계를 계속합니다.

2단계: 절식. 약 10일 → 이 책 485~491쪽 참고.

절식프로그램대로 진행하면서, 수산화마그네슘 같은 완하제를 먹습니다. 당뇨 환자가 절식할 때는 생채소즙을 자주 마시는 것이 중요합니다. 그래야 저혈당 증세가 나타나지 않습니다.

절식하는 중에는 인슐린이나 혈당강하제를 투여할 필요가 없습니다. 혈당을 매일 체크하면서 혈당치가 지나치게 높은 경우에만 일시적으로 혈당강하제를 쓸 수 있으나 다시 정상으로 조절되면 더는 혈당강하제를 쓰지 않아도 됩니다.

절식 과정이 끝날 무렵 혈당과 당화혈색소 수치가 정상으로 회복되지 않은 환자를 단 한 번도 본 적이 없습니다. 이는 생채식과 절식 과정에서 적은 양의 인슐린만으로도 혈당이 조절되었기 때문입니다. 인슐린을 분비하는 췌장이 충분히 휴식을 취함으로써 인슐린 분비량도 서서히 늘어나고 인슐린 활동성도 강화됩니다.

3단계: 소식. 생채식 중심으로 3~6개월을 계속합니다.

가능하면 생채식 또는 현미채식 중심의 소식을 평생 동안 유지하는 것이 좋습니다. 당뇨를 근본적으로 벗어날 수 있는 비결 하나를 꼽는다면, 바로 불로 익히지 않은 생채식을 실천하는 것입니다.

더불어 과로, 스트레스, 과식 같은 무리한 생활 습관에서 벗어난다면 거의 틀림없이 혈액 내의 혈당과 당화혈색소 수치가 정상으로 회복됩니다.

- 간 청소→ 이 책 520~522쪽 참고.

운동과 휴식

- 낮에 1시간 이상 햇볕을 쬐며 맨발로 땅을 밟으며 걷고, 밤에는 일찍 잠자리에 들어 수면을 충분히 취합니다. 당뇨 환자는 과식도 큰 문제이지만 과로와 휴식 부족, 운동 부족도 큰 원인 중 하나이기 때문입니다.
- 모관운동→ 이 책 500쪽 참고.
  당뇨 환자는 사지의 혈액순환 장애가 문제가 됩니다. 두 팔과 두 다리의 모세혈관의 혈액순환을 돕는 이 운동은 매우 중요합니다.
- 냉온욕→ 이 책 498~499쪽 참고.
  냉탕에서는 혈관이 수축되고 온탕에서는 이완되므로, 당뇨 환자에 문제가 되는 말초 혈액순환을 촉진시키는 데 큰 효과가 있습니다. 냉온욕을 하기 전에 전신 오일 마사지를 하면 긴장과 스트레스를 푸는 데도 도움이 됩니다.
- 나체요법(풍욕)→ 이 책 529~530쪽 참고.
  이 실천법은 퇴화되어 있던 피부호흡을 촉진하는 효과가 있습니다. 체내 일산화탄소가 피부를 통해 배출되고 대기 중의 산소와 질소가 많이 몸속으로 들어와 체내 단백질을 합성시키는 데 큰 도움을 줍니다.

마음과 스트레스 관리

- 심호흡 → 이 책 504~507쪽 참고.

  심호흡하면서 손톱을 눌러주면(약지는 제외) 교감신경의 흥분을 억제하고 자율신경의 조화를 회복하여 당뇨의 원인을 치유하는 데 도움을 줍니다.
- 불쾌한 생각에서 벗어나기 → 이 책 508쪽 참고.
- 손뼉 치며 웃기 → 이 책 507쪽 참고.
- 화해의 언덕 오르기 → 이 책 515쪽 참고.
- 감사의 마음 회복하기 → 이 책 517쪽 참고.

  많은 당뇨 환자는 오래된 스트레스와 억압된 분노나 두려움이 잠재되어 있을 수 있는데 이런 마음에서 완전히 벗어나는 것이 중요합니다. 특히 당뇨 환자 가운데는 특정인이나 특정 사건을 받아들이고 용서하기에 실패한 분들이 많습니다. 응어리지고 막혀 있는 마음이 풀릴 때 당뇨도 치유됩니다.

비만의 자연치유

오늘날은 '살과의 전쟁'이라고 할 만큼 비만 문제를 해결하기 위해서 많은 사람이 싸우고 있습니다. 어렵게 살을 좀 뺐는데 얼마 지나지 않아 다시 살이 찌는 악순환이 계속되어 고통받는 사람도 매우 많습니다.

비만은 단지 미용상의 문제나 과체중에 따른 불편함의 문제가 아닙니다. 치명적으로 건강을 손상시킬 수 있는 질병의 예비 상태이기에 위험한 것입니다. 비만은 고혈압이나 당뇨, 심장병, 암 같은 어려운 병을 초래하는 대사장애임을 명확하게 인식해야 합니다. 비만은 단순히 체중이 많이 나가는 문제가 아니라 신진대사가 이미 고장 난 병임을 깨달아야 합니다.

야생 동물에게는 비만이 없습니다. 자연계에서 비만은 사람과 사람이 기르는 동물에게만 있습니다. 자연에 어긋난 삶을 살면서 우리의 장이 손상되었고, 장누수증후군으로 피가 오염되었습니다. 다이어트나 운동을 통해 일시적으로 체중이 줄기도 하지만 다시 예전으로 돌아가버리는 이유가 바로 비만이 생긴 근본 원인인 피와 장의 독성과 몸의 냉기, 그리고 수독(몸속 수분 과다) 증세를 해결하지 못했기 때문입니다.

따라서 비만을 고치려면 반드시 해독 프로그램이 필요하며, 근본 원인을 치료해야 합니다. 과식과 과식을 부추기는 심리적 불만족, 스트레스나 슬픔, 절망감, 분노, 두려움 같은 정서 문제까지 해결해야 비만의 악순환을 끊을 수 있습니다. 비만은 원인을 알면 쉽게 완치할 수 있습니다.

비만의 원인은 무엇일까?

비만의 근본 원인은 물론 과식입니다. 그런데 그보다 더 배후에 있는 원인은 교감신경의 홍분과 몸의 냉증입니다. 이 교감신경의 홍분과 몸의 냉증을 해결하지 못하면 음식을 조절하고 운동을 해도 잘 해결되지 않습니다.

그럼 왜 살이 찔까요? 한마디로 말하면, 교감신경이 홍분 상태이기 때문입니다. 우리 몸에는 자율신경계인 교감신경과 부교감신경이 서로 플러스 마이너스(음양) 상태로 균형을 유지하는데 오늘날 많은 사람은 압도적으로 교감신경이 긴장되어 있습니다. 부교감신경이 우위에 있어야 편안한 상태가 되는데, 교감신경이 홍분되어 부교감신경을 누르면서 불안해지는 겁니다. 그래서 편안하면 좋겠다는 욕구가 계속 일어납니다.

이 교감신경 긴장을 해결하고 스트레스를 푸는 가장 효과적인 방법이 음식을 먹는 것입니다. 편안해지려고 음식을 먹는데, 과식과 폭식으로 이어지는 겁니다. 따라서 스트레스와 비만을 해결하려면 교감신경이 홍분되는 원인을 찾아 해결해야 합니다.

비만의 또 다른 원인은 냉병(冷病)과 수독(水毒) 증세입니다. 냉병이란 몸이 차갑거나 냉기가 들어와 생기는 병이고, 수독 증세란 물 중독 증세로 몸속 수분이 과한 상태입니다. 비만인 사람들은 대체로 찬물과 청량음료를 많이 먹는 습관이 있습니다. 또 색깔이 흰 음식도 좋아합니다. 흰우유, 흰밀가루, 흰설탕, 흰쌀밥, 흰소금, 하얀 조미료 등 하얀 색 음식들은 성질이 찬 음식이에요. 돼지고기와 커피, 청량음료도 성질이 찬 음식입니다. 이런 음식을 좋아하면 우리 몸은 냉해집니다.

몸이 비만한 사람들이 대체로 냉한 음식을 좋아합니다. 찬물을 계속 마시거나 찬 성질의 식품을 좋아하는 경향이 있습니다. 몸의 성질이 본래 냉한데 거기다 찬 성질을 자꾸 더하니 문제가 생기는 겁니다. 겨울에 추우면 내의도 입고 스웨터도 껴입고 오버코트도 걸쳐 입습니다. 이처럼 몸이 냉한 사람이 옷을 껴입듯 내 몸이 차가우니 열을 뺏기지 않으려고 피부를 두꺼운 피하지방으로 감싸는 것도 자연의 이치입니다. 그래서 살이 찐 것이 잘못된 게 아니라 살아남기 위해서 살을 찌우지 않으면 안 될 만한 이유, 즉 몸이 냉한 것이 문제입니다. 수독 증세는 비닐봉지에 물을 가득 담아놓은 것처럼 세포에도 물이 가득 차 있는 것으로, 이 역시 비만의 가장 큰 원인 중 하나입니다. 따뜻한 물을 조금씩 홀짝거리는 습관이 좋습니다.

따라서 비만 문제를 해결하려면 과식하지 않고 다이어트하며 적당히 운동하는 것도 중요하지만, 가장 중요한 것은 스트레스로 인한 교감신경의 긴장과 몸의 냉기를 해결하는 것입니다. 이 두 가지 근본 원인을 해결한다면 비만을 불러오는 악순환의 고리를 확실하게 끊을 수 있습니다.

요요현상 없이 비만이 해결된다

진료하면서 다이어트나 운동으로 일시적으로 살을 뺐지만 금방 다시 살이 찌는 요요현상 때문에 고통받는 사람들을 많이 만났습니다. 이분들도 근본 문제 세 가지, 곧 교감신경의 긴장 문제와 냉기를 해결하고, 그다음 음식을 조절하면 비만의 악순환을 끊을 수 있습니다. 그렇게 함으로써 몸이 날씬하고 건강해져 활기를 되찾는 사람들을 많이 봤습니다.

첫 번째 비만 치유법: 교감신경의 긴장 풀기

교감신경을 이완시키는 방법은 간단합니다. 숨을 길게 내쉬면서 손톱을 자극하는 '손톱 자극 요법'입니다. 엄지손톱부터 차례차례 손가락으로 누르면서 숨을 길게 내쉽니다.

단, 넷째 손가락(약지)은 손대지 않습니다. 손톱 마사지와 동시에 숨을 길게 내쉬는 호흡은 교감신경의 긴장을 완화하고 위축된 부교감신경의 작용을 강화합니다. 이 방법은 과식과 폭식 유혹을 줄이는 데 큰 효과가 있습니다. 단순히 숨을 내쉬며 손톱을 누르는 이 방법만으로도 체중을 10kg 이상 줄인 사람을 보았습니다.

그다음, 초저녁 일찍 잠자리에 들어서 충분히 휴식합니다. 비만인 사람들은 밤늦게까지 잠을 안 자고 무엇인가 계속 먹는 경우가 많은데 좋지 않은 습관입니다. 또 살을 빼기 위해 격렬하게 운동하는 분들도 많습니다. 이는 오히려 교감신경을 더 흥분시키고 과로하게 해 비만을 악화시키기도 합니다. 즐겁고 기쁘게 가벼운 운동을 하는 게 좋습니다. 가장 좋은 운동은 '낮에 햇볕을 쬐면서 맨발로 땅을 밟고 가볍게 걷는 것'입니다.

두 번째 비만 치유법: 몸의 냉기 물리치기

비만의 근본 원인 중 하나인 냉기는 왜 생길까요? 우리가 햇볕을 너무 쬐지 않고 스트레스가 많고, 밤늦게까지 잠자지 않고, 에어컨을 자주 켜고, 냉장고에 있는 찬물을 마시고, 하얀 색깔의 음식을 자주 먹는 등 그렇게 함으로써 우리 몸은 점점 냉해집니다. 이 냉기를 해결하지 않으면 절대로 비만 문제가 해결되지 않습니다.

이솝 우화에 나오는 다음 이야기를 다들 잘 아실 겁니다. 지나가는 나그네의 외투를 벗기기 위해 바람과 해가 내기를 했습니다. 바람이 이겼습니까? 해가 이겼습니까? 바람은 지나가는 나그네의 외투를 벗기기 위해 강하게 불어댔지만, 나그네는 추워서 더 외투 옷깃을 움켜쥐고 절대 벗으려 하지 않았습니다. 해는 따뜻한 햇볕으로 나그네를 감쌌습니다. 몸이 더워지자 나그네는 스스로 외투를 벗었지요. 비만이라는 살을 벗는 방법도 이와 같습니다.

강제로 옷을 벗기기 위해 다이어트하고 격렬한 운동을 하면서 바람이 사용한 방법을 쓰지만, 그것으로는 옷을 벗는다고 해도 일시적일 뿐입니다. 추운 데 있는 사람한테 강제로 외투를 벗겨도 얼마 안 지나 그 사람은 외투를 다시 입을 것입니다. 다이어트로 살을 빼는 것이 그와 같습니다. 햇볕을 쬐면 금방 따뜻해지면서 저절로 옷을 벗는 것과 같이 냉기 문제를 해결하면 됩니다. 그럼 냉기는 어떻게 해결할까요? 중요한 포인트만 이야기하겠습니다.

비만인 사람에게 가장 중요한 것은 물입니다. 절대로 찬물을 먹으면 안 됩니다. 항상 보온병에 뜨거운 물을 담아 가지고 다니면서 조금씩 홀짝거리면 냉기를 해결하는 데 큰 도움이 됩니다. 미국이나 유럽에 가보면 많은 사람이 뜨거운 물을 담은 보온병을 가지고 다니며 자주 홀짝거리는 걸 볼 수 있습니다.

이 뜨거운 물을 먹는 방법은 인도 전통의학인 '아유르베다'에서 유래했습니다. 뜨거운 물을 마시면 긴장된 교감신경을 이완하고 부교감신경을 우위에 둘 수 있습니다. 또 핏속 노폐물을 녹여내고 우리 몸의 긴장을 풀어줄 뿐만 아니라 냉기를 해결합니다. 몸이 따뜻해지니 두꺼운 옷을 껴입듯 두꺼운 지방으로 자기를 감싸려 애쓸 필요가 없어지지요. 아침에 일어나자마자 따뜻한 물 3~4컵을 집중적으로 마시고 그후 오전 중에는 물을 마시지 않는 방법이 해독과 면역 증강에 도움이 된다는 연구 보고도 있습니다.

그다음 지킬 것은 음식을 먹을 때 물을 같이 마시지 않는 것입니다. 한국 민간요법에도 '물 따로 밥 따로'라는 방법이 있는데요, 서양의 영양학자 가운데도 이 방법이 우리 몸의 신진대사를 돕고 건강을 증진시키는 데 도움이 된다는 연구보고를 한 사람이 많습니다.

우선 오전에는 될 수 있으면 물을 적게 먹습니다. 식사는 점심과 저녁 두 끼니만 합니다. 아침에는 하얀색 음식 대신 빨간색 당근사과주스나 생강, 홍차처럼 따뜻한 성질의 차 한 잔 정도 마십니다. 그럼 목이 타겠지요. 점심과 저녁 식사 한두 시간 전부터 식후 한두 시간까지도 물을 먹지 않습니다. 물론 식사 도중에 물이나 국물, 김칫국도 먹지 않습니다. 온전히 음식물과 소화액만이 위에서 서로 섞이게 합니다.

비만인 사람들은 물을 많이 마시는 특징이 있습니다. 밥 먹기 전에 물 한 잔, 밥 먹으면서 국 한 그릇, 밥 먹고 나서도 금방 물을 마십니다. 이 습관을 끊어야 합니다. 만약 정오에 점심을 먹었다면 오후 2시 이후에 물을 마십니다. 오후 7시에 저녁을 먹는다면 오후 5시부터는 물을 마시지 않는 겁니다. 그러면 오후 2시부터 5시 사이에만 따뜻한 물을 마시며, 이때는 얼마든지 많이 마셔도 됩니다. 저녁 식사 후 2시간이 지난 저녁 9시 이후에도 따뜻한 물을 마십니다. 이 방법은 무척 효과가 좋습니다.

일찍 자고 충분한 숙면을 취합니다. 잠자리에 들기 전엔 꼭 더운 물로 목욕하길 권합니다. 더운 날에도 가능하면 에어컨 바람을 쐬지 말고 오히려 더위를 느끼십시오.

낮에는 꼭 30분 이상 햇볕을 쬐며 맨발로 걷습니다. 격렬한 운동을 할 필요가 없습니다. 즐겁고 스트레스를 풀 만한 가벼운 운동을 하길 권합니다.

세 번째 비만 치유법: 좋은 음식의 선택

비만 해결을 위해 가장 중요한 것은 음식입니다. 지금까지의 제 경험에 의하면 가장 좋은 방법은 불로 익히지 않은 생채식입니다.

아침은 붉은색 당근사과주스나 생강차, 홍차를 한 잔 정도 마시고 오전 중에는 더운 물을 약간만 마십니다. 점심과 저녁에는 생채소를 먹는데, 뿌리 종류로는 당근, 붉은 비트, 무, 양파 같은 더운 성질의 채소를, 이파리로는 배추, 양배추, 시금치, 케일 같은 채소를 적당히 섞어서 코코넛오일이나 올리브유 같은 식물성 오일과 함께 먹습니다. 현미와 현미찹쌀 두 가지를 가루로 만든 생곡식가루와 미역, 다시마, 김과 같은 해조류, 호두나 잣, 아몬드 같은 견과류, 과일 종류를 먹습니다.

식사 전후 한두 시간 지나 더운물을 마시고, 당근사과주스나 생강차를 마셔도 됩니다. 어느 정도 익숙해지면 섬유소와 당근사과주스 같은 과일 주스만 먹는 절식을 열흘 정도 합니다. 그러면 체중은 현저하게 줄고 몸 상태도 최상이 될 수 있습니다. 그 후 맨 처음 시작했던 생채식을 유지하며 생활한다면 다시는 비만 상태로 돌아가지 않을 것입니다.

생식만 하는 것이 만족감이 없어 다른 음식을 먹고 싶다면 후식처럼 현미밥과 나물 반찬, 된장이나 청국장 같은 발효 음식을 약간 먹어도 됩니다. 어떤 악성비만이라도 이런 생활 습관을 유지한다면 반드시 좋아진다고 확실히 믿습니다.

미국 뉴욕에 사는 교민 50대 여성이 유방암 진단을 받고 수술을 권유받았는데, 수술받기 전에 먼저 자연치유를 하고 싶다고 찾아왔습니다. 이분은 약 20년 전부터 비만으로 키는 160cm였는데 체중은 82kg 정도였습니다. 유방암 이전에 고혈압과 당뇨가 있었고, 협심증으로 스텐트 시술을 받았고 자궁근종과 하지정맥류, 우울증, 불면증 등도 있었습니다.

이 여성은 비만이나 다른 문제를 해결하려는 것이 아니라 유방암 때문에 왔지만, 앞에서 이야기한 식사요법으로 모든 문제가 다 해결되었습니다.

우선 1단계로 2주간 생채식요법을 하고 미국으로 돌아간 후 2단계로 4주간의 생채소즙 절식을 실행했습니다. 이때 건조된 생채소 분말을 물에 타서 마셨습니다. 이어서 제3단계엔 간 청소 후에 중금속을 해독하고 생채식요법과 심리요법을 병행했습니다.

우리 병원을 다녀간 후 6개월 만에 그분이 전화했습니다. 유방암 크기도 많이 줄었지만, 체중이 63kg으로 떨어졌고 체중만 준 게 아니라 약을 먹지 않고도 모든 병증이 다 좋아졌다고 했습니다. 피부가 너무 곱고 아름다워져서 이웃 사람들이 자기 얼굴을 넋을 잃고 쳐다본다며 무척 좋아했습니다.

많은 환자가 생채식요법과 생채소즙(섬유소즙) 요법을 하면 한결같이 눈빛이 고와지고 피부가 아름다워집니다. 제가 보기에 이 세상에서 가장 효과 있는 피부미용법은 생채식과 생채소즙 또는 건조생채소 분말요법인 듯합니다.

저는 그 환자의 유방암이 완치된 것이 아니기에 수술받기를 권했습니다. 수술 후에도 가끔 전화가 오는데, 여전히 생채식과 건조 생채소를 물에 타서 마신다고 합니다. 더는 체중이 늘지 않아 한 10년은 더 젊어 보인다고 했습니다. 이 여성의 방법대로 실천한다면 모든 비만 환자는 반드시 좋아질 수 있다고 믿습니다.

비만에 좋은 자가실천법

음식과 식사

1단계: 생채식. 약 15일 → 이 책 480~485쪽 참고.

아침은 생채소즙과 코코넛오일이나 올리브유 같은 식물성 기름을 섭취합니다. 식물성 기름이 비만 환자의 장누수증후군을 치유해주기 때문입니다. 생채소즙을 짜서 마시기가 번거롭고 어렵다면 건조 생채소 분말을 따뜻한 물에 타서 마셔도 됩니다. 방울토마토를 올리브오일로 조리하여 약간의 과일, 그리고 뜨거운 성질의 생강이나 양파, 마늘 등과 함께 먹는 것도 좋습니다.

팔팔 끓인 뜨거운 물을 보온병에 넣어 가지고 다니면서 약간씩 홀짝거리며 마시는 습관을 갖는 게 중요합니다. 생강차도 좋습니다.

점심과 저녁은 생현미가루, 여러 가지 생채소샐러드, 견과류, 과일, 김이나 다시마 등 생해조류를 주 식으로 하는 생채식을 합니다.

2단계: 절식. 약 15~30일 → 이 책 485~491쪽 참고.

주로 생채소즙이나 건조시킨 생채소 분말을 물에 타서 마시는데 따뜻한 볶은현미물, 죽염, 감잎차, 생강차도 몸을 따뜻하게 해줍니다.

3단계: 소식. 생채식을 3~6개월간 계속하고, 모발검사로 확인된 부족한 필수영양소를 보충해줍니다. 생채식과 현미채식의 소식 습관을 평생 유지하면 결코 비만으로 돌아가지 않을 것입니다.

* 먹지 말아야 할 음식: 찬물, 아이스크림, 흰밀가루, 우유, 설탕, 흰쌀밥, 청량음료, 맥주, 커피 등 냉한 성질의 음식

운동과 휴식

- 낮에 30분 이상 햇볕을 쬐며 맨발로 땅을 밟으며 걷기를 하루 3회 하고, 밤에는 일찍 잠자리에 들어 충분히 휴식합니다.
- 발목상하운동 → 이 책 501쪽 참고.
- 반신욕과 수족온욕법 → 이 책 498쪽 참고.
  몸의 냉기를 해결하고 교감신경의 흥분을 억제하여 자율신경의 균형을 회복하는 데 좋습니다.
  반신욕을 하기 전에 전신 오일마사지와 오일풀링을 하는 것도 좋습니다.
- 온열요법 → 이 책 526~528쪽 참고.
  우리 몸 일곱 군데 면역 포인트에 하루 몇 차례 규칙적으로 열을 가합니다.
- 흡각요법 → 이 책 534~535쪽 참고. 온몸에 흡각기를 붙이고 약 40분 동안 유지합니다.

마음과 스트레스 관리

- 심호흡 → 이 책 504~507쪽 참고.
  심호흡을 하면서 약지를 제외한 손톱들을 눌러줍니다. 하루 5회 정도 규칙적으로 합니다.
- 긴장이완과 상상법 → 이 책 509~510쪽 참고.
  몇 차례 숨을 길게 내쉬며 심호흡을 하면 긴장이 풀어집니다. 그다음 내가 원하는 체형으로 이미 이루어졌다고 믿고 그 모습을 상상합니다. 특히 잠자기 전과 막 잠에서 깼을 때 "나는 이제 날씬하다" "내 체중은 ○○kg이다"라고 말로 선언하고 믿고 상상합니다. 이 믿음이 비만 조절 유전자를 깨워 내 몸을 내가 원하는 모습으로 재구성하게 해줍니다.
- 몸 돌보기 → 이 책 518~519쪽 참고.
  반신욕을 하는 도중이나 또는 시간이 날 때마다 내 몸을 반려동물을 귀여워해주듯이 쓰다듬고 사랑해줍니다. 내가 싫어하고 저항했던 비만한 몸을 온전히 받아들여 사랑할 때 변질된 유전자가 복구되어 비만 문제가 서서히 해결되기 시작합니다.
- 신념요법 → 이 책 513~514쪽 참고.

심장병의 자연치유

심장병으로 고통받는 분들 중에서 약도 좀 줄이고, 근본적으로 치유하는 방법이 없느냐면서 저를 찾아오시는 분들이 많습니다.

심장병은 크게 두 가지로 나눌 수 있습니다. 관상동맥 혈관이 좁아지거나 막혀서 생기는 관상동맥질환과 심장 판막에 장애가 있는 판막장애입니다. 요즘 문제 되는 심장병 대부분은 관상동맥이 좁아지거나 막히는 협심증과 심근경색입니다.

심장병을 고치기 위해서는 심장만 치료해서는 안 됩니다. 걸쭉한 피 때문에 심장의 관상동맥만 막힌 게 아니라 전신의 혈액순환에도 장애가 있기 때문입니다. 따라서 심장과 더불어 인체 전체를 치유해야 합니다.

지금까지 30여 년 동안의 제 경험에 의하면, 심장질환 환자는 심장병이 생긴 원인부터 해결해야 합니다. 주로 과로와 스트레스, 심신의 휴식 부족, 운동 부족, 기름기와 화학물질로 오염된 음식의 과식 때문에 병이 생긴 겁니다. 혈관에 쌓이는 노폐물이 심장만 막는 게 아니라 온몸의 피 흐름도 막고 있다고 보아야 합니다. 따라서 온몸의 혈관에 쌓인 독성과 노폐물을 없애려면 그 원인을 해결해야 합니다. 심장병의 근본 원인인 잘못된 생활방식이나 습관, 환경을 바꿈으로써 그 원인을 제거하여 치유하는 방법을 권합니다.

　왜 심장병의 근본 원인을 해결해야 하는가 하면 심장질환은 뇌졸중이나 암이 따라오기 쉽기 때문입니다. 우리나라 3대 사망원인은 암, 뇌혈관질환, 심장질환인데 이 질환들은 사촌 간입니다. 다 피의 병입니다. 피의 문제를 해결하면 심장질환이 해결되고, 뇌졸중과 암으로 가는 것도 예방할 수 있습니다.

<table>
<tr><td>심장병을
근본적으로
치유하는 방법</td><td>협심증으로 심장발작이 일어난 대기업 임원</td></tr>
</table>

협심증으로 심장발작이 일어난 대기업 임원

저는 1987년 일본 후쿠오카의 안도병원에서 수련받은 적이 있습니다. 그 병원의 심장병 전문의 안도 선생은 일본 언론을 통해 많이 알려진 유명한 의사인데, 일본뿐만 아니라 해외에서도 그분께 치료받으러 많은 사람이 찾아왔습니다. 안도 의사의 치료법은 2~4주 정도의 생채소 식사와 생채소즙 절식과 앞가슴 쑥뜸, 흡각요법, 모세혈관진동법 같은 것이었습니다. 흡각요법은 부항요법과 비슷한데, 흡각기를 30~40분 정도 몸에 붙여두는 것입니다.

　당시 안도 선생은 80대 후반의 할아버지 의사였는데, 저에게 위에 소개한 방법들이 가장 좋은 의술이니 한국에 돌아가면 그 방법으로 환자 치료도 하고 다른 의사들에게도 가르쳐주라고 당부했습니다. 저는 당시 한창 젊었을 때여서 그분의 방법을 공부는 했지만 한국에 돌아와서는 그 방법을 사용하지 않았습니다. 심장병엔 약을 쓰고 수술해야지 그런 방법이 효과가 있을지 믿음이 생기지 않았습니다.

　그로부터 2년 후 의과대학 교수로 지낼 때입니다. 협심증으로 심장발작을 일으켜 응급실에 온 40대 환자를 만났습니다. 이 환자는 고급장교 출신으로 어느 대기업 임원이었는데, 군인 출신이 대기업에서 일하다 보니 스트레스도 많았고, 식습관도 좋지 않았습니다.

　그분은 부정맥과 협심증으로 스텐트시술을 받고 약을 계속 쓰는데도 가끔 심장발작이 일어났습니다. 외국에까지 가서 치료받았지만 증상이 계속되자 상당히 절망한 상태였습니다. 부정맥이 있어 본인이 늘 자기 맥을 짚어 보면서 함부로 살면 언제 심장마비가 올지 모른다고 걱정했습니다. 휴식이 중요하다는 의사의 권고를 심각하게 받아들인 나머지 너무 위축되어 우울증으로 정신과 약도 먹고 있는 상태였습니다.

이 환자 이야기를 들으면서 안도 선생 생각이 났습니다. 안도 의사의 치료법을 사용해본 적이 없었지만, 한번 배운 대로 해보자는 생각이 들어 환자에게 의견을 물었습니다. 지푸라기라도 잡고 싶은 심정이었던 환자분도 그 치료법에 동의했습니다.

이후 생채식 요법과 생채소즙 절식을 하고, 앞가슴 쑥뜸뜨기, 흡각요법, 모세혈관 진동요법을 했습니다. 놀랍게도 부정맥과 심근경색이 깨끗하게 좋아졌습니다. 그분은 예전에 수영과 테니스를 좋아했지만 심장병으로 전혀 할 수 없었는데, 이젠 완전히 바뀌어 약도 쓰지 않고 수영과 테니스를 할 수 있는 새사람이 됐습니다.

회사에서도 사람이 바뀌자 소문이 났습니다. 이분이 사흘돌이로 결근하여 회사에서도 골칫거리였는데, 건강한 새사람이 된 것입니다. 그 회사에 다니는 협심증과 부정맥, 고혈압 같은 심혈관질환 환자와 그 가족들이 소문을 듣고 저를 찾아왔습니다. 저는 그들에게 안도 의사에게 배운 방법을 그대로 가르쳐주었고, 그 후 더 많은 사람에게 알려져 심장질환이 있는 분들이 저를 찾아옵니다.

마음이 평안하면 병도 사라진다

심장병 환자들 중에는 스트레스와 불쾌한 생각에 잡혀 있는 경우가 많습니다. 특히 울화를 끓이는 분들이 많습니다. 저는 평소에 늘 '화해의 언덕 오르기'를 권합니다. 우리 마음속에 편안함과 기쁨이 있으면 병이 생기지 않기 때문입니다. 허준의『동의보감』에도 "마음이 산란하면 병이 생기고, 마음이 고요하게 안정되면 있던 병도 사라진다"는 말이 있습니다.

마음 가운데 불쾌한 생각이나 감정은 한마디로 줄이면 분노와 두려움입니다. 이 감정이 사라지게 하는 데는 '화해의 언덕 오르기'가 큰 효과가 있습니다. 어디에서든 할 수 있습니다. 밖에 나가 산책하면서 할 수도 있고, 방 안이나 거실, 사무실 등 장소와 상관없이 할 수 있습니다.

우선 목표지점을 정합니다. 그곳을 향해 걸어가면서 분노와 두려움이 동기가 된 생각이나 행동, 감정을 말로 표현합니다. 목표지점에 도착해서 더 이상 나쁜 기억이나 할 말이 떠오르지 않게 되면 삶의 찰나적인 순간들을 되돌아보거나 영원이라는 개념을 살펴봅니다. 이렇게 하면 의식의 확장이 이뤄집니다. 다시 왔던 길로 돌아갈 때는 축복의 말을 속삭입니다. 떠오르는 대로 누구에게나 행복하게 잘 지내라고 축복의 말을 합니다. 마지막에는 과거의 생각과 사건을 다 놔두고 현재 눈에 보이는 경치와 모든 대상을 다 곱고 아름답다고 여기면서 감사합니다.

이 방법은 기적 같은 효과가 있습니다. 심장질환이 있는 분은 앞서 말한 식이요법과 운동요법, 쑥뜸, 흡각요법을 하면서 화해의 언덕 오르기를 할 때 심장병이 생긴 근본 원인이 해결될 수 있습니다.

심장이 공처럼 부어오른 여성 환자

50대 초반 심장병 여성 환자의 경우입니다. 우리나라 유명 국립병원에서 심부전 진단을 받은 환자였는데, 심판막장애로 심장이 공처럼 부어 있어서 정상적으로 박동하지 않고 있었습니다. 그렇다 보니 호흡곤란으로 얼굴도 붓고 다리도 부어 있어 걸을 수 없으니까 저에게 왕진을 간곡하게 요청했습니다.

찾아가 보니 숨만 쉬지 않는다면 죽은 사람으로 보일 정도로 심각했습니다. 눈도 제대로 뜨지 못했고, 손도 들지 못했습니다.

심장이 뛰는 것과 혈액순환은 어떤 관계가 있을까요? 17세기 영국인 생리학자 윌리엄 하비(William Harvey)는 심장이 박동하는 힘으로 전신에 피를 돌린다는 심장박동설(Pumping Theory)을 주장했습니다. 그러나 이 이론에 동의하지 않는 의사들도 많습니다. 두 주먹 크기의 심장이 박동하는 힘으로 온몸에 피를 돌리는 것은 유체공학적으로 불가능하다고 보는 겁니다. 전신의 모세혈관 길이는 약 10만km이고, 피는 점액도가 있어 심장박동만으로는 전신에 피를 순환시킬 수 없다는 것입니다.

혈관의 70~80%가 두 팔 두 다리에 있는데, 이 팔다리 쪽에서 피를 끌어당기는 음압(Negative Pressure)으로 혈액이 순환한다고 생각하는 의사도 많습니다. 그래서 심장병 치료는 심장만을 치료해서 되는 것이 아니며 팔다리의 피 순환이 잘되도록 피를 끌어당기게 하는 것이 중요하다고 봅니다.

앞에서 이야기한 안도 의사의 심장 치료법도 이런 이론에 근거하고 있습니다. 안도 의사의 방법대로 이 환자는 우선 생채소즙을 하루 10잔 가까이 마시고, 누운 상태에서 두 팔 두 다리를 들고 미세진동으로 팔다리에 피를 돌리는 물리요법을 자주 실행했습니다. 앞가슴 중간에 쑥뜸을 하고 흡각요법과 커피관장도 했는데요, 커피관장을 하면서 놀라운 사실을 발견했습니다. 이 환자가 대학병원에 두 달간 입원해 있는 동안 제대로 변을 보지 못했다고 했습니다. 모두 심장만 보느라 환자가 변을 제대로 보고 있는지 충분히 신경 쓰지 않은 겁니다. 앞서도 잠깐 언급한 이 이야기는 아주 중요한 교훈을 시사합니다. 인간 전체를 치유해야 하는데 심장에만 집중하면 낫지 않는다는 이야기입니다. 환자의 가족들 이야기로는 커피관장 후 숙변을 거의 한 바가지나 보았다고 했습니다.

두 달 정도 이와 같은 자가 치유를 통해 점점 좋아져 남편에게 아침 식사를 차려줄 정도로 회복되었습니다. 놀랍지 않습니까? 이처럼 죽을 수밖에 없었던 심장병 환자가 좋아지는 걸 본 저는 그 후 어떤 심장병 환자에게도 이 방법을 꼭 해보시길 권하고 있습니다.

저는 심장병을 치료하는 현대 의학의 과학적 방법을 절대 과소평가하지 않습니다. 오늘날 각 대학병원 응급센터에는 심장센터가 따로 있습니다. 그만큼 관상동맥 심장병 환자가 급증하고 있기 때문입니다. 재빨리 응급실로 가서 스텐트시술 같은 응급처치를 받지 않는다면 생명이 위험할 수도 있는 급성심장병 환자들을 오늘날 대학병원 심장센터에서 정말 기적처럼 살려내고 있습니다.

심장질환 환자는 그런 치료도 잘 받으시고, 질환의 근본 원인인 피가 걸쭉해진 원인도 제거해야 합니다. 동물성 콜레스테롤이나 지방 성분이 많은 음식, 화학물질로 오염된 음식의 과식과 과도한 스트레스, 몸과 마음이 쉬지 못하는 휴식 부족, 운동 부족이 원인이 되어 피가 걸쭉해져 관상동맥이 좁아지거나 막히게 됩니다. 심부전을 가져오는 심판막장애도 노폐물이 팔다리 혈관에 가득 쌓여 심장에 부담을 준 결과로 생기는 병이므로 심장만 치료해서 해결되는 것이 아니라 몸 전체, 인간 전체를 치유해야 함을 명심해야 합니다.

심장발작은 요즘 30~40대의 젊은 층에서도 흔히 일어나는데요, 119구급차로 재빨리 병원으로 옮겨져 응급조치로 살아나는 환자가 많이 있지만, 병원에 가는 도중에 잘못되기도 합니다. 심장발작이 왔을 때, 119구급차나 교통편을 기다리는 동안 손끝 발끝을 바늘로 찔러 피를 짜내기를 권합니다. 이 방법으로 기사회생하는 극적인 치유가 일어나는 걸 많이 보았습니다. 뇌경색 증세가 나타나거나 협심증이나 심근경색이 왔을 때도 손끝, 곧 손톱 바로 밑을 바늘이나 사혈침으로 찔러 피를 짜냅니다. 손끝 발끝 모두 하십시오.

이렇게 했을 때 기사회생하는 원리는 다음과 같습니다. 긴 유리관이나 빨대에 물을 담았을 때 손가락으로 한쪽 끝을 막고 있으면 물이 빠져나가지 않습니다. 그러나 막고 있던 손가락을 떼면 물이 쭉 빠져나가지요. 바로 이 원리입니다. 손끝 발끝을 따주면 막혀 있던 온몸의 피가 빠른 속도로 순환하게 됩니다. 심근경색이나 뇌경색이 왔을 때 이 손끝발끝따기가 위기를 모면해주는 효과가 있음을 발견했습니다. 저는 심장질환이나 뇌경색이 있는 분들에게는 날마다 손끝발끝따기를 한 달 동안 해보시라고 권하는데, 놀라운 효과가 있습니다.

고혈압이나 당뇨, 고지혈증, 비만 같은 대사증후군 환자는 암이나 뇌혈관질환, 심장병 같은 3대 사망 질환으로 발전할 가능성이 있는데요, 이런 분들은 생채식이나 생채소즙 절식, 모세혈관 진동운동, 흡각요법, 마음의 치유 등을 생활 속에서 실천할 때 심장질환이 오는 걸 예방할 수 있습니다.

음식과 식사

병원에서 스텐트 삽입 시술을 하고 약물 치료를 받고 있거나 가벼운 협심증을 앓는 환자들도 다음의 식이요법을 따를 때 도움이 됩니다.

1단계: 생채식. 10~20일 → 이 책 480~485쪽 참고.

약을 복용하고 있다면 중단하지 말고 생채식을 하는 동안 계속 복용합니다. 1단계 과정에서 걸쭉하고 끈적끈적한 피가 매우 맑아지며, 콜레스테롤이나 중성지방 수치도 대체로 정상 수준이 됩니다.

2단계: 절식. 10일 → 이 책 485~491쪽 참고.

절식프로그램을 진행하면서, 매일 밤 취침 전에 수산화마그네슘 같은 완하제를 먹고 장 내용물을 충분히 배설합니다. 심장병 환자는 장내 환경을 정화하는 일이 아주 중요합니다. 복용하는 약이 있다면 계속 먹어도 되고, 무리가 없다면 줄이거나 중단해도 됩니다. 2단계가 끝날 즈음이면 병증이 대부분 정상으로 회복됩니다.

3단계: 생채식 또는 소식.

심근경색증이 심한 환자는 생채식을 6개월에서 1년 정도 계속하는 것이 좋습니다. 장기간 계속하면 심장병을 완치할 수 있습니다.

- 낮에 30분 이상 햇볕을 쬐며 맨발로 땅을 밟으며 걷기를 1일 3회 이상, 밤에는 일찍 잠자리에 들어 충분히 휴식합니다.

- 잠자리로는 딱딱한 평상이 좋습니다. 경침 베개를 베고 잘 때 온몸의 혈액순환을 돕고, 자는 동안에도 심장을 치유하는 효과가 있습니다.

- 모관운동 → 이 책 500쪽 참고.

  가능하면 규칙적으로 매일 3회 이상 계속하는 것이 좋습니다.

- 발목상하운동 → 이 책 501쪽 참고.

- 냉온욕 → 이 책 498~499쪽 참고.

  매일 계속하면 혈액순환을 정상적으로 유지하는 데 큰 도움이 됩니다.

- 복부 마사지 → 이 책 525~526쪽 참고.

  심장병 환자들의 배를 만져 보면 딱딱하게 굳어 있거나 배를 누를 때 심한 통증을 호소합니다. 이는 긴장 및 스트레스와 관련이 있습니다. 복부 마사지는 심장의 부담을 줄이는 데 특별한 효과가 있습니다.

- 온열요법 → 이 책 526~528쪽 참고.

  전신 온열요법 역시 긴장된 혈관을 이완시켜 혈액순환을 돕고, 심리적 긴장을 푸는 데 효과가 있습니다.

- 겨자팩 찜질 → 이 책 531~532쪽 참고.

- 쑥뜸 뜨기 → 이 책 530~531쪽 참고.

  가슴 양쪽 유두 사이에 누르면 아픈 곳이 있습니다. 그곳에 쌀알 반쪽만 한 크기의 쑥뜸을 20~50개가량 떠줍니다. 이 요법은 3~6개월간 계속합니다.

- 흡각요법 → 이 책 534~535쪽 참고.

  심장병 환자에게 이 요법을 실행하면 등과 앞가슴에서 많은 수포와 독성, 끈적끈적한 혈전도 배출됩니다. 흡각요법을 마치면 가슴 압박감이 현저히 줄어드는 것을 느낄 수 있습니다.

- 손끝발끝따기 → 이 책 536쪽 참고.

   심장발작이 일어났거나 협심증과 심근경색에 의한 흉통, 호흡곤란, 어지럼증 등의 응급상황일

   때, 반드시 손끝 발끝을 모두 따서 피 짜기를 하는 응급처치를 하시길 권합니다.

* 쑥뜸뜨기, 흡각요법(부항요법), 손끝발끝따기 등은 옛날부터 우리 가정에서 해왔던 생활 치유법입

니다. 우리나라 부항요법과 비슷한 흡각요법은 서양의학의 시조인 히포크라테스도 치료법으로 활

용했습니다. 흡각(吸角)이란 '뿔을 빨았다'는 뜻으로, 분비물이나 혈액 따위를 빨아내어 해독할 수 있

게 하는 기구입니다. 고대에는 소뿔을 잘라 넓적한 쪽을 피부에 대고 뾰족한 쪽 끝에 구멍을 내 입으

로 빨아서 치료한 기록이 있습니다.

마음과 스트레스 관리

- 심호흡과 손톱자극요법 → 이 책 504~507, 116~117쪽 참고.
- 긴장이완과 상상법 → 이 책 509~510쪽 참고.
- 화해의 언덕 오르기 → 이 책 515쪽 참고.

뇌졸중, 약 없이 쉽게 낫는 법
뇌졸중 초기 및 후기 치유법과 예방법

뇌졸중은 뇌혈관이 파열된 뇌출혈과 뇌혈관이 막힌 뇌경색이 있습니다. 뇌경색은 혈액 순환이 차단되어 두뇌 세포와 조직이 손상을 입은 상태입니다. 뇌졸중 환자 10명 중 뇌출혈은 1~2명이고 뇌경색이 8~9명 정도 됩니다. 뇌졸중 환자 대부분은 혈압을 높이거나 동맥경화가 있거나 뇌혈관에 피 찌꺼기가 많이 쌓이게 만든 과거의 생활 습관이 있습니다. 그것 때문에 뇌혈관이 막히거나 뇌혈관이 터져 뇌졸중이 옵니다.

뇌졸중에도 골든타임이 있다

지난 20~30년 동안, 많은 뇌졸중 환자를 만났는데 뇌졸중에도 골든타임이 있습니다. 뇌졸중이 막 발병했을 때, 음식도 어느 정도 먹을 수 있고 그리 심각한 상태가 아니어서 수술이나 절대 안정이 필요한 경우가 아니라면 이때 고려해 볼 수 있는 좋은 방법이 있습니다. 발병 초기 바로 2~3주 정도 절식을 하는 것입니다. 2주를 넘기고 나서 절식하면 효과가 급감하지만, 발병 초기에 절식요법을 실행한다면 아주 극적인 효과를 볼 수 있습니다.

이 방법을 동료 의사들에게 권해도 잘 받아들이지 않습니다. 절식과 관장이 뇌졸중 초기에 아주 극적인 효과가 있습니다. 절식하면 칼로리 공급이 중단되기 때문에 혈관과 조직 내의 혈전과 노폐물을 연소시켜 칼로리로 이용하게 됩니다. 이를 오토파지(autophagy, 자가포식)라고 하는데, 대식세포가 자기 몸의 불순물을 잡아먹어 혈액을 깨끗하게 정화시켜 뇌 혈류를 빠른 속도로 개선해줍니다.

반신마비 상태가 된 40대 남성 환자

1998년, 대기업 간부 사원인 40대 초반 남성이 뇌경색과 뇌출혈로 대학병원에 입원했습니다. 중환자실에 입원했는데, 가족이 저에게 왕진을 한번 와달라고 부탁해서 찾아갔습니다. 이분은 좌반신이 마비되고 얼굴도 비틀어졌고 언어장애가 있었습니다. 그 대학병원 의사들은 생명은 구하더라도 반신마비는 회복될 가능성이 거의 없다고 했습니다.

절망적인 상태였던 환자는 제 권유에 따라 약 3주 동안 생채소즙과 물만 마시는 절식을 하고, 하루 2회 정도 커피관장을 했습니다. 두 발목을 냉수와 온수에 교대로 하는 발목 냉온 교대 목욕을 하고, 하루에 한 번씩 모든 손가락과 발가락 끝을 사혈침으로 피 짜기를 했습니다.

숨을 천천히 깊게 쉬면서 숫자를 헤아리는 호흡법을 했습니다. 깊이 숨 쉬면서 숫자를 헤아릴 때 모든 생각이 사라지고 마음이 고요해지는 효과가 있습니다. 뇌졸중 환자들은 누워 있으면서 이런저런 생각을 많이 하는데, 근심 걱정, 불안감, 두려움, 절망감 같은 생각은 건강 개선에 전혀 도움이 되지 않습니다. 그래서 생각을 사라지게 하려면 천천히 숨 쉬며 숫자를 헤아리는 게 좋습니다.

백은 선사의 저서 『야선한화(夜船閑話)』를 보면, '심장세균(深長細均)'이라 하여 숨을 깊고 길고 가늘고 고르게, 코에 솜털을 대도 움직이지 않을 만큼 천천히 깊게 숨을 쉬면서 숫자를 300개씩만 헤아리면 뇌졸중에 극적인 효과가 있다고 합니다.

그렇게 숨 쉬며 마음속으로 '내 병이 이미 다 나았다. 그리고 완전해졌다'고 믿고 그런 상태를 상상하게 했습니다. 환자는 당시 반신이 마비돼 꼼짝하지 못하고 절망에 빠져 있었지만, 그래도 '이미 다 나아 완전해졌다'고 믿고 이미 건강하게 활동하는 자신의 모습을 영상을 보듯 계속 상상하게 했습니다. 절망에 빠져 있는 게 아니라 오직 희망 쪽으로 마음을 돌리는 것입니다.

이 환자가 절식 후 3주 정도 지나자 일어나 맨발걷기를 할 정도로 많이 회복되었습니다. 그 후 3주 동안은 생채식으로, 불로 익힌 음식은 먹지 않고 생채소와 과일과 생곡식 가루만 먹으며 팔다리를 미세 진동시키는 운동과 척추를 교정하는 좌우 회전운동 등을 했습니다.

발병한 때로부터 6주가 지난 후, 이 환자는 깨끗하게 좋아졌습니다. 이분이 자기 회사에 돌아가자 회사에서 깜짝 놀랐다고 했습니다. 처음 입원했던 대학병원에서 회복될 가능성이 없다는 이야기를 듣고 퇴직 처리를 하고 있었는데, 전보다 더 멀쩡해져서 돌아오니 너무 놀랐던 겁니다. 회사에서는 건강이 완전하다는 병원 진단서를 가져오라고 했답니다. 그래서 처음 입원했던 대학병원에 진단서를 받으러 갔는데, 담당했던 의사가 "어떻게 이렇게 될 수가 있느냐, 회복이 불가능했는데……"라고 하면서 깜짝 놀랐다고 합니다.

뇌경색으로 거의 혼수상태가 된 50대 여성 환자

2014년 중국 길림성에 사는 50대 조선족 여성이 한국에 왔다가 뇌경색으로 쓰러져 거의 혼수상태가 됐습니다. 이 환자는 어느 대학병원 중환자실에 갔는데, 당장 수술하지 않으면 생명이 위험하고 수술을 하더라도 반신마비나 후유증, 속발증이 남을 수 있다고 했답니다. 수술받으러 해도 의료보험이 없어 의료비 부담이 너무 커서 도저히 감당이 안 되는 겁니다.

어느 교회에서 이 환자를 보호하면서 환자 가족들이 저에게 왔다 갔다 하며 치유법을 배워갔습니다. 우선 3주 정도 생채소즙과 물로 절식하게 했는데, 이분은 40일 동안 절식하며 손끝과 발끝 피 짜기, 뇌 혈류를 좋게 하는 발목 냉온 교대 목욕, 커피관장 등을 했습니다. 또 숨 쉬며 숫자 헤아리기와 완전히 좋아졌음을 계속 상상했습니다. 40일을 절식한 것은 이분이 기독교인이어서 예수의 40일 금식기도에 맞춘 것이라고 했습니다. 40일 후, 이 환자는 깨끗하게 좋아져 중국으로 돌아갔습니다.

1 뇌졸중 초기에 좋은 자가실천법

뇌혈관이 터지거나(뇌출혈) 뇌혈관이 막혀(뇌경색) 두뇌 조직이나 세포가 손상되는 것이 뇌졸중입니다. 이를 해결하려면 뇌혈관의 혈전과 뇌의 부종을 빨리 개선시켜야 합니다. 이때 제일 좋은 방법이 2~3주, 더 나아가 4주간 절식하는 것입니다. 절식하면 칼로리가 차단되기 때문에 핏속 찌꺼기를 연소시켜 에너지로 이용하면서 빠른 속도로 피 찌꺼기가 사라지게 되고, 뇌부종이 줄면서 상대적으로 뇌 혈류가 좋아집니다.

음식과 식사

1단계: 절식. 15일 → 이 책 485~491쪽 참고.

약 2주 정도 합니다. 절식 기간에 수산화마그네슘을 1일 2회 복용합니다.

2단계: 소식. 15일 → 이 책 491~495쪽 참고.

생채소즙과 현미잡곡숭늉은 계속 마시면서 증세가 호전될 때까지 점심과 저녁은 미음이나 죽 같은 가벼운 식사를 합니다.

3단계: 생채식 또는 소식.

완전히 좋아질 때까지 하며, 그 후에도 계속하면 좋습니다.

운동과 휴식 및 기타 치료

- 절대 안정과 휴식 취하기. 약 2주간

  발병 직후부터 증세가 좋아질 때까지 최소한 2주간은 절대 안정과 휴식을 취합니다.

- 커피관장, 레몬즙관장 → 이 책 523~525쪽 참고.

창자는 제2의 뇌라고 하듯이, 장이 비워지면 뇌 혈류가 좋아집니다. 수산화마그네슘도 복용하는데, 뇌졸중 환자에게는 스트레스성 궤양과 위출혈이 올 수 있어 이를 예방하기 위한 것입니다. 수산화마그네슘은 제산제 역할도 하고 장내의 대변을 무르게 해 쾌변을 보게 하는 효과가 있습니다.

● 발목 교대 냉온욕 → 이 책 498~499쪽 참고.

1일 2회. 발을 냉수와 온수에 발목까지 1분간씩 교대로 담급니다. 냉수에 담글 때는 혈관이 수축되고, 온수에 담글 때는 혈관이 이완됩니다. 냉온을 교대할 때 혈액순환이 좋아져 온몸뿐만 아니라 뇌의 혈류를 개선시키는 데 특별한 효과가 있습니다.

● 손끝발끝따기 → 이 책 536쪽 참고.

뇌졸중이 막 왔을 때, 어지럽고 쓰러지는 증세가 나타나면 빨리 모든 손가락과 발가락 끝을 바늘이나 사혈침으로 찔러 피를 짜는 게 아주 중요합니다. 119구급차를 기다리는 동안, 손끝 발끝 피짜기로 기사회생하여 놀라운 효과를 본 환자를 많이 보았습니다. 뇌졸중이나 협심증이 의심되는 상황에서는 언제나 바로 모든 손끝과 발끝을 따서 피 짜기를 하시길 권합니다. 발병 후에도 날마다 하루에 한 번씩 계속하면 좋습니다.

● 걷기가 가능해지면 흙을 밟고 맨발걷기를 1일 3회(1회 30분 이상) 하고, 모관운동을 자주 합니다.

마음과 스트레스 관리

● 심호흡하며 손톱 자극하기 → 이 책 105쪽 참고.

뇌졸중 환자는 우선 불안하고 두려운 생각에서 벗어나야 합니다. 그런 생각은 교감신경을 흥분시켜 뇌 혈류에 장애를 일으킵니다. 생각을 사라지게 하고 마음이 평안해지도록 관리합니다. 천천히 깊게 숨 쉬면서 호흡수를 세는 방법과 절망감을 넘어 앞으로 내가 완전해지고 더 건강하게 활동하는 모습이 이미 이루어졌다고 믿는 상상법입니다. 내 건강한 모습을 영상을 보듯이 마음의 눈으로 상상하는 것이 중요합니다.

2 뇌졸중 후기 치유법

뇌졸중이 초기에 치유되지 못해 신체 마비, 운동이나 정서장애, 감각장애 같은 후유증이나 속발증이 남아 재활치료를 하는 분들이 아주 많습니다. 재활치료로 점점 개선되는 분들도 있지만, 많은 환자는 회복되지 않아 어려움을 겪고 절망하기도 합니다. 후기 환자를 위해 도움이 될 말씀을 드리겠습니다.

첫째, 음식과 섭생법을 바꾸기

현재 의료기관에서 약물과 재활치료를 받고 계신 분은 그대로 계속하면서 10일에서 20일 정도 생채식을 하시길 권합니다. 그 후 1~2주 정도 절식하면서 물이나 과일을 같이 먹습니다. 이 과정만 거쳐도 증세가 많이 호전됩니다. 통증이나 저림 현상이 줄고, 혈압약이나 혈전용해제 등을 줄이거나 먹지 않아도 될 만큼 호전되는 경우도 있습니다.

장기적으로는 한달에 한 번씩(매월 초) 이틀이나 사흘 정도 절식합니다. 절식하면 피가 현저하게 맑아지고 정서에도 많은 변화가 일어납니다. 절식 후 월말까지는 아침에는 생채소즙과 과일, 식물성 오일을 먹습니다. 오일은 올리브유, 코코넛오일이나 기(Ghee)를 드시길 권합니다. 인도 아유르베다 의학에선 '뜨거운 물과 기(Hot water and Ghee)'를 약방의 감초처럼 강조합니다. 항상 뜨거운 물을 조금씩 홀짝거리며 마시고 찬물은 피하시는 것이 좋습니다. 뜨거운 물을 이렇게 마시면 혈관이 이완되고 우리 몸의 노폐물을 녹여낼 수 있습니다.

코코넛오일이나 기를 섭취해야 하는 이유는 우리 뇌가 지방으로 되어 있기 때문입니다. 뇌졸중이 있으면 고기나 생선 같은 동물성 음식은 먹지 않거나 적은 양만 드시는 게 좋습니다. 신이 주신 최고의 음식이라고 부르는 코코넛오일이나 기가 뇌의 대사를 돕고, 생채식의 소화 흡수에도 도움이 됩니다.

과로나 스트레스, 잘못된 음식으로 장벽이 손상되고 장내 독소가 혈관으로 유입돼 내독소를 만드는 것을 장누수증후군이라고 합니다. 뇌졸중 환자들은 거의 다 장누수증후군에서 병이 시작되었다고 해도 과언이 아닙니다. 이 오일들은 장누수증후군의 치유에도 좋습니다. 또 양배추김칫국이나 생채소즙은 장누수증후군을 해결하는 가장 좋은 방법 중 하나입니다.

하루에 밥은 한 끼만 드시길 바랍니다. 점심만 먹는 것이 좋은데, 현미밥을 된장국이나 청국장, 채소와 함께 드십시오. 밥을 먹기 전에 코코넛오일이나 기 같은 오일과 현미나 현미찹쌀을 가루로 만든 생곡식가루와 생채소샐러드를 먼저 드시고 아침과 저녁 식사는 생채식을 합니다. 생채식은 불로 익힌 음식이 아니라, 생현미나 찹쌀을 가루로 만든 생곡식가루와 여러 종류의 과일, 견과류를 넣은 생채소샐러드를 먹는 것입니다. 생채식은 건강에 가장 좋은 음식이라고 할 수 있습니다.

한국의 경우 매년 1,300~1,400만 명이 건강검진을 받는데, 그 결과는 다음 해 봄에 통계청에서 발표합니다. 건강검진 결과를 보면 완전히 건강한 사람은 20~30%밖에 되지 않습니다. 40%가 병원에 다니며, 30~40%도 병원에는 가지 않지만 건강에 이상이 있습니다. 그러나 생채식만 하는 집단의 사람들은 96%가 건강합니다. 영양상태도 고기나 밥을 먹는 사람들에 비해 훨씬 좋습니다. 헤모글로빈이나 혈중 단백질 농도, 칼슘 수치 또한 생채식을 하는 집단이 훨씬 좋습니다. 보통 사람들은 고기나 우유를 먹지 않으면 단백질과 칼슘이 부족하지 않을까 걱정합니다만, 전혀 문제가 없었습니다.

일본 오사카대학 교수이자 의사인 고다 미쓰오 선생은 제 스승 같은 분입니다. 그는 생채식으로 일반 병원에서 못 고친 환자들을 수없이 많이 고쳤고, 극적인 치유 효과가 있었습니다. 이분의 저서『원조 생채식』을 참고해도 좋습니다.

둘째, 햇볕을 쬐고 땅을 밟으며 운동하기

뇌졸중으로 운동장애, 감각장애, 정서장애가 있는 분에게 가장 좋은 운동은 햇볕을 쬐며 맨발로 흙을 밟으며 걷는 것입니다. 걸을 수 없다면 휠체어를 타고서라도 햇볕을 쬐며 발바닥을 땅에 댑니다. 맨발로 땅을 밟고 걷기를 최소한 1일 3회 이상(1회 30분 이상) 계속할 때 큰 효과가 있습니다.

잠자리는 척추를 고르게 하는 딱딱한 오동나무 평상이 좋으며 베개는 반달 베개, 곧 경침을 사용합니다.

척추 교정을 위한 금붕어운동과 팔다리 모세혈관의 진동운동은 어떤 재활치료보다도 뛰어난 효과가 있습니다. 뇌졸중 환자에겐 팔다리 혈액순환이 아주 중요합니다. 우리 몸 혈관의 70~80%는 팔다리에 있으므로 팔다리 피가 잘 돌면 뇌의 혈류도 개선됩니다. 모세혈관 진동운동은 한 번에 5분가량씩, 매일 10회 정도 하기를 권합니다.

손끝발끝따기도 팔다리에 피를 돌려서 온몸의 혈액순환을 돕기 위한 것입니다. 뇌졸중 초기뿐만 아니라 후기에도 자주 해주면 좋습니다.

저는 중환자실에서 임종하는 환자를 많이 봤습니다. 사람이 사망하는 과정에서 손발이 싸늘하게 얼음처럼 식어갑니다. 옛날 어른들은 사람이 죽는 걸 "손발을 거두어 간다"고 표현했습니다. 죽음이 다가왔을 때 손발에 피가 통하지 않으면 가슴으로 몰려 그 피를 감당하지 못해 헉헉거리며 세상을 떠납니다. 그러나 사지에 피가 잘 통한다면 임종도 편하게 맞이 할 수 있습니다.

셋째, 마음을 바꾸기

뇌졸중 환자에게 신체장애보다 더 고통스러운 것은 마음속 분노와 슬픔, 두려움, 절망감, 억울함, 섭섭함 등입니다. 환자들은 이런 어두운 마음에 잡혀 있을 때가 많습니다. 마음이 어두울수록 병은 잘 낫지 않습니다. 점점 우울증이나 불면증, 공황장애 이런 쪽으로 나빠질 수도 있습니다. 어두운 마음에 붙잡혀 있다면 반드시 거기서 풀려나야 합니다. 어두운 마음이 용서와 감사, 사랑과 기쁨과 희망 같은 밝은 마음으로 바뀌는 것이 정말 중요합니다.

🌿 화해의 언덕 오르기

마음을 바꾸는 방법이 있습니다. 저는 아봐타프로그램의 '화해의 언덕 오르기' 방법을 이용합니다. 이 방법은 기적 같은 효과가 있습니다. 어두운 마음에서 풀려나 용서와 축복을 하고, 지금 나에게 장애가 있다 하더라도 그대로 감사하며, 천지 만물이 전부 곱게 여겨지며 감사하는 마음으로 바뀝니다. 그럼으로써 내 마음도 밝아지고 전신 상태도 조금씩 개선될 수 있습니다.

🌿 평안과 고요를 가져오는 숨쉬기

뇌졸중의 속발증으로 장애가 있는 분들은 '긴장이완과 상상법'을 하시길 권합니다. 이것은 앞에서 소개한 호흡법입니다. 꼭 하루에 한 차례, 코에 깃털을 대거나 솜털을 대도 흔들리지 않을 정도로 숨을 천천히 쉬면서 호흡수를 셉니다. 300개 정도씩 해보세요. 마음이 정말 고요하고 모든 생각이 사라지며, 나중에 자신이 숨을 쉬고 있는지 안 쉬고 있는지 모를 정도로 고요해집니다. 이때 몸의 자율신경에 변화가 일어나 치유에 크게 도움이 됩니다.

🌿 이미 자신이 다 나았고 완전케 되었음을 믿기

이렇게 호흡법을 통해 내 마음을 편안하게 만든 상태에서 '이미 다 나았다, 완전케 됐다' 고 믿고 상상합니다. 내 육체는 지금 제약이 있습니다. 그러나 내 신념만은 다 나았고 완전케 됐다고 믿는 것입니다. 눈을 감고 해도 좋습니다. 특히 우뇌를 사용하면 좋다고 합니다. 오른쪽에 스크린이 있다고 생각하고, 거기에서 내가 다 나아서 좋아하는 목표를 향해 행복하게 사는 모습이 영상처럼 나오게 상상하며 날마다 보십시오. 육체의 제약을 보는 게 아니라 다 나아서 완전해진 걸 보는 겁니다.

성경을 보면, 예수 앞에 온 중풍 병자가 있습니다. 환자 스스로 걸을 수 없어 환자를 침상에 눕힌 다음 지붕 위에서 천장을 뚫고 아래로 내렸습니다. 예수는 그 환자에게 말합니다. "소자야, 네 죄 사함을 받았느니라." 그러면서 "일어나 네 침상을 가지고 집으로 가라"고 합니다. 38년이나 병석에 누워 일어나지 못했던 환자가 바로 일어나 자리를 들고 걸어간 일도 있었습니다. 이게 어떻게 가능할까요? 내가 그렇게 믿기 때문에 가능한 것입니다.

이렇게까지 극적인 일이 일어나지 않는다고 해도 마음속으로 나는 중풍 병자라 도저히 희망이 없다는 제약을 믿는 게 아니라, 나는 이미 나음을 입었고 완전하다고 믿고 계속 상상할 때 어느 땐가 극적인 치유가 일어날 수 있습니다.

🌿 나는 더 높은 영적 존재

많은 사람이 육체를 나라고 믿습니다. 소크라테스는 "너 자신을 알라"고 했습니다. 이 말은 '너는 겉모양의 육체가 아니라 영원히 죽지 않는 영적 존재'라는 걸 알라는 뜻입니다. 기독교나 불교를 비롯한 모든 종교는 '육체가 나라는 생각은 착각이다. 나는 영원히 죽지 않는 영적 존재다. 진짜로는 하늘 같은 영적 존재다'라는 것을 가르칩니다. 아바타 프로그램에도 '몸 다루기 런다운' 방법이 있는데, '지금까지 육체가 나라는 걸 진실처럼 믿었는데, 그것이 내 생각일 뿐이었구나. 나는 진실로는 영원히 죽지 않는 무한한 능력을 갖춘 영적 존재다'라는 걸 알게 해줍니다. 이렇게 자신을 영적 존재로 믿고 행동할 때 놀라운 치유가 일어납니다. 왜 그럴까요?

우리는 지금까지 몸 안에 갇혀 살았습니다. 그러면서 병들거나 아픈 몸을 어떻게 해보려고 싸웠는데 그게 잘 안 됐던 겁니다. 드럼통 안에 내가 들어가 있다고 상상해 보십시오. 통을 굴러가게 하려고 노력해도 잘 안 될 겁니다. 하지만 드럼통에서 나오면 통을 살짝만 밀어도 쉽게 굴러갑니다. 이처럼 통에서, 곧 몸이 나라는 생각에서 나와 내 몸을 바라보세요.

내 몸을 마치 내가 돌보는 반려견이나 반려묘처럼 바라보면 어떨까요? 그러면 내 몸을 결정적으로 바꿀 능력이 생겨납니다. 놀라운 치유가 일어납니다. 더 나아가면 이 육체가 흙으로 돌아가도 나는 영원히 죽지 않음을 알 수 있습니다. 우리와 함께 잘 지내던 반려견이 수명이 다해 흙으로 돌아가면 슬프고 섭섭합니다. 그러나 반려견이 죽었을 뿐 내가 죽은 것은 아닙니다. 나는 영적 존재로서 내 몸을 사랑하고 보살피지만, 몸은 명을 다해 흙으로 돌아갑니다. 이때 내가 죽은 것입니까? 아닙니다. 내 몸이 흙으로 돌아가더라도 나는 영원히 죽지 않음을 알게 하는 것이 이 '몸 다루기' 훈련입니다.

이처럼 장애가 있는 몸은 내가 아니며, 이 몸은 내가 사랑하며 돌보는 반려동물처럼 돌보아줄 수 있습니다. 자신의 몸 자체를 그대로 사랑해주세요.

🌿 내가 정말 좋아하는 삶의 목표를 향해 나아가기

장애 상태가 계속되면, '아, 나는 아무 희망이 없다, 나는 이대로 계속 재활치료나 받으며 살아야 한다'고 좌절하기 쉽습니다. 저는 재활치료가 중요하지 않다거나 소홀히 하라고 말씀드리는 게 아닙니다. 다만 장애라는 제약을 넘어 자신이 정말 좋아하면서도 이루고 싶은 삶의 목표를 발견하여 도전적으로 나아가는 것이 중요하다고 강조하는 겁니다.

오늘날 많은 환자가 병이 잘 낫지 않아 좌절합니다. 집 안에 앉아 자기 몸뚱이의 병만 바라보면서 '언제 이 병이 나을까' 하며 애를 쓰고 있습니다. 가장 효과 있는 방법은 나야말로 무한한 능력을 갖춘 영적 존재라고 믿고 제약을 넘어 내가 좋아하는 삶의 목표, 예를 들면 노래 부르는 걸 좋아하든 봉사활동을 좋아하든 뭐든지 생각만 해도 마음이 행복한 목표를 발견하여 그 목표를 향해 도전적으로 실천해 나아갈 때 병이 저절로 좋아질 수 있습니다. 내 삶에 행복을 주는 목표와 영적인 목표를 향해 나아가는 것이 몸과 영혼 모두에 최선의 치유 효과가 있습니다.

뇌졸중 후기에 좋은 자가실천법

음식과 식사

1단계: 생채식. 10~20일 → 이 책 480~485쪽 참고.

2단계: 절식. 7~14일 → 이 책 485~491쪽 참고.

3단계: 아침, 저녁은 생채식, 점심은 현미채식 위주의 소식.

매월 첫 이틀이나 사흘은 절식하는 게 좋습니다. 그 후 아침에는 생채소즙과 과일, 식물성 기름(코코넛오일 또는 기)을 먹고, 찬물 대신 뜨거운 물을 항상 조금씩 홀짝거리면 좋습니다. 하루에 밥은 한 끼니(주로 점심)만 드시고 아침 저녁 식사는 생채식을 권합니다.

운동과 휴식 및 기타 치료

- 햇볕을 쬐며 땅을 밟으며 맨발로 걷기(1일 3회 이상, 1회 30분 이상)
- 척추를 고르게 펴주는 오동나무 침상과 반달 베개 곧 경침 사용
- 금붕어운동 → 이 책 499쪽 참고.
- 모관운동 → 이 책 500쪽 참고.
  한 번에 5분가량씩, 10회 정도 하기
- 손끝발끝따기 → 이 책 536쪽 참고.
  뇌졸중 초기뿐만 아니라 후기에도 자주 해주면 좋습니다.
- 복부 마사지 → 이 책 525~526쪽 참고.

- 전신좌우회전운동(온살도리) → 이 책 501~503쪽 참고.

- 나체요법(풍욕) → 이 책 529~530쪽 참고.

- 전신 흡각요법 → 이 책 534~535쪽 참고.

- 반신욕 또는 온신욕 → 이 책 498쪽 참고.

   하기 전에 오일 마사지를 하면 좋습니다. 이때 '몸 돌보기'도 함께 해보세요.

- 온열요법 → 이 책 526~528쪽 참고.

마음과 스트레스 관리

- 심호흡하며 손톱 자극하기 → 이 책 105쪽 참고.

- 화해의 언덕 오르기 → 이 책 515쪽 참고.

- 긴장이완과 상상법 → 이 책 509~510쪽 참고.

- 몸 다루기 런다운 → 이 책 514~515쪽 참고.

- 손뼉 치며 웃기, 만세 부르기 → 이 책 507쪽 참고.

- 신념요법 → 이 책 513~514쪽 참고.

3 뇌졸중 예방법

고혈압, 당뇨, 고지혈증, 비만 등 대사장애가 있는 분들은 뇌졸중 예방을 위해 꼭 마음을 써야 합니다. 뇌졸중 병력이 있는 분 역시 다시 재발할 수 있으므로 뇌졸중 예방을 위해 생활 습관과 방법을 고치고 실천하는 게 좋습니다. 지금 뇌졸중을 앓고 있는 환자의 가족분들도 예방법을 배울 필요가 있습니다. 그 외에도 평소 스트레스나 과로, 과식 습관이 있는 분들도 뇌졸중 예방에 마음을 써야 합니다.

첫째, 뇌졸중 예방을 위한 음식 섭생법

뇌졸중 발병의 원인을 알면 예방법도 알 수 있습니다. 혈관이 깨끗하고 피가 맑아서 잘 흘러가면 뇌졸중, 즉 뇌경색이나 뇌출혈이 생기지 않습니다. 그러나 피를 끈적하게 만드는 장누수증후군을 유발할 가능성이 있는 음식들 곧 밀가루나 흰설탕, 우유 제품, 흰쌀밥, 동물성 음식과 화학물질로 오염된 음식의 과식이 문제입니다.

피를 맑게 하는 가장 좋은 음식은 역시 생채소와 과일, 통곡식 종류이고 그것도 소식하면 좋습니다. 전에 뇌졸중을 앓은 적이 있거나 대사장애가 있는 분들은 더 적극적으로 예방하기 위해 일주일 정도 생채소즙 절식을 하면 좋습니다. 그것이 부담스럽다면, 매월 하루나 이틀 정도 절식하는 것도 좋습니다.

아침에는 되도록 생채소즙과 과일, 식물성 오일을 먹고, 배가 고프면 과일 정도를 더 드십니다. 점심 저녁은 흰쌀밥보다는 현미밥과 채소를 드시면 좋습니다.

현미밥에 대해 찬반 논쟁이 있지만, 일본이나 한국의 많은 전문가는 현미밥의 장점을 이야기합니다. 1904년 러일전쟁 당시 일본 해군 군의총감 다카기 가네히로 중장은 영국에서 의학을 공부했습니다. 도쿄의 유명한 의과대학인 지케이의과대학 설립자이기도 합니다.

러일전쟁 당시 일본 육군에는 각기병 환자가 많았습니다. 각기병은 비타민 B_1이라는 영양물질이 부족해서 생긴 병입니다. 육군 병사들 중에 각기병 때문에 싸워보지도 못하고 죽는 환자가 많았습니다. 그런데 해군에는 각기병 환자가 거의 없었습니다.

무엇이 달랐을까요? 일본 육군은 흰쌀밥에 단무지와 고기가 주식이었습니다. 해군은 주로 현미밥에 카레와 채소를 먹었습니다. 다카기는 현미의 중요성을 잘 알고 있었기 때문입니다. 그래서인지 해군 병사들은 거의 병이 없었습니다. 당시 일본 육군과 해군은 견원지간이어서 다카기가 육군에게는 각기병을 이길 수 있는 식단의 중요성을 가르쳐주지 않아 육군은 잘 싸우지 못했고, 해군의 힘으로 러일전쟁에 이겼다는 이야기가 의학의 역사에 나옵니다. 그 뒤로 현미밥을 다카기의 이름을 따서 '다카기 개량식'이라 불렀으며, 일본군 식단으로 채택되면서 유명해졌습니다.

현미밥은 백미밥보다 영양분이나 섬유질이 더 풍부하고 여러 가지 많은 장점이 있습니다. 꼭 기억해야 할 것은 현미밥은 반드시 압력밥솥에 조리해야 합니다. 현미밥에 된장국이나 청국장 같은 발효 음식과 채소를 곁들여 드십시오. 뇌졸중을 예방하려면 식사 전에 생곡식가루, 곧 현미나 찰현미 생가루와 생채소샐러드를 먼저 드십시오. 그러고 나서 식사하는 습관이 뇌졸중 예방에 좋습니다.

둘째, 잘 쉬고 경쾌한 운동으로 몸을 보살피기

햇볕을 쬐며 맨발로 흙을 밟고 걷는 운동보다 더 좋은 운동은 없습니다. 잠자리는 딱딱한 평상에서 뇌 혈류를 원활하게 도와주는 경침이 좋습니다. 냉온 교대 목욕도 매일 하면 큰 도움이 됩니다. 냉수와 온수에 번갈아 들어가면 혈관이 수축되거나 늘어나고, 모공도 좁아졌다 열립니다. 혈관이 좁아졌다 늘어났다 할 때 혈류가 아주 좋아질 뿐만 아니라 혈액 내에 있는 노폐물을 배설하는 데도 효과가 뛰어납니다.

커피관장이나 레몬즙관장도 권합니다. 장내 환경을 깨끗하게 해줄 뿐만 아니라 혈액의 내독소가 담도를 통해 빨리 배출되는 데 효과가 아주 좋습니다. 뇌졸중 예방을 위해서는 커피관장이나 레몬즙관장을 하루에 한 번 이상 평생 하시면 좋습니다.

휴식은 정말 중요합니다. 저녁에 잠을 많이 자야 합니다. 점심 식사 후에도 잠시 낮잠을 자서 몸을 쉬게 합니다. 긴장과 과로, 스트레스를 줄이기 위해서 마음을 써야 합니다.

셋째, 용서와 화해로 마음의 치유

일본의 도쿠히사 가쓰미라는 의사의 『마음과 몸과 운명』이라는 책이 있습니다. 그분은 산부인과 의사로 여성을 많이 치료했습니다. 요통이 있는 여성 중 어떤 치료로도 잘 낫지 않는 경우는 자기 배우자나 시부모를 용서하지 못하거나 원망하는 사람이 많았다고 합니다. 이를 용서와 감사하는 마음으로 바꾸자 극적인 치유가 일어났는데, 이 의사가 호기심을 가지고 그쪽을 집중적으로 연구했습니다.

유방이나 난소나 자궁처럼 성적 기관에 병이 오는 여성의 경우는 배우자나 배우자 가족을 용서하지 못하는 사람이 많았다고 합니다. 위장병이나 당뇨처럼 소화기관 질환들은 상대방의 의견을 잘 받아들이지 못하고 소화하지 못하는 사람들에게 많이 발병한다는 것입니다. 질병과 마음과의 상관관계를 탐구한 최근의 연구성과들도 많습니다.

뇌졸중처럼 목과 머리 등 몸 위쪽에 병이 생기는 경우, 손윗사람을 용서하지 못하는 경우가 많았는데 부모나 시부모, 직장 상사와의 불화와 갈등 관계가 있다고 합니다. 따라서 뇌졸중 예방을 위해서는 용서하고 화목하는 것이 중요합니다.

저는 화해의 언덕 오르기 방법을 권합니다. 분노와 두려움이 동기가 되어 생긴 행동과 생각을 다 털어버리고, 누구든지 행복하게 지내라고 축복하며, 모든 천지 만물을 아름답고 감사하게 보는 마음을 가지도록 돕는 방법입니다.

그다음 호흡법이 중요합니다. 우리 몸의 자율신경을 조절하기 위해 의도적으로 할 수 있는 효과적인 방법이 호흡법입니다. 반복해서 말씀드리지만, 숨을 천천히 쉬면서 숫자를 세어보세요. 자율신경의 교감신경과 부교감신경이 조화와 균형을 이루도록 돕습니다.

그리고 마음속에서 희망과 기쁨이 일어나는 삶의 목표를 향해서 즐겁게 나아가면 뇌졸중에 걸릴 일은 거의 없을 것입니다.

뇌졸중 예방에 좋은 자가실천법

음식과 식사

생채식과 절식, 소식을 늘 실천합니다.

● 밀가루나 흰설탕, 우유 제품, 흰쌀밥, 다량의 동물성 음식, 화학물질로 오염된 음식 등은 줄입니다.

● 일주일 정도 생채소즙 절식을 하거나, 매월 하루나 이틀 정도 절식합니다.

● 아침은 생채소즙과 과일, 식물성 오일을, 점심과 저녁은 현미밥과 채소를 주로 드십시오.

운동과 휴식 및 기타 치료

● 30분 이상 햇볕을 쬐며 맨발로 땅을 밟으며 걷기를 매일 2회 이상 하고 밤에는 일찍 잠자리에 들어 충분히 휴식합니다.

● 잠자리로는 딱딱한 평상이 좋습니다. 경침 베개를 베고 잘 때 전신, 특히 뇌의 혈액순환을 도와줍니다.

● 모관운동 → 이 책 500쪽 참고.
가능하면 규칙적으로 여러 번 계속하는 것이 좋습니다.

● 냉온욕 → 이 책 498~499쪽 참고.
매일 계속한다면 혈액순환을 정상적으로 유지하는 데 큰 도움이 됩니다.

● 커피관장 또는 레몬즙관장 → 이 책 523~525쪽 참고.

● 전신좌우회전운동(온살도리) → 이 책 501~503쪽 참고.

마음과 스트레스 관리

- 심호흡하며 손톱 자극하기 → 이 책 105쪽 참고.

- 긴장이완과 상상법 → 이 책 509~510쪽 참고.

- 화해의 언덕 오르기 → 이 책 515쪽 참고.

- 신념요법 → 이 책 513~514쪽 참고.

1 만성간질환 치유를 위한 최선의 방법

만성간질환은 잘 낫지 않는 난치병으로 알려져 있습니다. 그러나 생활요법을 통해 자연스럽게 간 기능을 개선할 수 있습니다. 우선 만성간질환 중 간염 바이러스 보균자와 만성 활동성 간염 환자들이 더는 악화하지 않고 서서히 개선될 수 있는 가장 효과적인 방법에 관해 이야기하려 합니다.

간염 바이러스 보균자가 만성 활동성 간염이 되고, 활동성 간염은 간경화로, 간경화는 간암으로 점점 진행되는 경향이 있습니다. 그래서 간염 바이러스 보균자들은 항상 마음이 불안합니다. 특히 활동성 간염 진단을 받고 병원에서 치료받는 분들은 늘 간경화나 간암이 나타나면 어쩌나 하는 걱정과 불안에 시달립니다. 어떻게 하면 병이 악화하는 걸 막고, 지금 드러난 병증을 오히려 개선시킬 수 있을까요?

먼저 왜 하필이면 나한테 간염 바이러스가 들어왔는지, 활동성 간염이 생겼는지 조금만 생각해보면 알 수 있습니다. 늘 말씀드리지만, 맑고 깨끗하게 흐르는 시냇물에는 벌레나 세균이 살지 못합니다. 그러나 물이 오염되어 막히면 벌레나 세균이 생깁니다. 간염도 똑같습니다. 내 피가 맑으면 간염 바이러스가 살거나 증식할 수 없습니다. 그러니 간염 바이러스 보균자나 활동성 간염이 있는 분들이 유의해야 할 것은 병원에서 치료받는 것을 소홀히 하지 말되, 바이러스가 더는 증식하지 못하도록 근원을 해결해야 합니다. 오염된 물에 벌레 퇴치 약을 뿌릴 수도 있지만 그 물을 맑게 만들면 약을 뿌리지 않아도 됩니다. 이와 같이 피를 맑게 만들면 간염 바이러스가 증식하지 못할 것입니다.

그럼 어떻게 하면 될까요? 우리는 매일 생명을 유지하기 위해 숨 쉬고, 먹고, 운동하고, 마음을 쓰고, 환경과의 관계를 맺고 삽니다. 이 가운데 간질환 예방과 치유를 위해 가장 중요한 음식의 섭생과 배설, 운동과 휴식에 관해 말씀드리겠습니다.

만성간질환에 좋은 식사법

몸에 가장 좋은 음식은 채소와 과일과 통곡식입니다. 간질환 환자가 생채소즙을 마시는 것에 관해 논란이 많습니다. 간이 손상되어 있으니 생채소즙이나 생채소를 먹는 것을 주의해야 한다는 것입니다. 어떤 의사들은 생즙 먹는 것을 굉장히 경계합니다. 지금까지의 제 경험으로 보면 뿌리, 이파리, 줄기 생채소 몇십 가지를 저온건조시켜 분말로 만들어 사과주스와 섞어 마시게 했더니, 생채소즙을 마시는 효과가 있었습니다. 독성은 전혀 없었습니다. 이러한 섬유소는 우리 피를 오염시켰던 장누수증후군을 치유해 줍니다.

장누수증후군이란 장 안쪽 점막이 손상되어 염증이 생기고 장의 노폐물이 장벽 사이로 새어 들어가 피를 오염시켜 혈액 속에 내독소를 만드는 것입니다. 그 내독소는 간염 바이러스를 악화시킵니다. 따라서 장의 융모와 유익균을 회복시켜야 하는데, 이 섬유소 요법은 장내 유익균을 도와주고 주름진 융모를 회복시켜 장누수증후군을 막을 뿐만 아니라 내독소를 해독시키고 면역을 높이는 데 강력한 효과가 있음을 발견했습니다.

그러면 어떻게 식사하는 게 좋을까요? 우선 아침은 섬유소즙 한 잔과 과일을 약간 먹습니다. 아침에 먹어도 좋은 과일은 사과나 살짝 익힌 방울토마토입니다. 좋은 오일로서 코코넛오일과 유기농 버터를 발효시켜 만든 기(ghee)와 영양효모(Nutritional Yeast)를 드시면 좋습니다.

기는 장누수증후군을 해결하고 생채소즙(섬유소즙)과 생채소의 독성을 해독시킬 뿐만 아니라 잘 흡수되도록 도와줍니다. 코코넛오일, 기, 영양효모 이 세 가지를 섞어서 식사 때마다 생채소즙과 함께 먹는 것도 좋습니다. 과일은 식후가 아닌 식전에 볶은 깨 소금에 찍어 드시면 좋습니다. 양배추김칫국은 장내의 유익균을 강화시켜주고 면역을 높이는 데 효과가 있음이 증명되었으니 드시는 것이 좋습니다.

질병별 자기실천법

소금 섭취법

간질환 환자는 염분을 제한하라, 저염식을 해라, 정말 싱겁게 먹으라 하며 강조하는데, 소금 섭취에 관해서도 정확하게 알아야 합니다. 무작정 싱겁게 먹는 것에도 폐해가 있습니다. 많은 의사가 저염식(Low salt diet)을 추천하고 염분을 제한(Salt restriction)하라고 하는 이유가 있습니다. 서양의학 교과서에는 저염식, 염분 제한이라는 말이 자주 나옵니다. 여러분이 미국이나 유럽을 여행할 때 음식이 아주 짠 것을 경험하셨을 겁니다. 한국과는 식문화가 다르지요. 서양에는 천일염을 볶아 만든 죽염이나 발효된 간장이나 된장 등이 없고 오직 100% 염화나트륨(NaCl), 정제염을 주로 씁니다. 정제염이나 흰설탕을 듬뿍듬뿍 넣은 음식들과 이를 늘 먹는 식생활 습관이 간을 손상시키고 콩팥이나 혈관을 손상시키는 걸 서양 의사들은 늘 보기 때문에 염분을 제한하라, 저염식을 하라고 이야기하는 것입니다.

정제염은 적게 먹어야 하는 게 아니라 맛도 보면 안 됩니다. 화학 약품과 같은 것입니다. 1987년, 저는 세계적으로 유명한 예방의학자 마루야마 히로시 교수(오사카대학)를 만났습니다. 그분은 평생 소금을 연구한 의사로 유명합니다. "흰소금은 화학 시공품과 같으니 맛도 보지 마라. 제일 좋은 소금은 천일염을 간수를 빼서 볶은 것이다. 볶은 천일염은 독성을 스스로 정화시키는 효소가 있고 미네랄이나 광물질 같은 좋은 영양소가 들어 있다. 따라서 죽염 같은 볶은 천일염을 먹을 때는 자기 입맛에 맞을 만큼 짜게 먹어도 아무 문제가 없다"고 주장합니다.

저도 지금까지 30년 동안 그렇게 했는데, 죽염 같은 볶은 천일염은 문제가 없음을 발견했습니다. 소금은 우리 몸에서 염증을 해결하고 암을 억제할 뿐만 아니라 생기를 증강하는 데도 도움이 됩니다. 무조건 싱겁게 먹으면 무기력에 빠지고 염증을 예방하지 못하므로 볶은 소금 30%와 볶은 깨 70%를 섞어 만든 볶은 깨소금으로 간을 해서 드십시오. 그러면 소금 독성을 해독할 뿐만 아니라 영양 섭취 효과도 있습니다. 과일을 드실 때는 볶은 깨소금과 함께 드시면 좋습니다.

이렇게 아침 식사는 생채소즙 한 잔, 두 가지 오일(코코넛오일과 기)과 섞은 영양효소 한 숟가락, 과일을 먹으며, 과일은 볶은 깨소금에 찍어 드시면 좋습니다. 아침은 그 정도면 충분합니다. 식간에 배가 고프면 한 번 더 먹어도 됩니다. 점심과 저녁때도 식사 전 아침에 먹은 것을 그대로 먹고 나서 식사합니다. 이때 여러 가지 나물이나 다양한 채소, 특히 청국장이나 된장 같은 발효 음식을 먹습니다. 만성 간 문제가 있는 분들에게 추천하는 최선의 섭생법입니다.

밥은 흰쌀밥이 아닌, 쌀눈이 살아 있는 5분도 이상의 발아현미와 잡곡으로 지은 밥이 좋습니다. 간질환이 있으면 음식을 100번 이상 씹어 드십시오. 대체로 장누수증후군이 있어서 장내 소화효소가 부족하니 침의 소화효소가 소화흡수에 큰 도움이 됩니다. 꼭 오래 씹어야 합니다. 적당히 우물우물 삼키면 이미 힘들어 지친 간에 부담을 넘겨 더 힘들게 만듭니다. 100번만 씹으면 간질환은 치유된다는 말이 있을 정도입니다. 그러니 오래 씹습니다. 오래 씹는 동안 여러 가지 생각이 일어날 수 있는데, 이때 생각을 따라가지 말고 '다 나아서 건강하다'고 믿고 "감사합니다, 감사합니다"를 반복해서 속마음으로 외우면 좋은 치유 효과가 있습니다.

물 마시는 법

물 마시는 습관도 중요합니다. 식사 도중이나 식전 30분, 식후 1시간 사이에는 될 수 있으면 물을 안 드시는 게 좋습니다. 위장의 소화효소가 부족해 음식물과 소화효소가 온전히 만나도 소화가 될까 말까 한데, 물을 마시면 소화효소까지 희석되어버리기 때문입니다. 따라서 물은 되도록 식후 1시간쯤 지나서 마시고, 오후 3시에서 5~6시 사이, 저녁 식사 1시간 전까지 집중적으로 마십니다. 따뜻한 물이나 음양탕(더운물 반, 찬물 반을 섞은 물)을 홀짝거립니다. 한국의 전통적인 따뜻한 숭늉, 거무스름하게 태운 현미잡곡누룽지에서 우려낸 커피 색깔의 숭늉을 보온병에 담아서 식간에 자주 마시는 습관이 아주 좋습니다.

인도 전통의학인 아유르베다에선 "항상 뜨거운 물을 조금씩 홀짝거려라, 찬물을 먹지 마라"고 합니다. 특히 간질환은 몸을 따뜻하게 해야 하니, 뜨거운 물을 보온병에 가지고 다니면서 식간에 조금씩 홀짝거리는 게 몸도 따뜻하게 하고 체내 노폐물을 녹여내는 데도 도움이 됩니다. 아침에 일어나자마자 따뜻한 현미숭늉 2~3컵을 드시면 더 좋습니다.

몸속 노폐물을 잘 배설하는 방법, 커피관장

식사를 잘했으면 배설도 잘해야 합니다. 저는 유기농 커피관장을 하시길 권합니다. 혹시 커피에 민감하신 분은 레몬즙관장을 해도 좋습니다.

커피관장의 역사는 아주 오래되었습니다. 커피관장에 대해 부정적인 의견이 없는 것은 아니지만, 많은 책과 연구논문에서 커피관장의 효과와 장점을 이야기하고 있습니다.

커피관장은 대변을 잘 보려고 하는 게 아닙니다. 혈액 내의 독소와 노폐물을 담도를 통해서 배설시키려고 하는 것입니다. 간은 우리 몸의 해독기관입니다. 많은 사람의 간에는 뻘죽(진득진득한 펄) 같은 담석이나 담즙 찌꺼기가 많이 차 있습니다. 독일 의학자인 안드레아스 모리츠는『의사들도 모르는 기적의 간 청소』라는 책에서 간에서 나온 담석과 담즙 찌꺼기에 관해 다루면서 간 청소가 얼마나 중요한지 이야기합니다. 제가 그 책을 감수했는데, 처음에는 선뜻 그 방법에 동의할 수 없었습니다. 그래서 먼저 간 청소를 해보고, 가족에게도 직접 해보게 했습니다. 실제로 저를 비롯한 가족 모두 간 내에 있던 담즙 찌꺼기나 담석이 많이 나왔습니다.

저는 지난 10여 년 동안 우리 병원에 오는 환자들 모두에게 간 청소를 권하고 있습니다. 다들 한결같이 간 내 노폐물이나 혈액 내 노폐물이 배설되는 걸 보고 있습니다. 커피관장이나 간 청소 후 기분이 어떻게 달라지는지 한번 경험해보십시오.

병을 이기게 하는 활동과 마음의 치유

간질환이 있는 분들은 무리한 운동이나 과로를 피하는 게 좋습니다. 간질환이 심하면 먹고 자고 먹고 자고 쉬는 것이 좋습니다. 과로하지 말고, 과격한 운동보다는 낮에 햇볕을 쬐며 맨발로 흙을 밟고 걷는 가벼운 활동이 좋습니다. 또 저녁에 잠을 많이 자고 점심 식사 후에도 잠깐이라도 낮잠을 자는 것이 좋습니다.

피의 독성을 해독한 다음에는 좋은 영양소를 섭취하고 산소와 체온을 보태주기 위해 따뜻한 물로 목욕하기와 풍욕 같은 피부호흡 방법을 실천하면 좋습니다.

제가 보기에 이 세상에는 딱 한 가지 병만 있는 것 같습니다. 세포 단위로 보면, 세포 속에 있어서는 안 되는 독성과 노폐물을 없애고 세포에 꼭 필요한 좋은 영양소와 산소와 체온을 보태면 모든 병증이 자연치유됩니다. 간도 마찬가지입니다. 더불어 중요한 것은 마음의 해독입니다.

간질환이 생기는 분들은 장과 혈액이 대체로 오염되어 있는데, 그 배후에는 스트레스라는 불쾌한 생각이 자리 잡고 있습니다. 우리가 늘 기쁘고 감사하며 사랑과 희망이 있으면 좋은데, 슬픔과 분노, 두려움, 절망, 갈등 같은 것이 많습니다. 이런 부정적인 감정 때문에 교감신경이 흥분되어 스트레스 호르몬이 많이 분비되고 애간장을 많이 녹이면 창자 점막이 손상됩니다.

저는 간질환 환자들에게 '화해의 언덕 오르기'와 '몸 돌보기' 방법으로 마음을 치유하기를 늘 권합니다. '화해의 언덕 오르기'는 아주 쉽고도 간단한 방법인데, 기적적인 효과가 있습니다. 두려움과 분노 때문에 생긴 불쾌한 생각을 버리고 모든 대상에게 행복하게 지내라고 축복합니다. 더 나아가 과거 모든 생각과 사건을 내려놓고 내 눈에 보이는 모든 대상을 감사하며 음미 감상하는 연습입니다. 한 10분 정도면 할 수 있습니다. '몸 돌보기'는 지금 내 몸에 간염 바이러스가 있고, 만성간염으로 힘들어도 이 육체를 반려동물처럼 귀여워하고 사랑하면서 감사해줍니다. 나는 더 높은 영적인 위치에 있고, 이 육체라는 동물을 그대로 사랑하고 돌보는 것입니다. 그다음, 삶에 늘 희망이 있어야 합니다. 절망이 아니라 내가 좋아하는 목표, 보람 있는 목표를 늘 생각하고, 그 목표를 향해 도전적으로 나아갑니다. 그럴 때 만성적인 간질환들이 악화되지 않고 점점 개선되어 건강을 회복할 수 있다고 확실하게 믿습니다.

음식과 식사

아침: 섬유소즙(생채소즙) 한 잔과 약간의 과일(사과나 살짝 익힌 방울토마토), 코코넛오일, 기, 영양효모. 과일은 볶은 깨소금(소금 30% + 깨 70%)에 찍어 먹어도 됩니다.

점심과 저녁: 식사 전에 아침에 먹은 것을 그대로 한 번 더 먹습니다. 그다음 여러 나물과 다양한 채소, 발효 음식(청국장과 된장), 발아된 5분도 이상의 통곡식밥. 단백질 음식으로 두부, 낫토 같은 콩 종류, 붕어즙, 조기찜 같은 흰살생선을 약간 곁들일 수 있습니다.

* 식사하면서 음식을 100번 이상 씹어서 드십시오.

* 물은 식사 전후 1시간 동안에는 마시지 않습니다. 음식과 물이 위장관에서 섞이지 않게 하면, 소화액, 담즙, 췌장액이 희석되지 않아 음식의 소화와 흡수를 돕고 간의 부담을 줄여줍니다.

운동과 휴식

- 낮에 30분 이상 햇볕을 쬐며 맨발로 땅을 밟으며 걷고(가능하면 1일 2회 이상), 밤에는 일찍 잠자리에 들어 충분히 휴식합니다. 점심 후에도 잠깐 낮잠을 잡니다.
- 반신욕 → 이 책 498쪽 참고.
- 풍욕 → 이 책 529~530쪽 참고.
- 전신 흡각요법 → 이 책 534~535쪽 참고.
- 간 부위 겨자팩 찜질 → 이 책 531~532쪽 참고.

- 커피관장 → 이 책 523~525쪽 참고. 또는 레몬즙관장
- 간 청소 → 이 책 520~522쪽 참고.

마음과 스트레스 관리

- 화해의 언덕 오르기 → 이 책 515쪽 참고.
- 몸 돌보기 → 이 책 518~519쪽 참고.
- 긴장이완과 상상법 → 이 책 509~510쪽 참고.

    생기호흡은 폐 저변까지 산소를 가득 채워 전신의 세포에 산소를 충분히 공급해주는 호흡법입니다. 등을 곧게 세우고 바른 자세로 앉아 두 손을 아랫배에 모으고 숨을 천천히 들이쉽니다. 이때 코를 통해 흘러들어오는 생기가 아랫배를 가득 채우고 있는 느낌을 상상합니다. 마치 풍선에 공기를 불어넣어 가득 채우는 것처럼 생기를 아랫배에 채우고 항문의 괄약근을 조여 5~10초 동안 숨을 참고 빵빵해진 아랫배에 의식을 집중합니다. 무리하게 참지 말고 자연스럽게 천천히 코로 숨을 내쉽니다. 이때 숨이 좀 찰 수 있는데 평소의 숨쉬기처럼 들이쉬고 내쉬고를 1회 하면 곧 편안해집니다. 이와 같이 깊은 생기호흡을 하고 평소 호흡하기를 교대로 20~30회 정도 반복합니다.

    이 생기호흡은 상상법과 함께 할 때 더 큰 효과가 있습니다. 생기를 빨아들여 아랫배를 채운 후 5~10초 숨을 멈추는 동안 우주의 모든 생기가 흘러들어와 가득 채우고 있다고 믿고 상상하고 천천히 내쉴 때는 '다~ 나았다' 또는 '나는 최고로 건강하다'라고 속엣말을 하면서 상상합니다. 이어서 평소의 호흡을 할 때는 "감사합니다, 감사합니다"를 속엣말로 말하면 더 좋을 것입니다.

- 신념요법 → 이 책 513~514쪽 참고.

    이루기를 원하는 일이 이미 이루어졌음을 단정적으로 표현하고 그 이루어진 모습을 영상적 이미지로 상상하기를 습관적으로 반복하기입니다.

    예를 들면, "나는 다 나았다" "나는 온전케 되었다" "나는 최고로 건강하다" "○○○이 이루어졌다"와 같은 문구를 메모지에 적어 틈나는 대로 말로 선언하고 그 이루어진 모습을 상상하면서 기뻐하고 감사하는 실천을 습관적으로 계속합니다.

2 간경화의 자연치유를 위한 최선의 방법

간경화는 간암으로까지 발전할 수 있어 간경화 환자들은 늘 불안해합니다. 우리 몸속 장기는 자동차 부속품 수리하듯이 하나씩 따로따로 수리할 수 없는데, 그것은 인체 전체가 분리할 수 없는 하나의 유기체이기 때문입니다. 따라서 간만 치료해서는 간의 병이 낫지 않습니다. 인간 전체를 치유해야 합니다. 육체의 피를 치유하고 마음을 치유해야 합니다.

지금 병원에서 치료받고 있다면, 병원 치료도 잘 받아야겠지요. 하지만 간경화가 생기게 된 내 과거 인생 스토리가 있습니다. 내 인생 전체를 치유해야 합니다.

간경화에 좋은 식사법과 기타 요법

모든 환자에게 저는 아침 식사로 섬유소요법을 권합니다. 생채소와 생채소즙에는 독성이 있으니 간경화 환자는 먹지 말라는 의견도 있습니다. 실제로 생채소즙을 무리하게 먹는 것은 간경화 환자에게 좋지 않을 수 있습니다. 대신 수십 가지 생채소를 저온 건조시켜 분말로 만들고, 그것을 유기농 사과주스 혹은 당근사과주스와 섞어 마시는 것은 어떤 독성도 없을 뿐만 아니라 건강에 큰 도움이 되는 것을 발견했습니다. 무 이파리를 생으로 먹는 것과 시래기로 만들어 먹는 것의 차이와 같습니다. 무 생이파리에는 비타민과 미네랄 같은 좋은 영양소가 많지만 과식하면 독성이 있습니다. 무시래기는 독성은 없지만, 생이파리에 든 영양소가 좀 부족합니다. 대신 무시래기에는 생이파리에 없는 새로운 영양소가 있습니다. 섬유소요법은 무시래기처럼 저온 건조한 여러 생채소에서 섬유소를 뽑아 분말로 만들어 당근사과주스나 미지근한 물에 섞어 마시는 겁니다. 이것은 간 해독뿐만 아니라 장내 환경의 개선과 면역 증강에도 도움이 됩니다.

식사는 내 몸에 필요한 필수영양소를 과식하지 않고 섭취하는 게 아주 좋습니다. 아침에 섬유소즙과 과일을 오일과 함께 먹은 후에 채소영양죽 정도로 가볍게 드시는 것이 좋습니다. 코코넛오일, 기에 영양효모를 섞어 먹는 것이 오일 요법입니다. 과일 중에서는 사과나 토마토 등을 먹는데 날것이 부담되면 약간 익혀 먹어도 좋습니다. 양배추김칫국이나 청국장처럼 발효된 음식을 같이 드시면 더 좋습니다.

독성 물질 배설에 좋은 커피관장

간질환 환자에게 관장은 아주 중요합니다. 관장은 대변을 잘 보게 하려는 것이 아니라 피와 간 내에 있는 독성 물질을 배설하기 위한 것입니다. 복수가 너무 차 있거나 중증 간경화가 아니라면 유기농 커피로 관장하기를 권합니다. 커피관장을 하고 싶지 않다면 레몬즙관장을 해도 좋습니다. 이 책의 커피관장 방법을 잘 읽고 따라 하시면 쉽게 익숙해질 수 있습니다.

간 건강에 좋은 운동과 휴식과 흡각요법

간질환 환자, 특히 간경화가 있는 분들은 정말 잘 쉬어야 합니다. 과로는 절대 금물입니다. 저녁에 잠도 충분히 자고, 낮에도 점심식사 후 낮잠을 자고 일은 즐기는 정도만 하는 게 좋습니다.

물리적인 방법으로 흡각요법이 있습니다. 전통적인 부항요법과 비슷합니다. 흡각의 흡(吸)은 숨을 빨아들인다는 뜻이며 각(角)은 뿔을 말합니다. 즉 뿔을 피부에 대고 빨아들이는 요법입니다. 서양의학의 시조 히포크라테스 의학에서는 흡각요법을 귀하게 여기고 있습니다. 예전엔 야생 소뿔 끝을 잘라 도구로 썼습니다. 자른 뿔의 넓적한 부분을 피부에 대고 뾰족한 부분에 구멍을 내서 입을 대고 빨아들이면 피부가 딸려 들어와 해독과 혈액순환, 기혈순환, 면역 증강 등의 효과를 얻었습니다. 우리나라의 부항이 오랫동안 민간요법으로 전승되어온 것처럼 서양의학에서도 오랫동안 흡각요법을 해왔습니다. 요즘 이 흡각요법을 마치 한방의학의 전유물로 오해하는 분위기가 있는데 그렇지 않습니다. 가정에서도 쉽게 이 흡각요법을 할 수 있습니다. 간경화가 있는 분들은 지속적으로 흡각요법을 하시길 권합니다.

간경변을 좋아지게 하는 마음의 치유

"스트레스 없이 간경변은 없다"는 말이 있습니다. 마음속에 가득 찬 불쾌한 생각과 슬픔이나 갈등, 분노나 두려움, 절망감 등은 말 그대로 애간장을 태워버립니다. 그러니 어떻게든 마음의 공간에서 불쾌한 생각과 갈등이 사라지고 유쾌한 생각이 지배하도록 만들어야 합니다. 피의 공간에서 노폐물과 독성을 빼고 좋은 영양소와 산소와 체온을 보태듯, 마음 공간에서도 내 생명을 해치는 불쾌한 생각을 빼고 내 몸을 살리는 좋은 생각을 넣어주는 것이 아주 중요합니다.

이를 위해 '화해의 언덕 오르기'를 하며, 다른 사람과의 불화나 갈등, 분노, 두려움이 모두 사라지게 하고 모든 존재를 축복합니다. 나 자신은 물론 모든 세상 만물을 곱고 감사한 마음으로 바라봅니다. 이것은 상대방을 위해서 하는 것이 아니라 내가 행복하게 살기 위해 하는 것입니다. '몸 돌보기'도 강력한 효과가 있습니다. 간경화가 있는 내 몸 그대로, 판단하거나 자책하지 않고 반려동물 사랑하듯 귀여워하고 사랑하고 쓰다듬고 감사해 합니다. 이 방법이 기적 같은 효과를 가져오는 것을 저는 많이 보았습니다.

3개월 시한부의 82세 간경화, 간암 환자

C형 간염이 간경화, 간암으로 진행되어 대학병원 의사로부터 "남은 생이 3개월밖에 안 될 듯합니다. 얼마 못 가 복수가 차고 힘들 겁니다. 그러니 호스피스 병원을 알아보세요"라는 말을 들은 82세 환자가 저에게 왔습니다. 저는 앞에 소개한 식사, 몇 가지 자연 치유법과 함께 '화해의 언덕 오르기' '몸 돌보기'를 하게 했습니다.

사람들의 몸은 주의와 관심을 받고 싶어 합니다. 사랑받고 싶어 하는 거지요. 하지만 병으로 관심이 줄어들고 애정이 사라졌다고 환자의 육체가 느끼는 겁니다. 그러니 더 높은 영적 존재의 관점에서 이 육체를 사랑하고 관심을 쏟으면서 내 몸에 이렇게 말해줍니다. "다 나았습니다. 완전케 됐습니다. 그러니 감사합니다."

할아버지 환자는 이런 심리요법을 실천하면서 커피관장도 하루에 서너 차례 하고, 섬유소즙도 하루에 열 잔 이상 드셨습니다. 저는 그에게 자신의 몸을 계속 어루만지면서 "다 나았습니다. 감사합니다. 완전케 돼서 감사합니다"를 하루에 만 번 정도 입으로 말하고 마음으로 믿으라고 권했습니다. 저한테도 방법이 없어 궁여지책으로 그렇게 한 겁니다.

지금 이분은 6년이 지났는데도 아무렇지 않습니다. 저는 여전히 그분에게 계속 자신의 육체를 있는 그대로 사랑하게 했습니다. 그분의 암은 사라진 게 아닙니다. 간경화도 사라지지 않았습니다. 형편은 그렇지만 마음은 '다 나아서 완전하다. 그래서 감사하다'고 계속 말로 선언하고 감사한 것입니다. 이처럼 암의 진행이 정지된 상태를 의학 용어로 '암면역평형상태' '암 휴면기'라고 부른다고 그랬지요. 암을 가지고도 오래 생존하는 겁니다.

저는 이 환자가 좋아진 걸 보고 그 뒤로 간경화나 간암 환자들에게 이 환자분처럼 하라고 가르쳐주고 있는데, 그대로 따라 하는 사람은 많지 않은 것 같습니다. 그러나 실제로 그렇게 믿고 실천한 사람들에게는 큰 효과가 있었습니다. 간경화 환자는 마음속으로 '이 간경화는 못 낫는 불치병인데, 그리고 이것은 간암으로 갈 수 있을지도 모르는데……'라는 부정적인 생각에 사로잡혀 있을 수 있는데, 이는 자신의 생명을 해치는 생각이며 바로 그런 마음이 병입니다. 그 마음이 사라지게 하고, 지금 이대로 나는 완전하고 다 나았다고 마음을 바꿉니다. 마음에서 불쾌한 생각을 빼고 유쾌한 생각과 희망으로 채우고, 자기가 좋아하는 일을 찾아 보람 있게 해나갈 때 간경화도 진행되지 않고 간암으로 발전하지 않습니다. 이런 신념과 태도가 간암을 예방하는 데 확실히 효과가 있습니다.

음식과 식사

* 이미 진행된 간경화 환자라면 생채식이나 절식은 하지 않습니다. 현미잡곡을 볶아서 만든 볶은 곡식이나 현미잡곡누룽지를 여러 가지 삶은 채소, 묵은 된장, 청국장, 두부, 붕어즙, 조기찜 같은 소화 흡수가 잘되는 음식과 함께 100회 이상 씹어 드십니다.

아침: 섬유소즙(저온건조 혹은 동결건조한 여러 채소 분말을 미지근한 물이나 당근사과주스에 섞은 것) 한 잔과 약간의 과일(사과나 살짝 익힌 방울토마토), 코코넛오일, 기, 영양효모, 양배추김칫국.

점심과 저녁: 아침의 식단대로 한 번 더 드시고 그다음 여러 나물과 다양한 채소, 발효음식(청국장과 된장), 발아된 5분도 이상의 곡식밥, 볶은 곡식, 현미잡곡누룽지, 단백질 음식

* 수십 가지 곡식을 쪄서 말린 다음 분말로 만들어 죽처럼 먹을 수 있습니다.

* 식사하면서 음식을 100번 이상 씹어서 드십시오. 속마음으로 이미 '건강해졌다'고 믿고 '감사합니다'를 반복해서 염송합니다.

* 물은 따뜻한 볶은 현미물이 좋은데 식사 전후 1시간 동안에는 마시지 않습니다. 음식과 물이 위장관에서 섞이지 않게 하면, 소화액, 담즙, 췌장액이 희석되지 않은 채 음식에 작용하여 소화와 흡수를 돕고 간의 부담을 줄여줍니다.

운동과 휴식

- 1회 30분 이상 햇볕을 쬐며 맨발걷기를 1일 3회, 밤에는 일찍 잠자리에 들어 충분히 휴식합니다. 점심 후에도 잠시 낮잠을 잡니다.
- 전신 흡각요법 → 이 책 534~535쪽 참고.
- 반신욕 → 이 책 498쪽 참고.
- 커피관장 → 이 책 523~525쪽 참고. 유기농 커피를 사용합니다. 또는 레몬즙관장. 복수가 너무 차 있거나 중증이면 하지 않습니다.
- 간 청소 → 이 책 520~522쪽 참고.

마음과 스트레스 관리

- 화해의 언덕 오르기 → 이 책 515쪽 참고.
- 몸 돌보기 → 이 책 518~519쪽 참고.
- 생기호흡 → 이 책 504~505쪽 참고.
  깊고 고요한 생기호흡을 하면서 이미 완치되어 건강하게 활동하는 본인의 모습을 마음의 눈으로 상상하기를 자주 실천합니다.
- 감사의 마음 회복하기 → 이 책 517쪽 참고.
- 손뼉 치며 웃기, 만세 부르기 → 이 책 507쪽 참고.

3 지방간의 자연치유를 위한 최선의 방법

요즘 고혈압이나 당뇨 같은 만성질환이 있는 분들 가운데 지방간이 함께 있는 환자를 흔히 볼 수 있습니다. 지방간은 단순히 간 문제가 아니라 인체 전체 문제임을 알 수 있습니다.

저는 외과의사라 수술하는 과정에서 사람의 간을 많이 관찰한 경험이 있습니다. 건강한 간은 붉은색으로 부드러운데, 지방간이 있는 환자들의 간은 회색빛으로 탱탱하게 부어 있습니다. 지방간 환자가 자기 간을 직접 본다면 아마 놀랄 겁니다. 또 간경화가 심한 간은 수세미처럼 거칠게 굳어 있습니다.

단순히 간이 나빠서 간의 모습이 이렇게 된 것이 아닙니다. 지방간도 단순히 간에만 기름이 낀 것이 아닙니다. 그동안 저에게 온 모든 환자에게 저는 간 청소를 가르쳐드리는데요, 간 청소를 해보면 거의 모든 환자의 간 내에 뻘죽 같은 담석이나 부패한 담즙 찌꺼기, 여러 가지 노폐물이 잠재해 있다가 배출되는 것을 확인할 수 있습니다. 간은 우리 몸의 해독기관입니다.

정수기나 에어컨 필터를 청소해본 경험이 대부분 한두 번은 있을 겁니다. 오랜만에 필터를 청소하려고 보면 그 안에 찌꺼기와 먼지가 가득하지요. 간은 우리 인체의 필터에 해당합니다. 그런데도 많은 사람이 평생 동안 필터 청소를 한 번도 안 하기 때문에 노폐물이 많이 쌓여 있습니다. 지방간은 단순히 기름기만 끼어 있는 게 아닌 겁니다. 근본 원인은 혈액의 노폐물들이 간이라는 필터를 통해 걸러지면서 간에 축적되었고, 거기에 부패한 담즙 찌꺼기까지 가세해서 지방간이 되었음을 알아야 합니다. 그러니까 지방간은 단순히 그것 자체가 병이 아니라 혈액 전체가 오염되어 있음을 알려주는 신호입니다. 혈액 전체를 정화하고 지유할 때 간 독성도 같이 치유되어 지방간이 따라서 좋아집니다.

1단계로 처음 1~2주 동안은 생채식법으로 식사합니다. 생채식이란 불로 조리하지 않은 음식을 먹는 것입니다. 아침 식사는 섬유소즙(생채소즙)과 오일(코코넛오일, 기)과 과일, 양배추김칫국 정도를 먹습니다. 점심, 저녁은 생곡식가루나 볶은 곡식, 생채소, 생해초류를 주로 하는 식사이며 된장, 청국장, 두부 등 콩 종류의 단백질을 곁들일 수 있습니다. 이처럼 조리하지 않은 생채식이 간 내 독성을 해독시켜 지방간 치유에 큰 도움을 줍니다.

그다음 2단계에서는 약 2주 동안 절식합니다. 생채소즙이나 섬유소 분말, 뜨거운 감잎차, 과일주스, 양배추김칫국 등만 먹으며 다른 음식을 먹지 않는 절식을 합니다. 우리 몸은 칼로리가 필요한데, 밥이 안 들어오면 어떻게 될까요? 혈액이나 간에 가득 끼어 있는 독성이나 노폐물을 불태워 칼로리로 이용하게 됩니다. 쓰레기를 재활용하는 것처럼 몸속 자정작용이 일어납니다. 이러한 생리작용을 오토파지(자가포식)라고 합니다.

이렇게 1단계 생채식과 2단계 절식을 하고 나서 간 기능 검사를 하면, 단순히 지방간의 경우라면 예외 없이 간기능 검사 수치가 정상이 되어 있습니다.

지방간 환자들의 모발이나 혈액을 검사하면 수은이나 납, 알루미늄, 바륨 같은 중금속에 오염되어 있는 경우가 아주 많습니다. 상대적으로 필수영양소는 모두 부족합니다. 몸이 비만인데 필수영양소는 부족한 사람이 많습니다. 그러므로 지방간을 치유하려면, 몸을 해치는 독성이나 노폐물은 제거하고 몸을 살리는 필수영양소와 산소와 체온을 보태면 됩니다. 이렇게 깨끗한 피가 잘 돌아갈 때 지방간은 깨끗하게 낫습니다.

자동차 카뷰레터에서 까만 연기가 뿜어져 나올 때는 연료만 부어봤자 소용이 없습니다. 까만 연기는 엔진이 고장 났다고 알려주는 신호이기에 연료보다는 먼저 엔진을 깨끗하게 해야 합니다. 우리 몸도 먼저 피의 독성을 깨끗하게 해독하고 그다음 필수영양소를 보태주어야 합니다. 그것이 지방간 치유의 순서입니다.

나아가 과로나 스트레스, 과식—특히 동물성 음식이나 화학물질에 오염된 음식의 과식— 같은 잘못된 생활방식을 고쳐야 합니다. 특히 음식 습관으로, 곡채식 위주의 소식이 중요합니다. 지방간이 있는 분들은 대체로 고혈압이나 당뇨, 고지혈증, 비만 같은 대사장애와 밀접한 관계가 있습니다. 이 병 따로 저 병 따로가 아니라는 말입니다. 지방간만 약물로 치료한다고 낫지 않습니다. 부패한 물에는 파리 애벌레만 있는 게 아니고 모기 애벌레나 여러 종류의 벌레와 세균도 삽니다. 그러니 파리약만 뿌린다고 해결되진 않습니다. 부패한 물을 청소하고 맑은 물이 흐르게 해야 합니다. 그러면 모든 벌레와 세균이 다 사라지듯 오염된 피를 맑은 피로 바꾸면 지방간뿐만 아니라 고혈압, 당뇨나 비만 등도 함께 사라져버립니다.

내 삶의 방식과 습관, 생활 환경을 바꾸는 것, 곧 의식주를 자연의 질서로 돌아가게 할 때 지방간은 쉽게 낫습니다.

지방간 치유에 좋은 자가실천법

음식과 식사

1단계: 1~2주, 생채식

아침은 섬유소즙(생채소즙)과 오일(코코넛오일, 기)과 과일, 양배추김칫국

점심과 저녁: 생곡식가루나 볶은 곡식, 생채소, 생해초류, 된장, 청국장, 두부, 콩 종류의 단백질

2단계: 약 2주, 절식

생채소즙이나 섬유소 분말, 커피색의 따뜻한 숭늉(거무스름하게 볶은 현미잡곡누룽지물), 과일주스, 양배추김칫국만 먹는 절식

3단계: 모발검사 결과에 따른 체내 중금속 제거와 필수영양소 섭취, 현미잡곡밥 위주의 자연식물식

* 식사하면서 음식을 100번 이상 씹어서 드십시오.

* 물은 식사 전후 1시간 동안에는 마시지 않습니다. 음식과 물이 위장관에서 섞이지 않게 하면 소화액, 담즙, 췌장액이 희석되지 않은 채 음식에 작용하여 소화와 흡수를 돕고 간 부담을 줄여줍니다.

운동과 휴식

- 낮에 틈나는 대로 햇볕을 쬐며 맨발로 땅을 밟으며 걷고, 밤에는 일찍 잠자리에 들어 충분히 휴식합니다. 점심 후에도 잠시 낮잠을 잡니다.
- 전신 흡각요법 → 이 책 534~535쪽 참고.

- 반신욕 → 이 책 498쪽 참고.

- 커피관장 → 이 책 523~525쪽 참고. 유기농 커피를 사용합니다. 또는 레몬즙관장. 복수가 너무 차 있거나 중증이면 하지 않습니다.

- 간 청소 → 이 책 520~522쪽 참고. 매월 1회, 6회 간 청소를 실행하고 그 후 6개월마다 간 청소 (평생 습관)

마음과 스트레스 관리

- 화해의 언덕 오르기 → 이 책 515쪽 참고.

- 몸 돌보기 → 이 책 518~519쪽 참고.

- 신념요법 → 이 책 513~514쪽 참고.

- 긴장이완과 상상법 → 이 책 509~510쪽 참고.

소변검사에서 혈뇨, 단백뇨가 지속적으로 검출되는 신증후군, 만성사구체신염, 재발성 신우신염, 신부전 등의 병증이 있는 분이 아주 많습니다. 신부전으로 신장 투석 중이거나 칼륨 섭취를 제한해야 하는 환자분을 제외하면, 여러 만성신장질환을 치유하는 데 가장 효과적인 방법은 엽록소와 섬유소가 많이 들어 있는 통곡물과 생채소, 과일 위주의 생채식요법입니다. 더불어 중요한 것은 운동과 마음을 조절하는 요법입니다. 이 세 가지의 바른 생활 습관을 꾸준히 유지하면 신장질환은 점진적으로 자연치유될 수 있습니다.

만성신장질환이 좋아진 공무원

십여 년 전, 한 철도청 공무원이 우리 병원에 왔는데 얼굴이 거무스름하고 부종도 약간 있었습니다. 소변검사에서 계속 단백뇨와 혈뇨가 검출되고, 신장 기능 검사에서 혈액요소질소(BUN, Blood Urea Nitrogen)와 크레아티닌(Cr, Creatinine) 수치가 높았습니다.

요소는 간에서 단백이 분해될 때 생기는 노폐물인데, 신장을 통해 소변으로 배출됩니다. 따라서 혈액 내 요소질소 농도로 신장이 잘 기능하는지 알 수 있습니다. 크레아티닌은 근육에서 생산되는 노폐물로 역시 신장에서 제거됩니다. 이 환자는 만성사구체신염, 신증후군 진단을 받고 10여 년 동안 어느 대학병원에서 약물치료를 받았는데, 전혀 개선되지 않았다고 했습니다.

1단계로 생채식요법을 시작했습니다. 더불어 가끔 야간근무를 하느라 잠자는 시간이 뒤바뀌었던 것을 낮 근무만 하도록 바꾸었습니다. 낮에 햇볕을 쬐며 맨발로 걷고 밤에 충분히 잠을 잤습니다. 마음으로는 병이 이미 다 나았다고 강하게 믿게 했습니다. 그 후 1년도 채 지나지 않았을 때 대학병원에 가서 검사했는데 혈뇨, 단백뇨도 전혀 검출되지 않았고, BUN, Cr 수치가 정상이었습니다. 저 역시 '아, 이런 분도 치유될 수 있구나' 조금 놀랐습니다.

신장질환은 왜 생길까?

엽록소와 섬유소가 많이 들어 있는 생채식 위주의 식사법, 햇볕 쬐며 맨발걷기 운동, 마음 관리를 통해 혈뇨나 단백뇨가 깨끗하게 사라져버린 것을 아주 많이 봤습니다.

혈뇨와 단백뇨는 단순히 신장에만 국한된 병증이 아닙니다. 장누수증후군과 피의 오염이, 이차적으로 면역세포(특히 T세포나 NK세포)로 하여금 자신의 건강한 세포를 공격하게 하는 자가면역질환이라는 연구 결과가 있습니다. 외부에서 들어온 세균이나 암세포 같은 이상세포를 공격해야 하는 면역세포가 건강한 세포를 공격하는 것이 자가면역질환인데, 신장질환이나 갑상선질환은 상당수가 자가면역질환과 관계가 있습니다.

그럼 어떻게 해야 할까요? 면역세포가 다시 정신을 차려서 건강한 세포를 공격하지 못하게 해야 합니다. 그러려면 손상되고 변질된 유전자가 정상으로 복구되어야 하는데 유전자를 정상으로 만드는 가장 좋은 방법의 하나가 생채식입니다. 생채식은 유전자 기능이 정상적으로 발현되도록 도우며 유전자 손상과 변질을 회복한다는 많은 과학적인 증거가 있습니다. 휴식을 잘 취하고, 낮에 햇볕을 쬐며 맨발걷기 같은 운동을 하고, 병이 다 나았다고 믿는 신념요법을 꼭 함께 실천합니다.

이런 방법으로 신증후군, 만성사구체신염, 재발성신우신염, 방광염 환자들이 재발하지 않고 완치되는 것을 보았습니다. 이렇게 낫는 이유는 그런 신장질환들이 신장에만 국한된 병이 아니라 전신의 피가 오염되어 신장의 염증으로 나타난 것이기 때문입니다.

따라서 신장질환을 낫게 하려면 그 근본 원인을 해결해야 합니다. 원인은 핏속 노폐물입니다. 그렇게 된 배경에는 장내 미생물 환경이 나빠져서 장에 염증이 생기고, 장누수증후군으로 발전하여 장내 염증 물질이나 노폐물이 핏속으로 유입, 혈액 내에 독소를 만든 것입니다.

치유는 어떻게 해야 할까요? 우선 장내 환경을 깨끗하게 회복해야 합니다. 그다음 혈액 내 노폐물을 없애야 하는데, 가장 좋은 방법이 생채식요법입니다.

문제는 신부전입니다. 가끔 신장 투석을 해야 하거나 신장이식 수술밖에 다른 길이 없다는 분들이 찾아오십니다. 다른 길이 없다면 신장 투석이나 신장이식 수술을 받아야겠지요. 하지만 혹시 칼륨 섭취 제한을 받지 않아도 되는 환자라면, 생채식요법과 맨발걷기 운동, 마음의 치유를 권하겠습니다.

신장 투석을 해야 하는 74세 환자

2011년 당시 73세였던 남성 환자가 우리 병원을 찾아왔는데요, 당뇨를 오랫동안 앓았고 뇌경색과 심근경색도 있었고 눈 망막 장애와 신경병이 있었습니다. 문제는 신장 투석을 해야 할 정도로 신장 기능이 손상되어 있었습니다. 이분은 병이 나을 수 있다는 희망으로 온 것이 아니라 자식들이 권유해서 왔습니다. 자신이 곧 죽는다는 생각에 유언도 해놓고, 자녀들에게 재산도 이미 분배한 상태였습니다.

이런 어려운 환자에게 가장 중요한 것은 먼저 마음으로 병을 이기는 것입니다. 육체의 병을 고치려고 애쓰는 것이 아니라 마음 가운데 이미 병이 다 나았다는 믿음을 갖는 것입니다.

많은 난치병 환자가 '나는 고치기 어려운 병에 걸렸'고 마음으로 믿으면서 육체의 병을 고치는 목표를 향해서 여러 가지 약을 먹고 이런저런 실천을 합니다. 그러나 무작정 병을 고치려고 애쓰는 것이 아니라 이미 병이 나았다고 믿는 믿음이 선행되어야 합니다. 완치되어 건강해졌다고 마음으로 믿으며 자신의 행복한 목표를 향해 나아가는 것, 이러한 신념과 태도가 치유의 길로 인도해줍니다.

'나는 잘 낫지 않는 어려운 병에 걸려 있다. 앞으로 병이 낫도록 노력해야겠다'고 생각하는 사람과, 의도적으로 '나는 병이 다 나아버렸다. 다 나았으니 행복한 삶의 목표를 정해서 나아가야겠다'고 믿고 있는 사람. 이 둘 중 어느 쪽이 더 치유 효과가 있겠습니까? 병이 다 나았다고 믿는 분들에게서 훨씬 더 좋은 치유 효과가 있음을 오랫동안 많이 보았습니다.

이 환자는 잘 걷지 못했고 눈도 잘 보이지 않았습니다. 이런 분이 용기를 내서 8박 9일간의 아바타프로그램에 참가했습니다. 이 프로그램은 현실에서 이루려 하는 것, 즉 병이 다 나아서 완전해졌다거나 수입은 얼마이라거나 어떤 좋은 집에서 살고 싶다거나 어떤 농장을 운영하고 싶다거나 또는 타인에게 봉사하고 싶다는 등의 삶의 행복한 목표를 정해서 그 목표가 이미 이루어졌다고 믿게 하는 기술입니다.

이분은 '나는 이미 다 나아서 완전하다'는 믿음을 가지게 되었습니다. 그리고 '한 달 수입은 얼마다'를 마음으로 믿고 입으로 선언하는 훈련도 했다고 합니다.

저는 우리 병원을 찾는 모든 환자에게 자신이 이루고자 하는 목표를 카드에 써서 거울, 핸드폰, 침대, 책상, 컴퓨터, 자동차 운전대 등 눈에 띄는 곳에 붙여놓고 그걸 보며 계속 선언하게 합니다. 이분은 "나는 다 나아서 완전하다. 내 한 달 수입은 얼마이다"라는 글귀를 여기저기 붙여놓고 계속 입으로 선언하는 연습을 했습니다. 이런 방법이 우습게 보일지 모르지만 극적인 효과가 있습니다.

이분이 이런 방법을 실천한 지 만 11년이 되었는데, 84세임에도 건강하게 지내고 있습니다. 제가 MBN 〈엄지의 제왕〉에서 생채식요법을 강의할 때 이분이 출연했습니다. "나는 지금 농사 백 마지기를 성공적으로 짓고 있다. 당뇨나 신장 문제도 다 해결이 됐다"고 말했습니다. 이분을 검사해보면, 당뇨는 좋아졌지만, 혈액요소질소와 크레아티닌 수치는 정상으로 돌아가지 않았습니다. 그러나 활동하는 데는 아무 지장이 없었습니다. 그분은 이제 농사가 힘에 부쳐 서해안에서 태양광 발전사업을 하고 있는데 1년에 2억 4,000만 원의 수입을 얻고 있다고 합니다. 놀랍지 않습니까? 치유받기 전엔 죽음을 생각하며 유언까지 하신 분인데 말입니다.

이런 환자는 제 의술로 치료된 것이 아니라 그 사람의 믿음 가운데 면역력을 강화하고 유전자를 회복시키는 놀라운 힘이 잠재되어 있다는 것을 알 수 있습니다. 이에 관한 과학적인 연구가 많이 이루어지고 있는데, 후성유전학의 신념요법이나 양자의학 등에서 그런 증거를 찾아볼 수 있습니다. 낫기 어렵다는 난치병 환자일수록 이미 병이 다 나았다고 믿고 행복한 목표를 꿈꾸시길 권합니다.

저녁에 잠이 들기 전, 전원주택에서 살고 싶은 꿈이 이미 이루어졌음을 영상으로 그리며 잠이 드는 연습을 계속할 수 있습니다. 아침에 일어나서는 "나는 다 나아서 완전하다"고 선언합니다. 기도할 때도 '무엇이든지 기도하고 구하는 것은 받은 줄로 믿으라. 그리하면 너희에게 그대로 되리라'고 믿으며 기도합니다. 아직 안 받았으니 앞으로 받게 해달라고 애걸복걸하며 비는 것이 아니라 내가 이루고자 하는 것을 이미 다 이루어서 받았다는 믿음으로 기도할 때 현실로 이루어진다는 것입니다. 어떤 어려운 환자라도 이 믿음 요법을 잘 활용하여 꼭 완전한 치유를 얻게 되기를 바랍니다.

음식과 식사

1단계: 약 10일, 절식 → 이 책 485~491쪽 참고.

생채소즙이나 섬유소즙, 볶은 현미물, 과일주스

2단계: 장기간의 생채식이 필요합니다.

아침은 섬유소즙(생채소즙)과 오일(코코넛오일, 기)과 과일, 양배추김칫국

점심과 저녁: 생곡식가루나 볶은 곡식, 생채소, 생해초류, 생채식이 힘들 때는 현미잡곡밥과 자연식물식

운동과 휴식

- 낮에 1~2시간 이상 햇볕을 쬐며 맨발로 땅을 밟고 걷기, 밤에는 일찍 잠자리에 들어 충분히 휴식하기. 점심 후에 잠시 낮잠을 자기.
- 풍욕(나체요법) → 이 책 529~530쪽 참고.
- 냉온욕 → 이 책 498~499쪽 참고.
- 전신 흡각요법 → 이 책 534~535쪽 참고. 만성신장질환 환자에게 특별히 효과가 있습니다.

마음과 스트레스 관리

- 화해의 인덕 오르기 → 이 책 515쪽 참고.
- 몸 돌보기 → 이 책 518~519쪽 참고.
- 신념요법 → 이 책 513~514쪽 참고.
- 긴장이완과 상상법 → 이 책 509~510쪽 참고.

| 자가면역질환
이란 무엇일까? | 자가면역질환이란 면역을 담당하는 면역세포 중 면역 전체를 총괄하는 T세포가 외부에서 들어오는 세균이나 암세포 같은 이상 세포를 공격해야 되는데 반대로 내 몸의 정상 세포를 적으로 오인해 공격하는 병증을 말합니다. T세포는 흉선(thymus)에서 생 |

성되기 때문에 그 첫 글자를 따서 T세포라고 합니다. 림프구의 약 4분의 3이 T세포입니다.

류머티스관절염은 대표적인 자가면역질환인데, 예전에는 왜 생기는지 잘 몰랐습니다. 류머티스관절염 환자의 관절을 자세히 관찰해보았더니 T세포가 많이 모여 있었습니다. 거기에 특별한 세균이 있는 것도 아니고 암이 있는 것도 아닌데 말이죠. T세포 역시 근래에 그 역할이 밝혀진 세포입니다. 제가 의과대학을 다닐 때는 이 세포를 구형 소세포(Small round cell)라고 했습니다. 그 후 구형 소세포가 T세포이고 면역 담당 세포임을 알게 되었습니다. 그런데 왜 이 T세포가 관절에 달라붙어 있을까요? 연구 결과 그 T세포가 정상적인 관절을 계속 공격하고 있는 겁니다.

T세포가 머리카락 모근을 공격하면 탈모가 되고, T세포가 망막을 공격하면 망막증이

나 황반변성이 올 수 있고, 눈물샘을 공격하면 안구건조증, 침샘을 공격하면 구강건조증, 갑상선을 공격하면 갑상선기능장애, 폐를 공격하면 폐섬유화, 피부를 공격하면 강피증이나 다발성피부근염, 관절을 공격하면 류머티스관절염, 전신을 공격하면 루푸스나 베체트병 같은 자가면역질환을 발병시킬 수 있습니다.

이처럼 수많은 자가면역질환이 있는데, 이 모든 질환은 사실 한 가지 병입니다. 그 면역세포가 어느 부위, 어느 기관을 공격하느냐에 따라서 병명만 다를 뿐입니다. 따라서 치료도 같습니다.

현대 서양의학에서는 자기 몸을 공격하는 면역세포의 힘을 빼려고 면역억제제를 쓰고 있는데 그 약은 일시적으로 증상을 완화하지만 근본적인 치유가 되지 않는 한계가 있습니다.

자가면역질환은 왜 생길까?

자가면역질환이 온 것은 그동안 내 생활이 창자나 피를 오염시키는 것과 같은 곧 내가 내 몸을 공격하는 생활 습관이나 방식이 있었기 때문입니다. 너무 자극적인 음식, 설탕이나 기름기가 많은 음식, 스트레스, 과로 등으로 장내 환경이 악화되어 장누수증후군이 생기면 창자 내 면역세포가 변질되어 나를 보호해야 할 면역세포가 반대로 나를 공격하게 되는 것입니다.

더 생각해보아야 할 주제는 내 마음의 갈등입니다. 내 마음이 나 자신을 공격하지는 않는지 살펴보아야 합니다. 갈등은 크게 두 가지입니다. 나와 다른 사람과의 갈등, 그리고 나와 나 자신과의 갈등입니다. 용서하지 못하고 공격하는 마음이죠.

이처럼 육체와 마음을 공격하는 생활 습관과 삶의 방식이 내 면역세포에 혼란을 일으켜 내가 나를 공격하니까 내 세포의 유전자 역시 '우리 주인이 공격하는 쪽을 택했으니 우리도 공격하자', 즉 외부에서 들어온 세균보다 자기 자신을 공격하기로 결정한 것입니다. 이러한 원리는 '정신신경면역학(Psycho Neuro Immunology)'에서 많이 밝혀냈습니다.

이처럼 잘못된 생활방식, 갈등과 스트레스 같은 부정적인 생각 때문에 우리 면역체계가 손상을 입고 변질되어 내 몸을 내가 공격하는 것입니다.

자가면역질환 치유법

그럼 자가면역질환 치유는 어떻게 하면 될까요? 질환의 원인을 반대로 뒤집어서 하면 되지요. 우선 창자와 피를 깨끗하게 해야 합니다. 늘 말씀드린 대로 생채식과 절식요법 등을 하면 우리 장내에 과다 증식되어 있는 세균이 약화되고 장누수증후군이 개선됩니다. 따라서 피가 맑아지고 면역세포도 정상화합니다.

오사카대학의 고다 미쓰오 교수가 쓴 『자가면역질환에 도전하다』에는 다발성피부근염, 강피증, 전신경화증, 류머티스관절염, 루푸스, 베체트병 등과 같은 자가면역질환이 완치된 사례들이 많이 소개되어 있습니다. 이 의사의 자연치유법은 주로 생채식과 절식 같은 방법입니다. 제가 따라서 해봤는데 탁월한 효과가 있습니다.

30대 중반 류머티스관절염 여성 환자

7~8년 전입니다. 30대 중반의 젊은 여성이 류머티스관절염으로 10년 동안 유명한 대학병원 류머티스클리닉에서 약물 치료를 받아 왔습니다. 하지만 병은 호전되지 않고 점점 더 심해졌습니다. 이 환자는 팔이 구부러져 잘 펴지지 않았고, 무릎관절은 완전히 굳어 잘 걷지도 못하는 상태였습니다.

이 환자에게는 몸의 치유 방법으로 생채식과 절식을 하게 하고, 특히 마음의 치유에 집중했습니다. 이 젊은 여성은 공무원이었는데, 약혼한 후 남성이 배신하고 떠나버려 분노와 배신감으로 마음이 너무나 고통스러웠습니다. 마음속으로 상대를 비난하며 공격했고, 그런 꼴을 당한 자신을 사랑하지 못하고 비하하며 공격하는 마음을 가지고 있었습니다. 저는 이러한 마음의 환경이 류머티스관절염을 만들어냈음을 알 수 있었습니다.

자가면역질환을 완치하려면 마음속에 용서와 사랑이 일어나야 합니다. 용서와 사랑하는 마음을 회복하는 여러 가지 방법이 있지만, 저는 아봐타프로그램 중 '화해의 언덕 오르기'를 하도록 권했습니다.

화해의 언덕 오르기를 날마다 정기적으로 하게 했습니다. 방이나 거실에서 해도 상관없고 밖에 나가 거닐면서 해도 좋습니다. 이전에도 상술했지만, 먼저 목표지점을 정합니다. 목표지점을 향해 걸어가면서 자기 마음속에 있는 분노와 두려움에 근거를 둔 생각들을 혼잣말로 해봅니다. 그렇게 하다 보면 결국에는 그런 생각들이 더 이상 떠오르지 않는 때가 옵니다. 이제 목표지점에 다 온 겁니다. 그러니까 목표지점은 물리적인 지점이기도 하지만 마음속에 설정된 좌표인 셈입니다. 이제 목표지점에 도착해서는 삶의 찰나적인 순간들을 되돌아보거나 과거 현재 미래와 그 틀마저 넘어선 영원이라는 개념을 생각해봅니다. 이렇게 하면 의식이 크게 확장되는 효과가 있습니다. 그다음 돌아오면서는 다른 대상들에게 행복하게 잘 지내라고 축복합니다. 마음에 떠오르는 사람 모두를 축복하는 것입니다. 먼저 분노와 두려움을 속삭일 때와는 아주 다른 마음이죠. 온전히 다른 사람을 용서하고 사랑하는 마음으로 바뀌는 것입니다. 마지막에는 과거의 모든 사건이나 생각이나 기억을 다 내려놓고 지금 눈앞에 보이는 경치나 소리나 세상 만물을 다 곱고 감사하고 사랑하는 마음으로 바라봅니다.

이 연습은 기적적인 효과가 있습니다. 지도 이 연습을 1,000번 이상 해봤습니다. 우리가 살면서 늘 분노나 두려움이나 근심 걱정이 일어나죠. 그럴 때마다 이 연습을 하면 아주 극적인 전환이 일어납니다. 이 류머티스관절염 환자분은 하루에도 수십 번씩 이 연습을 반복했습니다.

가장 결정적인 것은 '자기기만의 신호'를 알아채는 것입니다. 자기가 자기에게 속고 있음을 알아야 한다는 이야기입니다. 갈등이나 분노가 일어나는 이유는 대부분 '나는 옳은데 상대가 옳지 못하다'는 생각과 판단에서 일어납니다. 그 여성 환자도 '나를 배신하고 떠난 그 남성이 잘못했고 나는 잘못이 없다. 나는 선하고 상대는 악하다'고 판단했습니다. 겉모습만 보면 그 환자의 말이 맞습니다. 약혼한 사이인데 배신하고 떠난 남자가 잘못했지 그 여성이 잘못한 것은 없지 않습니까?

그런데 우리가 '자기기만의 신호'를 알아채는 연습을 하다 보면, 상대에게 잘못이 있는 게 아니라 내 마음속에 공격하고 배신하는 마음이 있음을 깨닫게 됩니다. 더 연습하면 '아, 상대가 배신하고 떠난 것은 그에게 잘못이 있는 게 아니라, 내 마음이 악하고 잘못됐구나'라는 자기 모습을 보게 됩니다. 그렇게 함으로써 정말 상대를 용서하고 다시 사랑하는 마음으로 바뀔 수 있습니다.

류머티스관절염으로 고통받던 이 여성 환자는 이와 같이 마음을 용서와 사랑으로 바꾸고, 육체를 공격하는 음식 대신 육체를 사랑하는 통곡식, 채소와 과일의 생채식을 통해 깨끗하게 좋아졌습니다. 완전히 회복한 그 환자는 다시 공직에 복직했습니다.

다발성 자가면역질환으로 누워 있던 50대 환자

50대 여성으로 다발성 자가면역질환이 너무 심한 환자가 저를 찾아왔습니다. 한 10년 정도 대학병원 자가면역질환 클리닉에서 치료받았는데, 통증이 너무 심해 걷거나 앉지 못하고 누워 있어야 했습니다. 이분도 앞에서와 같은 방법으로 치료했습니다. 이분은 남편에 대한 분노가 많았습니다. 남편과 별거 중이었는데, 그를 용서하지 못했습니다. 그러나 아봐타프로그램의 '자기기만의 신호'를 통해 '남편이 잘못된 게 아니라 내가 나를 바로잡지 못했구나'라고 깨달으면서 남편을 용서하고 다시 사랑할 수 있게 됐습니다. 마음의 치유와 동시에 몸의 치유를 위해 생채식을 하면서 장누수증후군을 해결하고 면역력을 높이자 큰 변화가 일어났습니다. 그 부인이 완전히 나아 걷는 모습을 보면서 정말 감격스러웠습니다.

루푸스 환자와 베체트병 환자	이 환자는 30세가량 된 루푸스 환자로 열 살이 채 되지 않은 어린 나이에 부모님이 세상을 떠났습니다. 손위 언니가 돌보아주었지만 어려서부터 마음 중심에 '인생은 슬프다'는 생각이 가득 차 있었고 아무 재미가 없었습니다. 서른 살의 꽃 같은 나이인데도 얼

굴에는 마치 새장에 갇힌 새처럼 기쁨의 표정이 조금도 없었습니다.

이처럼 '아, 나라는 사람은 본래 슬픔을 타고났다'며 자기 자신을 스스로 계속 공격하며 비하하고 있었습니다. 이런 마음이 자기 면역세포로 하여금 자기 자신을 공격하게 한 것입니다. 이분도 생채식과 '화해의 언덕 오르기' 등의 연습을 통해 완전히 좋아졌습니다.

베체트병에 걸린 여대생도 여기저기 궤양이 많아 어느 대학병원 베체트 클리닉에서 치료받다가 저에게 찾아왔습니다. 이 학생은 작가가 될 꿈을 가지고 있었는데, 자신의 베체트병이 완치되자 진로를 바꾸었습니다. 자신은 평생 자기 병이 낫지 못할 줄 알았다면서 이런 방법을 환자들에게도 꼭 알려주고 싶다고 했습니다. 그는 간호사가 되겠다며 다시 간호대학에 진학했습니다.

이런 치유 사례는 수없이 많습니다. 자기 육체를 사랑하고, 자기가 가진 질병에 대해 슬퍼하거나 두려워하지 말고, 그 병을 적대시하지 말고, 자기 육체를 사랑해야 합니다. 좋은 음식을 먹으며 잘 쉬고 자기 자신을 사랑하고 타인을 용서하며 사랑하는 쪽으로 바꿔야 합니다. 그럴 때 나를 공격하는 T세포 유전자도 바뀝니다. 내 마음과 행동이 용서와 사랑으로 바뀌면, '주인이 이제 사랑을 선택했구나'라며 다시 내 육체를 공격하는 일 없이 사랑하는 쪽으로 바뀌어 자가면역질환의 원인이 깨끗이 해결됩니다.

류머티스관절염 쉽게 낫는다

류머티스관절염을 비롯한 강피증, 다발성피부근염, 루푸스, 베체트병 등은 모두 자가면역질환입니다. '면역'이란 '역병을 모면한다'는 뜻으로, 외부로부터 바이러스나 세균, 독성물질 등이 몸속으로 침입해 들어오면 그것을 즉시 알아차리고 방어하는 생체의 자기보호 기능입니다. 외부에서 이물질이나 세균 같은 항원이 들어오면 이를 억제하기 위해 항체를 만드는데, 다음에 똑같은 항원이 들어오면 즉시 항원항체반응을 통해 처리하는 작용이 면역입니다.

우리 몸에 생기는 여러 세균성 질환은 이러한 면역 작용으로 쉽게 낫습니다. 그런데 어떤 원인에 의해 이런 정상적인 항원항체작용이 흐트러지면, 외부에서 들어온 침입자가 아닌 자기 자신의 조직이나 세포, 단백질을 외부 침입자로 오인합니다. 이때 항원항체반응을 일으켜 염증성 질환을 만드는데, 이것을 자가면역질환이라고 합니다.

자가면역질환을 해결하는 방법으로, 이런 잘못된 면역 기능을 억제하기 위해 부신피질호르몬이나 소염진통제 같은 약을 쓰는데 잘 낫지 않습니다. 오늘날 자가면역질환으로 고통받는 사람들이 아주 많습니다.

▶ 17세 류머티스관절염 환자

류머티스관절염을 극복할 수 있는 최선의 방법은 무엇일까요? 10여 년 전, 17세의 한 여고생이 엄마 등에 업혀 저에게 왔습니다. 심한 류머티스관절염으로 무릎과 발목 등이 부어 잘 걷지 못했고, 유아 때부터 아토피도 있었습니다. 우리 클리닉에 오기 5년 전인 12살 무렵부터 류머티스관절염 때문에 대학병원 류머티스 클리닉에서 진통소염제나 스테로이드를 처방받아 쓰고 있었습니다. 그러나 전혀 개선되지 않고 계속 악화되자 자연치유를 받고 싶다며 찾아왔습니다.

저는 이 학생에게 생채식요법을 하게 했습니다. 우선 부신피질호르몬이나 진통소염제 등의 약은 그대로 먹으면서 약 2~4주 정도 생채식을 하게 했습니다. 생채식이란 생곡식가루와 생채소, 해조류, 녹즙 등을 주식으로 하는 요법입니다. 이와 함께 커피관장 또는 레몬즙관장을 하고, 피부호흡을 하게 했습니다. 약 4주 정도 이 방법들을 계속했는데, 4주 만에 스테로이드와 진통제를 전부 끊는 등 많이 좋아졌습니다.

그 후 약 2주 동안 절식요법(Fasting Detox)을 했습니다. 생채소, 과일주스와 따뜻한 숭늉(검게 태운 현미잡곡숭늉)만 먹는 절식 방법입니다. 그다음 3~6개월 정도 생채식을 했습니다. 이 여고생은 아주 좋아졌습니다. 체육 시간에 마음껏 달리고 아토피도 사라졌습니다. 물론 맨발걷기와 마음의 치유도 함께 했습니다.

▶ **스테로이드와 약물은 갑자기 끊으면 안 된다**

어떤 단체의 CEO가 류머티스관절염이 너무 심해 저에게 왔습니다. 저는 앞의 여고생 환자에게 했듯이 생채식과 섬유소 절식을 하게 했습니다. 그러나 이분은 좋아지지 않고 점점 더 심해졌습니다. 저를 찾아온 다른 여성 환자에게도 같은 방법대로 하게 했는데도 낫지 않고 더 심해졌습니다. 이 환자분들은 빨리 낫고 싶어 마음이 급했습니다. 오랫동안 써온 스테로이드를 무리하게 끊지 말라고 당부했는데도 자기 맘대로 스테로이드를 끊어 낭패를 본 것입니다.

자가면역질환으로 스테로이드나 진통소염제를 쓰는 환자들은 다른 치유법을 쓰더라도 반드시 주치의와 상의하고 주치의의 승낙을 받기 전에는 절대로 약물을 줄여서는 안 됩니다. 저 역시 그런 약물을 끊으라고 권하지 않습니다. 의사의 치료를 잘 받으면서 생채식과 신념요법, 커피관장, 레몬즙관장 등을 보조적으로 진행할 때 점진적으로 개선됩니다.

어떤 사람은 생채식과 섬유소 절식으로 좋아지는 반면, 어떤 사람들은 같은 요법을 실행했는데도 좋아지지 않고 더 힘들어하기도 합니다. 왜 이렇게 다를까요?

앞에서 말씀드린 CEO인 분은 그 조직에서 후배들에게 배신당하여 그 분노와 두려움을 이기지 못하고 있었습니다. 이처럼 류머티스관절염 환자 중에는 슬픔과 분노, 두려움과 절망이 병을 가져오게 된 경우가 흔하다는 것을 발견했습니다.

10여 년 전, 50대 남성이 류머티스관절염이 너무 심해서 찾아왔습니다. 이분은 오랫동안 약을 먹었고, 고양이탕도 몇십 마리를 먹었다고 했습니다. 스테로이드를 너무 많이 써서 얼굴이 달덩이처럼 부었고 간이 너무 나빠 더는 어떤 약물도 쓰기 어려운 절망적인 상태였습니다.

이분은 자기 형의 빚보증을 섰는데 형이 부도나자 자신이 가진 논과 밭, 집을 압류당했고, 온 가족이 거리로 내몰리는 어려운 처지가 되었습니다. 그런데 형이 "미안하다. 내가 최선을 다해서 빚을 갚겠으니 함께 노력하자"며 위로하는 게 아니라 "바보같이 왜 압류를 당했냐"며 오히려 비난했다고 합니다. 이분은 형에 대한 심한 배신감과 분노를 조절할 수가 없었습니다.

저는 그 환자의 마음 가운데 있는 배신감과 분노가 사라지고 형에 대한 용서와 화목이 일어나기 전에는 절대로 이 류머티스관절염은 낫지 않는다는 것을 알 수 있었습니다. 이 환자에게도 생채식요법과 섬유소 절식, 그리고 '화해의 언덕 오르기'를 권했습니다. 류머티스관절염 환자들이 흔히 지닌 원망과 분노를 내려놓고 다른 사람에게 행복하게 잘 지내라고 축복하는 마음으로 바뀌는 것은 너무나 중요합니다. 저는 이분에게 과

거의 모든 생각과 사건을 내려놓고, 눈앞의 경치와 소리와 대상을 아름답게 여기며 감사하는 연습을 하루에 몇십 번씩 하게 했습니다. 이 환자는 약 2년 정도 생채식과 '화해의 언덕 오르기'를 계속하면서 형에 대한 배신감과 분노를 내려놓고 용서하고 화목하고 감사하게 되자 류머티스관절염이 깨끗하게 사라졌습니다. 이후 그분의 경제 상태도 좋아졌습니다.

요즘 류머티스관절염으로 고통받는 환자가 정말 많습니다. 우선 지금 치료받는 약물을 갑자기 끊으려 하지 말고 그 치료도 잘 받으십시오. 그러면서 될 수 있으면 생채식과 섬유소 절식요법으로 몸을 치료하면서 마음속 갈등과 슬픔, 분노와 두려움과 절망을 넘어 화목과 감사와 기쁨이 일어나도록 마음의 치유도 하시기 바랍니다. 햇볕을 쬐면서 맨발걷기는 필수요건입니다. 그럴 때 류머티스관절염은 기적적으로 개선될 것입니다.

루푸스는 쉽게 낫는다

루푸스(전신성홍반성낭창) 환자 수가 점점 늘어나고 있습니다. 이 질환은 우리 시대의 문명병이자 일종의 역병이기도 합니다. 루푸스 역시 류머티스관절염처럼 자가면역질환인데, 류머티스관절염처럼 잘 낫지 않는 난치병입니다.

루푸스로 저를 찾아오시는 분들 대부분은 스테로이드를 오랫동안 써서 생명력이 좀 약해져 있는 상태입니다. 하지만 여러 번 강조하지만, 스테로이드를 절대 빨리 끊으면 안 됩니다. 스테로이드 약물은 이를 처방한 주치의의 지시를 받아서 점진적으로 줄여가야 합니다.

저는 환자분들에게 생채식을 권합니다만, 처음부터 바로 생채식을 하긴 쉽지 않습니다. 우선 아침엔 생채소즙, 과일, 코코넛오일이나 기와 같은 오일을 먹고, 점심과 저녁은 생곡식가루와 코코넛오일, 기, 생채소, 해조류 등을 먼저 먹고 나서 현미밥과 나물, 된장국, 청국장 등 채식 위주의 식사를 하시라고 권합니다. 이런 식사에 적응하면 2~4주 후 현미밥을 줄이고 생채식 위주로 식사하길 권합니다. 생채식만 하는 것이 힘들면 다시 현미밥을 먹으며 탄력적으로 식사하는 게 좋습니다. 체력이 소진된 환자들은 무리하게 할 필요가 없습니다.

더불어 유기농 커피관장이나 레몬즙관장을 합니다. 커피관장 역시 비판하는 분들이 있습니다만, 치유법으로 이용된 역사가 오래되었을 뿐만 아니라 관련 연구 문헌들도 많고, 그 목적과 효과가 과학적으로 검증되었습니다. 커피관장(레몬즙관장)의 목적은 우리 체내에 있는 독성이나 노폐물, 특히 혈관 내부의 죽은 세포 등을 담도를 통해 빨리 배설시켜 피를 깨끗하게 정화하기 위함입니다.

이런 요법을 통해 스테로이드를 점진적으로 줄이고 약물을 쓰지 않아도 될 때, 약 2 주 정도 생채소즙 절식을 합니다. 그다음 생채식 위주의 식사를 오랫동안 하면서 피부 호흡을 하게 합니다. 햇볕을 쬐며 맨발걷기는 필수입니다.

자가면역질환은 자신의 조직과 세포나 단백질 등을 외부 침입자로 오해하여 공격하는 것, 즉 자기가 자기를 공격하는 병입니다. 심신의학 관점으로 보면, 자가면역질환이 있는 분들은 흔히 스스로 자기를 공격하는 마음이 있습니다. 내가 희생당했다거나, 제대로 양육받지 못했다거나, 제대로 대접받지 못했다며 자기를 비하하거나 못났다고 여기는 신념이 있는지 살펴봐야 합니다. 타인을 존중해야 하지만 자기도 존중하는 것이 중요합니다.

따라서 자기 자신과 화해하고, 타인과 화해하고, 다른 사람들이 행복하게 잘 지내도록 축복하고, 자기 자신을 축복하는 마음의 변화가 있어야 합니다. 마음속 슬픔과 분노와 두려움과 절망이 기쁨과 감사와 희망으로 바뀌어 자기를 공격하는 마음이 완전히 사라질 때, 자가면역질환을 만들어낸 배후 신념이 해결됨으로써 잘 치유될 수 있습니다.

▶ **30세 루푸스 환자**

약 30세가량 되는 어느 대학병원의 간호사가 루푸스가 너무 심해서 제게 왔습니다. 이분은 약간 비만도 있는데, 병원 간호사로 지내면서 좋은 약도 많이 썼습니다. 그런데 절망 상태였습니다. 피부 발진도 많고, 얼굴에 홍반도 있었습니다.

생채식, 커피관장 등을 초기에 했고, 그 뒤로도 장기간 생채식과 마음의 치유도 했습니다. 한 1년쯤 지났는데, 그분이 제게 와서 이렇게 말했습니다. "박사님, 내 친구들이 내 얼굴을 넋을 잃고 쳐다봅니다. 너무 깨끗하고 아름답다고." 그분은 체중도 10kg 빠졌다면서 눈물을 글썽거렸습니다.

    일본 의사 고다 미쓰오가 쓴『원조 생채식』책에는 생채식으로 루푸스와 류머티스관절염을 치유한 사례와 방법이 자세히 기록되어 있습니다. 참고 자료로 읽어보시길 권합니다.

베체트병은 쉽게 낫는다

베체트병 환자 수도 늘어나고 있습니다. 이 질환도 우리 시대 역병 중 하나입니다. 여러 대학병원에 베체트 클리닉도 있는데 오래 치료받아도 낫지 않는 환자들이 많습니다.

베체트병 환자 치유법도 류머티스관절염이나 루푸스와 같습니다. 먼저 지금 쓰는 약을 갑자기 끊지 마십시오. 그 약은 반드시 주치의의 지시를 받아 점진적으로 줄이고, 제가 안내하는 방법을 보조적으로 따라 하면 극적인 치유 효과가 있을 것입니다.

▶ 중학생 때부터 베체트병을 앓아온 여대생

21살의 여대생이 베체트병으로 찾아왔습니다. 중학생일 때부터 대학병원 베체트 클리닉을 다니며 계속 치료받았다고 했습니다. 여기저기 궤양이 생겨서 불편하고 통증이 계속되었습니다.

우선 사용하는 약을 그대로 쓰면서 생채식을 하게 했습니다. 그다음 마음의 문제를 해결하는 방법을 함께 했습니다. 이 여학생은 약 4주 동안 생채식을 하면서 약을 줄일 수 있었습니다. 그 후 약 2주 동안 섬유소즙 절식을 하고, 절식이 끝나고도 계속 생채식을 했습니다.

미국에서 열린 아봐타프로그램에도 다녀온 뒤 극적으로 좋아지자, 그 여대생은 원래 작가가 꿈이었으나 진로를 바꾸었습니다. 자신처럼 고통받는 베체트병 환자들을 돕기 위해 다니던 학교를 그만두고 간호사가 되기 위해 간호학과로 진학했습니다.

▶ 베체트병을 앓던 은행 지점장

어떤 은행 지점장이 오랫동안 베체트병으로 한 대학병원에서 치료받고 있었습니다. 이분은 패스트푸드와 밀가루 음식, 단 음식을 좋아하고 외식하길 즐겼습니다. 집에서 식사하는 경우는 거의 없었고 주로 밖에서 먹었다고 합니다. 고기나 생선 등을 맘껏 드셨을 겁니다. 이처럼 자가면역질환이 있는 분 중에는 음식 습관에 문제가 있는 경우가 많습니다.

이분도 위의 여대생 환자처럼 생채식과 섬유소즙 요법, 아봐타프로그램을 한 후 오랫동안 다니던 베체트 클리닉을 더는 가지 않아도 될 만큼 호전되었습니다. 이분은 베체트병 환자 인터넷 커뮤니티에 우리 병원을 알리고 싶어 했습니다. 그러나 저는 그분에게 병원 이야기는 빼고 자신이 낫게 된 방법만 소개해주라고 했습니다.

베체트병 환자들은 눈 합병증으로 고통을 많이 받습니다만, 너무 많이 진행된 경우가 아닌 초기 베체트병은 생채식 등의 방법으로 쉽게 치유할 수 있습니다. 중요한 것은 생활 습관과 방식, 환경을 바꾸는 것입니다. 또 마음속 슬픔과 분노와 두려움과 절망감 같은 부정적인 감정을 버리고 화해와 감사, 기쁨과 희망이 넘치도록 마음 상태를 바꾸는 것이 가장 중요합니다. 이런 방식을 실천할 때 베체트병을 확실하게 극복하고 새롭고 건강한 삶을 살 수 있을 것입니다.

강직성척추염의 자연치유

강직성척추염이란 척추에 염증이 생겨서 척추 마디가 점점 굳어지는 만성적인 척추 질환입니다. 전형적인 자가면역질환으로 류머티스관절염과 비슷하지만 낫기 어렵고 치사율도 높다고 알려져 있습니다. 하지만 불치병으로 알려진 강직성척추염을 깨끗하게 고친 사례가 있습니다.

미국의 유명한 언론인으로 「새터데이리뷰(Saturday Review)」 편집장인 노먼 커즌스(Norman Cousins)는 강직성척추염으로 몇 개월 안에 사망할 것이라는 진단을 받았습니다. 고통이 너무 심해 누워서도 옆구리를 움직이지 못할 만큼 힘들고 통증도 심했습니다. 이분은 '죽는 건 어쩔 수 없지만 기왕 죽을 바에는 이렇게 슬퍼하며 절망하다 죽을 게 아니라 그냥 웃다가 죽자'라고 생각했습니다. 그는 병실에 커다란 TV 모니터를 설치하고 희극 배우들의 코미디를 아침부터 저녁까지 보면서 웃는 연습을 계속했습니다. 식사는 채식 위주로 하면서 물을 많이 먹고 비타민C를 대용량으로 섭취하는 요법도 병행했습니다.

간호사기 그에게 TV 소리가 너무 시끄러워 다른 환자들에게 방해되니 조금 조용히 해달라고 하자 그는 병원 치료보다 TV 보며 웃는 것이 더 중요하다며 병원 근처에 있는 작은 호텔로 옮겼습니다. 간호사들이 가끔 와서 주사도 놔주고 돌보아주었는데, 그는 계속 웃으며 즐겁게 지냈습니다.

이런 과정에서 이분의 병이 깨끗이 나았습니다. 완치된 것입니다. 자신이 강직성척추염에서 완치된 경험담을 쓴 책이『질병 해부학(*Anatomy of an illness*)』, 우리나라에는『불치병은 없다』라는 제목으로 출간되었는데, 이 책 내용이 유명한 의학 잡지인「뉴 잉글랜드 저널 오브 메디신(New England Journal of Medicine)」에 연재되면서 세계의학계에 큰 파장을 일으켰습니다. 이 일로 그는 미국 UCLA의과대학 교수로 특채되었습니다. 언론인이 의과대학 교수가 된 것입니다. 그는 그 후 웃음요법과 마음의 치유로 환자들을 돌보는 일을 10년 동안 했는데, 이 경험을 담은 책이『희망의 생물학(*The Biology of Hope*)』입니다.

자가면역질환이 무엇입니까? 자신의 T세포 같은 면역세포가 어떤 이유로 변질되어 자신의 정상적인 세포를 공격하는 것입니다. 자기 소화기관을 공격하면 궤양성대장염이나 크론병이 생기고, 척추를 공격하면 강직성척추염으로 나타납니다. 척추협착증 같은 경우도 일종의 자가면역질환으로 알려져 있는데, 척추를 공격해 과도한 염증을 일으켜 척추관 협착증을 유발할 수 있습니다. T세포가 자기 자신을 공격하는 걸 멈추게 하려면 T세포의 변질을 일으켰던 유전자를 고쳐야 합니다.

오늘날 현대 의학의 치료에서는 T세포가 변질된 이유를 깊게 고려하지 않는 듯합니다. 왜 T세포가 변질되었을까요? 자신이 품은 생각이 T세포를 변질시키는 중요한 요인입니다. 대부분 자기 자신을 공격하고 비하하고 폄하하는 절망적인 생각, 분노나 두려움, 미움 같은 부정적인 생각을 할 때, 유전자가 변질되어 자신을 공격하게 된다는 사실이 밝혀졌습니다.

이분이 웃음요법으로 좋아진 이유가 무엇일까요? 웃을 때, 공격하는 마음을 품겠습니까? 항상 기분이 좋았기에 유전자가 바뀌어 변질된 T세포를 정상적으로 회복했다고 볼 수 있습니다.

미국의 언론인이자 평화운동가인 노먼 커즌스는 암 환자에게도 계속 웃는 연습을 하라고 권합니다. 암은 어떻게 생깁니까? T세포가 암을 잡아먹어야 하는데, T세포 스위치가 꺼져 있어서 생깁니다. 환자 자신이 절망하여 죽고 싶다와 같은 부정적인 생각에 사로잡히면 유전자가 변질되어 잡아먹어야 할 암세포를 잡아먹지 못해 암이 되는 것입니다. 이처럼 자가면역질환도 T세포 같은 면역세포가 변질되어 발병한 것이니 그 유전자를 고치면 해결됩니다.

저는 가벼운 강직성척추염 환자 몇 사람을 만난 일이 있습니다. 이분들에게 꼭 생채식요법을 하라고 권했습니다. 생채식을 할 때 뼈나 연골이 부드러워지고 세포를 재생하는 능력이 증강됩니다. 그리고 아봐타프로그램 등을 통해 천지 만물과 다시 화목하게 하고 자기 자신을 정말 사랑하고 귀하게 여기며 마음을 행복하게 합니다. 그리고 삶에서 지닌 모든 부담이나 자기 자신의 힘으로 문제를 해결하려는 생각을 내려놓고 더 높은 존재에게 모든 걸 믿고 맡겨 마음의 평화와 안식을 얻는 방법을 통해 강직성척추염이 좋아지는 걸 봤습니다.

모든 자가면역질환이 다 그러하듯 치유 방법은 크게 세 가지입니다. 우선 음식 습관을 담대하게 바꿉니다. 현미, 잡곡, 채식, 과일처럼 우리 장내에 가장 좋은 환경을 만들어주는 생채식으로 담대하게 바꾸는 겁니다. 운동으로 햇볕을 쬐며 맨발로 걷고, 항상 기분 좋은 몸 상태를 만들고 저녁엔 충분하게 잠을 잡니다. 그다음 가장 중요한 것은 마음입니다. 마음에 평화와 안식을 가져오도록 삶의 모든 문제를 내가 쥔 채 잘할 수 있다는 생각을 내려놓는 것입니다. 더 높은 존재, 하늘에 삶의 문제를 맡기는 쪽으로 심신을 쉬게 합니다. 이 원칙들을 지키며 생활 방식을 담대하게 변화시킬 때 강직성척추염 같은 난치병도 치유될 수 있습니다.

음식과 식사

1단계: 약 4주, 생채식과 오일 섭취

2단계: 약 2주, 절식

3단계: 장기간 생채식을 하며, 힘들면 현미밥을 먹습니다.

아침은 섬유소즙(생채소즙)과 오일(코코넛오일, 기)과 과일, 양배추김칫국

점심과 저녁: 생곡식가루나 볶은 곡식, 생채소, 생해초류, 생채식이 힘들 때는 현미잡곡밥

* 단계와 상관없이 병원에서 처방받은 약은 임의로 끊지 않습니다. 계속 먹으면서 담당 주치의의 지시에 따릅니다.

운동과 휴식

● 낮에 1~2시간 이상 햇볕을 쬐며 땅을 맨발로 밟으며 걷고, 밤에는 일찍 잠자리에 들어 충분히 휴식합니다. 점심 후에도 낮잠을 잡니다.

● 풍욕(나체요법) → 이 책 529~530쪽 참고.

● 커피관장 혹은 레몬즙관장 → 이 책 523~525쪽 참고.

● 전신좌우회전운동(온살도리) → 이 책 501~503쪽 참고.

마음과 스트레스 관리

- 화해의 언덕 오르기 → 이 책 515쪽 참고.

- 긴장이완과 상상법 → 이 책 509~510쪽 참고.

- 신념요법 → 이 책 513~514쪽 참고.

- 손뼉 치며 웃기, 만세 부르기 → 이 책 507쪽 참고.

- 감사의 마음 회복하기 → 이 책 517쪽 참고.

- 자비심 연습 → 이 책 517~518쪽 참고.

대부분의 통증은 그 원인을 고치면 쉽게 낫습니다. 오늘날 많은 분이 디스크, 척추관협착증, 원인 모를 두통, 목과 어깨결림, 허리통증, 기타 여러 가지 관절통, 통풍이나 생리통, 전신 통증 같은 통증으로 고통받고 있습니다. 이러한 통증을 아주 쉽게, 또 완전하게 치유하는 방법이 발견되었습니다.

통증은 정확하게 말하면 그것 자체가 병이 아닙니다. 우리 신체 내, 특히 심신에 실제로 병적인 문제가 있으니 그걸 해결하라고 알려주는 신호입니다. 허준의 『동의보감』에는 "통즉불통(通卽不痛)이요, 불통즉통(不通卽痛)이다"라는 말이 있습니다. 앞의 '통(通)'은 소통한다는 뜻이고 뒤의 '통(痛)'은 통증을 말하는데, "잘 통하면 통증이 없고, 막히면 (불통) 통증이 있다"는 뜻입니다. 이 말이 통증 해결에 가장 뛰어난 의학적 원리입니다.

따라서 통증을 해결하기 위해서는 다음 세 가지가 잘 통하게 해야 합니다. 첫째는 육체. 육체는 우리 피를 말합니다. 피를 잘 통하게 해야 합니다. 그다음은 기. 생명 에너지로, 생기(生氣)가 잘 소통되게 하는 것입니다. 셋째는 마음이 잘 소통되게 하는 것으로, 천지 만물과 화목한 마음 곧 모든 것에 감사하는 마음을 가지는 것입니다. 이렇게 되면 통증은 쉽게 사라집니다.

**수술이나
약물 치료 없이
통증이 나을 수
있다**

오늘날 목이나 어깨가 아파서 병원에 가면 목디스크, 허리나 엉치가 아프면 허리디스크나 척추관협착증이라고 진단받는 사람이 많습니다. 우리나라에서 디스크와 척추관협착증으로 치료받는 환자 수가 1,250만 명가량 되고 수술받는 환자도 연간 약 10만 명 정도라고 합니다. 그동안 제가 만난 디스크와 척추관협착증 환자들은 대부분 수술이나 약물치료 없이 나았습니다.

제가 권하는 요법은 우선 약 일주일 정도 생채식을 하는 것입니다. 불로 익히지 않는 채소, 과일, 통곡식 위주의 식사법으로 몸을 해독하는 방법입니다. 이렇게 하면 장내 환경이 개선되고 피가 맑아져 혈액순환이 잘됩니다. 그다음 몇 가지 심신을 이완시키는 방법과 신경근육 자극요법 등으로 치료합니다. 그 후 2단계로 절식 요법을 합니다. 생채소즙과 과일즙, 그리고 물만 먹는 방법인데, 절식을 2주 정도 하면 웬만한 통증은 거의 다 사라져버립니다.

**50대 남성
디스크 환자**

몇 년 전, 어느 교회 목사님(50대 남성)이 저에게 전화했습니다. 목사님은 다음 날 아침에 디스크 수술을 받기 위해 척추전문병원에 입원 중이었습니다. 한 친구가 문병을 왔는데, 내일 아침에 디스크 수술을 받는다는 이야기를 듣고는 수술을 잠깐 미루고 저를 좀 만나보라고 했다는 것입니다. 그 친구분은 전에 디스크 수술을 권유받았지만 수술받지 않고 저에게 와서 깨끗이 좋아진 분이었습니다. 이 환자를 검진해보니 혈액순환 장애기 심했습니다.

이 목사님은 1주간 생채식, 2주간 절식을 했는데 디스크 통증이 다 사라져버렸습니다. 그동안 허리통증이 심하고, 엉치와 다리가 당겨 잘 걷지 못해 수년 동안 이 문제로 여러 차례 병원에 입원했고 수술도 여러 번 권유받았다고 했습니다. 수술을 계속 미루다가 이번에는 도저히 안 되겠다 싶어 수술받으려 했는데, 통증이 사라지고 좋아진 것입니다.

40대 시의원과
트럭 운전사의
디스크

어느 지방자치단체 시의원이 디스크 수술을 받기로 하고 수술 날짜를 기다리는 중이었는데, 주말에 너무 아파 우선 통증이라도 어떻게 가라앉혀보려고 찾아왔습니다. 걷기 어려워 다른 사람의 부축을 받으며 왔는데 저는 이 환자에게도 생채식과 절식을 차례로 권했습니다. 그런데 그분은 너무 급했는지, 바로 절식을 했습니다. 약 2주 절식한 후로 통증이 사라지고 깨끗하게 좋아졌습니다.

십여 년 전, 트럭 운전사 한 분이 디스크가 파열되어 저를 찾아왔습니다. 병원에서는 수술 외에는 방법이 없다고 바로 수술받을 것을 권했다고 했습니다. 이분은 생채식과 절식, 흡각요법 등을 실행했습니다. 그 후 수술받을 필요 없이 좋아지자, 수술하지 않고도 이렇게 쉽게 좋아지는데, 왜 수술하라고 했는지 수술을 권한 의사를 원망했습니다. 그러나 그건 그 의사의 잘못이 아닙니다.

디스크탈출증을
정확하게
이해하자

척추뼈와 뼈 사이의 물렁뼈에 미끌미끌한 액체가 들어 있는 원형판이 디스크입니다. 이 디스크가 빠져나와 신경을 누르면 통증이 생기는데, 그것이 바로 디스크탈출증입니다. 엑스레이(X-ray)나 엠알아이(MRI) 등 영상 진단을 통해서 확인할 수 있는데, 많은 의사는 '디스크가 빠져나와 신경을 압박하여 통증이 생겼으니, 이걸 제거하면 통증이 낫는다'고 생각합니다. 이는 잘못된 생각이 아닙니다.

그런데 어떤 의사들은 디스크에 관해 다른 관점을 갖고 있습니다. '디스크는 전혀 수술할 필요가 없다. 디스크가 빠져나오는 게 잘못이 아니라 척추에 붙어 있는 등심근육

(척추기립근)이 어떤 원인에 의해 수축되면, 척추의 가지런한 구조가 비뚤어지고, 그 사이에 있는 디스크가 그 비뚤어진 구조를 보상하기 위해서 빠져나오는 것이다. 즉 빠져나오는 게 잘못이 아니라 척추를 가지런하게 하려고 나온 것이다'라고 생각합니다. 그래서 디스크가 빠져나오게 된 원인을 찾습니다. 지나친 과로, 긴장, 스트레스, 과식 등의 그릇된 생활 습관이 등심근육의 혈액순환을 악화시켜 근육이 긴장되고, 근육이 긴장하면 그쪽에 있는 말초신경이 초과민반응을 일으켜 통증이 일어난다는 것입니다.

그러므로 먼저 디스크 통증의 선행 원인인 긴장된 근육을 이완시키기 위해 혈액 순환을 개선시켜줍니다. 그러면 근육의 긴장이 완화되어 척추 구조가 다시 반듯하게 재조정되면서 디스크도 제자리로 돌아간다는 것입니다. 이런 방법으로 치료하는 의사들도 많은데 저는 이 방법을 지지합니다.

제가 만난 디스크 환자들이 좋아진 것은 디스크를 탈출시킨 선행 원인을 해결했기 때문입니다. 선행 원인은 무엇일까요? 근육이 긴장한 겁니다. 근육이 긴장하게 된 주요 원인은 피 순환이 잘되지 않아서입니다. 그러면 왜 피 순환은 잘 안 된 걸까요? 무리하게 살았기 때문입니다. 너무 스트레스를 받았거나 잘 쉬지 않았고 몸에 좋지 않은 음식을 과식하여 장누수증후군이 초래되어 피가 오염되고 피 순환이 잘되지 않은 겁니다. 체내에 산소가 부족하면 근육이 긴장하게 되고 말초신경이 초과민반응을 일으켜 통증이 유발됩니다. 그러니 원인을 해결하면 됩니다. 제가 권하는 생채식이나 절식은 이 문제를 해결하는 방법입니다.

디스크를 수술하는 의사들은 잘못된 걸까요? 그렇지 않습니다. 우리가 같은 산을 볼 때도 어느 쪽에서 보느냐에 따라 동산일 수도 있고 서산이나 남산, 북산일 수도 있는 것처럼 통증을 볼 때도 어떤 관점에서 보느냐에 따라 치료 방향이 달라질 수 있습니다. 상영 시간이 두 시간인 영화가 있는데, 처음부터 끝까지 두 시간 동안 본 사람이 영화에 관해 이야기할 수 있고 영화가 시작되고 나서 한참 지난 뒤 영화의 중간 장면만 보고 설명할 수도 있습니다. 디스크도 그 현상만 보면 당연히 디스크가 빠져나와서 신경을 압박하므로 통증이 생긴다고 해석할 수 있습니다. 그런 해석이 잘못된 것이 아니라 마치 영화 후반만 보고 영화를 설명하듯 선행 원인을 깊게 생각하지 않은 결과입니다.

디스크 수술 후에도 자꾸 재발하고 통증이 완전히 해결되지 않는 것은 선행 원인을 해결하지 않았기 때문입니다.

'통즉불통', 피를 통하게 하면 통증이 사라진다는 원리대로 대부분 디스크나 척추관협착증을 쉽고 완전하게 치유하는 방법은 선행 원인인 피의 순환이 잘되게 하는 것입니다. 원활하게 피 순환이 되도록 오염된 피를 맑게 해주는 생채식과 절식, 기혈순환을 돕는 생기호흡(生氣呼吸) 방법, 마음속 화목을 회복하는 방법이 중요합니다.

일본의 산부인과 의사인 도쿠히사 가쓰미는 디스크나 척추관협착증으로 허리가 아파서 어떤 치료를 해도 잘 낫지 않는 여성 환자 대부분은 자기 배우자나 배우자의 가족을 용서하지 못하고 원망하거나 불평이 많은 사람이었다고 했습니다. 집안의 중심을 부정한 탓에 몸의 중심인 척추에 문제가 생겼다는 해석입니다. 그러면서 도쿠히사는 배우자나 배우자 가족과의 갈등을 해결하고 용서와 감사를 회복하면서 극적으로 치유되는 사례를 보여줍니다.

이처럼 통증은 스트레스나 울화병과 밀접한 관계가 있습니다. 통증을 해결하려면 혈액 순환과 기혈 소통이 잘되어야 하지만, 마음의 소통이 아주 중요합니다. 마음이 갈등과 스트레스로 긴장하면 교감신경이 흥분해 혈관이 좁아지고 스트레스 호르몬이 과다 분비되어 피 순환이 잘되지 않아 산소가 부족해지고, 근육이 긴장하게 되는 것입니다. 이 분야에 관해서는 저서 『통증혁명』으로 유명한 존 사노(John Sarno) 뉴욕대학 교수의 연구에서 더 자세하게 살펴볼 수 있습니다.

결국 통증 대부분은 근육의 긴장으로 피 순환이 잘되지 않고 신경이 지나치게 과민반응을 일으켜서 오는 것이므로 잘 통하게 해야 합니다. 통증은 통하게 하라는 신호입니다. 피를 잘 통하게 하라, 기혈순환이 잘되게 하라, 마음을 서로 소통하라, 천지 만물과 화목하고 모든 것에 감사하라. 그렇게 잘 통하게 하면 디스크나 척추관협착증이 완벽하게, 다시는 재발하지 않고 깨끗하게 낫습니다.

음식과 식사

1단계: 약 2주, 생채식과 오일 섭취

2단계: 약 2주, 절식

3단계: 과식하지 않고 되도록 생채식과 현미채식 위주의 식사를 장기간 이어나갑니다.

아침은 섬유소즙(생채소즙)과 오일(코코넛오일, 기)과 과일, 양배추김칫국

점심과 저녁: 생곡식가루나 볶은 곡식, 생채소, 생해초류와 현미채식, 생채식이 힘들 때는 현미잡곡밥

운동과 휴식

- 30분 이상 햇볕을 쬐며 맨발걷기를 1일 2회 이상, 밤에는 일찍 잠자리에 들어 충분히 휴식합니다. 점심 후에도 가능하면 잠시 낮잠을 잡니다.
- 생기호흡 → 이 책 504~505쪽 참고.
- 전신좌우회전운동(온살도리) → 이 책 501~503쪽 참고.

마음과 스트레스 관리

- 화해의 언덕 오르기 → 이 책 515쪽 참고.
- 감사의 마음 회복하기 → 이 책 517쪽 참고.
- 신념요법 → 이 책 513~514쪽 참고. "다 나았다"고 완료형으로 단정적으로 선언하고 건강하고 행복하게 사는 모습을 상상하기입니다.
- 손뼉 치며 웃기, 만세 부르기 → 이 책 507쪽 참고.
- 자비심 연습 → 이 책 517~518쪽 참고.

오늘날 목의 통증이나 어깨결림, 팔꿈치 통증, 무릎관절이나 고관절, 발목, 손목 관절, 손가락 관절 등의 관절 통증, 그리고 통풍, 생리통, 안구통, 안면통, 전신 통증 등 여러 가지 통증으로 고통받는 분들이 많습니다. 이런 분들은 제가 권하는 방법을 실천하면 놀랄 정도로 좋아집니다. 제가 특별히 통증을 잘 치료하는 의술이 있어서라기보다는 통증의 원인을 해결하니까 통증이 쉽게 낫는 것입니다.

통증은 그 자체가 병이 아니라 '지금 피가 잘 통하지 않는다, 기혈순환이 잘 안 된다, 마음이 막혀 있어서 소통이 안된다'고 알려주는 신호입니다. '지금 소통하세요. 피를 잘 소통하고, 생기를 소통하고, 천지 만물과 화목하세요'라고 알려주는 신호란 말입니다. 그래서 그걸 통하게 하면 어떤 통증이라도 쉽게 낫습니다.

통하게 하여 통증을 치유하는 방법

저는 통증 환자분들이 일반 병원에서 수술이나 약물 치료받는 걸 부정하지 않습니다. 필요할 땐 해야 하겠지요. 그러나 치료했는데도 재발했거나, 수술을 권유받았다면 수술받기 전에 꼭 이 방법을 먼저 해보시기 권합니다. 기본적으로 약 10일 동안 생채식을 하고 그다음 약 2주가량 생채소즙 절식을 하는 방법입니다. 통증 때문에 검사받으려는 분들도 먼저 이 방법을 해보시길 권합니다. 아마 십중팔구 통증이 사라질 것입니다. 목디스크나 어깨결림이 있거나, 어깨인대가 파열되었거나 오십견이 있어 병원 치료를 받는 분들은 그대로 치료받으면서 이 방법을 동시에 실천해볼 수 있습니다.

일본의 하야시마 마사오는 전통 건강도인술을 개발하여 『건강도인술백과』라는 책을 썼습니다. 저는 지난 30년 동안 그 건강도인술을 아침마다 5~10분가량 해왔습니다. 간단한 방법이에요. 전신의 이완과 스트레칭, 심호흡을 동시에 하는 방법인데 기혈 소통에 도움이 됩니다. 쑥뜸도 좋습니다. 저는 아침은 생채소즙과 과일만 먹고, 점심은 현미밥을 먹습니다. 현미밥을 먹기 전에 생곡식가루 두 숟가락을 꼭꼭 씹어 먹고 생채소도 한 접시 먹습니다. 저녁도 마찬가지입니다. 먼저 생곡식가루와 생채소즙을 먹고 식사를 합니다. 이런 생활 습관은 우리 몸의 피를 깨끗하게 하고 혈관을 이완시키는 데 도움이 됩니다. 저는 지금까지 살면서 거의 통증이 없었습니다.

마음의 소통 방법으로 '화해의 언덕 오르기' '자비심 연습' 같은 실천법이 있는데, 사람과 사람 사이의 갈등과 불화가 남아 있지 않도록 그때그때 해결하고, 모든 대상에게 감사와 축복을 보내는 방법입니다.

어떤 통증이 있더라도 이처럼 생채식과 절식, 기혈순환을 돕는 호흡법, 도인술같이 가벼운 운동인 5~10분 정도의 스트레칭과 숨쉬기, 마음의 평화 유지하기 등을 하면 거의 모든 통증이 사라집니다.

통풍이나 생리통 같은 심한 통증도 좋아진다

통풍은 혈액 내에 요산이 많이 쌓여 통증을 일으키는데 바람만 스쳐도 아플 정도여서 통풍이라고 합니다.

통풍 환자들도 일주일간 생채식하고 2~4주 동안 생채소즙 절식, 그 뒤로 상당 기간 생채식과 현미밥 소식을 계속하면 좋아집니다. 하루에 한 끼니 현미밥을 먹는데, 먹기 전 생곡식가루와 생채소를 먼저 먹고, 아침저녁에는 생채식을 하는 겁니다. 기혈 순환 운동과 마음 소통 연습도 병행하면 통풍 환자들도 예외 없이 완벽하게 낫습니다.

생리통도 아주 쉽게 나을 수 있습니다. 생리 기간 동안 혈액이 몸 밖으로 배출되므로, 자궁으로 피를 보내야 하는데 자동차 도로가 막힌 것처럼 혈관은 좁아져 있고 피는 끈적끈적해 잘 통하지 못하니까 통증이 생깁니다. 무리한 생활 방식과 설탕이나 밀가루, 기름기 많은 음식을 과식하고, 밤늦게까지 잠을 안 자고, 찬 음식을 늘 먹으면서 혈관이 좁아지고 피도 끈적끈적해진 것입니다.

자궁으로 피를 공급해야 하는데, 좁아진 혈관으로 보내려다 보니 혈관을 확장시키려고 프로스타글란딘 같은 호르몬을 분비하며 애쓰게 됩니다. 이처럼 자궁으로 가는 피 순환이 잘되지 않아 생기는 것이 생리통입니다. 생리통 환자들도 완벽하게 깨끗이 낫고 다시는 재발하지 않을 수 있습니다. 만약 재발했다면, 다시 예전 생활 방식으로 돌아가 혈관을 좁게 만들고 피를 끈적끈적하게 만든 것은 아닌지 살펴봐야 합니다.

생리통을 고치려면 먼저 피를 맑게 하는 생채식과 절식을 하고 찬 음식을 피합니다. 반신욕 등으로 아랫배를 따뜻하게 하고 저녁에 숙면을 취하는 것이 좋습니다. 생활 방식을 바꾸고 피를 맑게 했을 때, 생리통 환자 중 치료되지 않은 사람은 한 명도 보지 못했습니다.

전신 통증, 얼굴 통증, 족저근염으로 생긴 발바닥 통증 등 아무리 병원에 다니며 약을 써도 잘 낫지 않는다는 분들이 많습니다. 통증이 어느 부위에 있다 하더라도 또 어떤 성질의 통증이든, 통증의 병명이 어떠하든, 원인 불명의 통증 대부분은 쉽게 낫습니다.

특히 무릎관절이 다 닳은 퇴행성관절염으로 인공관절 치환수술을 해야 하는 경우에도 수술하지 않고 낫는 경우가 있습니다. 인공관절 수술로 깨끗하게 나으면 좋은데, 대부분 다시 통증이 생깁니다. 수술했는데, 왜 통증이 생깁니까? 근본 원인이 해결되지 않은 것입니다. 관절이 닳은 것도 피 순환이 잘되지 않고 있는 것이 근본 원인이므로 피가 다시 잘 순환할 수 있도록 생채식을 하면 연골이 재생될 수 있습니다.

관절 수술 후 통증이 재발하여 고통스러운 분이나 지금 수술을 권유받은 분들은 일단 생채식과 절식, 기혈순환을 좋게 하는 방법, 마음을 소통하는 방법을 먼저 해보시기를 권합니다. 대체로 수술이나 약물치료 없이 낫게 됩니다.

✖

관절통, 통풍, 생리통, 기타 전신 통증에 좋은 자가실천법

음식과 식사

1단계: 약 10일, 생채식과 오일 섭취

2단계: 약 2주, 절식

3단계: 장기간 생채식을 하는 것이 좋으나 생채식이 힘들다면 한 끼 정도 현미밥을 먹습니다.

아침은 섬유소즙(생채소즙)과 오일(코코넛오일, 기)과 과일, 양배추김칫국

점심과 저녁: 생곡식가루나 볶은 곡식, 생채소, 생해초류, 생채식이 힘들 때는 현미잡곡밥

운동과 휴식

- 낮에 30분 이상 햇볕을 쬐며 맨발걷기를 1일 3회 하고, 밤에는 일찍 잠자리에 들어 충분히 휴식합니다. 점심 후에도 잠시 낮잠을 잡니다.
- 가벼운 운동(근육 이완과 스트레칭, 숨쉬기)
- 쑥뜸 → 이 책 530~531쪽 참고.
- 반신욕 → 이 책 498쪽 참고.
- 생기호흡 → 이 책 504~505쪽 참고.

마음과 스트레스 관리

- 화해의 언덕 오르기 → 이 책 515쪽 참고.
- 자비심 연습 → 이 책 517~518쪽 참고.
- 신념요법 → 이 책 513~514쪽 참고.
- 감사의 마음 회복하기 → 이 책 517쪽 참고.

만성통증 ❸
두통, 편두통 쉽게 낫는 법

요즘 두통, 특히 머리 한쪽이 정말 못 견디게 아픈 편두통 환자를 많이 볼 수 있습니다. 두통과 편두통 대부분은 원인을 해결하면 아주 쉽게 낫고 거의 재발하지 않습니다. 두통이 있는 분들은 혹시 뇌종양이 있을까 걱정하며 병원에 가서 검사하는데, 대부분은 특별한 이상이 없습니다. 그러나 통증은 여전히 해결되지 않는 상태입니다.

다른 만성통증 부분에서도 이야기했지만, 통증은 잘 통하지 않아서 생깁니다. 잘 통하면 통증이 없는데 막혀서 소통이 안되니 통증이 있는 겁니다. 두통도 똑같습니다. 피가 원활하게 순환하면, 즉 잘 소통하면 통증이 없지만, 긴장이나 스트레스, 과로나 몸에 좋지 않은 음식의 과식으로 자율신경이 잘못되어 혈관이 움츠러들거나 핏속에 노폐물이 많아 순환이 잘 안 되면서 통증이 옵니다.

우리 몸에서 산소에 가장 민감한 조직이 뇌세포입니다. 뇌세포는 3~4분만 산소가 공급되지 않으면 죽습니다. 산소가 부족하면 몸에 큰 통증을 일으켜 '산소 좀 보내달라'고 나한테 호소하고 있는 것입니다. 그러므로 두통은 병이 아니라 뇌에 피 순환이 잘되지 않고 있다는 것을 알려주는 신호입니다.

두통을 치유하려면 뇌혈관에 혈액순환이 잘되도록 좁아진 혈관을 넓게 하고, 핏속의 노폐물을 제거하면 됩니다. 혈관이 넓어지고 탄력성이 좋아져 맑은 피가 잘 흘러가게 되면 통증은 절대 일어나지 않습니다. 통증이나 어지럼증은 이처럼 피 순환이 잘 안 되니 피 순환을 잘 시켜달라는 호소입니다. 따라서 그 원인을 해결하지 않는다면 약물치료만으로는 잘 낫지 않습니다.

오늘날 미국의 많은 여성이 두통 때문에 특정 진통제를 과용하여 심각한 부작용으로 고통받고 있습니다. 두통이 약으로 해결되지 않는 이유는 원인을 고치지 않기 때문입니다. 혈관은 좁아져 있고 피는 끈적끈적해 잘 흐르지 못하니 뇌세포는 산소를 계속 보내달라고 호소합니다. 좁은 혈관을 넓히기 위해 프로스타글란딘 같은 호르몬을 분비하여 혈관을 확장해 피를 보내려 애를 쓰는데 그 과정에서 통증이 발생합니다. 따라서 통증 자체가 문제가 아니라 피 순환이 잘 안 되는 것이 문제인 겁니다.

**두통을
해결하기 위한
쉬운 방법**

두통은 어떻게 하면 좋아질 수 있을까요? 방법은 아주 쉽고 단순합니다. 피를 잘 통하게 하면 됩니다.

혈액순환을 방해하는 주요 원인은 세 가지입니다. 과로, 스트레스, 과식. 특히 동물성 음식이나 화학물질로 오염된 음식, 설탕 성분이 많은 음식을 과식하는 것입니다. 울화나 지나친 스트레스로 교감신경이 흥분하여 혈관이 좁아지고, 운동 부족이나 과로로 혈액순환이 나빠지고, 좋지 않은 음식을 과식하여 피가 끈적끈적해지고 혈관 안에 때가 끼는 것 때문에 피가 제대로 순환하지 못합니다.

치료는 어떻게 해야 할까요? 간단합니다. 우선 혈관 속 피 찌꺼기를 없애기 위해 약 1주일 동안 생채식을 합니다. 급한 환자라면 바로 약 2~4주가량 절식을 권합니다. 절식하면 왜 피가 맑아질까요? 우리 몸에 꼭 필요한 비타민이나 미네랄은 생채소즙으로 공급되지만, 절식으로 칼로리가 부족하면 핏속에 있는 찌꺼기를 불태워 연료로 쓰기 때문에 빠른 속도로 피의 자정작용이 일어납니다. 이를 의학용어로 오토파지(자가포식)라고 부릅니다.

기혈순환을 돕기 위해 가슴에 쑥뜸을 하거나 손톱을 눌러주면서 숨을 깊게 내쉬는 심호흡을 권합니다. 코끝에 솜털을 대도 흔들리지 않을 만큼 고요하게 들숨과 날숨을 하루에 약 300회가량 깊은 심호흡을 매일 습관적으로 하면 놀라운 효과가 있습니다. 우리 몸의 자율신경을 내 의도대로 해결하는 가장 효과적인 방법이 숨을 고요하고 천천히 깊게 쉬는 것입니다. 이렇게 숨을 쉬는 것만으로도 혈관이 이완되고 혈액순환이 좋아집니다.

용서와 감사의 마음이 두통을 낫게 한다

두통 환자들이 겪는 가장 큰 문제 중 하나가 인간관계의 갈등과 불화입니다. 일본의 산부인과 의사 도쿠히사 가쓰미는 두통이 있는 환자 대부분은 손윗사람을 용서하지 못하거나 원망하는 경우가 많았다고 합니다. 모두 그런 건 아니겠지만, 대체로 두통 환자들은 인간관계에서 갈등이 있는 경우가 많습니다. 용서와 감사의 마음이 두통 해결에 큰 도움이 되기 때문에 저는 '화해의 언덕 오르기'를 하게 합니다.

'화해의 언덕 오르기'는 환자들이 숲길을 걸으며 화해와 축복을 연습하는 겁니다. 우선 가는 길에 과거의 내 분노와 두려움의 원인이었던 생각과 사건을 혼잣말로 속삭입니다. 돌아오는 길에는 다른 사람들을 축복하고 마지막에는 과거의 모든 사건과 생각을 다 놓아두고 현재 눈에 보이는 경치나 소리나 모든 천지 만물을 아름답고 감사하게 바라봅니다. 이 방법은 용서와 사랑이 회복되는 기적 같은 효과가 있습니다.

그다음으로 '자비심 연습'을 합니다. 내 마음속 자비심을 키우는 연습으로, 마음 가운데 화목이 회복되어 두통이 사라지는 데 도움이 됩니다.

생채식으로 피의 소통을 돕고, 호흡법이나 쑥뜸 등으로 기혈 소통을 돕고, 화해의 언덕 오르기나 자비심 연습으로 마음을 소통할 때, 두통은 다시는 재발하지 않고 완벽하게 해결됩니다.

두통, 편두통에 좋은 자가실천법

음식과 식사

1단계: 약 1주일, 생채식과 오일 섭취

2단계: 약 2주, 절식

3단계: 장기간 생채식이나 현미채식 위주의 자연식물식 습관을 유지합니다.

아침은 섬유소즙(생채소즙)과 오일(코코넛오일, 기)과 과일, 양배추김칫국

점심과 저녁: 생곡식가루나 볶은 곡식, 생채소, 생해초류와 현미채식

운동과 휴식

- 낮에 1시간 이상 햇볕을 쬐며 맨발로 걷고, 밤에는 일찍 잠자리에 들어 충분히 휴식합니다.
- 손끝따기 → 이 책 536쪽 참고.(두통 발작이 일어난 편두통 환자)
- 앞가슴 쑥뜸 → 이 책 530~531쪽 참고.
- 심호흡하며 손톱 자극하기 → 이 책 105쪽 참고.
- 냉온욕 → 이 책 498~499쪽 참고.
- 모관운동 → 이 책 500쪽 참고.
- 온열요법 → 이 책 526~528쪽 참고.

마음과 스트레스 관리

- 화해의 언덕 오르기 → 이 책 515쪽 참고.
- 자비심 연습 → 이 책 517~518쪽 참고.
- 감사의 마음 회복하기 → 이 책 517쪽 참고.

피부질환 1
아토피, 건선 등 만성 피부질환을 낫게 하는 최선의 길

요즘 많은 사람이 아토피, 알레르기성 피부병, 건선, 무좀, 습진, 지루성 두피 염증 등 피부질환으로 고통받고 있습니다. 이런 여러 가지 피부질환들은 약물로 치료해도 근본적으로 잘 낫지 않는 것이 문제입니다. 하지만 만성 난치성 피부질환 대부분은 그 원인을 고치면 쉽게 나을 수 있습니다.

피부질환은 여러 가지 다른 모습으로 나타나지만 정확하게 보면 피부만의 병이 아니라 피의 오염이 피부로 드러나는 현상입니다. 피부질환을 핏속에 있는 독성과 오염물질이 피부를 통해 배설되는 과정, 즉 피를 스스로 정화하는 치유 과정으로 해석하는 의학 이론도 있습니다.

피의 오염은 대체로 음식을 잘못 먹어서 생깁니다. 밀가루 음식, 흰설탕, 유제품, 기름에 튀긴 음식, 동물성 식품의 과식, 화학물질에 오염된 음식의 습관이 장 점막의 융모나 유익균을 손상시켜 소장세균과다증식(SIBO, small intestinal bacterial overgrowth)을 일으킵니다. 장 점막이 손상되어 결제조직(結締組織)이 느슨해지면 장내부의 독소나 노폐물이 혈액으로 스며 들어가게 되는데 이것을 장누수증후군이라고 합니다.

이처럼 장누수증후군으로 피가 오염되면 핏속에 있는 독성이나 노폐물을 인체가 스스로 밖으로 내보내 정화하려 하는, 일종의 자기 치료 메커니즘이 있습니다. 이처럼 혈액의 독성과 노폐물을 피부 땀구멍을 통해 밖으로 쓸어내고 있는 자기 정화 과정이 피부질환처럼 보입니다. 따라서 피부질환은 장누수증후군과 혈액 오염을 제대로 치유하고 그러한 원인을 만들었던 생활 습관만 바꾸면 쉽게 낫습니다.

저는 피부과 전문의가 아닙니다만, 우리 병원에 고혈압이나 당뇨, 류머티스, 암 같은 만성질환을 자연치유하고 싶어 찾아오시는 분들 가운데 여러 가지 만성피부질환을 함께 앓고 있는 경우가 많습니다. 습진이나 무좀, 알레르기성 피부염, 두피염 등이 있는 분들이 많은데, 치료 과정에서 피부질환이 모두 깨끗해졌음을 발견했습니다. 이 환자분들은 피부를 치료하러 온 것이 아니라 다른 병 때문에 온 것인데, 피부병까지 낫는 것을 보면서 피부질환 역시 장을 깨끗이 하고 혈액 오염을 해결하면 쉽게 낫는다는 것을 알게 되었습니다.

알레르기 피부 반응이나 아토피, 건선, 난치성 피부질환이 있는 분들은 처음에는 대부분 피부과 의원에 갑니다. 거기서 잘 치료되지 않으면 중급 병원에 갔다가 그다음 대학병원으로 갑니다. 대학병원에 가도 낫지 않으면 한센병 클리닉에 가서 한센병 환자들이 먹는 독한 약을 먹기도 합니다.

그러고도 낫지 않아 우리 병원에 온 분들이 있었는데, 앞서 말한 대로 장과 혈액의 오염을 깨끗이 할 때 모든 피부질환이 사라졌습니다. 이처럼 피부질환은 피부만 치료해서는 낫지 않음이 분명합니다.

만성피부질환도 깨끗이 낫는 치유법

만성피부질환이 있는 분은 먼저 혈액 검사와 모발 검사로 핏속에 어떤 독성이 있는지, 수은이나 납, 알루미늄, 바륨 같은 중금속의 오염이 있는지, 칼슘, 마그네슘, 아연, 인, 셀레늄, 비타민 같은 필수영양소가 부족하거나 과하지는 않은지 검사합니다.

그다음 1단계 치료로 약 2~4주가량 생채식요법을 합니다. 아침엔 생채소즙과 생과일만 먹고, 점심은 생곡식가루와 생채소, 과일과 해조류, 견과류 등을 날것으로 먹습니다. 저녁도 같은 방법으로 먹습니다.

혈액 속에 있는 노폐물이나 독성을 빨리 배출시키기 위해서 커피관장을 하고, 피부호흡을 위한 풍욕도 권합니다. 또 냉탕과 온탕을 오가며 목욕하는 냉온욕 등을 계속하면 2~4주 정도 만에 피부질환이 많이 개선됩니다.

그동안 스테로이드나 어떤 약물을 복용하고 있었다면 1단계 치료를 마칠 즈음에는 대개 약이 필요 없다는 생각을 환자 스스로 합니다. 그때 2단계 치료로 생채소즙(섬유소즙) 절식을 합니다. 씹어 먹는 음식 대신 여러 종류의 생채소로 만든 섬유소즙과 볶은 현미물을 하루 여러 번 먹는 방법입니다. 절식 과정에서 양배추김칫국이나 코코넛오일, 엑스트라버진 올리브유 같은 식물성 오일을 같이 먹습니다. 이렇게 2주 정도 절식하면 대부분의 만성피부질환은 현저하게 개선됩니다.

3단계에선 모발 검사에서 나온 중금속 오염이나 몸속 영양소의 결핍이나 과다 상태를 교정합니다. 이 3단계에서 간 청소도 실천합니다.

이런 방법으로 피부질환이 개선되더라도 이후의 생활 방식과 습관을 어떻게 유지할 것인지가 중요합니다. 피부질환은 우연히 갑자기 나타난 병이 아니라 그동안의 식생활 등 잘못된 생활 습관이 만들어낸 것이기 때문입니다.

사람의 몸은 채소와 과일과 곡식을 주식으로 하게끔 되어 있는 것 같습니다. 사람의 치아와 긴 창자는 이런 음식을 씹고 소화하는 데 적합하도록 만들어졌습니다. 특히 장내 환경이나 효소, 장내 유익균의 분포를 볼 때 그렇습니다. 만성피부질환이 있는 분들은 평생 동안 매월 1일부터 2~3일은 섬유소즙 절식을 하라고 권합니다. 섬유소즙과 양배추김칫국, 감잎차, 더운물 등만 먹으며 2~3일 보내면 몸 스스로 장과 혈액 속 노폐물, 중간 대사산물, 과잉 영양분 등을 불태워서 칼로리로 활용하여 깨끗해집니다. 몸에 꼭 필요한 비타민이나 미네랄은 섬유소즙 등으로 공급하므로 일상생활에 어려움이 없습니다. 이처럼 매월 초 2~3일 절식을 평생 계속하도록 권합니다.

피부질환이 나은 다음에도 자연식물식 위주의 식생활 습관이 아주 중요합니다. 아침에는 곡식을 먹지 않고 섬유소즙과 생과일, 올리브유나 코코넛오일과 함께 채소샐러드 정도를 먹습니다. 점심은 생곡식가루와 채소샐러드, 해조류를 먼저 먹고, 그다음에 현미밥과 된장국이나 청국장국, 여러 종류의 나물 등 채식 위주의 식사를 하는 것이 좋습니다. 저녁도 될 수 있으면 생채식을 합니다. 이렇게 식생활을 유지하면 평생 동안 정말 아름다운 피부를 가질 수가 있습니다.

더 나아가서 하루에 한두 번 반드시 커피관장을 하길 권합니다. 커피관장은 우리 피를 맑게 하는 데 아주 큰 효과가 있습니다. 그리고 햇볕 쬐기와 맨발걷기가 고운 피부를 위한 필수적인 실천 요건입니다.

긴장이완과 상상법 활용하기

피부질환을 악화시키는 심리적인 요인은 긴장과 스트레스입니다. 긴장과 스트레스가 지속되면 스트레스 호르몬이 과잉 분비되고 자율신경 부조화를 가져오면서 피부질환의 원인이 됩니다.

악성피부질환, 즉 만성 난치성 피부질환을 앓는 분들에게 마음에 기쁨과 평화를 가져오는 방법인 '긴장이완과 상상법' 같은 걸 하게 합니다. 긴장이완 방법은 깊이 호흡하는 법으로 숨을 천천히 내쉬는 것입니다. 조용한 환경에서 스스로 이렇게 암시합니다. '내 발이 편안해진다. 내 다리가 편안해졌다. 내 배가 편안하다. 가슴이 편안하다. 목과 어깨가 편안하고 머리가 편안하다.' 이와 같은 식으로 암시하다 보면 우리 몸이 정말 이완되고 스르르 잠이 올 것 같은 편안한 분위기가 됩니다. 이렇게 이완된 상태에서 밝은 빛이 정수리에서 내려와 내 몸 피부에 있는 아토피나 건선 같은 피부질환이 깨끗하게 씻겨 내 피부가 밝은 빛처럼 깨끗해진다고 마음의 눈으로 상상합니다.

긴장이완과 상상법은 내 피부가 내가 원하는 모습대로 아름답고 깨끗하게 바뀐 것을 영상으로 보듯이 보는 것입니다. 내 잠재의식이 내 피부를 아름다운 쪽으로 바꾸어 면역계와 호르몬계가 피부를 아름답게 바꾸도록 하는 것입니다. 특히 악성피부질환이 있는 분들이라면 긴장이완과 상상법으로 아름다워진 자신의 피부를 상상하면서 이미 그렇게 되었다고 믿고, 마음의 눈으로 영상을 보듯 자신의 아름다운 모습을 관찰하는 연습입니다.

피부질환이 있는 분들은 반드시 햇볕을 쬐고 맨발걷기를 하고 이런 운동을 통해 땀을 흘리면 더 좋습니다. 밤에 잠을 많이 자는 게 좋습니다. 점심 후에도 한 30분 정도 잠을 자는 게 좋습니다. 그러니까 심신을 항상 편안하게 하는 것이 피부질환을 치유하는 데 큰 도움이 됩니다.

음식과 식사

1단계: 약 2~4주일, 생채식

2단계: 약 2주, 절식

3단계: 장기간 생채식을 하면 좋습니다. 매월 1일부터 2~3일 절식을 하면 좋습니다.

아침은 섬유소즙(생채소즙)과 오일(코코넛오일, 기)과 과일(사과나 토마토를 볶은 깨소금에 찍어 먹기), 양배추김칫국

점심과 저녁: 생곡식가루와 채소샐러드, 해조류를 먼저 먹고, 그다음에 현미밥과 된장국이나 청국 장국, 여러 종류의 나물 등 채식 위주의 식사를 합니다.

* 1단계에서 스테로이드나 다른 약물을 복용하고 있다면 계속 복용해도 됩니다. 약을 줄이거나 중 단하는 일은 약을 처방한 주치의의 안내를 받아서 합니다

* 절제하면 좋은 음식: 흰밀가루, 흰우유, 흰설탕, 흰쌀밥, 고기와 생선, 계란, 유제품 같은 동물성 음식, 인스턴트음식

운동과 휴식 및 기타 치료

● 낮에 1시간 이상 햇볕을 쬐며 맨발로 걷고, 밤에는 일찍 잠자리에 들어 충분히 휴식합니다. 점심 식사 후에도 30분 정도 낮잠을 자면 좋습니다.

- 커피관장 → 이 책 523~525쪽 참고.

- 풍욕 → 이 책 529~530쪽 참고.

- 냉온욕 → 이 책 498~499쪽 참고.

마음과 스트레스 관리

- 긴장이완과 상상법 → 이 책 509~510쪽 참고.

- 신념요법 → 이 책 513~514쪽 참고.

- 감사의 마음 회복하기 → 이 책 517쪽 참고.

- 자비심 연습 → 이 책 517~518쪽 참고.

요즘 많은 사람이 고운 피부와 아름다운 몸매를 갖기 위해 엄청나게 많은 노력과 비용을 들이고 있는데요, 여기 적은 비용으로도 확실하게 고운 피부와 아름다운 몸매를 가꿀 수 있는 최상의 방법을 소개하려고 합니다.

빛나는 피부를 되찾은 50대 후반 재미교포 여성

2013년 미국 뉴욕에 사는 50대 여성이 유방암을 자연치유하고 싶다며 저에게 찾아왔습니다. 이분은 피부미용 때문에 온 것이 아니었지만, 고혈압과 당뇨를 비롯한 여러 질환과 건선과 알레르기 피부 반응이 심했고 체중이 80kg 정도의 비만이었습니다.

우리 병원에서 늘 하는 대로 피를 깨끗하게 하기 위해 피의 오염을 만드는 장누수증후군 해결이 가장 근본적인 치료법이었습니다. 먼저 혈액 검사와 모발조직 중금속 검사를 한 다음, 1단계로 섬유소즙-생채식요법과 커피관장, 피부호흡 등을 실천한 후 2주가 지나자 혈압약이나 당뇨약이 더는 필요 없게 되어 미국으로 돌아갔습니다. 그 후 뉴욕 자택에서 약 4주 동안 섬유소즙 절식을 한 후, 다시 1단계와 같이 생채식을 계속하면서 중금속 해독요법을 같이 했습니다.

약 6개월 후 이 환자에게서 전화가 왔는데, 80kg였던 체중이 63kg으로 줄고, 피부가 얼마나 깨끗하고 아름다운지 이웃 사람들이 아주 넋을 잃고 자기를 쳐다본다며 기뻐 했습니다. 유방암의 크기도 약간 줄었고, 모든 병증이 다 사라졌습니다.

저는 이 환자의 변화를 통해서 생채소즙(섬유소즙), 생채식요법이야말로 피부 미용, 즉 회춘을 위한 최상의 방법이라고 믿게 되었습니다.

피부가 맑고 아름다워지는 치유법

우리 병원에 피부질환이 아닌 천식, 자궁근종, 류머티스 같은 여러 가지 만성질환으로 치료받으러 온 분들이 대체로 1단계 생채식요법을 하고 나면 한결같이 눈빛이 고와지고 체중이 줄어 적절한 몸매가 되고 피부가 아름답고 깨끗해집니다. 장과 피가 깨끗해졌다는 증거가 겉으로 드러난 것입니다. 역으로 이야기하면 피부가 거칠고 트러블이 생긴 것은 장과 피의 오염이 심하다는 뜻입니다. 이처럼 피부는 우리 장과 피의 상태를 비춰주는 거울과 같습니다.

피부를 아름답게 가꾸기 위한 여러 가지 약물치료나 좋은 화장품 사용, 마사지나 피부미용 시술이 물론 효과가 있겠지요. 그러나 가장 좋은 방법은 장과 피의 맑고 아름다움이 밖으로 드러나게 하는 것입니다. 긴장과 스트레스에 따른 자율신경의 불균형 상태를 회복해 마음의 평화가 밖으로 드러나게 하는 것이 아름다운 피부와 좋은 몸매를 만드는 또 하나의 방법입니다.

우리 병원에 오는 분들이 가끔 "여기 오면 모두 피부가 아름다워지고 몸매가 좋아지니 미인 생산 공장이네요" "원장님은 다른 거 하지 말고 피부 미용 클리닉을 하세요"라며 우스갯소리를 합니다. 피부가 아름다워지길 원하는 분들은 꼭 섬유소즙 생채식요법을 실행하여 피의 독과 창자의 독을 해결한 다음, 평생 좋은 식습관을 유지하시면 됩니다.

피부를 거칠게 만드는 것은 장누수증후군을 일으키는 밀가루 음식, 흰설탕이 든 음식, 유제품, 튀김 음식, 지나친 동물성 음식, 화학물질로 오염된 인스턴트음식 등입니다. 이런 음식은 장벽을 손상시켜 혈액에 독성과 노폐물을 쌓아 피부에까지 드러나게 합니다.

평생 아름다운 피부미인이 되고 싶으면 다음과 같은 생활습관을 실천하시면 됩니다.

매월 1일부터 3일 정도 섬유소즙(생채소즙) 절식을 하는 겁니다. 생채소즙과 따뜻한 볶은 현미물, 감잎차 정도만 마시며 절식하면 장과 피가 빠른 시간 내에 깨끗해집니다. 피와 장 속에 쌓여 있던 노폐물과 독성물질들이 사흘 동안의 절식으로 자가포식(오토파지) 해독됩니다. 단 3일 만으로도 피부가 현저하게 깨끗해집니다.

그 후로 월말까지 아침은 생채소즙과 과일, 식물성 오일, 채소샐러드만 먹습니다. 점심과 저녁은 밥을 먹기 전에 생곡식가루 2순가락과 채소샐러드와 과일을 먹습니다. 그 다음 현미밥과 함께 청국장이나 된장 같은 발효음식, 여러 종류의 나물, 생채소, 해조류, 견과류 등 채식 위주의 식사를 합니다. 약간의 단백질을 곁들일 수 있겠지요. 이런 식생활을 계속한다면 틀림없이 아름다운 피부를 계속 유지할 수 있습니다.

이와 함께 하루에 한두 번 정도 커피관장을 하는데, 커피관장은 장과 피의 독성을 해독하는 데 큰 효과가 있습니다. 저녁에 잠을 충분히 자고, 점심 식사 후에도 잠깐 낮잠을 자서 피로가 누적되지 않게 해야 합니다. 흙을 밟고 맨발걷기는 아름다운 피부에 큰 도움이 됩니다.

마음의 평화를 유지하도록 도와주는 '화해의 언덕 오르기'와 '긴장이완과 상상법'으로 이미 고운 피부와 아름다운 몸매가 이루어졌다고 믿는 연습입니다. 긴장이 이완된 상태에서 머리에서 밝은 빛이 내려와 내 몸속 노폐물을 다 녹이고 피부 트러블을 다 녹여서 빛나고 아름다운 피부가 되고 체중도 줄어 내가 원하는 아름다운 몸매가 이미 완성된 영상 이미지를 마음속으로 늘 그려보는 겁니다.

이처럼 식사법과 휴식, 운동과 잠재의식을 이용한 마음 훈련을 계속하는 것이야말로 가장 확실한 피부 미용법입니다.

음식과 식사

1단계: 약 1~2주일, 생채식

2단계: 약 2주, 절식

3단계: 장기간 생채식, 현미채식 위주의 자연식물식 습관을 유지합니다. 매월 1일부터 2~3일간 절식하면 더 좋습니다.

아침은 섬유소즙(생채소즙)과 식물성 오일(코코넛오일, 기)과 과일(사과나 토마토를 볶은 깨소금에 찍어 먹기), 양배추김칫국

점심: 생곡식가루와 채소샐러드, 해조류를 먼저 먹고, 그다음에 현미밥과 된장국이나 청국장국, 여러 종류의 나물 등 채식 위주의 식사를 합니다.

저녁: 생채식이나 현미채식

* 제한하면 좋은 음식: 흰밀가루, 흰우유, 흰설탕, 흰쌀밥, 고기와 생선, 계란, 유제품 같은 동물성 음식, 인스턴트음식

운동과 휴식 및 기타 치료

- 낮에 30분 이상 햇볕을 쬐며 맨발로 걷고, 밤에는 일찍 잠자리에 들어 충분히 휴식합니다. 점심식사 후에도 30분 정도 낮잠을 자면 좋습니다.
- 커피관장 → 이 책 523~525쪽 참고.

- 냉온욕 → 이 책 498~499쪽 참고.
- 전신좌우회전운동(온살도리) → 이 책 501~503쪽 참고.

마음과 스트레스 관리

- 화해의 언덕 오르기 → 이 책 515쪽 참고.
- 긴장이완과 상상법 → 이 책 509~510쪽 참고.
- 신념요법 → 이 책 513~514쪽 참고.

갑상선질환, 약 없이 쉽게 낫는 법
갑상선기능장애, 갑상선결절, 갑상선암

갑상선질환은 대체로 갑상선기능장애인 갑상선기능항진증이나 갑상선기능저하증, 갑상선염, 갑상선결절, 갑상선암 등을 말합니다. 대부분의 갑상선질환은 음식과 운동, 마음의 치유를 잘 실천함으로써 극적으로 좋아질 수 있습니다.

고혈압이나 당뇨, 만성통증, 자가면역질환, 암 같은 만성적인 질환 때문에 우리 병원을 찾아온 환자들 가운데는 갑상선기능항진증이나 갑상선기능저하증이 있는 분들이 종종 있습니다. 이분들을 검진하다 보면 오래전부터 갑상선기능저하증나 항진증 때문에 갑상선 호르몬제인 신지로이드(Synthyroid) 같은 약을 먹고 있다고 해서 갑상선질환이 있음을 알게 되는 것이지요.

이러한 만성적인 질환을 치료하는 동안 생활 습관과 방식, 환경 등을 차츰 바꾸어나가게 되는데, 그 과정에서 갑상선질환들은 자연스럽게 치유됩니다. 나중에 갑상선기능장애가 다 좋아졌다고 말씀하는 분들을 늘 만나게 됩니다. 이런 분들을 볼 때마다 여러 가지 병이 따로 있는 게 아니라 결국은 하나의 병, 즉 피의 병이 여러 모습으로 나타나는데 갑상선질환도 결국은 여러 모습 중 하나라는 것을 알 수 있습니다.

갑상선질환을 치료하는 과정에서도 제가 늘 강조하듯 음식이 중요합니다. 생채식,

곧 통곡물, 생채소, 과일 속에 들어 있는 섬유소와 엽록소를 많이 섭취해야 합니다. 이런 음식이 우리 몸의 독성을 해독시키고 면역을 증강시키며 특히 유전자를 변화시킵니다. 손상되거나 변질된 유전자를 복구함으로써 병의 원인을 해결하는 데 생채식이 도움을 줍니다.

생채식과 함께 낮에 햇볕을 쬐며 맨발로 땅을 접촉하여 걷는 운동을 하고 밤에 깊이 잠자고 잘 쉬는 것이 좋습니다. 마음의 치유도 중요합니다. 근심 걱정이나 분노, 두려움이 사라지고 평화가 회복될 때, 특히 '내 병이 다 나았다'는 믿음을 가지게 될 때 유전자가 잘 조절되어 쉽게 치유될 수 있습니다.

갑상선결절과 갑상선암도 이와 같이 자연스럽게 치유될 수 있습니다. 갑상선결절이 있는 분들은 늘 추적검사를 하면서 결절이 나쁜 암으로 되지 않을까 걱정합니다. 그러나 이러한 방법들, 생채식을 주로 하고 운동과 휴식을 잘 취하고 마음을 조절하면 결절이 사라져버릴 수 있습니다.

갑상선암 진단을 받고 수술을 할까 말까 갈등하는 분들을 자주 만납니다. 갑상선암 수술은 의사들 사이에서도 찬반양론이 있습니다. 암 수술을 받든 혹은 수술하지 않고 관찰 중이든 어떤 치료를 하더라도 앞에서 권했던 세 가지 방법을 지키며 실행할 때 극적인 치유가 일어날 수 있습니다.

생채식을 하고 매일 햇볕을 쬐며 맨발걷기와 휴식, 마음의 평화를 회복하고 병이 이미 다 나았다는 믿음으로 마음을 조절할 때 갑상선 관련 질환은 자연스럽게 치유될 수 있습니다. 갑상선암을 수술한 분들은 재발, 전이되지 않으며, 갑상선결절이 자연치유될 수 있습니다.

생채식을 해보지 않은 분들 가운데는 "생채식만 하면 영양이 부족할 텐데 무슨 약이 되겠느냐?"고 이야기하는 분들이 있습니다. 그러나 생채식요법에 대한 연구가 많이 되어 있습니다. 생채식을 실천하면 우선 장내 미생물의 환경이 최적의 상태로 바뀝니다. 생채식으로 풍부한 엽록소와 섬유소를 섭취하면 장내 염증을 해결하고 장누수증후군이 회복되는 등 장내 미생물의 생존 환경이 좋게 바뀝니다. 따라서 필수영양소의 흡수를 돕고, 우리 몸의 면역 증강과 해독 작용에 큰 효과가 있습니다. 제 경험으로는 생채식이 이 세상에 제일 좋은 치료법 중 하나입니다.

생채식 준비에 손이 많이가고 번거롭다면, 여러 채소를 저온 건조하여 분말로 만든 것을 사과주스나 물에 타서 먹어도 됩니다. 식사 전에 건조채소 섬유소 분말과 생곡식 가루 분말을 두 숟가락 정도 먼저 먹은 다음 완전 생채식이나 현미채식을 합니다.

이처럼 통곡물 생가루와 채소와 과일에 들어 있는 섬유소와 엽록소를 식사 전에 먹는 것이 얼마나 효과가 있는지는 직접 경험해보시면 잘 알게 됩니다.

맨발걷기 운동과 더불어 마음 조절이 중요한데, 가장 중요한 건 '이 병이 다 나았다'고 믿는 것입니다. 후성유전학의 핵심은 믿는 마음 곧 신념입니다. 형편으로는 지금 내가 어떤 병을 가지고 있지만, 나는 병을 넘어서 이미 다 나았다고 믿는 연습을 계속하면, 갑상선기능항진증이나 저하증, 갑상선결절, 갑상선암 같은 질환이 깨끗하게 낫고 그 뒤로 재발하지 않을 것입니다.

갑상선기능장애, 갑상선결절, 갑상선암에 좋은 자기실천법

음식과 식사

생채식과 생채소즙 혹은 건조채소 섬유소 분말을 물에 탄 섬유소즙을 식전에 항상 먹습니다.

아침은 섬유소즙(생채소즙)과 오일(코코넛오일, 기)과 과일, 양배추김칫국 등을 먹고, 점심과 저녁에도 아침에 먹은 생채소즙과 생곡식가루 등을 한두 숟가락 먹은 다음, 생채식이나 현미밥 위주의 자연 식물식 습관을 유지합니다.

운동과 휴식

- 낮에 1시간 이상 햇볕을 쬐며 맨발로 걷고, 밤에는 일찍 잠자리에 들어 충분히 휴식합니다.
- 풍욕(나체요법) → 이 책 529~530쪽 참고.
- 커피관장 혹은 레몬즙관장 → 이 책 523~525쪽 참고.
- 겨자팩 찜질(목 부위) → 이 책 531~532쪽 참고.

마음과 스트레스 관리

- 화해의 언덕 오르기 → 이 책 515쪽 참고.
- 긴장이완과 상상법 → 이 책 509~510쪽 참고.
- 신념요법 → 이 책 513~514쪽 참고.

만성피로의 자연치유

특별한 이유 없이 늘 피곤하다는 분들이 많습니다. 피로를 가시게 하려고 보약도 먹고 영양분과 칼로리가 많은 음식을 섭취해도 개선되지 않는다고들 합니다.

이런 분 중엔 영양이 부족해서 피곤한 것이 아니라 그 반대가 많습니다. 오히려 영양 과잉이나 영양 불균형으로 혈액이 끈적끈적해지고 산소가 부족해 신진대사가 잘되지 않아 피곤한 것입니다. 자동차 카뷰레터(기화기)에서 새까만 연기가 뿜어져 나오면 연료를 부어야 하는 것이 아니라 엔진을 깨끗하게 청소해야 합니다.

피로도 마찬가지입니다. 혈액을 먼저 정화하지 않으면 영양가가 많은 음식이 소용없습니다. 오히려 한두 주 생채소즙 절식이나 생채식을 하는 게 좋습니다. 핏속의 불순물들이 청소되어 피가 맑고 깨끗해지고 산소가 세포 내로 잘 유입되어 신진대사가 잘되면 피로는 자연히 사라집니다. 대부분의 피로는 영양 결핍으로 오는 것이 아니라 체내 노폐물과 불순물이 쌓여서 오는 것입니다.

이와 더불어 우리 마음에 생기를 떨어뜨리는 여러 가지 어두운 생각이 피곤하게 만듭니다. 마음이 기쁘고 행복하면 밥을 먹지 않아도 생기가 넘치지 않습니까? 마음에 근심과 걱정, 분노나 두려움이 있으면 잠도 깊이 들지 않고 늘 피곤합니다. 그러므로 만성피로를 회복하려면 육체의 피를 정결하게 해야 하지만, 마음도 정결하게 해야 합니다. 이 두 가지가 해결되면 틀림없이 피로는 사라집니다.

창세기에는 "흙으로 사람을 지으시고 생기를 그 코에 불어넣으시니 사람이 생령이 된지라"라는 이야기가 있습니다.

저는 이 표현이 우리 사람의 생명체를 정말 잘 묘사하고 있다고 생각합니다. 사람의 육체에서 생명이 빠져나가면 바로 흙으로 돌아가지 않습니까? '흙을 재료로 하여 만든 후 생기를 불어넣었다'는 말을 저는 '조물주가 조건 없는 사랑을 불어넣었다'고 이해하고 있습니다. 우리 마음의 공간에 조건 없는 무한한 사랑을 베풀어 넣을 때 생기가 넘친다는 것이지요. 그리고 맨발로 흙을 밟으며 걷고 나면 피로가 사라지는데 그 이유도 사람의 육체는 흙과 성질이 같기 때문입니다.

생채식과 절식 등의 방법으로 피를 맑고 깨끗하게 해도 여전히 피곤하다면, 마음속에 사랑과 감사, 기쁨과 희망이 넘치는 방법을 실천합니다. 그러면 피로가 사라지고 생기가 넘치게 됩니다. 이와 반대로 근심과 걱정, 분노나 두려움에 묶여 있으면 생기가 고갈되어버립니다.

따라서 만성피로를 회복하려면, 몸의 치유와 마음의 치유를 동시에 해야 합니다. 몸을 위해서 생채식과 생채소즙 절식을 하고, 마음속의 어두운 생각이 사라지도록 돕기 위해 '화해의 언덕 오르기'를 하는 것이 좋습니다. 마음 가운데 어두운 생각이 사라지고 축복과 감사가 넘치면 생동감 있고 생기가 넘칩니다. 마음이 밝아지면 어딜 보아도 곱게 보이고, 누구를 보아도 반갑고 기쁩니다. 밤에는 깊이 잠들게 되어 늘 생기가 넘치는 생활을 할 수 있습니다.

이 두 가지, 육체와 마음에 생기가 넘치게 될 때 만성피로가 근본적으로 깨끗하게 사라집니다.

음식과 식사

1단계: 약 1~2주일, 생채식이나 절식

2단계: 장기간 생채식이나 현미 채식 위주의 자연식물식을 합니다.

아침은 섬유소즙(생채소즙)과 오일(코코넛오일, 기)과 과일(사과나 토마토를 볶은 깨소금에 찍어 먹기),

양배추김칫국

점심과 저녁: 아침에 먹은 음식을 한 번 더 먹은 후 식사합니다.

* 절제하면 좋은 음식: 흰밀가루, 흰우유, 흰설탕, 흰쌀밥, 고기와 생선, 계란, 유제품 같은 동물성 음식,

인스턴트음식

운동과 휴식 및 기타 치료

- 낮에 1시간 이상 햇볕을 쬐며 맨발로 흙을 밟으며 걷고, 밤에는 일찍 잠자리에 들어 충분히 휴식

  합니다.

- 반신욕 → 이 책 498쪽 참고.

마음과 스트레스 관리

- 화해의 언덕 오르기 → 이 책 515쪽 참고.

- 몸 돌보기 → 이 책 518~519쪽 참고.

수족냉증, 손발이 차고 시려서 불편하신 분들이 많이 계시지요? 수족냉증을 그대로 방치하면 안 됩니다. 우리 몸 어느 부위가 차다면 틀림없이 그 부위의 혈액순환이 잘 안 되고 있다는 것을 말합니다. 예를 들어 소화가 잘 안 되는 사람들은 상복부를 만졌을 때 온도가 내려가 있고, 무릎관절에 통증이 있다면 무릎 쪽이 차갑습니다. 마찬가지로 손발이 차다는 것은 손발 부위에 피가 잘 돌지 못하고 있다는 증거입니다.

왜 피가 잘 돌지 못할까요? 스트레스를 받고 과로, 휴식 부족이 되면 교감신경이 흥분하여 혈관이 수축됩니다. 또 찬 성질의 음식을 과식하는 것도 영향을 줍니다.

냉장고의 찬물을 많이 마시거나 흰우유, 흰밀가루, 흰설탕, 흰쌀밥, 흰소금, 하얀 조미료처럼 하얀 색깔 음식도 영향을 미칩니다. 흰 눈이 차지요? 색깔이 흰 음식들은 냉한 성질을 지녔다고 알려져 있습니다. 차가운 음식들을 과식하면 피의 점액도가 높아져서 끈적끈적해집니다. 혈관은 좁고 피는 끈적끈적해 피 순환이 잘 안 되는 곳들이 차가운 것입니다. 손발이 찬 것도 그 때문입니다.

수족냉증이 있는 분들의 체온을 재보면 저체온인 분도 있지만 그렇지 않은 분들도 더러 있습니다. 그러나 수족냉증이 있다는 것은 손발의 혈액순환만 나쁜 게 아니라 온몸의 혈액순환이 나쁜 것을 알려주는 신호입니다. 반드시 온몸의 피 순환이 좋아지도록 개선할 필요가 있습니다.

혈액순환을
개선하면
수족냉증은
치유된다

지금까지 여러 종류의 한약을 먹거나 냉증에 좋은 약을 먹어도 개선되지 않은 분들을 많이 보았습니다. 그러나 이런 분들 대부분은 1~2주가량의 생채소즙 절식만으로도 좋아집니다.

당근사과주스에 생채소 몇 종류의 즙을 넣어 먹거나 생채소즙만 하루에 몇 잔 정도 마시는 절식입니다. 생채소즙과 함께 따뜻한 감잎차를 마시거나 레몬즙을 짜서 뜨거운 물과 섞어 계속 마십니다. 배가 고프면 코코넛오일이나 기 오일을 같이 먹으면서 1~2주 정도 절식하면 거의 틀림없이 손발이 따뜻해집니다. 생채소즙에는 비타민이나 미네랄 같은 기본 영양소가 있어 절식을 해도 일상생활에는 지장이 없습니다.

앞에서도 이야기한 대로, 손발이 차가운 것은 피의 순환이 제대로 되지 않아서입니다. 모세혈관을 통해 산소가 잘 운반되지 못하니까 세포 내에 저산소증이 오고, 미토콘드리아는 산소와 영양소로 에너지를 만드는데 그게 잘 안 됩니다. 그러나 절식을 하면 부족한 칼로리를 보충하기 위해 혈관 내 노폐물이나 피 찌꺼기 등을 대식세포가 잡아먹어 피가 깨끗해집니다. 이를 오토파지(자가포식)라고 하며 자동으로 혈관을 청소하게 되는 겁니다. 그러면 혈관이 넓어지고 피는 맑아져 세포 내로 산소 전달이 잘되고, 신진대사가 잘되니 혈액순환이 좋아져서 손발이 따뜻해집니다.

절식을 한 다음에도 될 수 있으면 찬물이나 찬 성질의 음식을 적게 먹고 균형 잡힌 식사를 해야 합니다. 특히 비타민이나 미네랄의 균형이 잘 잡혀야 우리 몸속에 들어온 여러 가지 영양소를 잘 연소시킬 수 있습니다.

그리고 아주 중요한 것은 늘 뜨거운 물을 홀짝거리며 마시는 습관을 들이는 것입니다. 뜨거운 물을 조금씩 마시면 혈관이 이완되고 자율신경의 균형이 회복됩니다. 마음도 편안해져서 잠도 잘 오게 하니, 뜨거운 물을 자주 홀짝거리는 것이 좋습니다.

낮에는 꼭 햇볕을 쬐면서 맨발로 땅을 밟으며 걷고, 잠자리에 들기 전에 더운물로 목욕하는 습관도 꼭 필요합니다. 이런 것들이 수족냉증을 회복하는 데 도움이 됩니다.

**마음이
따뜻해지면
손발이
따뜻해진다**

우리가 악수할 때 상대의 손이 차가우면 금방 느끼게 되지요? 흔히 "손이 찬 사람은 마음이 냉정하기 때문"이라는 우스갯소리도 하는데, 그 말이 일리가 있는 것 같습니다. 우리 마음이 따뜻하면 체온도 올라간다는 것이 의학적으로도 증명됐습니다. 마음이 따뜻하려면 마음속에 항상 사랑과 기쁨, 감사, 희망이 있어야 합니다. 늘 근심 걱정과 고민이 있고 삶이 불만족스러우면 자연히 스트레스 호르몬이 많이 분비되고, 교감신경이 흥분하여 그것만으로도 혈액순환이 나빠집니다. 실제로 부정적인 마음이 내 유전자에도 부정적으로 작용합니다. 체온 중추를 주관하는 유전자에 영향을 미치게 됩니다.

남미의 콜롬비아에서 이런 일이 있었습니다. 그곳에서는 어린 소녀가 임신해서 미숙아를 낳는 일이 자주 있습니다. 미숙아는 인큐베이터에서 돌보아야 하는데, 국가 재정이 부족해 인큐베이터 수가 많지 않았습니다. 따라서 경제적으로 어려운 산모는 아기를 온종일 인큐베이터에 있게 할 수 없어 하루 12시간 정도는 인큐베이터를 이용하고 나머지 12시간은 병원에 와서 아기를 안고 지내게 했습니다.

놀라운 일은 24시간 인큐베이터로 돌보는 아기보다 엄마가 품고 있었던 아이들이 훨씬 빨리 퇴원하는 것이었습니다. 어떻게 이런 일이 있을 수 있는지 살펴보니, 엄마가 아기를 안고 있으면 엄마의 체온이 1~1.5도 이상 올라가고 아기의 체온도 함께 올라가는 겁니다. 아기를 사랑하는 엄마의 마음이 체온을 올린 것이지요. 체온 중추 유전자가 잘 작동한 것입니다. 이를 의학 용어로 모자 온열 공조현상(Maternal Infant Thermal

Synchrony)이라고 합니다.

이 사례가 소아과 저널에 소개되자 미국이나 캐나다 등에서는 실제로 이걸 활용했습니다. 인큐베이터에서 온종일 지낼 수 있는 여건이 되더라도 하루 몇 시간씩은 엄마가 아기를 품고 돌보게 한 것입니다. 24시간 인큐베이터에 있던 아기보다도 훨씬 좋은 효과가 있었습니다. 그래서 이런 치료를 '캥거루 맘 테라피(Kangaroo Mom Therapy)'라고 합니다. 캥거루가 새끼를 품고 있는 것처럼 엄마가 미숙아를 하루에 몇 시간씩 품고 돌보면 아기가 더 빨리 회복된다 해서 지어진 이름입니다.

우리 마음이 따뜻해지면, 조건 없는 사랑과 거기서 나오는 기쁨과 감사, 만족감, 희망으로 따뜻해지면, 실제로 우리 체온이 올라간다고 합니다. 수족이 차가운 분들이 혈액순환을 개선시키는 물리적 요법과 함께 마음속 평화와 기쁨을 회복하면 수족냉증은 반드시 치유된다고 믿습니다.

수족냉증에 좋은 자가실천법

음식과 식사

약 1~2주, 생채식 절식. 이후에도 계속 생채식과 현미채식을 병행하면 좋습니다.

아침은 섬유소즙(생채소즙)과 오일(코코넛오일, 기)과 과일(사과나 토마토를 볶은 깨소금에 찍어 먹기),

양배추김칫국

점심, 저녁: 아침에 먹었던 것을 다시 한 번 먹고, 그다음에 현미밥과 된장국이나 청국장국, 여러

종류의 나물 등 채식 위주의 식사를 합니다.

물 마시기: 늘 뜨거운 물을 조금씩 홀짝거리며 마십니다.

* 절제하면 좋은 음식: 흰밀가루, 흰우유, 흰설탕, 흰쌀밥, 고기와 생선, 계란, 유제품 같은 동물성 음식,

인스턴트음식

운동과 휴식 및 기타 치료

● 낮에 1시간 이상 햇볕을 쬐며 맨발로 흙을 밟으며 걷고, 밤에는 일찍 잠자리에 들어 충분히 휴식합니다.

● 반신욕: 잠자기 전에 하면 좋습니다. → 이 책 498쪽 참고.

● 전신좌우회전운동(온살도리) → 이 책 501~503쪽 참고.

마음과 스트레스 관리

● 화해의 언덕 오르기 → 이 책 515쪽 참고.

● 감사의 마음 회복하기 → 이 책 517쪽 참고.

● 손뼉 치며 웃기, 만세 부르기 → 이 책 507쪽 참고.

● 자비심 연습 → 이 책 517~518쪽 참고.

손발저림의 자연치유

손발저림을 호소하는 분들이 많습니다. 심지어는 디스크나 척추협착증을 수술하고 전문 치료를 하고 나서도 손발저림이 여전히 계속된다는 분들도 있습니다.

저는 손발저림이 신경의 손상 때문이라기보다는 말초혈관의 혈액순환 장애가 원인이라고 생각합니다. 현미경으로 손발저림 환자들의 손가락 말초혈관을 관찰해보면 혈관이 아주 가늘게 좁아져 있고, 피를 순환시키려 맹렬하게 안간힘을 쓰는 것을 볼 수 있습니다. 혈액의 산소가 세포 내로 전달되지 않아서입니다. 현대 의학에선 이 문제에 대해서 관심이 좀 적은 듯합니다.

혈관 내 저산소증과 세포 내 저산소증은 구별해야 합니다. 우리가 숨을 쉬면 적혈구의 헤모글로빈이 산소를 운반해서 세포에 전달하려고 싣고 갑니다. 혈관 내에는 산소가 잘 전달되지만 세포 내로는 잘 전달되지 않습니다. 이는 마치 덩치 큰 트럭이 물건을 싣고 큰 도로는 잘 달렸는데, 집 앞 골목은 너무 좁아서 들어갈 수 없는 것과 비슷합니다.

스트레스가 많아서 소동맥이나 모세혈관이 너무 좁아져 있거나, 핏속 점액도가 높아서 피가 끈적끈적해 적혈구가 모세혈관 안을 통과하여 세포에 산소를 전달해주어야 하는데, 모세혈관을 통과하지 못하는 겁니다. 세포가 산소를 요구하지만 혈관이 좁아서 혈액순환이 잘 안 되면 프로스타글란딘 같은 호르몬을 분비해 혈관을 확장시키려고 애쓰게 됩니다. 바로 이것이 손발저림의 원인입니다. 이런 상황에서 주변 신경세포가 과민반응을 하면 손발저림으로 감각이 나타나게 됩니다.

손발저림이 사라지는 치유법

손발저림이 있으면 우선 1~2주 정도 생채소즙 절식을 하길 권합니다. 생채소즙을 하루에 여러 잔을 마시고 따뜻한 물도 자주 마십니다. 또 하루 한 번 정도 커피관장을 통해 혈액 내에 있는 노폐물을 담도를 통해서 배설합니다. 햇볕을 쬐며 맨발로 땅을 밟으며 가볍게 산책하고, 자기 전에는 따뜻한 물로 목욕하면 좋습니다.

생채소즙 절식을 하면 모세혈관과 소동맥 속에 있는 독소와 노폐물을 오토파지(자가포식)시킬 수 있습니다. 생채소즙만 마시면 미네랄이나 비타민은 충분하지만 칼로리는 부족합니다. 따라서 우리 몸속에 남아도는 과잉 영양분이나 중간대사 산물, 노폐물, 여러 가지 세균, 죽은 세포 등 핏속에 떠다니는 불순물을 태워서 칼로리로 이용하므로 피가 맑아지고 혈관도 넓어집니다. 혈관이 넓어지니 혈구들이 통과하며 세포에 산소를 잘 전달하게 되어 세포 내 저산소증이 해결됩니다. 손발저림이 저절로 좋아집니다.

1~2주 정도 생채소즙 절식과 더운물 마시기로 좋아지면 생채소와 과일, 현미잡곡밥이 중심인 소식을 계속하시는 게 좋습니다. 늘 따뜻한 물을 홀짝거리며 마시는 것도 좋습니다.

마음의 긴장과 불만족, 분노와 두려움 같은 부정적인 마음도 해결해야 합니다. 스트레스 호르몬 분비를 줄여 좁아진 혈관을 이완하는 방법을 병행하면 손발저림이 극적으로 좋아지는 경험을 할 수 있습니다.

손발저림에 좋은 자가실천법

음식과 식사

1단계: 약 1~2주일 생채식 절식

2단계: 생채식과 현미밥 식단을 계속하면 좋습니다.

아침은 섬유소즙(생채소즙)과 오일(코코넛오일, 기)과 과일(사과나 토마토를 볶은 깨소금에 찍어 먹기),

양배추김칫국

점심, 저녁: 아침에 먹었던 것을 다시 한 번 먹고, 그다음에 현미밥과 된장국이나 청국장국, 여러 종

류의 나물 등 채식 위주의 식사를 합니다. 소식하는 것이 좋습니다.

물 마시기: 늘 뜨거운 물을 조금씩 홀짝거리며 마십니다.

* 절제하면 좋은 음식: 흰밀가루, 흰우유, 흰설탕, 흰쌀밥, 고기와 생선, 계란, 유제품 같은 동물성 음식,

인스턴트음식

운동과 휴식 및 기타 치료

- 낮에 1시간 이상 햇볕을 쬐며 맨발로 흙을 밟으며 걷고, 밤에는 일찍 잠자리에 들어 충분히 휴식합니다.
- 커피관장 또는 레몬즙관장 → 이 책 523~525쪽 참고.
- 반신욕: 잠자기 전 → 이 책 498쪽 참고.
- 전신좌우회전운동(온살도리) → 이 책 501~503쪽 참고.

마음과 스트레스 관리

- 화해의 언덕 오르기 → 이 책 515쪽 참고.

- 몸 돌보기 → 이 책 518~519쪽 참고.

- 손뼉 치며 웃기, 만세 부르기 → 이 책 507쪽 참고.

하지정맥류의 자연치유

하지정맥류는 종아리 부분 정맥 혈관이 올록볼록 확장된 병입니다. 얼핏 보면 그 부위에 국한된 병으로 오해하기가 쉽습니다. 하지만 전혀 그렇지 않으며 온몸의 혈액순환 장애와 밀접한 관계가 있습니다.

하지정맥이 왜 그렇게 확장되어 있을까요? 그것은 정맥피가 위쪽으로 순환하며 올라가야 하는데 그게 잘되지 않는 겁니다. 온몸의 혈액순환 장애를 일으킬 만한 원인이 있기 때문에 그렇게 정맥이 확장되는 것입니다. 하지정맥류는 수술해도 자주 재발하는데 그 이유는 하지정맥의 혈액순환 장애의 근본 원인이 해결되지 않았기 때문입니다.

저도 한때 하지정맥류가 심해서 고생했습니다. 저는 외과 의사이기 때문에 수술 참여가 많았는데, 어떤 경우에는 한 자리에서 10시간 동안 움직이지 못하고 서 있기도 했습니다. 그렇게 움직이지 않고 있으니 피가 밑으로 내려왔다가 올라가지 못해 정맥이 확장된 것입니다. 게다가 수술 방에 들어가면 밥을 굶기 십상이니 평소에 잘 먹자며 틈만 나면 고기를 먹는 등 식습관이 좋지 않았습니다. 그렇다 보니 다리에 정맥류가 생겨서 통증도 있고 보기도 좋지 않았는데, 지금은 깨끗하게 나았습니다.

제가 어떻게 나았느냐 하면, 늘 강조하는 통곡물과 채소, 과일처럼 섬유소가 많은 음식을 주로 먹고, 밀가루, 설탕 등 단당류 식품이나 기름기는 될 수 있으면 적게 먹었습니다. 가끔 섬유소 절식을 하면서 과일이나 채소 섬유소를 가루로 만든 것을 물에 타서 마시며 다른 식사는 전혀 하지 않았습니다. 그러면 핏속의 피 찌꺼기가 다 사라집니다. 미네랄이나 기본 영양은 공급되지만 칼로리가 부족하자 우리 몸의 대식세포가 몸속 노폐물이나 피 찌꺼기를 잡아먹어 피가 저절로 맑아진 겁니다. 하지정맥에 정체됐던 피가 잘 순환되면서 하지정맥류가 저절로 좋아집니다. 이를 의학용어로 오토파지(자가포식)라고 합니다.

그래서 저는 하지정맥류가 있는 분들에게 꼭 이 방법을 권합니다. 물론 필요에 따라서는 수술도 해야겠지요. 정맥 안에 혈전이 굳어 있어서 어떤 방법으로도 해독되지 않는다면 외과적인 수술로 제거해야 합니다. 하지만 수술 후 재발을 방지하려면 오토파지 방법을 꼭 실천하는 것이 좋습니다. 또 하지정맥류가 지금 심하다 할지라도 제가 말씀드린 대로 한다면 수술하지 않고도 자연치유될 수 있습니다.

저도 외과 의사로서 하지정맥류 환자들 수술을 많이 했습니다. 예전에는 수술만 하고 말았는데, 지금은 환자들에게 일단 10일 정도 생채식요법, 즉 통곡물과 채소와 과일을 날것으로 먹는 식사를 하게 합니다. 그다음 약 10일 정도 섬유소 절식을 하게 합니다. 섬유소 분말은 생채소를 저온 건조해서 가루로 만든 것입니다. 집에서도 좀 수고스럽지만 만들 수 있습니다.

종아리는 제2의 심장이라고도 합니다. 그래서 종아리를 마사지하는 방법도 좋습니다. 특히 하지정맥류가 있으면 잠자리에 들기 전 따뜻한 물에 종아리 주무르기를 하고 나서 코코넛오일 같은 오일로 다리 마사지를 하는 것이 효과가 좋습니다,

운동 방법으로 두 팔 두 다리를 들어서 미세하게 진동시키는 모세혈관 진동운동인 모관운동을 합니다. 이 운동이 효과가 좋습니다. 규칙적인 맨발걷기를 실천하면 두 발이 따뜻해지면서 혈액순환이 좋아져 정맥류가 줄어드는 것을 확인할 수 있습니다.

식사를 조절하고 운동법을 실천하는 것과 더불어 내 마음에 하지정맥류가 있다는 인

상을 바꾸는 겁니다. "내 다리는 매끄럽고 아름답다"고 메모지에 써서 거울과 책상 같은 데 붙여두고 몇 차례씩 소리 내어 선언합니다. 아침에 화장실 거울을 보면서 "내 다리는 매끄럽고 아름답다"고 몇 번 선언하고, 잠자리에 들 때는 다리 정맥류가 다 사라져서 아주 매끄럽고 아름다운 다리가 이미 이루어진 영상 이미지를 보면서 기뻐하는 마음으로 잠자리에 듭니다. 일종의 이미지 요법이자 신념요법입니다. 이렇게 마음 조절을 해나가면 하지정맥류는 대부분 깨끗하게 자연치유됩니다.

하지정맥류에 좋은 자가실천법

음식과 식사

1단계: 약 10일간, 생채식

2단계: 약 10일간, 생채소즙 절식 혹은 섬유소 절식

3단계: 장기간 생채식과 현미채식 습관을 유지합니다.

생채식과 생채소즙 혹은 건조채소 섬유소 분말을 물에 탄 섬유소즙을 식전에 드시고, 생채소즙만

마시는 절식도 권합니다.

아침은 섬유소즙(생채소즙)과 오일(코코넛오일, 기)과 과일, 양배추김칫국

점심과 저녁: 생곡식가루나 볶은 곡식, 생채소, 생해초류, 그 후 현미채식

운동과 휴식

- 낮에 1시간 이상 햇볕을 쬐며 맨발로 걷고, 밤에는 일찍 잠자리에 들어 충분히 휴식합니다.
- 반신욕 → 이 책 498쪽 참고. 코코넛오일 등으로 종아리를 마사지해줍니다.
- 모관운동 → 이 책 500쪽 참고.

마음과 스트레스 관리

- 신념요법 → 이 책 513~514쪽 참고.
- 긴장이완과 상상법 → 이 책 509~510쪽 참고.

습관성변비의 자연치유

이런저런 난치병을 가진 분들에게 변비도 동반되어 있는 경우를 많이 봤습니다. 흔히 "변비는 만병의 근원"이라고 합니다. 변비가 있으면 장내 환경이 나빠져 장누수증후군이 악화되고, 장내 유해 가스를 재흡수하여 혈중 독소를 가중시킵니다.

만성질환이 해결되는 과정에서 변비도 따라서 완치되는 것을 자주 보았는데 어떤 약을 쓰지 않더라도 변비를 이 방법대로 하면 쉽게 낫습니다.

아침 식사는 밥 대신에 네 가지를 먹습니다. 첫째, 당근주스나 생채소즙. 둘째, 코코넛오일과 기, 올리브유 같은 오일 한두 숟가락. 셋째, 사과나 토마토, 키위 등 어떤 과일이든 볶은 깨소금에 찍어 먹기. 넷째, 양배추김칫국 먹기. 양배추김칫국은 만들 때 죽염과 같은 볶은 천일염으로 만들면 좋습니다. 양배추김칫국을 많이 먹으면 장내 해로운 대장균은 약화되고 이로운 유익균을 증강시킬 수 있습니다.

점심과 저녁에도 생채소즙, 오일 한두 숟가락, 과일, 양배추김칫국을 먼저 먹고 생채소와 미역, 다시마 같은 해조류, 현미잡곡밥에 청국장이나 된장국을 함께 드십니다. 밀가루 음식이나 설탕, 흰쌀밥, 유제품, 동물성 음식은 될 수 있으면 절제합니다.

현재 변비가 너무 심해 고통스러운 분들은 더 적극적인 방법으로 일주일 정도 생채소즙, 즉 섬유소 절식 요법을 합니다. 1~2주 정도 생채소즙, 오일, 특히 감잎차와 따뜻한 물, 양배추김칫국 등만 먹고, 마그밀 같은 완화제를 함께 복용합니다. 이와 함께 매일 커피관장이나 레몬즙관장을 합니다. 습관성변비의 경우, 연동운동이 약해져 있는 사람이 많은데, 커피관장은 연동운동을 촉진하는 결정적인 계기를 만들어줍니다. 또한 장누수증후군이나 소장 내 세균 과다 증식 같은 병증이 개선됩니다.

습관성변비가 심한 분들은 절식이 끝난 다음에도 매월 하루나 이틀 정도 정기적으로 절식을 하는 것이 변비를 없애는 데 도움이 됩니다. 식생활도 아침에는 앞에서 말한 네 가지를 늘 먹고, 점심과 저녁도 그와 같이합니다. 이처럼 절식 요법과 현미 채식 위주의 식사법을 계속하면 점진적으로 장내 연동운동이 개선되고 장누수증후군이 해결되어 변비가 완전히 사라집니다.

장의 연동운동이 활발하지 못한 이유 중 하나는 장운동을 주관하는 자율신경 특히 부교감신경이 약해진 결과입니다. 마음이 늘 불안하고 두려움과 분노, 절망감 같은 불쾌한 감정과 생각에 사로잡혀 있으면 내분비 계통이나 자율신경이 영향받습니다. 실제로 변비가 있는 분들은 불쾌한 생각에 잡혀 있는 경우가 많습니다. 밤에 숙면하지 못하고 마음이 늘 불편할 때, 그것이 변비의 큰 원인이 됩니다.

불쾌한 생각에서 벗어나기는 쉽습니다. 어떤 불쾌한 생각이 일어날 때 이 생각이 어디서 일어나는가, 누구에게서 일어나는지 스스로 물어봅니다. 어떤 생각이든 그 생각이 누구에게서 일어납니까? 바로 나에게서 일어납니다. 그러면 나라는 생각은 어디서 일어나는지 다시 물어봅니다. 이렇게 나에게 주의를 집중하고 스스로 물어보면 모든 생각이 다 사라져버립니다. 예외 없이 그렇습니다. 한번 해보면 알 수 있습니다.

우리에게 일어나는 모든 생각의 근원이 '나'입니다. 아침에 잠에서 깨어나 가장 먼저 떠오르는 생각이 '나'라는 생각입니다. 그 나로부터 뭘 좋아하고 싫어하는 수만 가지 생각이 일어납니다. 그 생각이 일어나는 근원인 '나'라는 생각이 어디서 일어나는지 주의를 집중하고 묻게 되면, 나를 불편하게 만든 그 어떤 생각이라도 모두 사라집니다.

변비뿐만 아니라 소화장애나 위식도역류질환이 있을 때도 불쾌한 생각들로 고통스럽다면 이 방법으로 쉽게 마음의 평온을 되찾을 수 있습니다. 또 '자비심 연습' 같은 방법으로 인간관계의 갈등이 가져오는 분노나 불편한 감정 역시 쉽게 해결할 수 있습니다.

비만이면서 변비가 심한 분들이라면 아침은 앞에서 말한 대로 네 가지 음식, 생채소즙, 오일, 과일, 양배추김칫국을 먹고, 점심과 저녁 식사하기 전에 생곡식가루를 만들어 한두 숟가락 정도 먹으면 좋습니다. 이런 생곡식가루는 영양소도 밥보다 많지만, 변비를 해결하는 데 효과가 좋습니다.

습관성변비 때문에 전문가가 권한 약물치료를 받고 있다면 그대로 하더라도 음식, 마음 관리, 햇볕 아래 땅을 밟으며 걷기, 밤에 더운 물로 목욕하고 숙면하기 등을 실천하면 어떤 어려운 변비도 자연스럽게 나을 수 있습니다.

습관성변비에 좋은 자가실천법

음식과 식사

1단계: 약 1주, 생채식

2단계: 약 2주, 절식

- 생채소즙과 오일, 따뜻한 물, 당근사과주스, 비타민C가 풍부한 감잎차나 현미숭늉을 마십니다.
- 수산화마그네슘(magnesium hydroxide) 제제(製劑)인 마그밀 같은 완하제를 하루 2~4알 먹습니다.

3단계: 장기간 생채식을 하면 좋습니다. 매월 1일부터 2~3일간 절식하면 좋습니다.

아침은 섬유소즙(생채소즙)과 오일(코코넛오일, 기)과 과일(사과나 토마토를 볶은 깨소금에 찍어 먹기), 양배추김칫국

점심, 저녁: 아침에 먹었던 것을 다시 한 번 먹고, 그다음에 현미밥과 된장국이나 청국장국, 여러 종류의 나물 등 채식 위주의 식사를 합니다.

물 마시기: 늘 따뜻한 물을 조금씩 홀짝거리며 마십니다.

* 습관성변비가 심한 분이라면 처음부터 1~2주 정도 절식합니다. 이때 마그밀 같은 완하제를 먹습니다.

* 비만이면서 변비가 심한 분이라면, 점심과 저녁 식사 전에 생곡식가루(익히지 않은 현미와 약간의 잡곡 생가루)를 한두 숟가락 정도 먼저 먹습니다.

* 절제할 음식: 흰밀가루, 흰우유, 흰설탕, 흰쌀밥, 고기와 생선, 계란, 유제품 같은 동물성 음식, 인스턴트음식

운동과 휴식 및 기타 치료

- 낮에 1시간 이상 햇볕을 쬐며 맨발로 흙을 밟으며 걷고, 밤에는 일찍 잠자리에 들어 충분히 휴식합니다.
- 커피관장 또는 레몬즙관장 → 이 책 523~525쪽 참고.
- 반신욕 → 이 책 498쪽 참고.
- 전신좌우회전운동(온살도리) → 이 책 501~503쪽 참고.

마음과 스트레스 관리

- 불쾌한 생각에서 벗어나기 → 이 책 508쪽 참고.
- 자비심 연습 → 이 책 517~518쪽 참고.
- 화해의 언덕 오르기 → 이 책 515쪽 참고.

늘 소화가 잘되지 않고, 목에 이물질이 걸린 것 같은 증세를 호소하는 분들이 많습니다. 이런 분들이 병원에 가서 위내시경 검사와 여러 검사를 받아도 특별한 이상이 없는 경우가 대부분입니다.

저도 의과대학을 다닐 때 소화장애로 고생한 일이 있습니다. 공부에 대한 압박감도 컸고, 좋지 않은 거친 음식도 함부로 먹다 보니 소화장애가 생긴 것 같습니다. 이렇게 소화장애가 있었던 제가 자연스럽게 회복된 방법을 소개해드리려고 합니다.

병원에 가서 검사받고 약을 계속 먹는데도 해결되지 않는 분들은 이렇게 해보시면 거의 다 좋아집니다. 다른 질환에서도 언급했듯이 아침을 다음처럼 드시는 것이 좋습니다.

소화장애에서 벗어나는 자연치유법

먼저 생채소즙입니다. 채소즙을 만들어 당근사과주스에 섞거나 그대로 입에 넣고 충분히 씹어서 넘깁니다. 둘째, 생채소즙이 잘 흡수되도록 오일을 함께 먹습니다. 생채소나 과일은 수용성(水溶性)이 아니고 지용성(脂溶性), 곧 식물성 기름과 같이 먹을 때 잘 분해되므로 생으로 짠 올리브오일(엑스트라 버진 오일)이나 코코넛오일, 기 같은 오일과 함께 먹는 것입니다. 셋째, 볶은 깨소금(죽염 30%에 볶은 깨 70%)에 사과나 토마토, 키위 같은 과일을 찍어 먹습니다. 넷째, 양배추김칫국입니다. 이처럼 간단한 음식인데도 이네 가지를 아침에 먹는 습관이 소화기 문제를 해결하는 데 큰 도움이 됩니다.

점심, 저녁 식사 때도 가능하면 아침에 먹은 것은 다시 한 번 먹은 후에 점심 저녁을 먹습니다. 그대로 하기가 어렵다면 최소한 생채소즙과 오일만이라도 먼저 먹습니다. 탄수화물은 되도록 적게 먹고, 코코넛오일, 올리브오일, 기 등의 오일을 먹으면 속이 편하고 공복감도 없습니다.

이와 더불어 날마다 한두 차례 커피관장이나 레몬즙관장을 하면 좋습니다. 커피관장이나 레몬즙관장은 대변만 잘 보기 위해서가 아니라 소장과 대장의 연동운동도 활발하게 하고 혈액 내에 있는 독성이나 노폐물들을 간 담도를 통해 해독시키려는 것입니다. 이런 관장으로 담즙산이나 췌장 내 효소가 잘 분비되는 효과가 있습니다.

마음의 치유도 중요하다

소화장애가 있는 분들은 불안이나 두려움, 분노, 슬픔, 절망감 등 부정적 생각에 사로잡혀 있는 경우가 많습니다. 먹은 음식이 위에서 제대로 소화되지 않고 남아 있듯이 마음의 공간에도 풀리지 않고 응어리진 채 남아 있는 감정이 있습니다. 몸뿐만 아니라 마음도 치유되어야 소화가 잘됩니다.

저는 소화장애를 가진 분들에게 '자비심 연습'을 자주 하도록 권합니다. 자비심 연습 카드를 만들어 우리 병원에 오신 분들에게 나눠 주고 있습니다. 자비심 연습은 가족이나 주변의 가까운 친지, 공동체 안에서 거부감이 들고 받아들이기 어려운 사람을 대상으로 합니다.

'이 사람도 나와 똑같이 자기 삶에서 행복을 찾고 있다.'

'이 사람도 나와 똑같이 자기 삶에서 고통을 피하려 하고 있다.'

'이 사람도 나와 똑같이 자기 삶에서 슬픔과 외로움과 절망을 겪어 알고 있다.'

'이 사람도 나와 똑같이 자기 욕망을 충족시키려 하고 있다.'

'이 사람도 나와 똑같이 인생을 배워가는 중이다.'

이 연습을 늘 하면 이해심이 커지고 상대를 받아들여 이해하는 마음으로 바뀝니다. 내 마음에 도저히 받아들일 수 없는 사람을 대상으로 자비심 연습을 하고, 더 나아가서 나한테 있는 병증도 하나의 대상으로 자비심 연습을 할 수 있습니다. 소화기관이 너무 아파서 고통스러울 때, 그 소화장애 증세를 받아들이지 못하고 저항해왔는데 그것에 대해서도 자비심 연습을 하는 것입니다.

기혈순환을 돕는 방법

저는 소화기 장애가 있는 분들에게 기혈순환이 잘되도록 앞가슴에 쑥뜸을 권합니다. 위식도역류질환이나 소화가 안되고 속이 쓰릴 때 쑥뜸을 하면 좋은 효과가 있습니다. 처음에는 뜨겁고 힘들지만 익숙해지면 소화기 장애 해결에 아주 좋은 효과가 있습니다. 가슴 양쪽 유두와 정중선이 만나는 곳(경혈에서 단중이라고 하는 곳)에 쌀알 반 개만 한 크기의 쑥뜸을 하는 겁니다.

제가 쑥뜸 이야기를 하면 양의사가 웬 쑥뜸이냐고 합니다만, 원래 쑥뜸은 히포크라테스 때부터 양방에서도 늘 하던 것입니다. 한방의학의 전유물이 아니며, 예전에는 민가에서도 다 했던 민간치료 방법이었습니다. 가정에서 침도 놓고 쑥뜸도 하고 부항도 뜨지 않았습니까. 이런 것들을 의사만 할 수 있는 의술로 생각하지 말고 가정에서도 자연스럽게 누구나 할 수 있도록 널리 알리면 좋겠습니다.

소화장애는 쉽게 치유할 수 있습니다. 앞에서 언급한 생채소, 해조류, 현미잡곡밥 중심의 식생활을 실천하면서 커피관장이나 쑥뜸을 하고 마음을 평화롭게 하며 편안한 숙면을 위해 저녁에 따뜻한 물로 목욕합니다. 대신 밀가루 음식, 흰설탕, 흰쌀밥 같은 단당류 음식, 유제품, 동물성 음식 같은 것을 되도록 줄이면 대부분의 소화기 장애는 자연스럽게 낫습니다. 햇볕 쬐며 맨발걷기는 필수입니다.

소화장애에 좋은 자가실천법

음식과 식사

생채식과 현미잡곡밥을 주로 먹습니다. 음식은 100번 정도 씹어서 삼키고 과식하지 않습니다.

<먹는 법>

아침은 섬유소즙(생채소즙)과 오일(코코넛오일, 기)과 과일(사과나 토마토를 볶은 깨소금에 찍어 먹기),

양배추김칫국

점심, 저녁: 아침에 먹었던 것을 다시 한 번 먹고, 그다음에 현미밥과 된장국이나 청국장국, 여러 종류

의 나물 등 채식 위주의 식사를 합니다.

물 마시기: 늘 따뜻한 볶은 현미물을 조금씩 홀짝거리며 마십니다.

* 절제하면 좋은 음식: 흰밀가루, 흰우유, 흰설탕, 흰쌀밥, 고기와 생선, 계란, 유제품 같은 동물성 음식,

인스턴트음식

운동과 휴식 및 기타 치료

- 매일 1시간 이상 햇볕을 쬐며 맨발로 흙을 밟으며 걷고, 밤에는 일찍 잠자리에 들어 충분히 휴식합니다.

- 커피관장 또는 레몬즙관장 → 이 책 523~525쪽 참고.

- 쑥뜸 → 이 책 530~531쪽 참고.

- 반신욕 → 이 책 498쪽 참고.

- 전신좌우회전운동(온살도리) → 이 책 501~503쪽 참고.

마음과 스트레스 관리

- 자비심 연습 → 이 책 517~518쪽 참고.

- 손뼉 치며 웃기, 만세 부르기 → 이 책 507쪽 참고.

- 화해의 언덕 오르기 → 이 책 515쪽 참고.

위식도역류질환의 자연치유

고혈압이나 당뇨, 통증, 암 같은 만성질환 환자들 가운데 역류성식도염이 있는 분들을 흔히 볼 수 있습니다. 이 병증을 따로 치료하지 않고 고혈압, 당뇨, 통증, 암, 자가면역질환 등을 치료하다 보면 그 과정에서 위식도역류질환이 자연스럽게 사라진 것을 수없이 보았습니다. 치유 방법은 단순합니다. 생채식이나 생채소즙 절식, 평화와 기쁨을 회복하는 마음 치료, 몇 가지 운동 등입니다.

2013년 한국인의 위식도역류질환자는 약 350만 명이었는데, 2018년에는 430만 명으로 5년 만에 50만 명이 늘었습니다. 급격하게 위식도역류질환을 앓는 사람이 늘어나는 걸 보면 우리 시대의 문화병, 생활습관병이라고도 볼 수 있습니다. 생활 습관과 방식, 어떤 생활환경이 문제가 되었을까요? 이 글을 읽는 분 중에 위식도역류질환으로 병원에 다니며 치료받고 있다면 그 치료도 잘 받으셔야겠지요. 더불어 제가 제안하는 방법도 같이 해보시면 자연스럽게 낫게 되리라고 믿습니다.

위식도역류질환
은 왜 생길까?

위식도역류란 말 그대로 음식을 먹었을 때 순조롭게 아래로 내려가는 게 아니라 거슬러 올라온다는 뜻 아닙니까? 이는 꼭 위와 식도의 문제만이 아니라 더 아래쪽의 소장이나 대장에서부터 무엇인가 거꾸로 거슬러 올라오는 게 있지 않겠는가 추정해볼 수 있습니다.

많은 위장관 질환은 소장세균과다증식이 원인이 되어 발병하는 것 같습니다. 스트레스나 과로, 또는 흰설탕, 밀가루, 흰쌀밥, 유제품 같은 단순당 음식은 소장의 연동운동을 방해합니다. 이런 생활 습관이 위와 소장 내에 있는 유익균을 약하게 만들고 유해균은 증식시킴으로써 소장과 장의 점막을 손상시켜 염증을 일으킵니다. 유해균이 증식하면 소장세균과다증식으로 장누수증후군을 일으키는데 대장에까지도 영향을 미칩니다. 이런 염증성 장내 환경과 가스가 거슬러 올라와서 위나 식도에서 음식을 역류시키는 원인이 됩니다.

또 다른 원인은 우리 마음의 고통, 슬픔, 분노, 두려움, 그리고 절망감 같은 정서가 자율신경과 내분비계에 미치는 부정적 영향입니다. 양자의학(Quantum Medicine)에서는 마음속 감정의 양자 파동을 측정합니다. 마음이 기쁨과 평화와 희망으로 충만하면 그 파장이 사인파(Sine Wave), 즉 사인(sin) 함수 그래프를 그린 것처럼 구불구불 부드러운 곡선이 됩니다. 그러나 슬픔, 분노, 두려움, 압박감, 불안감, 절망감이 있으면 파장이 불규칙하고 가시가 달린 것처럼 거친 모습을 보여줍니다.

위와 같은 부정적인 생각과 감정은 교감신경을 흥분시키고 부교감신경을 약화시킵니다. 장의 연동운동은 주로 부교감신경이 활발할 때 잘 이루어지는데, 부교감신경이 약화되어 교감신경과 부교감신경의 균형이 깨지면 소장이 연동운동을 제대로 못하게 됩니다. 결국 장의 내용물이 밑으로 자연스럽게 흘러내려 가지 못하고, 정체되어 역류하게 되지요.

인도 전통의학인 아유르베다에서는 항상 '뜨거운 물과 기 오일'을 먹으라고 강조합니다. 환자들뿐만 아니라 저 자신도 요 몇 년 동안 뜨거운 물과 기, 코코넛오일 등을 생채소즙과 병행하며 절식 요법을 실천했는데, 아주 극적인 치유 효과가 있었습니다. 위식도역류질환이나 역류성후두염이 있다면 이 방법을 권합니다.

우선 평소 하던 식사를 잠시 중단하고 1~2주 정도 생채소즙과 오일, 따뜻한 물만 먹는 절식을 하면 좋습니다. 이때 병원 치료를 받고 있다면 그 치료는 그대로 유지하면 됩니다. 배가 고프면 하루에도 여러 번 생채소즙 혹은 유기농 채소를 동결건조한 분말을 미지근한 물에 탄 섬유소즙을 마시면 됩니다. 이 외에도 당근사과주스, 비타민C가 풍부한 감잎차나 따뜻한 현미숭늉을 마십니다. 생채소즙을 마실 때는 코코넛오일이나 기, 올리브오일도 함께 먹습니다. 수산화마그네슘 제제인 마그밀 같은 완하제를 하루에 2~4알 정도 취침 전에 한 번 먹습니다.

이렇게 절식하면 소장 내의 해로운 균은 점차 약화되고 유익균은 강화되어 장누수증후군이 해결됩니다. 이때 천연항생제인 프로폴리스를 같이 드셔도 아주 좋습니다. 절식은 1주일 정도만 해도 아주 좋아지는 것을 느낄 수 있습니다.

절식 후에는 이전의 나쁜 식사 습관으로 돌아가지 말아야 합니다. 밀가루 음식이나 흰설탕, 유제품, 흰쌀밥, 지나친 동물성 음식은 되도록 절제합니다. 현미채식, 미역이나 다시마 같은 해조류를 많이 먹는 쪽으로 식생활을 바꾸면 위식도역류질환은 크게 개선될 것입니다. 경우에 따라서는 이것만으로 완치될 수 있습니다.

질병별 자가실천법

앞에서 이야기한 대로, 정상적인 장운동을 방해하는 원인 중 하나는 마음속 분노나 두려움, 절망감 등입니다. 삶에서 불안하거나 절망스러운 상황이 있을 수 있습니다. 하지만 조건에 상관없이 우리가 관점과 생각을 바꾸면 마음속 평화를 회복하고, 불안과 분노, 두려움에서 벗어날 수 있습니다.

마음의 치유 방법의 하나는 '화해의 언덕 오르기'입니다. 내 삶의 형편을 바꾸지는 못하지만 두려움과 분노, 불안감, 절망감을 사라지게 하고, 용서할 수 없었던 관계들을 용서하고 축복하며 받아들이게 되는 기적이 일어납니다.

소화기관이 음식을 잘 받아들여 소화해야 하는데, 그것이 잘 안 되는 기능장애 중 하나가 위식도역류질환입니다. 내 마음 역시 다른 관계를 받아들여서 잘 소화하지 못하는 경우가 많은데, '화해의 언덕 오르기'는 관계를 잘 받아들여 오히려 상대를 축복하게 하는 방법입니다. 과거의 사건이나 생각을 내려두고 현재 눈에 보이는 경치나 천지 만물을 다 곱고 감사하는 마음으로 바라봅니다.

이 연습과 더불어 '자비심 연습'도 하면 좋습니다. 지금까지 용서가 안 되거나 잘 받아들일 수 없거나 저항이 생기는 상대도 나와 똑같이 행복을 찾고 삶의 고통을 피하려 하며 자기 삶에서 슬픔과 외로움과 절망을 겪고 있음을 이해할 때 내 마음에 자비심이 커지게 됩니다.

위식도역류는 비정상적으로 거슬러 올라가는 병증 아닙니까? 위에 소개한 방법으로 내가 먹은 음식을 소장과 대장이 잘 받아들여서 잘 흘러가도록 하고, 마음의 불쾌한 생각과 감정을 유쾌한 쪽으로 바꿀 때, 대부분 위식도역류질환은 자연스럽게 낫게 됩니다.

위식도역류질환에 좋은 자가실천법

음식과 식사

1단계: 1~2주 생채소즙 절식.

● 생채소즙과 오일, 따뜻한 물만 먹습니다. 이 외에도 당근사과주스, 비타민C가 풍부한 감잎차나 볶은 현미숭늉을 마십니다.

● 수산화마그네슘 제제인 마그밀 같은 완하제를 취침 전에 2~4알 먹습니다.

2단계: 장기간 생채식을 하면 좋습니다. 매월 정기적으로 2~3일간 절식하면 더 좋습니다.

아침은 섬유소즙(생채소즙)과 오일(코코넛오일, 기)과 과일(사과나 토마토를 볶은 깨소금에 찍어 먹기), 양배추김칫국

점심, 저녁: 아침에 먹었던 것을 다시 한 번 먹고, 그다음에 현미밥과 된장국이나 청국장국, 여러 종류의 나물 등 채식 위주의 식사를 합니다.

물 마시기: 현미숭늉 같은 따뜻한 물을 주로 마십니다.

* 절제하면 좋은 음식: 흰밀가루, 흰우유, 흰설탕, 흰쌀밥, 고기와 생선, 계란, 유제품 같은 동물성 음식, 인스턴트음식

운동과 휴식 및 기타 치료

● 낮에 1~2시간 이상 햇볕을 쬐며 맨발로 땅을 밟고 걷기, 밤에는 일찍 잠자리에 들어 충분히 휴식 합니다.

- 커피관장 또는 레몬즙관장 → 이 책 523~525쪽 참고.

- 반신욕 → 이 책 498쪽 참고.

- 전신좌우회전운동(온살도리) → 이 책 501~503쪽 참고.

마음과 스트레스 관리

- 화해의 언덕 오르기 → 이 책 515쪽 참고.

- 자비심 연습 → 이 책 517~518쪽 참고.

- 신념요법 → 이 책 513~514쪽 참고.

- 손뼉 치며 웃기, 만세 부르기 → 이 책 507쪽 참고.

- 감사의 마음 회복하기 → 이 책 517쪽 참고.

과민성대장증후군은 습관, 그중에서도 음식 습관과 정신적 습관을 바꾸기만 하면 아주 쉽게 낫습니다.

저도 한때 과민성대장증후군으로 고생을 좀 했습니다. 외과 수련을 받던 레지던트 4년 차 때, 환자도 많이 보고 어려운 수술도 배우고 또 외과 전문의 시험을 준비하는 과정에서 육체적으로도 고달프지만 정신적 부담이 아주 컸습니다. 제가 중학교 입학시험부터 대학, 박사과정, 외과 전문의까지 아주 많은 시험을 치렀는데, 마음에 가장 부담되었던 시험이 외과 전문의 시험이었습니다. 사실 그 시험은 웬만하면 다 합격하는 시험이었지만, 나이도 많이 먹고 결혼해서 자녀들도 있는데 불합격하면 체면이 말이 아니기 때문에 부담이 아주 컸습니다.

게다가 그때는 음식 습관이 나빴습니다. 틈만 나면 에너지를 보충한다며 동물성 음식인 고기나 생선, 계란, 우유 이런 걸 많이 먹었고, 빵이나 밀가루, 설탕이 들어 있는 음식도 많이 먹었습니다. 정신적 부담은 크고 육체적으로는 잘 쉬지 못하니, 그 결과로 치질, 하지정맥류, 때론 소화불량, 위식도역류 등 이런저런 병증들이 동반하면서 과민성대장증후군이 함께 왔습니다.

외과 전문의 시험이 끝난 다음, 마음의 부담이 줄고 식생활을 현미 채식 위주로 바꾸자 금방 쉽게 좋아졌습니다. 과민성대장증후군뿐만 아니라 치질이나 하지정맥류, 소화불량 같은 온갖 병증들이 다 사라졌습니다.

과민성대장증후군 증세는 식후에 복통이 일어나고 배에 가스가 차고 변비나 설사가 늘 반복되는 것입니다. 그런데 치료를 해도 이런 증세들이 잘 낫지 않습니다. 왜 잘 낫지 않는가 하면 원인을 해결하지 않아서 그렇습니다. 음식물 찌꺼기를 보관하는 곳이 대장인데, 그 대장이 못 견딜 정도로 부담이 되기 때문에 그것이 원인이 되어 과민성대장장애가 온 것입니다.

어떤 부담인가 하면, 먼저 육체적으로 대장이 가장 못 견디는 것이 음식물 찌꺼기에서 나오는 가스입니다. 그중에서도 암모니아 가스와 황화수소 가스 이 두 가지에 독성이 많습니다. 이 가스들은 주로 단백질이 분해될 때 나옵니다. 고기, 생선, 계란, 우유 같은 동물성 음식을 많이 먹으면 배가 더부룩하고 소화가 잘 안 되지요? 이런 음식물은 소화효소만으로는 소화 흡수가 잘 안 되고 장내 유해균의 부패 작용에 의해 유해 가스를 배출하는 경향이 있습니다. 이것을 대장이 부담스러워 견디지 못하는 겁니다.

그다음은 정신적 부담입니다. 과민성대장장애는 완벽주의자로 책임감이 강하고 싫은 것을 남에게 잘 표현하지도 못해 늘 자기를 압박하는 성격을 가진 분들에게 많이 옵니다. 인생에서 60점만 맞고 여유를 가지고 편하게 살면 될 텐데, 꼭 100점을 맞으려고 한단 말입니다. 저는 학생 때부터 시험에서 꼭 100점을 맞으려고 많이 노력했는데, 지금 돌아보면 참 어리석은 짓이었습니다. 대충 좀 살면 될 텐데 완벽하게 하려고 했습니다. 자기가 완벽해지고 싶다고 완벽해집니까? 그게 잘되지 않는단 말입니다.

그러니 과민성대장증후군을 가진 분들은 제가 지금 말씀드리는 방법을 따라 하면 아주 쉽게 낫습니다.

첫째, 현미, 채소, 과일 위주의 식사를 함으로써 장내에 암모니아나 황화수소 같은 가스 배출을 하지 않도록 식생활 방법을 근본적으로 개선합니다.

둘째, 정신적 압박감, 자기 자신을 압박하는 태도와 생각을 내려놓아야 합니다. 발 뻗고 편히 자야 하는데 업무 부담으로 잠도 편하게 자지 못하고 늘 압박감에 사로잡혀 있는 사람들이 많습니다. 그걸 내려놓아야 하는데, 내려놓으려면 내려놓을 장소가 있어야 합니다. 어떻게 하면 될까요?

위대한 의사 파라켈수스는 "병은 인간의 의술로 낫는 게 아니라 하늘과 자연이 낫게 한다"고 가르쳤습니다. 하늘에 맡기라는 겁니다. 신앙생활을 한다면 생명의 신께, 창조주께 맡기는 겁니다. 그러니까 모든 일을 내가 쥐고 있지 않고 넘긴다, 아이가 모든 걱정을 부모에게 넘기듯 내 모든 걱정을 넘길 수 있는 그런 대상을 꼭 찾아야 합니다. 그래서 신앙생활 하는 분이라면 '모든 업무를 내가 쥐고 있지 않고 조불수에게 넘기겠다'고 생각하고 저녁에 발 뻗고 편히 쉬는 습관이 아주 중요합니다.

이와 더불어 낮에 햇볕을 쬐며 맨발로 걷고 저녁에는 따듯한 물로 목욕합니다. 규칙적인 맨발걷기가 아주 효과가 좋습니다. 식생활 습관을 바꾸고 마음의 부담을 덜어내는 마음 훈련을 합니다. 제가 가끔 말씀드리는 아봐타프로그램에는 '맡기기 훈련'이 있습니다. 어떤 방법을 통해서든 내가 쥐고 있는 것을 맡기는 연습을 합니다. 우리 인생을 되돌아보면, 내 삶에서 고통이나 실패가 있었을 때 틀림없이 나 자신의 생각에 따라 그 일을 열심히 하면 될 것 같은 믿음이 있어서 했는데도 고통과 어려움이 흔히 따라옵니다. 과민성대장장애도 전형적으로 자신을 믿고 자기 노력으로 인생을 잘 살아보려고 애쓰다 생긴 병입니다. 그러니 더 능력 있는 존재에게 내 짐을 넘기고 내려놓는 훈련이 필요합니다.

독가스를 만들어내는 음식을 피하고 큰창자에 부담을 주지 않는 현미, 채식, 과일 위주의 식사, 그리고 마음을 내려놓는 훈련과 함께 낮에 햇볕을 쬐며 맨발로 땅을 밟고 걷기를 꾸준히 하면 과민성대장증후군은 반드시 낫습니다.

과민성대장증후군에 좋은 자가실천법

음식과 식사

생채식과 현미잡곡밥을 주식으로 100번 정도 씹어서 먹습니다. 과식하지 않습니다.

<먹는 법>

아침은 섬유소즙(생채소즙)과 오일(코코넛오일, 기)과 과일(사과나 토마토 등 과일을 볶은 깨소금에 찍어

먹기), 양배추김칫국

점심, 저녁: 아침에 먹었던 것을 다시 한 번 먹고, 그다음에 현미밥과 된장국이나 청국장국, 여러 종

류의 나물 등 채식 위주의 식사를 합니다.

물 마시기: 늘 따뜻한 물을 조금씩 홀짝거리며 마십니다.

* 먹지 말아야 할 음식: 흰밀가루, 흰우유, 흰설탕, 흰쌀밥, 고기와 생선, 계란, 유제품 같은 동물성 음식,

인스턴트음식

운동과 휴식 및 기타 치료

- 낮에 1시간 30분 이상 햇볕을 쬐며 맨발로 걷고, 밤에는 일찍 잠자리에 들어 충분히 휴식합니다.
- 커피관장 또는 레몬즙관장 → 이 책 523~525쪽 참고.
- 반신욕 → 이 책 498쪽 참고.
- 전신좌우회전운동(온살도리) → 이 책 501~503쪽 참고.

- 화해의 언덕 오르기 → 이 책 515쪽 참고.

- 몸 돌보기 → 이 책 518~519쪽 참고.

- 손뼉 치며 웃기, 만세 부르기 → 이 책 507쪽 참고.

궤양성대장염의 자연치유

만성 염증성 장질환 가운데 대표적인 것이 궤양성대장염과 크론병입니다. 궤양성대장염은 큰창자에 생기는 병으로, 식후 복통이 심하고 때로는 열이 나기도 하고 설사, 혈변, 출혈 증세를 보이기도 합니다. 그렇다 보니 빈혈이 되고 음식도 먹기 어려워 체중도 줄어드는 무척 어려운 병입니다. 현대 서양의학에서는 면역억제제 같은 약을 쓰지만 잘 낫지 않습니다.

궤양성대장염은 전형적인 자가면역질환으로 알려져 있습니다. 자가면역질환이란 외부에서 들어온 세균이나 우리 몸에 생기는 암세포 같은 이상 세포를 공격해야 할 T세포 같은 면역세포가 어떤 원인에 의해 변질되어 자신의 건강한 세포를 공격하는 병입니다.

왜 하필이면 대장을 공격할까요? 장내 환경이 나빠졌기 때문입니다. 예를 들면 우리가 동물성 음식을 지나치게 많이 먹거나 콩이나 밀가루, 흰설탕 같은 음식을 과식하면 단백질을 분해하면서 생기는 가스, 그중에서도 창자에 가장 자극적인 가스가 암모니아와 황화수소 가스인데, 이런 가스들이 장내에 염증성 반응을 일으키는 환경을 만듭니다. 여기에 T세포 같은 면역세포들이 장 점막세포를 계속 공격해 살을 파먹어 들어가는 궤양이라는 몹시 어려운 병을 만들게 됩니다.

이 병의 치유는 크게 두 가지로 요약할 수 있습니다. 음식 습관을 바꿔 장내 환경을 나쁜 독가스를 만들지 않는 좋은 환경으로 바꾸고, 그다음 T세포 같은 면역세포의 혼란과 변질을 가져오는 근본 원인을 고치는 것입니다.

면역세포가 정상 세포를 공격하는 데는 어떤 이유가 있을까요? 여기엔 자기가 자신을 공격하는 신념이 있는 겁니다. 내가 제대로 양육받지 못했다거나 삶에 희망이 보이지 않는다거나 살맛이 안 난다거나 어떤 경우에는 죽고 싶다거나, 이런 부정적인 생각을 하면 우리 유전자는 곧바로 그걸 알아차립니다. 우리 생각 그대로를 유전자가 반영하여 유전자의 구조와 기능을 변질시키고, 면역세포로 하여금 자기 자신을 공격하게 만든다는 말입니다. 이런 원리를 후성유전학에서 과학적으로 증명하고 있습니다.

이와 같은 근본 원인을 해결하지 않고 겉으로 드러난 증상만 해결하기 때문에 병이 잘 낫지 않는 것입니다. 궤양성대장염 환자에게는 반드시 마음의 평화와 안식이 필요합니다. 자기 자신이 문제를 해결하려 하는데 잘되지 않아 절망, 분노와 두려움, 근심 걱정이 너무 많으면 유전자가 변질되어 T세포 같은 면역세포가 자기를 공격하게 됩니다. 자신을 정말 사랑하고 마음에 부담 없이 화평을 이루는 것이 아주 중요합니다.

궤양성대장염이 있는 분들은 인생을 사는 근본 태도를 바꿀 필요가 있습니다. 스스로 잘해보려고 자기 생각을 믿고 애쓰는 태도를 근본적으로 돌이켜야 합니다. 파라켈수스는 "모든 병은 하늘과 자연에 맡기라"고 했습니다. 내 인생의 모든 문제를 하늘에 맡기라는 겁니다. 자신의 문제를 쥐고 있지 말고 더 높은 존재에게 맡기라는 것입니다. 신앙생활도 그런 것이죠? 마음의 짐을 내려놓고 조물주가 잘 알아서 해주리라고 믿는 훈련이 필요합니다.

또 하나는 내 마음에 있는 부정적인 생각, 근심 걱정이나 슬픔, 질투심, 분노, 두려움 등을 조절하는 훈련을 합니다. 이를테면 '화해의 언덕 오르기' 같은 훈련을 하는 겁니다. 그럴 때 나를 공격하던 내 면역세포가 정상으로 복원됩니다. 나아가 장내 환경을 가장 청정한 환경으로 바꾸면 궤양성대장염은 근본적으로 치유됩니다.

음식과 식사

생채식과 현미잡곡밥을 주식으로 하고 음식은 100번 정도 씹어서 먹습니다. 과식하지 않습니다.

<먹는 법>

아침은 섬유소즙(생채소즙)과 오일(코코넛오일, 기)과 과일(사과나 토마토 등 과일을 볶은 깨소금에 찍어 먹기), 양배추김칫국

점심, 저녁: 아침에 먹었던 것을 다시 한 번 먹고, 그다음에 현미밥과 된장국이나 청국장국, 여러 종류의 나물 등 채식 위주의 식사를 합니다.

물 마시기: 늘 현미숭늉 같은 따뜻한 물을 조금씩 홀짝거리며 마십니다.

* 먹지 말아야 할 음식: 흰밀가루, 흰우유, 흰설탕, 흰쌀밥, 고기와 생선, 계란, 유제품 같은 동물성 음식, 인스턴트음식

운동과 휴식 및 기타 치료

- 낮에 1시간 이상 햇볕을 쬐며 맨발로 땅을 밟으며 걷고, 밤에는 일찍 잠자리에 들어 충분히 휴식합니다.
- 반신욕 → 이 책 498쪽 참고.
- 전신좌우회전운동(온살도리) → 이 책 501~503쪽 참고.

마음과 스트레스 관리

- 화해의 언덕 오르기 → 이 책 515쪽 참고.

- 신념요법 → 이 책 513~514쪽 참고. '다 나았다, 온전케 되었다'고 믿기.

- 손뼉 치며 웃기, 만세 부르기 → 이 책 507쪽 참고.

- 감사의 마음 회복하기 → 이 책 517쪽 참고.

- 자비심 연습 → 이 책 517~518쪽 참고.

크론병의 자연치유

크론병은 궤양성대장염과 함께 소화기관의 만성염증성장질환, 그것도 자가면역질환으로 알려져 있습니다. 크론병은 불치병이나 난치병으로 취급받지만, 원인을 정확하게 알아서 고치면 자연치유할 수 있습니다.

크론병은 자가면역질환으로, T세포 같은 면역세포가 자신의 정상적인 세포를 공격하는 병입니다. 내 안의 면역세포가 변질되어 혼란을 일으켜 건강한 세포를 공격하는 것입니다. 궤양성대장염은 그 염증이 대장에만 일어나지만, 크론병은 입에서 항문까지 전 소화기관에 염증을 일으키기 때문에 난치병으로 취급받고 있습니다.

크론병은 특히 젊은 세대에서 많이 발병합니다. 그래서 의료기관에서는 보통 "이 병은 고혈압이나 당뇨처럼 근본 치료는 어려우니 평생 잘 관리하며 살아야 한다"고 이야기하곤 합니다. 하지만 고혈압이나 당뇨도 평생 안고 가야 할 병이 아닌 것처럼 크론병도 평생 낫지 못할 병이 결코 아닙니다. 왜 면역세포가 변질되었는지 그 원인을 잘 살피고 통찰하여 원인을 알아내 해결하면 됩니다.

특히 2010년 이후 후성면역학 학자들은 면역세포가 변질된 근본 원인을 밝혀내면서 내가 어떤 생각 곧 어떤 의미의 신념을 갖고 있는지가 중요하다고 합니다. 자가면역질환 환자들은 대체로 자기를 공격하고 학대하는 그런 신념을 가지고 있습니다. 인생은 의미가 없다, 살맛이 안 난다, 희망이 없다, 절망과 그에 따르는 분노, 두려움 같은 부정적인 생각에 사로잡혀 있는 경우가 많습니다. 이 생각이 그대로 뇌파에 영향을 미치고, 그 뇌파가 정보를 지닌 생체 전자파장(Electromagnetic Wave)이 되어 유전자에 직접 영향을 미친다는 것을 밝혀냈습니다.

크론병을 해결하기 위한 가장 중요한 요점 두 가지를 이야기한다면, 첫 번째는 마음의 환경을 바꾸는 것입니다. 마음속에서 자기를 다시 용서하고 사랑하고 희망을 가집니다. 나아가서는 자기 삶에서 자기 힘으로 해결하려 했던 많은 짐을 내려놓고 더 높은 존재에게 맡깁니다. 어린아이가 부모를 의지하며 모든 것을 부모에 맡기듯이 말이죠. 파라켈수스가 늘 이야기하는, 하늘에다 믿고 맡기는 그런 훈련을 하면 좋습니다. 신앙을 가진 분들이라면 신앙심으로 그리하면 되고, 그렇지 않은 분들은 조물주 곧 생명의 신께 다 맡기는 것이죠. 그래서 내가 뒤로 물러나 쉬면서 모든 것이 잘 이루어질 것이라는 믿음을 가지고 먼저 마음에 평화와 안식을 얻는 것이 아주 중요합니다.

두 번째는 육체 환경을 바꾸는 것입니다. 크론병을 가진 분들의 식습관을 살펴보면 대체로 동물성 음식, 밀가루나 흰설탕 음식, 카페인, 패스트푸드 같은 것을 좋아하는 경향이 있습니다. 이런 음식을 멀리하고 현미, 잡곡, 채소와 과일 위주의 식사를 해야 합니다.

너무 염증이 심해서 현미나 잡곡 같은 거칠거칠한 음식을 먹기 어려운 분들은 이렇게 하셔도 됩니다. 제 경험으로 보면, 현미잡곡누룽지를 만들어 드시는 것이 좋습니다. 현미와 잡곡, 예를 들면 율무나 수수, 조, 기장 같은 잡곡으로 누룽지를 만들고, 그 누룽지를 끓인 거무스름한 물을 1L가량 보온병에 담아두고 온종일 따뜻하게 마시면 속이 참 편하고 통증도 줄어드는 것을 느낄 수 있습니다. 이처럼 누룽지를 주식으로 삼습니다. 누룽지에는 단백질이나 탄수화물이 충분해 영양에 전혀 문제가 없습니다.

채소는 되도록 살짝 데쳐서 먹습니다. 브로콜리나 당근, 비트, 특히 양배추, 시금치 같은 채소를 데친 것이 좋습니다. 그리고 10년이나 20년 된 오래 묵은 간장이나 된장이 좋습니다. 동물성 음식을 먹고 싶다면 흰살생선, 특히 조기 같은 생선을 찜으로 요리해 먹고, 된장국이나 청국장처럼 발효 음식을 먹습니다. 이렇게 장내 환경을 개선하여 동물성 음식이 만들어내는 암모니아 가스나 황화수소 같은 독가스가 장내에 생기지 않도록 하는 게 좋습니다.

동물성 음식을 과식하거나 밀가루와 흰설탕을 좋아하면 소장 내에 세균이 과다 증식하고 유익균이 약화되어 유해균이 염증을 만듭니다. 그러한 염증은 변질된 유전자에 의해 T세포 같은 면역세포가 자기 자신을 공격하게 하는 환경이 됩니다.

이 싸움을 그치게 하려면 면역세포가 정상으로 돌아갈 수 있도록 변질된 유전자와 잘못된 식사를 근본적으로 고쳐야 합니다. 낮에 햇볕을 쬐며 맨발로 땅을 밟으며 걷고, 저녁에 따뜻한 물로 목욕하고, 휴식을 잘 취하는 것도 꼭 필요합니다.

우리가 긍정적으로 마음먹는 것이 얼마나 중요한지 모릅니다. 기분이 나쁘거나 화가 난 상태에서 음식을 먹으면 소화가 안되고 복통이 생기고 불쾌하죠? 우리 장내에도 생체 정보를 전달하고 생리 활성화 물질을 분비하는 뇌세포 같은 세포가 존재합니다. 카잘세포(Interstitial cell of Cajal)라는 신경세포가 장의 근육층에 존재하는데, 뇌세포처럼 우리 기분이 좋지 않으면 소화기관에 곧바로 영향을 미칩니다. 이런 것들이 자가면역질환과 밀접한 영향이 있습니다.

크론병이 있다고 절망하지 마십시오. 우선 음식을 근본적으로 바꾸고 면역세포가 나를 공격하는 것을 그만두도록 만들기 위해서 부정적인 생각을 버리고 긍정적인 생각으로 바꾸는 훈련을 합니다. 내 삶의 모든 문제를 더 큰 존재에 맡겨 마음의 평화와 안식을 회복합니다. 그리고 자신이 정말 좋아하는 삶의 목표를 향해서 나아갈 때, 크론병의 근본 원인이 해결되어 반드시 낫는다고 믿습니다.

저는 크론병으로 장 절제수술을 하려고 날짜를 받아놓은 한 대학생이 이런 방법으로 좋아진 경우도 봤습니다. 물론 병원 치료도 잘 받아야겠지요. 그 치료를 받더라도 제가 권해 드린 방법을 실천할 때 그 원인이 치유될 줄로 믿습니다.

크론병에 좋은 자가실천법

음식과 식사

- 현미잡곡누룽지와 볶은 현미물, 데친 채소, 된장, 청국장, 추젓 같은 발효음식을 먹습니다. 증세가 개선되면, 차츰 생채소즙(혹은 건조채소분말을 물에 탄 섬유소즙)과 생채식, 현미채식을 합니다.
- 생채식 → 이 책 480~485쪽 참고.

아침: 섬유소즙(생채소즙)과 오일(코코넛오일, 기)과 과일(사과나 토마토를 볶은 깨소금에 찍어 먹기), 양배추김칫국

점심, 저녁: 아침에 먹었던 것을 다시 한 번 먹고, 그다음에 현미밥과 된장국이나 청국장국, 여러 종류의 나물 등 채식 위주의 식사를 합니다.

물 마시기: 늘 따뜻한 누룽지 물을 조금씩 홀짝거리며 마십니다.

* 절제해야 할 음식: 흰밀가루, 흰우유, 흰설탕, 흰쌀밥, 고기와 생선, 계란, 유제품 같은 동물성 음식, 인스턴트음식

운동과 휴식 및 기타 치료

- 낮에 2시간 이상 햇볕을 쬐며 맨발로 흙을 밟으며 걷고, 밤에는 일찍 잠자리에 들어 충분히 휴식합니다.
- 커피관장 또는 레몬즙관장 → 이 책 523~525쪽 참고.

- 전신좌우회전운동(온살도리) → 이 책 501~503쪽 참고.

- 반신욕 → 이 책 498쪽 참고.

마음과 스트레스 관리

- 화해의 언덕 오르기 → 이 책 515쪽 참고.

- 몸 돌보기 → 이 책 518~519쪽 참고.

- 신념요법 → 이 책 513~514쪽 참고. '다 나았다, 온전케 되었다'고 믿고 감사하기.

- 손뼉 치며 웃기, 만세 부르기 → 이 책 507쪽 참고.

- 감사의 마음 회복하기 → 이 책 517쪽 참고.

1 만성중이염, 재발 없이 완치된다

만성중이염은 그 원인을 고치면 쉽게 낫고 재발 없이 완치할 수 있습니다. 중이염이 자주 재발되어 수술하고 항생제를 쓰는 사람이 많습니다. 물론 병원 치료도 소홀히 하지 말고 잘해야겠지요. 그러나 중이염이 생긴 원인을 고치면 쉽게 나을 뿐만 아니라 재발하지 않고 완치할 수 있습니다.

만성중이염의 근본 원인은 귀에 있는 것이 아니고 그 뿌리는 혈액의 오염입니다. 혈액 오염의 선행 원인은 장누수증후군입니다. 동물성 음식, 밀가루, 흰설탕, 유제품이나 화학물질에 오염된 음식의 과식과 스트레스가 장을 손상시킵니다. 장점막의 손상, 유익균과 면역세포의 약화가 소장세균과다증식을 일으켜 염증성 노폐물이 장의 벽을 뚫고 핏속에 유입되어 내독소를 만드는데, 이러한 장누수증후군이 중이염의 근본 원인이 됩니다.

어떤 전문가들은 "핏속의 노폐물이 귀라는 통로를 통해서 밖으로 배출되는 곧 스스로 정화하는 과정이다, 귓물이 나오는 것이 나쁜 것이 아니라 사실은 좋은 것이다"라고 말하기도 합니다. 따라서 그 근원을 해결하면 만성중이염은 쉽게 나을 수 있습니다.

고등학생 때부터
30여 년간 앓던
중이염이
좋아지다

1998년에 제가 책을 출간한 적이 있는데, 그 출판사 편집국장이 만성중이염으로 평생을 고생한 분이었습니다. 당시 50대 중반의 남성이었는데, 고등학교 때 만성중이염 수술을 받았고, 그 뒤로도 몇 년에 한 번씩 중이염이 재발되어 수술과 항생제 치료를 계속했습니다. 저와 만났을 당시에도 중이염이 너무 심해 바로 수술하지 않으면 염증이 뇌로 번질 위험이 있다고 해서 수술 날짜를 받아둔 상태였습니다. 고혈압도 있어서 혈압을 조절하지 않으면 마취에 어려움이 있으므로 혈압을 먼저 약으로 조절하는 과정에 저와 출판 문제로 만나게 되었습니다.

고혈압은 생채식과 섬유소 절식 요법으로 아주 쉽게 나을 수 있다는 제 의견을 따라, 약 2주간 이 요법을 실천했습니다. 2주 후에 혈압도 약 없이 정상이 되었고 고질적인 중이염까지 좋아졌습니다. 그뿐만 아니라 탈모가 심했는데 머리카락이 까맣게 나고 얼굴 반점도 사라지고 불면증도 좋아졌습니다. 평소에는 늘 피곤했는데 활기가 생기고 건강이 전체적으로 다 개선되었습니다. 중이염이 수술할 필요 없이 깨끗이 좋아진 겁니다.

저는 그분을 보면서 중이염, 고혈압, 탈모, 피로증후군, 우울증 등 모든 병증은 그 자체가 병이 아니라 그 근본 원인은 피의 오염이고, 피를 오염시킨 장에 문제가 있음을 알 수 있었습니다.

그동안 많은 환자를 치료하며 관찰해볼 때 고혈압, 당뇨, 심장병, 자가면역질환, 암과 같은 만성질환을 치료하기 위해 온 환자들 가운데 어려서부터 비염이나 중이염, 천식을 함께 가지고 있는 분이 많았습니다. 그런 병증의 원인인 피와 장의 오염을 고치지 않았기 때문에 이런 병 저런 병 더 큰 병들이 잇달아 발병한 것입니다.

여기서 꼭 명심해야 할 것은 비염, 중이염, 천식, 아토피 등 알레르기성 병을 어려서

부터 앓고 있다면 반드시 그 원인인 피와 창자를 고쳐야 자가면역질환, 심장병, 중풍, 암 같은 난치병으로 진행하는 것을 예방할 수 있다는 사실입니다.

만성중이염의 근본 치유법	먼저 1주일 정도 생채식, 그다음 2주 정도는 생채소즙 절식을 합니다. 이때 커피관장과 반신욕을 함께 실천해주면 더 좋습니다. 흰밀가루, 흰우유, 흰설탕, 흰쌀밥, 고기와 생선 같은 동물성 음식을 최소로 줄이고 인스턴트음식은 먹지 말아야 합니다.

몸에 좋은 음식은 첫째 생채소즙이며, 둘째는 코코넛오일이나 기, 올리브유 같은 오일, 셋째는 제철 과일, 넷째는 양배추김칫국입니다. 이 네 가지 음식은 좋은 음식이자 약입니다. 이 음식이 창자와 피를 치유해줍니다. 아침에는 이렇게만 드셔도 좋습니다. 점심과 저녁에는 이 네 가지 음식을 먹은 다음 현미채식 위주의 자연식물식 식사 습관을 유지합니다. 과일은 식후에는 먹지 않습니다. 이 방법대로 식사하면 절대로 예전 몸으로 돌아가지 않는다고 제가 감히 장담할 수 있습니다.

만성중이염이 있는 분들은 귀를 지배하는 신경의 뿌리인 경추에 동그란 반달베개(경침)를 베고 주무시는 것이 좋습니다.

중이염 때문에 항생제를 늘 남용하는 사람들이 있는데, 항생제에 대해 깊이 생각해야 합니다. 항생제는 중이염을 일시적으로 해결할 수 있지만 장내 유익균을 약화시킵니다. 가능하면 항생제를 최소로 쓰고, 프로폴리스 같은 천연 항생제를 쓰는 것이 좋습니다. 귀에서 귓물이 계속 나올 때 면봉을 넣어 닦지 말아야 합니다. 귓물이 잘 흘러나오게 해주고 흘러나온 것만 겉에서 닦아줍니다.

일본 산부인과 의사인 도쿠히사 가쓰미는 "모든 병은 마음에 원인이 있다"고 합니다. 중이염에 걸린 분들 가운데는 가끔 "저 소리는 정말 듣기 싫다"며 저항하는 사람이 있다는 것입니다. 귀에 병이 생기는 것은 내가 누군가의 말을 듣기 싫은 것과도 관계있으니 잘 용서하면 도움이 된다는 이야기인데, 최근 후성유전학의 연구성과는 이런 이야기가 근거 있음을 보여줍니다.

중이염은 과로, 스트레스, 긴장과도 관계있습니다. 휴식과 숙면을 잘 취하는 것이 아주 중요합니다. 마음 가운데 용서가 안 되는 갈등이 있다면 '화해의 언덕 오르기'나 '몸 돌보기'와 같은 마음의 치유 방법으로 긴장과 스트레스와 갈등을 해결하고 모든 사람과 화목하게 될 때 중이염은 확실히 낫습니다.

만성중이염에 좋은 자가실천법

음식과 식사

1단계: 약 1주일, 생채식과 오일 섭취

2단계: 약 2주, 절식

3단계: 장기간 생채식을 하면 제일 좋고, 회복된 후에는 현미채식 위주의 자연식물식 습관을 지킵니다.

아침은 섬유소즙(생채소즙)과 오일(코코넛오일, 기)과 과일(사과나 토마토를 볶은 깨소금에 찍어 먹기),
양배추김칫국

점심과 저녁: 아침에 먹은 음식을 한 번 더 먹은 후 생채식이나 현미채식 위주의 식사를 합니다.

* 먹지 말아야 할 음식: 흰밀가루, 흰우유, 흰설탕, 흰쌀밥, 고기와 생선 같은 동물성 음식, 인스턴트음식

* 항생제 대신 프로폴리스 같은 천연 항생제를 쓰는 게 좋습니다.

운동과 휴식 및 기타 치료

- 낮에 1시간 이상 햇볕을 쬐며 맨발로 흙을 밟으며 걷고, 밤에는 일찍 잠자리에 들어 충분히 휴식합니다. 점심 후에도 낮잠을 잡니다.
- 반달베개(경침) 베고 자기 → 이 책 497쪽 참고.
- 커피관장 → 이 책 523~525쪽 참고.
- 반신욕 → 이 책 498쪽 참고.

마음과 스트레스 관리

- 화해의 언덕 오르기 → 이 책 515쪽 참고.

- 몸 돌보기 → 이 책 518~519쪽 참고.

- 신념요법 → 이 책 513~514쪽 참고.

2 이명(귀 울림)의 자연치유

좀처럼 낫지 않는 이명 때문에 고통받는 분들이 많습니다. 이명이 생기는 원인은 여러 가지가 있겠지만, 긴장과 과로, 스트레스 때문에 혈관이 수축되거나, 과식과 좋지 않은 음식 섭취로 피가 끈적끈적해지면 좁은 혈관 통로로 점액도가 높은 피가 통과할 때 생기는 마찰음을 청신경이 감지하는 것으로 추정하기도 합니다. 저는 이 이론을 지지합니다. 좀처럼 낫지 않는 이명 환자들에게 제가 늘 말씀드리는 생채식과 생채소즙 절식을 하게 하면 이명이 극적으로 사라져버리거나 완전히 사라지진 않더라도 이명의 강도가 현저히 낮아지는 것을 늘 보기 때문입니다.

우리 몸의 좁은 혈관, 소동맥이나 모세혈관을 통해 혈구가 지나가는데, 혈구는 좁은 혈관을 지나갈 때 변형됩니다. 탄력성이 좋아 좁은 곳을 지나가도 혈관이 깨끗하고 피의 점액도가 높지 않아 엉겨 붙지 않으면 전혀 무리가 없습니다. 그러나 피가 끈적끈적해지면 혈구가 좁은 통로를 지나갈 때 마찰이 생길 수밖에 없습니다. 청신경은 이 마찰음을 이명으로 감지하게 됩니다.

생채소즙 절식이 극적인 효과가 있는 이유는 혈관 내벽에 붙어 있던 피 찌꺼기나 부종, 혈구가 엉겨 붙어 끈적끈적해진 것들이 절식하면 사라지기 때문입니다. 절식으로 칼로리가 줄자 세포가 자가포식을 하게 됩니다. 즉, 핏속 노폐물이나 죽은 세포, 과잉 영양분, 중간대사 산물 등을 대식세포가 칼로리로 쓰기 위해 다 잡아먹어버리자 피의 끈적끈적한 정도(점액도)가 줄어들어 맑아지고, 혈관 내벽 찌꺼기와 부종이 사라져 피가 마찰 없이 잘 흘러가게 됩니다. 그렇게 마찰음이 줄자 이명이 현저히 개선된 것을 저는 많이 보았습니다.

좀처럼 낮지 않는 이명이 있는 분이라면 꼭 1~2주 정도 생채소즙 절식을 먼저 하시길 권합니다. 그다음 평소 식사는 생채소와 과일, 현미밥을 주식으로 하고, 밀가루와 흰설탕, 고기, 생선, 계란 같은 동물성 음식을 줄이는 것이 좋습니다.

이명은 특히 심리적인 문제로 저녁에 잠을 못 자거나, 근심과 걱정, 분노, 두려움, 절망감 등 마음이 혼란한 상태에서 교감신경이 흥분되면 혈관이 수축하고, 스트레스 호르몬의 과잉 분비 때문에 피가 끈적끈적해집니다. 그러다 보면 근본적으로 피 순환이 잘 안 됩니다.

절식과 생채식으로 피를 맑게 했는데도 계속 이명이 해결되지 않는 분들도 있었는데 왜 잘 낫지 않는가 살펴보았더니, 심리적 문제를 해결하지 못한 분들이었습니다. 마음이 안정되면 잠잘 때 멜라토닌 분비가 잘되어 깊이 잠이 들게 되고, 마음의 평화를 회복시키는 세로토닌 같은 호르몬과 늘 기쁘게 하는 엔도르핀 같은 호르몬이 나와 마음이 늘 행복하며, 자율신경 조화가 잘 이루어지고 혈관도 이완되어 피 순환이 원활하면 이명은 저절로 좋아질 텐데, 그게 잘 안 되는 것입니다.

어떤 치료 방법을 써도 좋아지지 않는 악성이명을 앓는 분들도 가끔 만납니다. 이런 분들은 아봐타프로그램에 참여하게 했는데, 그 후 극적으로 이명이 나아진 것을 보았습니다. '아봐타'란 고대 산스크리트어로 '무조건적인 사랑'이라는 뜻입니다. 이 프로그램은 한마디로 '조건 없는 사랑의 연습'입니다. 세상 만물을 무조건 사랑하는 마음을 배우고, 삶에서 분노와 두려움을 사라지게 하고, 다른 사람을 축복하고, 눈에 보이는 모든 경치와 소리, 세상만사를 다 곱고 감사하게 보는 마음이 살아나는 훈련법입니다. 그러면 저절로 사는 게 기쁘고 늘 평화로워지는데 그럴 때 어떤 악성이명이라도 해결될 수 있습니다. 의학적 방법으로 이명이 회복되지 않는다면, 이처럼 마음의 평화를 회복하고 유지하는 것이 꼭 필요합니다.

낮에 햇볕을 쬐며 맨발로 땅을 밟고 걷는 것도 아주 좋은 약입니다. 특히 맨발로 땅을 밟고 손을 땅에 대는 것이 좋습니다. 우리 몸속에는 정전기가 많이 누적되어 있으므로 맨발로 땅을 밟고 손바닥을 땅에 대는 것을 매일 잠시라도 실천하면 체내 생체 전자파가 잘 흘러가게 되고 기혈 순환이 좋아져 이명도 줄어듭니다.

이명(귀 울림)에 좋은 자가실천법

음식과 식사

1단계: 약 1~2주일 절식

2단계: 장기간 생채식이나 현미채식 위주의 자연식물식을 주식으로 합니다.

아침은 섬유소즙(생채소즙)과 오일(코코넛오일, 기)과 과일(사과나 토마토를 볶은 깨소금에 찍어 먹기),
양배추김칫국

점심과 저녁: 아침에 먹은 음식을 한 번 더 먹은 후 현미채식 위주의 식사를 합니다.

* 줄이면 좋은 음식: 흰밀가루, 흰우유, 흰설탕, 흰쌀밥, 고기와 생선, 계란, 유제품 같은 동물성 음식,
인스턴트음식

운동과 휴식 및 기타 치료

● 낮에 1시간 이상 햇볕을 쪠며 맨발로 흙을 밟으며 걷고, 밤에는 일찍 잠자리에 들어 충분히 휴식
   합니다. 맨발로 땅을 밟거나 손을 땅에 댑니다.

● 반달베개(경침) 베고 자기 → 이 책 497쪽 참고.

● 커피관장 → 이 책 523~525쪽 참고.

● 반신욕 → 이 책 498쪽 참고.

● 전신좌우회전운동(온살도리) → 이 책 501~503쪽 참고.

- 화해의 언덕 오르기 → 이 책 515쪽 참고.

- 몸 돌보기 → 이 책 518~519쪽 참고.

- 손뼉 치며 웃기, 만세 부르기 → 이 책 507쪽 참고.

- 감사의 마음 회복하기 → 이 책 517쪽 참고.

- 자비심 연습 → 이 책 517~518쪽 참고.

3 어지럼증의 자연치유

어지럼증의 주요 원인은 두뇌 세포의 저산소중 즉, 뇌세포에 산소가 부족한 환경과 깊은 관련이 있습니다. 물론 귀의 평형기관이나 전정기관에 문제가 생겨 나타나는 메니에르병이나 이석증 같은 질환이 어지럼증을 만들기도 합니다. 그런데 여러 방법으로 치료해도 어지럼증이 좀처럼 사라지지 않는 분들이 두뇌의 산소 공급을 개선하자 극적으로 좋아지는 것을 많이 보았습니다.

헤모글로빈이 부족해 빈혈 상태에서 어지럼증이 일어나는 것도 뇌세포에 산소가 부족하기 때문입니다. 고도가 높은 산으로 올라가면 어지럽고 귀 울림이나 두통, 가슴 두근거림, 힘이 쭉 빠지는 증상도 뇌세포의 산소 부족으로 생기는데, 다시 산소가 풍부한 평지로 내려오면 이런 증상이 즉시 사라집니다. 이렇게 산소가 부족한 지역에 있다가 산소가 풍부한 지역으로 오면 좋아지듯이, 어지럼증은 저산소중, 특히 뇌세포의 산소 결핍과 관계가 있습니다.

어지럼증이 사라지는 자가치유법

제가 평소에 늘 강조하는 생채식이나 생채소즙 절식을 1~2주 정도 하면 거의 모든 어지럼증이 다 해결됩니다. 두뇌 세포로 산소가 충분히 공급되기 때문입니다. 어지럼증은 혈액의 산소 결핍으로 생기는 것이 아니고 뇌세포의 산소 결핍으로 나타납니다. 이것을 구분할 필요가 있습니다.

우리가 숨을 쉬면 적혈구의 헤모글로빈이 산소를 소동맥과 모세혈관으로 운반합니다. 그런데 소동맥이나 모세혈관이 좁아져 있거나, 과로나 스트레스로 교감신경이 흥분하여 혈관이 수축되거나, 과잉 영양분, 중간대사 산물, 죽은 세포 찌꺼기, 오염된 세균과 여러 노폐물과 혈구들이 피를 끈적끈적하게 만들면 헤모글로빈이 뇌세포에 산소를 전달하는 것이 어려워집니다.

생채소즙 절식은 혈액의 독성과 불순물들이 사라지도록 돕습니다. 노폐물의 자가청소 작용이 일어나는 것입니다. 영어로는 오토파지(autophagy)인데, auto는 자기(self), phagy는 먹다(eat)라는 뜻으로 '자기가 자기를 먹는다'는 뜻입니다. 음식이 들어가는 것을 잠시 멈추고 절식하면 칼로리가 부족합니다. 몸은 칼로리가 필요하므로 대식세포들이 피나 세포 속에 있는 불순물을 먹어치우는데, 이것이 오토파지, 즉 자가포식 곧 자가소화작용입니다.

예전부터 많은 의사가 절식하면 웬만한 병은 다 좋아지고 심지어 암까지도 크게 개선되는 것을 임상 경험으로 알고 있었습니다. 그런데 일본 오스미 교수가 오토파지를 주관하는 유전자를 발견해서 2016년에 노벨생리의학상을 받게 되자 절식요법(Fasting Therapy)이 공식적인 치료법으로 인정받게 되었습니다.

제 눈에는 이 세상에 단 한 가지 병만 있는 것 같습니다. '피의 병'입니다. 핏속에 있어서는 안 되는 독을 없애고, 핏속에 꼭 있어야 하는 영양소와 산소와 체온을 보충해주면 병이 생기지 않습니다. 우리 몸은 60조 개의 세포가 모여 만든 세포 뭉치입니다. 그 세포들에 영양소와 산소가 잘 전달되어 신진대사가 활발하고, 세포 내 영양물질과 산소가 연소하여 생기는 활성산소 같은 불순물을 잘 정화하면 병이 생기지 않습니다. 모든 병은 세포 내에 있어서는 안 되는 독성물질이 쌓이고 꼭 있어야 하는 산소와 영양소가 부족해서 생깁니다.

제가 매번 생채식과 생채소즙 절식을 강조하는 것도 이것이 진짜 효과가 있기 때문입니다. 이 방법은 자가소화작용을 일으켜 세포 내 모든 불순물을 청소하여 풍부한 산소 공급과 좋은 영양소 공급으로 신진대사가 잘 이루어지게 돕습니다. 따라서 어지럼증은 생채식과 생채소즙 절식을 통해 뇌세포에 산소 공급이 잘될 때 극적으로 치유됩니다.

이와 더불어 낮에 햇볕을 쬐며 맨발로 흙을 밟으며 걷고, 밤에는 잠을 충분히 자며 휴식을 취합니다. 스트레스나 과로로 교감신경이 흥분하면 혈관이 수축되어 세포에 산소가 충분히 전달되는 것을 어렵게 합니다. 그러므로 긴장을 풀고 혈관이 이완되게 하기 위해 따뜻한 물로 목욕하기, 스트레스의 해소와 마음의 평화를 회복하는 규칙적인 연습이 도움이 됩니다.

음식과 식사

1단계: 약 1~2주일, 생채식이나 절식

2단계: 장기간 생채식이나 현미채식 위주의 자연식물식을 주식으로 합니다.

아침은 섬유소즙(생채소즙)과 오일(코코넛오일, 기)과 과일(사과나 토마토를 볶은 깨소금에 찍어 먹기),

양배추김칫국

점심과 저녁: 아침에 먹은 음식을 한 번 더 먹은 후 자연식물식 식사를 합니다.

* 먹지 말아야 할 음식: 흰밀가루, 흰우유, 흰설탕, 흰쌀밥, 고기와 생선, 계란, 유제품 같은 동물성 음식,

인스턴트음식

운동과 휴식 및 기타 치료

- 낮에 1시간 이상 햇볕을 쬐며 맨발로 흙을 밟으며 걷고, 밤에는 일찍 잠자리에 들어 충분히 휴식

  합니다.

- 반신욕 → 이 책 498쪽 참고.

- 전신좌우회전운동(온살도리) → 이 책 501~503쪽 참고.

마음과 스트레스 관리

- 화해의 언덕 오르기 → 이 책 515쪽 참고.

- 몸 돌보기 → 이 책 518~519쪽 참고.

- 손뼉 치며 웃기, 만세 부르기 → 이 책 507쪽 참고.

비염과 축농증은 그 원인을 고치면 쉽게 낫기도 하지만 재발 없이 완치될 수도 있습니다.

비염이나 축농증은 왜 생길까요? 그 근본 원인은 코에 있는 것이 아니고 창자와 피에 있습니다. 작은창자의 점막은 미세한 융모로 덮여 있는데 그 융모는 구불구불하게 접혀 있어서 다 펴면 피부 면적의 200배가 될 정도로 넓습니다. 융모와 융모 사이에 유산균이나 비피더스균 같은 내 몸을 방어하는 유익균이 배치되어 있습니다.

그런데 스트레스, 과로, 그릇된 식습관, 이를테면 흰밀가루, 흰설탕, 흰쌀밥, 고기, 생선, 계란 같은 동물성 음식, 화학물질로 오염된 인스턴트음식을 과식하면, 소장 내 세균이 과다 증식하고 유익균은 약화되어 소장세균과다증식을 초래합니다. 이것이 원인으로 작용합니다.

과다 증식한 세균으로 장 점막에 염증이 생기면, 우리 몸을 지키는 유익균 대신 해로운 대장균이 득세합니다. 장 점막에 있던 오염된 노폐물은 결체조직이 느슨한 장벽을 뚫고 새어 나가는데, 이를 장누수증후군이라고 합니다. 이런 노폐물들이 혈액 내 내독소를 만듭니다.

혈액의 내독소는 우리 온몸에 영향을 미쳐 만병을 일으키는 원인으로 작용하게 됩니다. 비염으로 콧물이 계속 배출되는 것은 우리 몸이 내독소를 밖으로 쓸어 내보내면서 스스로를 정화하고 해독하는 것으로 볼 수 있습니다. 이런 관점에서 보면 비염이 나쁜 것만은 아닙니다. 아토피도 혈액의 내독소를 피부의 땀구멍을 통해 밖으로 배출하는 증세라고 볼 수 있습니다.

비염이 발병했을 때 병원 치료를 소홀히 하라는 것이 아닙니다. 치료했는데도 자꾸 재발하는 것은 비염의 근본 원인인 소장 내 세균 과다 증식이 해결되지 않았기 때문입니다. 이 원인을 고치면 병은 아주 쉽게 치유됩니다.

비염이나 축농증 환자는 장내 환경을 개선하고 면역을 증진시키는 자연식물식을 해야 합니다. 앞에서도 언급한 흰밀가루 음식, 흰설탕, 튀김음식, 유제품, 고기, 생선, 계란과 같은 동물성 음식, 화학물질로 오염된 인스턴트음식을 좋아하면서 비염이나 축농증이 사라지길 바라는 것은, 산에 가서 물고기를 잡으려고 하는 것과 같다고 할 수 있습니다. 비염은 그런 식습관과 삶의 태도, 환경을 바꾸라는 신호입니다.

지난 몇십 년 동안 많은 자가면역질환, 만성통증, 만성난치병 환자를 만났는데, 비염이나 축농증도 함께 가지고 있는 경우가 많았습니다. 이분들은 비염을 고치러 온 것이 아니라 다른 만성 난치병 때문에 병원을 찾은 것이었는데, 그런 만성병을 치료하다 보면 비염이 사라져버렸습니다. 그래서 비염은 콧병으로 따로 존재하는 것이 아니라 다른 만성병과 같은 한 가지 뿌리, 즉 창자와 피에서 비롯되었음을 분명히 확인했습니다.

비염과 축농증, 완전히 낫는 치유법

치유의 첫 단계로 약 1주 정도 생채식요법을 합니다. 생채소와 과일과 통곡식 등 자연식물식을 불로 조리하지 않고 생채식으로 먹는 방법입니다. 그다음 2단계는 약 2주 정도 생채소즙과 따뜻한 물만으로 섬유소 절식을 합니다. 이 단계를 마치면 한 사람도 예외 없이 비염이 좋아집니다.

왜 좋아지는가 하면 장내 손상된 점막의 융모가 복구되고 유익균들이 증식되기 때문입니다. 생채소나 과일, 섬유소 생즙 등은 소장세균과다증식증과 장누수증후군을 치유하는 가장 좋은 약이며, 유익균을 성장시키는 먹이가 됩니다. 유익균이 좋아하는 것을 많이 줄수록 해로운 균은 약해지고 유익균은 증식되어 장 점막이 회복되고, 장내 염증이 치유됩니다. 그러면 장내 노폐물과 독소가 새어 나가지 않아 자연히 피가 맑아집니다.

비염이 치유된 후 재발되지 않게 하려면 유의할 네 가지 음식 습관이 있습니다.

첫째, 아침으로 생채소즙을 마십니다. 둘째, 생채소즙이 소화 흡수가 잘되도록 오일을 먹습니다. 코코넛오일, 기, 올리브오일 등이 꼭 필요합니다. 오일은 생채소와 생즙의 소화 흡수를 도울 뿐만 아니라 장누수증후군을 치유하는 아주 좋은 약입니다.

셋째, 과일을 볶은 깨소금에 찍어 먹습니다. 소금은 아주 중요합니다. 흰소금보다는 천일염을 볶아서 드시면 장을 깨끗이 하는 데 큰 도움이 됩니다. 볶은 깨 70%, 볶은 소금 30% 비율의 볶은 깨소금에 사과나 토마토를 찍어서 먹습니다.

넷째, 양배추김칫국을 먹습니다. 볶은 천일염으로 절여 담근 양배추김치국은 발효되면서 많은 유산균과 유익균이 증식됩니다.

정리하면 첫째, 생채소즙(섬유소즙). 둘째, 오일. 셋째, 과일을 볶은 깨소금에 찍어 먹기. 넷째, 양배추김칫국. 항상 이 네 가지를 기억해서 아침에는 이것만 드셔도 됩니다. 점심과 저녁 식사 전에도 이 네 가지를 먼저 드시고 현미채식 위주의 식사를 하고 과일은 식후에 먹지 않습니다. 이렇게 하면 장이 손상될 염려가 없고 피도 오염시키지 않습니다.

배설도 중요합니다. 비염이나 축농증이 있으면 하루에 한 차례 정도 커피관장이나 레몬즙관장을 권합니다. 많은 분이 커피관장에 익숙하지 않아서 어려워하는 경향이 있습니다. 어떤 전문가는 함부로 커피관장을 하면 안 된다고 주의를 주기도 하는데 커피관장은 매우 안전하고 쉽고 효과가 좋은 방법입니다. 커피관장의 역사는 오래되었으며, 그 효과에 관한 연구 문헌과 과학적인 증거가 많습니다.

커피관장은 대변을 잘 보려고 하는 것이 아닙니다. 혈액 내의 염증성 노폐물이나 독소를 담도를 통해 배설시키는 효과가 있고 장누수증후군 치유 효과도 있습니다. 커피관장을 하루에 한 번쯤 습관적으로 하는 것이 좋습니다.

다음은 운동과 물 마시기입니다. 우선 가장 필요한 운동은 햇볕을 쬐며 맨발걷기입니다. 비염은 냉기와 관련이 있습니다. 대개는 찬물이나 흰밀가루 음식, 흰설탕, 흰쌀밥, 흰소금처럼 눈같이 하얗고 냉한 음식을 많이 먹는 것과 관계가 있습니다. 그래서 비염이 있는 분들은 항상 보온병에 더운 물을 가지고 다니면서 마시는 것이 좋습니다.

저는 1992년 아이오와 페어필드의 아유르베다 메디컬센터에서 인도의 전통의학 아유르베다의학을 고급과정까지 배웠는데 공부 시간마다 강조하는 것이 '뜨거운 물과 기먹기'입니다. 이것이 우리 장을 치유하고 피를 깨끗하게 하는 데 특별한 효과가 있다는 것입니다. 뜨거운 물을 후~ 하고 불면서 자주 홀짝거리는 것이 아주 좋은 약입니다. 핏속 노폐물과 독소를 녹여낼 뿐만 아니라 장누수증후군을 치유하고, 수축된 혈관을 이완시키는 효과와 자율신경의 균형을 회복하는 데 도움이 됩니다. 자기 전에 따뜻한 물로 목욕하는 습관도 크게 도움이 됩니다.

스트레스나 긴장 해소를 위한 호흡법, 마음의 치유를 위한 '화해의 언덕 오르기' '몸 돌보기' 등도 실천하면 좋습니다.

소금물 코 마사지

마지막으로 비염이 있는 분들은 소금물로 아침저녁에 비강 마사지를 하면 증세 개선에 도움이 됩니다. 코 마사지 방법은 다음과 같습니다.

1. 볶은 소금을 물에 녹여 한쪽 코로 마시고 입으로 내뱉기를 세 번쯤 반복합니다.
2. 양손으로 코를 맞대어 50번 정도 마사지한 후 풀어줍니다.

3. 매일 아침저녁으로 이 방법을 합니다.

비염이 너무 심해 이렇게 매일 하는데도 좋아지지 않으면, 프로폴리스 같은 천연 항생제를 마시거나 젖소의 초유로 만든 락토페린 같은 보조제를 복용하는 것도 도움이 됩니다. 비염, 아토피, 천식 같은 알레르기 병은 장누수증후군과 관계있는데 젖소의 초유가 이를 개선하는 데 효과가 있습니다.

음식과 식사

1단계: 약 1주, 생채식

2단계: 약 2주, 절식

3단계: 장기간 생채식을 하면 좋습니다. 매월 한 차례씩 2~3일간 절식하면 더 좋습니다.

아침은 섬유소즙(생채소즙)과 오일(코코넛오일, 기)과 과일(사과나 토마토를 볶은 깨소금에 찍어 먹기),

양배추김칫국

점심, 저녁: 아침에 먹었던 것을 다시 한 번 먹고, 그다음에 현미밥과 된장국이나 청국장국, 여러 종류

의 나물 등 자연식물식 위주의 식사를 합니다.

물 마시기: 늘 뜨거운 물을 조금씩 홀짝거리며 마십니다.

* 절제하면 좋은 음식: 흰밀가루, 흰우유, 흰설탕, 흰쌀밥, 고기와 생선, 계란, 유제품 같은 동물성 음식,

인스턴트음식

운동과 휴식 및 기타 치료

- 낮에 1시간 이상 햇볕을 쬐며 맨발로 흙을 밟으며 걷고, 밤에는 일찍 잠자리에 들어 충분히 휴식

  합니다. 점심 식사 후에도 30분 정도 낮잠을 자면 좋습니다.

- 코 마사지: 매일 아침저녁으로 볶은 소금을 물에 녹여 한쪽 코로 마시고 입으로 내뱉기를 세 번

쯤 반복합니다. 그다음 양손으로 코를 맞대어 50번 정도 마사지한 후 풉니다.

- 커피관장 또는 레몬즙관장 → 이 책 523~525쪽 참고.

- 반신욕 → 이 책 498쪽 참고.

마음과 스트레스 관리

- 화해의 언덕 오르기 → 이 책 515쪽 참고.

- 몸 돌보기 → 이 책 518~519쪽 참고.

- 신념요법 → 이 책 513~514쪽 참고.

백내장, 녹내장, 포도막염의 자연치유

당뇨나 고혈압, 고지혈증, 비만 같은 대사증후군과 여러 자가면역질환, 만성 생활습관병을 가진 분들 가운데 백내장, 녹내장, 포도막염 같은 안과 질환을 가진 환자를 흔히 볼 수 있습니다. 제가 안과 의사가 아니어서 눈 질환 때문에 치료받으러 오시는 분은 거의 없지만 눈 질환을 동반한 만성병 환자들을 치료하는 과정에서 눈이 함께 좋아졌다는 분들을 자주 만났습니다.

당뇨나 고혈압, 만성 생활습관병 환자들을 치료하기 위해 저는 늘 강조하듯 생채식과 생채소즙 절식을 권하고, 마음의 평화를 회복하며, 병이 다 나았다는 믿음을 훈련하는 신념요법을 가르치고 있습니다. 이러한 치유과정에서 만성질환뿐만 아니라 백내장이나 녹내장도 따라서 많이 좋아졌다고 합니다.

여기서 백내장이나 녹내장, 포도막염은 단순히 눈에만 국한된 병증이 아니라 온몸의 혈액순환장애, 신진대사장애와 밀접한 관련이 있음을 알 수 있습니다.

만성질환을 치료하는 과정에서 피부병이나 천식이 사라져버리거나, 백내장이나 녹내장이 좋아진 경우를 늘 보고 있습니다.

따라서 백내장이나 녹내장이 있는 분에게 저는 생채소즙 절식과 장기간의 생채식을 권합니다. 특히 포도막염 같은 경우, 6개월 정도 생채식만 했을 때 거의 좋아졌습니다. 녹내장도 안압이 아주 많이 떨어져 거의 약을 쓸 필요가 없다는 분들도 늘 만나고 있습니다. 백내장도 사라져서 수술받을 필요가 없었다는 분도 있었습니다.

생채식요법으로 유명한 세계적 의사인 고다 미쓰오 교수의 『원조 생채식』의 치유 사례나, 고다 교수의 후학들이 쓴 『니시 생채식 교본』 같은 책들을 보면, 백내장, 녹내장, 포도막염, 실명 위기에 있는 분들까지 이런 생채식요법으로 좋아진 사례가 많이 소개되어 있습니다.

따라서 저는 백내장, 녹내장, 포도막염 등 눈의 병증을 가진 분들에게 안과 치료를 잘 하시되, 더불어서 생채식, 생채소즙 절식처럼 피를 성결하게 하고 신진대사를 증진시키는 치유도 함께 해보시라고 권합니다.

생채소즙 절식과 완전한 생채식은 못하더라도 가능한 대로 생채소나 생곡식가루, 생 해초류 같은 것을 많이 먹는 것이 좋습니다. 아침에는 생채소즙, 과일 위주로 식사하고, 점심과 저녁 식사 때도 생채소즙과 생채소, 과일, 생곡식가루를 한두 숟가락 정도 먼저 먹고 현미채식 위주의 식사를 하는 식이요법입니다. 이렇게만 실천해도 큰 도움이 됩니다.

지금까지의 경험으로 보면, 여러 가지 대사장애로 병원에 오신 분들이 생채식과 생채소즙 절식을 하고 난 다음 한결같이 눈빛이 고와지고 맑아집니다. 그런 것을 보면, 눈 속에 있는 혈관의 노폐물이 사라지면 맑은 피가 눈에 잘 흐르기 때문에 눈빛이 곱고 맑아지는 것입니다. 따라서 백내장이나 녹내장 역시 대부분 핏속에 노폐물이 쌓여 산소가 부족해 생긴 것이기 때문에 당연히 자연스럽게 좋아지지 않겠습니까?

백내장, 녹내장 같은 안과적 만성질환을 가진 분들에게서 긴장과 스트레스 또는 저항 심리가 누적된 것을 흔히 볼 수 있는데, 이런 분들은 햇볕을 쬐면서 맨발로 흙을 밟고 걷는 운동이 특히 좋습니다. 천천히 걸으면서 '화해의 언덕 오르기' 같은 연습을 통해 세상 만물을 다 곱고 감사하게 보는 눈을 회복하는 것이 중요합니다. 일본의 산부인과 의사인 도쿠히사 가쓰미는 안과 질환을 가진 분들에게는 '아, 저 꼴 보기 싫다. 저 사람 보고 싶지 않다' 같은 심리가 있을 수 있다고 보고하기도 했습니다. 그래서 온 세상 만물을 곱고 좋게 보는 마음의 훈련이 필요하다는 것입니다.

마음의 치유의 또 다른 방법은 '긴장이완과 상상법'입니다. 긴장을 이완하고 내 시력이 회복되어 눈이 밝아졌다고 늘 상상하는 것입니다. 성경 로마서에도 '마음으로 믿어 의에 이르고 입으로 시인하여 구원을 얻는다'는 말이 있습니다. 이처럼 믿음을 가지고 이미 이루어졌다고 말로 시인하는 것이 우리의 질병을 치유하는 데 크게 도움이 됨을 옛날부터 경험적으로 알고 있었던 겁니다.

최근에 연구된 후성유전학에서도 이렇게 입으로 시인하고 마음으로 믿는 것이 우리 유전자를 개선하는 데 효과 있음을 증명하고 있습니다. 해리 팔머가 개발한 아봐타프로그램에도 '소스 리스트'라고 해서, 자기가 원하는 현실을 마음으로 믿고 입으로 계속 시인하는 훈련법이 있습니다. 이런 방법들을 꾸준히 연습하면 유전자를 조절하여 질병의 근본 원인을 치유하는 데 확실히 효과가 있습니다.

저는 백내장이나 녹내장을 가진 분들에게 위와 같이 "내 눈이 밝아져서 시력이 회복되었다"고 메모지에 써서 거울이나 벽 등 잘 보이는 곳에 붙여두게 합니다. 아침에 일어나서 거울에 비치는 내 얼굴, 특히 눈을 바라보면서 "내 눈이 밝아져서 아름답다"고 쓴 글을 읽으며 말로 선언하고 마음으로 믿는 연습을 하도록 가르치고 있습니다.

처음에는 조금 어색하겠지만, 거울에 비친 내 눈을 보면서 입버릇처럼 "내 눈이 밝아져서 아름답다"고 선언하고, 컴퓨터 모니터나 핸드폰, 운전대 앞에도 붙여놓고 틈나는 대로 "내 시력이 밝아져서 내 눈은 아름답다"고 계속 선언합니다. 입으로 시인하고 마음으로 믿을 때, 그것이 눈과 관련된 유전자를 조절하여 병을 낫게 하는 데 크게 도움이 될 것입니다.

이처럼 생채식과 생채소즙 절식을 하고 마음으로 이미 시력이 회복되어 눈이 밝아졌다고 믿고 상상하기, 마음의 평화를 회복하기, 그리고 늘 입버릇처럼 내 시력이 회복되어 눈이 밝아졌다고 입으로 선언하기를 하면, 백내장과 녹내장, 포도막염 같은 눈의 병증들이 크게 개선될 거라고 믿어 의심치 않습니다.

백내장, 녹내장, 포도막염에 좋은 자가실천법

음식과 식사

생채식과 생채소즙 혹은 건조채소 분말을 물에 탄 섬유소즙을 식사 전에 항상 먹습니다. 생채소즙 절식도 병행합니다.

아침은 섬유소즙(생채소즙)과 오일(코코넛오일, 기)과 과일, 양배추김칫국 등을 먹고, 점심과 저녁에도 아침에 먹은 생채소즙과 생곡식가루 등을 한두 숟가락 먹은 다음, 현미밥 위주로 식사하면서 생채소, 생해초류를 먹습니다.

운동과 휴식

- 낮에 1시간 이상 햇볕을 쬐며 맨발로 땅을 밟으며 걷고, 밤에는 일찍 잠자리에 들어 충분히 휴식합니다.
- 커피관장 혹은 레몬즙관장 → 이 책 523~525쪽 참고.

마음과 스트레스 관리

- 화해의 언덕 오르기 → 이 책 515쪽 참고.
- 긴장이완과 상상법 → 이 책 509~510쪽 참고.
- 신념요법 → 이 책 513~514쪽 참고.
- 감사의 마음 회복하기 → 이 책 517쪽 참고.
- 자비심 연습 → 이 책 517~518쪽 참고.

황반변성, 망막증의 자연치유

저는 안과 의사가 아니기 때문에 황반변성이나 망막증으로 치료받겠다고 오는 분들은 거의 없습니다. 하지만 당뇨 합병증으로 망막 출혈이나 당뇨병성 망막증이 있는 분들이나 황반변성을 함께 가지고 있는 분들을 자주 만납니다. 저는 이분들에게 몸의 치유로 생채식과 생채소즙 절식을 하게 하고, 이와 병행하여 마음의 평화를 회복하고 병이 다 나았다는 신념을 갖는 마음 조절을 실천하도록 권합니다. 그랬더니 당뇨병성 망막 출혈이나 망막증은 눈에 띄게 좋아지고 더러는 황반변성도 완치는 아니더라도 아주 많이 좋아졌다는 분들이 있습니다.

저는 1987년 일본 기타사토대학의 마나카 요시오 교수를 방문해 연수받은 일이 있습니다. 기타사토대학은 '일본 세균학의 아버지'로 불리는 세균학자 기타사토 시바사부로를 기념하는 의과대학인데 이 대학의 통합의학연구소는 아주 유명합니다. 당시 마나카 교수가 주임교수였는데, 이분은 저처럼 50대까지 외과 의사였습니다. 후에 진로를 바꿔서 서양의학과 동양의학, 보완 대체의학 같은 자연치유의학을 통합한 통합의학 분야에서 큰 업적을 거두어 일본 최고 의학상을 세 번이나 받은 유명한 의사입니다.

저는 마나카 선생이 현대 서양의학에서 난치병으로 간주하는 위하수와 황반변성 치유 사례를 보고하는 걸 본 일이 있습니다. 외과 의사인 저는 위하수 환자를 많이 치료하였는데, 위하수는 잘 치료되지 않는 병입니다. 위 투시 엑스레이 사진을 보면 위가 방광 부위까지 축 늘어져 있습니다. 위하수 환자는 위 무력증으로 소화 장애를 호소하지만 수술이나 약으로도 잘 낫지 않습니다.

그런데 마나카 교수에게 치료받은 환자들의 위 투시 사진을 보면 약을 오래 쓰거나 수술하지 않았는데도 위가 배꼽 위로 쭉 올라와 있었습니다. 황반변성 환자들도 개선되어 좋아진 구체적인 증거들을 보면서 참 신기하다고 생각했습니다. 그래도 저는 안과 의사가 아니어서 황반변성을 치료할 수 없을 거로 생각했는데, 생채식이나 생채소즙 절식 같은 자연치유 방법으로 망막증이나 황반변성이 개선되는 것을 실제 임상경험을 통해 확인하고 있습니다.

그 이유는 후성유전학을 통해 증명되고 있습니다. 2010년 무렵부터 후천적 유전학이라 할 수 있는 후성유전학이 발전하면서 그전에는 난치병이나 불치병으로 분류되었던 질병들이 극적으로 좋아지는 사례가 자주 보고되고 있습니다.

이를테면 제가 의과대학에 다닐 때 "한 번 세포가 죽으면 재생이 잘 안 되는 기관의 이름을 쓰시오"라는 시험문제가 있었는데, 답은 뇌세포, 심장세포, 콩팥, 관절에 있는 연골세포입니다. 이 세포들은 한 번 죽어버리면 다시 재생되지 않는다는 것이 의학적 통념이었습니다. 그러나 후성유전학이 나오면서부터 그렇지 않다, 얼마든지 재생될 수 있다는 것이 밝혀졌습니다.

뇌경색으로 뇌세포가 죽었다 하더라도 다시 그 세포를 재생시킴으로써 중풍이 해결되고, 콩팥이 신부전으로 도저히 재생되지 않아 혈액 투석을 해야 하는 환자들의 신장 세포가 재생되거나, 관절 연골이 퇴행성으로 마모되어 수술 외에는 치료가 안 된다고 했는데 다시 연골세포를 재생할 수 있는 치료법이 후성유전학에서 개발되었습니다.

황반변성이나 망막증도 세포가 퇴화하면 재생이 안 된다는 것이 종래의 의학적 견해였는데, 그렇지 않다는 것입니다. 망막증이나 황반변성은 그 원인이 정확하게 밝혀져 있지 않지만, 환경 요인과 유전 요인이 주요 원인으로 작용하는 것으로 알려져 있습니다. 환경 요인으로는 망막이나 황반부 모세혈관의 순환장애 때문에 저산소증으로 세포가 퇴행했을 거라고 보는 견해입니다.

이런 눈 질환이 있는 사람도 생채식과 생채소즙 절식을 하면 눈빛이 맑아지고 시력이 좋아지는 것을 흔히 볼 수 있습니다. 적극적으로 6개월 정도 생채식과 생채소즙 절식을 하고, 이후 계속 몇 년간 완전 생채식을 해나가면 웬만한 망막증, 특히 당뇨병성 망막 출혈이나 망막병은 완전히 좋아지는 사례들이 아주 많습니다. 황반변성은 난치병이어서 완치는 안 되더라도 시력이 많이 개선되고 눈이 밝아진 사례들이 있고 저도 그것을 실제로 경험한 일이 있습니다. 황반변성과 망막증이 있으면 생채식과 생채소즙 절식을 번갈아 계속하고, 더 적극적으로는 생채식을 1, 2년 계속하길 권합니다.

눈의 혈액순환 장애를 일으키는 주요 원인은 과로와 스트레스, 긴장입니다. 이런 생활 습관을 개선하고 심신의 안식을 취해야 합니다. 마음의 긴장이 이완되고 마음속에 있는 모든 저항이 사라져야 합니다. '화해의 언덕 오르기'와 '긴장이완과 상상법'이 도움이 됩니다. 햇볕을 쬐며 맨발걷기로 산책하면서 내 마음의 평화를 회복하는 이런 방법들을 실천하는 겁니다. '망막증이나 황반변성은 치유되지 않는다'는 절망적인 신념을 버리고 '내 눈은 이미 밝아져서 완전케 되었다'고 신념을 바꾸는 것이 대전환을 가져다줍니다. '내 시력이 다 회복되었다. 눈이 밝아졌다'고 마음으로 믿고 입으로 시인하기 연습, 특히 거울을 보고 자기 눈을 바라보면서 "내 시력은 완전히 회복되어 눈이 밝아졌다"고 늘 자신에게 말합니다.

이런 마음의 치유법은 의학적으로도 증명되었습니다. 후성유전학에 관해 더 알고 싶다면 충남대학교 강길전 교수의 저서 『자연치유력을 키워라』를 보십시오. 이 책은 우리가 마음으로 믿고 입으로 계속 긍정적인 선언을 하는 것이 어떻게 유전자를 개선시켜 만성 질병을 낫게 하는지 알려줍니다. 즉 뇌경색이 있는 환자나 신부전, 심근경색이나 무릎 관절이 다 닳아서 연골 재생이 잘 안 되는 환자나 망막증이나 황반변성이 있는 분들이 마음으로 이미 다 나았다고 믿고 입으로 계속 선언할 때 왜 그것이 좋아지는지가 후성유전학과 신념의 생물학을 통해 확실하게 밝혀졌습니다. 이처럼 믿음이 유전자 암호를 변화시켜 질병이 치유되는 원리와 사례를 보면서 희망을 가질 수 있습니다.

그러니 황반변성이나 망막증을 가진 분들은 절망하지 마십시오. 생채식과 생채소즙 절식으로 육체를 치유하고, 마음의 평화를 회복하고 '내 눈이 이미 다 밝아져서 시력이 회복되었다'고 믿고 입으로 늘 버릇처럼 시인하는 신념요법을 활용하면 난치병으로 여기는 황반변성이나 망막증도 개선할 수 있습니다.

음식과 식사

- 생채식과 생채소즙 절식을 6개월 정도 번갈아 계속합니다.
- 이후에도 생채식은 계속하는 것이 좋습니다.

생채식과 생채소즙 혹은 건조채소 섬유소 분말을 물에 탄 섬유소즙을 식전에 항상 먹습니다. 생채소즙만 마시는 절식도 권합니다.

증세가 개선된 다음에는 아침은 섬유소즙(생채소즙)과 오일(코코넛오일, 기)과 과일, 양배추김칫국 등을 먹고, 점심과 저녁에도 아침에 먹은 생채소즙과 생곡식가루 등을 한두 숟가락 먹은 다음, 현미밥 위주로 식사하면서 생채소, 생해초류를 먹습니다.

운동과 휴식

- 낮에 2시간 이상 햇볕을 쬐며 맨발로 땅을 밟으며 걷고, 밤에는 일찍 잠자리에 들어 충분히 휴식합니다.
- 커피관장 혹은 레몬즙관장 → 이 책 523~525쪽 참고.

마음과 스트레스 관리

- 화해의 언덕 오르기 → 이 책 515쪽 참고.
- 긴장이완과 상상법 → 이 책 509~510쪽 참고.
- 신념요법 → 이 책 513~514쪽 참고.
- 손뼉 치며 웃기, 만세 부르기 → 이 책 507쪽 참고.
- 감사의 마음 회복하기 → 이 책 517쪽 참고.
- 자비심 연습 → 이 책 517~518쪽 참고.

자궁근종의 자연치유

자궁근종은 단순히 자궁 조직에 국한된 병증이 아닙니다. 전신의 혈액순환 장애와 밀접한 관계가 있습니다. 비만이나 피부질환, 자가면역질환, 대사장애, 암과 같은 만성질환 환자들 가운데 자궁근종을 함께 가진 분들이 많습니다. 이런 환자들을 치료하다 보면 자궁근종도 따라서 같이 좋아졌다는 분을 늘 만나게 됩니다. 자궁근종을 별도로 치료하지 않았는데, 온몸의 혈류를 개선하자 자궁근종이 사라진 겁니다. 그러므로 자궁근종은 자궁에만 국한된 병이 아니라 온몸의 혈액순환 장애와 관련이 있음을 알 수 있습니다.

혈관에 노폐물이 쌓이거나 과로나 스트레스로 교감신경이 흥분하고 혈관이 수축하여 자궁으로 가는 혈류가 나빠지면, 자궁 조직 내에 산소가 부족해지고 또 체온이 떨어집니다. 자궁 세포가 노폐물들 때문에 제대로 산소와 영양을 공급받지 못하면서 저산소와 저체온이라는 나쁜 환경 속에서 살아남기 위해 어쩔 수 없이 자궁근종 같은 변질된 세포로 변신하게 된 것입니다. 자궁근종은 이처럼 자궁의 혈액순환 장애, 특히 세포 내 산소 부족이 주요 원인임을 알 수 있습니다.

자궁근종 환자들은 우선 전신의 혈액을 정화하여 혈액순환을 개선하는 방법이 필요합니다. 생채식과 섬유소(엽록소) 절식을 실천하면 혈액 속 노폐물이 제거되어 피가 맑아지고 혈관이 깨끗하게 청소됩니다. 그러면 자궁 쪽 혈액순환도 좋아져 저산소와 저체온이 개선됩니다. 자연히 우리 몸 정상 세포는 체온이 제대로 유지되고 산소가 잘 공급되니 자궁근종 같은 이상 세포로 변질될 필요가 없어집니다.

2019년 노벨생리의학상은 세포가 산소 부족 상태에서 어떻게 반응하는지를 연구하여 그 반응에 관여하는 유전자를 발견한 윌리엄 케일린 등 세 의학자가 공동 수상했습니다. 정상적인 세포는 산소가 있어야 살 수 있는데, 암이나 자궁근종 같은 종양세포는 산소가 많으면 살 수 없습니다. 그러나 산소가 부족한 환경이라면 그 환경에서 살아남기 위해 어쩔 수 없이 악성종양이건 양성종양이건 종양세포로 변하는 것입니다. 따라서 세포 내 산소와 체온을 개선시켜주고 좋은 영양소를 공급하면 정상적인 세포로 회복된다는 것이 자궁근종이 좋아지는 원리와 치유 메커니즘입니다.

일본 오사카대학 고다 미쓰오 교수가 쓴 『니시 생채식 교본』에는 두 주먹 크기의 자궁근종이 사라진 사례도 보고되어 있습니다. 저는 생채식이 자궁근종을 자연 치유하는 데 효과가 있다는 기록을 많이 보았습니다. 자궁근종만을 치료하기 위해 생채식법을 해본 적은 없지만, 저 역시 다른 여러 만성질환을 치료하는 과정에서 생채식과 생채소즙 절식으로 자궁근종이 사라진 사례를 여러 차례 경험하였습니다. 자궁근종으로 산부인과에서 전문 치료를 받더라도 생채식이나 생채소즙 절식 같은 자연치유 방법도 실천해보시길 권합니다.

자궁근종 치유에 음식과 더불어 중요한 것은 운동입니다. 제일 좋은 운동은 햇볕을 쬐면서 맨발로 흙을 밟고 걷는 것입니다. 이와 더불어 자궁 혈류가 좋아지도록 따뜻한 물에 하반신을 담그고 10~15분 정도 반신욕을 하는 것이 좋습니다. 자궁 쪽 혈류를 개선해줄 뿐만 아니라 땀을 내어 노폐물을 배출하게 도와줍니다. 합장합척운동 역시 자궁 혈류를 좋게 하는 데 특별한 효과가 있습니다. 이 운동은 양 손바닥과 양 발바닥을 서로 맞댄 후 개구리 헤엄치듯이 하는 운동입니다.

그 외에도 자궁 부위의 아랫배에 온열요법을 하는 것도 좋습니다. 따뜻한 열을 더하는 온열치료기구를 사용할 수 있고 이런 기구를 구입하는 것이 부담이 된다면 청돌요법을 쓸 수 있습니다. 깊은 산속에 가면 흐르는 냇물에서 파란 청돌을 구할 수 있습니다. 청돌은 예부터 약돌이라고 불리며, 특별한 약 성분이 있다고 합니다. 그 청돌을 구해 깨끗이 씻은 후 가열하여 뜨겁게 달군 다음, 타월에 싸서 아랫배에 대고 복대로 고정합니다. 겨자팩으로 강력하게 열을 가하는 겨자팩 찜질도 효과가 있습니다. 종양에는 온열요법이 효과가 있는데, 자궁근종도 이와 같은 여러 온열요법이 효과가 있습니다.

세 번째로 마음의 치유가 중요합니다. 자궁근종이 있는 분 중에는 과거에 심한 스트레스나 상처를 받은 분이 많습니다. 치유를 위해 '화해의 언덕 오르기'를 권합니다. 모든 사람과의 화목을 회복하고 내 마음속 갈등을 사라지게 하는 연습입니다. 이 연습을 계속하다 보면 마음에 평화와 행복감이 회복됩니다. '몸 돌보기' 방법을 통해 내 몸을 마치 내가 사랑하는 반려동물처럼 돌보며 사랑해주면 변질된 유전자를 조절하는 데 도움을 줍니다.

자궁근종이 악화되어 암이 될까 봐 걱정하는 분들이 많습니다. 그러나 생채식, 운동요법, 마음의 치유 등을 생활습관으로 실천하면 자궁근종은 틀림없이 자연치유됩니다.

자궁근종에 좋은 자가실천법

음식과 식사

1단계: 약 2~4주, 생채식

2단계: 약 2주, 절식

3단계: 장기간 생채식을 하면 좋습니다. 매월 한 차례씩 2~3일간 절식하면 더 좋습니다.

생채식과 생채소즙 혹은 건조채소 섬유소 분말을 물에 탄 섬유소즙을 식전에 항상 먹습니다.

아침: 생채소즙(섬유소즙)과 오일(코코넛오일, 기)과 과일(사과나 토마토를 볶은 깨소금에 찍어 먹기), 양배추김칫국

점심과 저녁: 생곡식가루와 채소샐러드, 해조류를 먼저 먹고, 그다음에 현미밥과 된장국이나 청국장국, 여러 종류의 나물 등 채식 위주의 식사를 합니다.

운동과 휴식 및 기타 치료

- 낮에 1시간 이상 햇볕을 쬐며 맨발로 걷고, 밤에는 일찍 잠자리에 들어 충분히 휴식합니다.
- 커피관장 → 이 책 523~525쪽 참고.
- 온열요법 → 이 책 526~528쪽 참고.
- 겨자팩 찜질 → 이 책 531~532쪽 참고.
- 반신욕 → 이 책 498쪽 참고.
- 합장합척운동 → 이 책 500쪽 참고.
- 전신좌우회전운동(온살도리) → 이 책 501~503쪽 참고.

마음과 스트레스 관리

- 화해의 언덕 오르기 → 이 책 515쪽 참고.

- 몸 돌보기 → 이 책 518~519쪽 참고.

- 신념요법 → 이 책 513~514쪽 참고.

- 감사의 마음 회복하기 → 이 책 517쪽 참고.

- 자비심 연습 → 이 책 517~518쪽 참고.

제가 산부인과 의사는 아니기 때문에 난임이나 불임으로 저에게 찾아오는 분은 없습니다만, 난임이나 불임인 분들에게 조금 도움이 될 수 있는 경험담을 얘기하려고 합니다.

약 14~15년 전, 39세 여성이 통증 치료를 받기 위해 찾아왔습니다. 동사무소에서 근무하는 공무원이었는데, 약간 비만이었고 어깨와 목 통증을 호소했습니다.

저는 통증 환자에게는 약 1주간의 생채식과 그다음 2주간의 절식요법을 권하고 있습니다. 이 환자도 이 방법을 실천한 후 통증이 깨끗하게 좋아지고 비만도 많이 해결됐는데, 뜻밖에도 아기가 생겼다고 너무 좋아했습니다. 이분은 서른에 결혼한 후 9년 동안 임신되지 않아 불임클리닉을 다니며 여러 가지 의학적 방법을 실행했는데도 소용없었는데 뜻밖에 자연 임신이 된 것입니다. 불임클리닉에서 시행한 의학적 방법 덕분에 아기가 생긴 게 아니라 자연 임신이 된 것입니다.

저는 그 소식을 들으면서 1986년 일본 나고야 의사회관에서 열린 제23회 국제 자연의학 콘퍼런스에서 42세 여성이 생채식요법으로 임신한 경험 사례를 들은 기억이 났습니다. 생채식요법을 지도한 의사는 고다 미쓰오 오사카대학 교수였습니다. 이분은 불임과 난임에 생채식이 특별한 효과가 있다고 말합니다. 왜 효과가 있는 걸까요?

우선 임신되지 않는 원인은 상대 배우자에게서 찾을 수 있겠지만 무엇보다 주요 원인은 자궁이 임신 가능한 환경이 아니기 때문입니다. 특히 냉하기 때문입니다. 자궁을 따뜻하게 하는 데는 이 생채식과 절식요법이 특별한 효과가 있습니다. 자궁이 왜 냉합니까? 혈액순환이 잘 안 되기 때문에 그렇습니다. 나쁜 식습관, 과로와 휴식 부족, 지나친 스트레스가 혈액순환을 악화시켜 자궁이 너무 냉해지면 아기를 키울 만한 환경이 못 됩니다. 절식이나 생채식요법을 하면 자가포식(오토파지)으로 핏속의 노폐물과 독성이 사라지는 자정작용이 일어나 피가 정결해지는데 피가 깨끗해지면 생리통이나 자궁근종이 자연치유됩니다. 자연 임신되는 것도 이와 똑같은 원리입니다.

이러한 생채식요법과 절식으로 자궁의 피가 맑아지고 자궁이 따뜻해지면 자연 임신이 될 수 있도록 환경이 좋아집니다. 이와 함께 가장 좋은 운동으로 햇볕을 쬐면서 맨발로 땅을 밟으며 걷고 아랫배를 따뜻하게 온열요법도 해줍니다. 맨발걷기를 매일 규칙적으로 하루 3회, 1회에 30분 이상을 실천하면 하체와 아랫배가 아주 따뜻해집니다.

마음의 환경이 아주 중요합니다. 마음의 환경이 중요한 이유는 배우자나 배우자 가족, 곧 시댁 식구에 대해 저항하는 신념이 불임과 밀접한 관계가 있다는 연구 보고가 있기 때문입니다. 아기씨를 잘 받아들이려면 배우자와 시댁 식구에 대한 저항이 사라지고 받아들여 용서하고 사랑하는 마음이 회복되어야 한다는 뜻입니다.

이와 함께 '나는 건강한 아기를 낳는다'는 확실한 신념을 갖습니다. "나는 귀한 아기를 가졌다"고 메모지에 써서 집 안 거울들에도 붙여놓고, 핸드폰이나 자동차 운전대, 싱크대에도 붙여두고 계속 입으로 말하고 마음으로 믿는 것입니다. 날마다 노트에 몇십 번씩 쓰기도 권합니다. 토머스 에디슨의 엄마는 아이한테 늘 "이 바보야" 하고 불렀더니 에디슨이 정말 바보처럼 굴어, 그다음부터 "넌 천재야" 하고 말했답니다. 그랬더니 에디슨이 천재적인 발명가가 됐다는 유명한 일화가 있습니다.

무엇이든 내가 얻고자 하는 걸 말로 선언하고 그렇게 되었다고 믿는 신념이 큰 효과가 있습니다. 불임이 있는 분들은 "나는 귀한 아기를 가지고 있다"고 늘 말로 선언하는 것이 중요합니다. 산에 올랐을 때 "야호" 하고 외치면 "야호" 하고 메아리가 돌아옵니다. 누구의 목소리가 돌아옵니까? 내 목소리가 돌아옵니다. 이처럼 내가 아기를 가지고 있다고 늘 말로 선언하면 그것이 나에게 돌아온다는 이치입니다. 말의 힘이 얼마나 놀라운 치유 효과가 있는지 미국의 내과 의사 래리 도시(Larry Dossey)의 저서 『*Healing Words*(치유의 언어)』를 보면 알 수 있습니다.

그다음 마음으로 상상하기입니다. 내가 원하는 아이를 안고 있는 모습을 마치 영상을 보듯 늘 상상하는 겁니다. 그것은 임신에 관여하는 난소나 자궁 내 환경에 관여하는 세포의 유전자를 깨우고 세포 재생능력을 키워 임신 가능한 환경을 만드는 데 도움을 줍니다. 물론 산부인과에서 전문적인 치료를 잘 받으셔야겠지요. 다만, 음식과 운동, 마음의 훈련도 중요함을 강조하는 것입니다.

이런 일이 있었습니다. 한 5~6년 전인데 서른 살가량의 여성이 신혼 6개월 만에 자궁경부암 진단을 받았습니다. 의사들은 병을 고치는 것이 중요하니 자궁을 절제하는 수술을 하자고 했습니다. 갓 결혼했는데 자궁을 떼면 어떻게 되겠습니까? 이 여성이 너무 슬퍼서 저에게 찾아온 것입니다.

저는 지금까지 자궁경부암이나 자궁내막암 환자들이 수술 없이도 생채식요법으로 자연치유되고, 그 후에 정상적인 부부생활로 임신하여 아기를 낳은 것을 여러 번 보았습니다. 그 여성에게 제 경험을 이야기해주었습니다.

이후 그분은 완전한 생채식요법을 실천하면서 제가 추천한 아봐타프로그램을 배워 실천했습니다. '나는 자궁경부암이 완치되어 아기도 가지고 있다'고 믿고 선언하며, 아기를 안고 있는 자신의 모습을 늘 상상을 했습니다. 이 젊은 여성이 얼마나 절실했겠습니까? 자궁을 절제하느냐 마느냐 하는 상황이니까 사무치게 이 방법을 실천했겠지요. 이 환자는 나중에 자궁경부암도 좋아지고 아들을 낳았다고 저에게 찾아왔습니다.

불임, 난임인 여성이 아기를 갖고자 한다면, 산부인과의 전문 치료를 잘 받으시되 이처럼 생채식요법 같은 담대한 식사요법을 실천하고, 특히 마음을 변화시켜 용서하고 사랑하는 것이 중요합니다. 아기가 있다고 믿고 입으로 늘 시인하는 훈련을 계속할 때, 자궁이 아기씨를 받아들여 임신할 수 있는 환경으로 유전자가 바뀐다고 확실하게 믿고 있습니다.

난임과 불임에 좋은 자가실천법

음식과 식사

1단계: 약 2~4주, 생채식

2단계: 약 2주, 절식

3단계: 장기간 생채식을 하면 좋습니다. 매월 한 차례씩 2~3일간 절식하면 더 좋습니다.

생채식과 생채소즙 혹은 건조채소 섬유소 분말을 물에 탄 섬유소즙을 식전에 항상 먹습니다.

아침: 생채소즙(섬유소즙)과 오일(코코넛오일, 기)과 과일(사과나 토마토를 볶은 깨소금에 찍어 먹기), 양배추김칫국

점심과 저녁: 생곡식가루와 채소샐러드, 해조류를 먼저 먹고, 그다음에 현미밥과 된장국이나 청국장국, 여러 종류의 나물 등 채식 위주의 식사를 합니다.

운동과 휴식 및 기타 치료

- 낮에 2시간 이상 햇볕을 쬐며 맨발로 땅을 밟으며 걷고, 밤에는 일찍 잠자리에 들어 충분히 휴식합니다. 맨발걷기가 아랫배와 자궁의 혈액순환에 큰 도움이 됩니다.
- 커피관장 → 이 책 523~525쪽 참고.
- 온열요법 → 이 책 526~528쪽 참고.
- 반신욕 → 이 책 498쪽 참고.
- 합장합척운동 → 이 책 500쪽 참고.
- 전신좌우회전운동(온살도리) → 이 책 501~503쪽 참고.

마음과 스트레스 관리

- 화해의 언덕 오르기 → 이 책 515쪽 참고.

- 몸 돌보기 → 이 책 518~519쪽 참고.

- 신념요법 → 이 책 513~514쪽 참고.

- 감사의 마음 회복하기 → 이 책 517쪽 참고.

- 자비심 연습 → 이 책 517~518쪽 참고.

- 손뼉 치며 웃기, 만세 부르기 → 이 책 507쪽 참고.

전립샘비대증, 전립샘암의 자연치유

전립샘비대증과 전립샘암은 어떻게 발병하는 걸까요? 고혈압이나 당뇨, 고지혈증, 비만과 같은 대사장애, 디스크와 같은 만성통증, 암이나 자가면역질환 같은 여러 만성질환을 가진 분들 가운데 오래전부터 전립선비대증 때문에 약을 쓰고 있는 경우를 흔히 볼 수 있습니다. 전립선비대증이라는 병은 전립선에만 독립적으로 생기는 병이 아니라 온몸의 대사장애 결과로 다른 질환과 함께 생기는 것을 알 수 있습니다. 한마디로 피가 오염되어 여러 가지 병이 나타나는데 그중 하나가 전립선질환입니다.

전립선비대증도 대사장애나 만성통증, 암이나 자가면역질환 등의 치유 과정에서 함께 좋아지는 경우가 대부분입니다. 이것은 전립선비대증을 고치기 위해 전립샘만 따로 치유하는 것이 아니라 온몸의 피를 맑게 해야 함을 알려줍니다.

조금만 생각해봐도 알 수 있습니다. 전립선이 왜 붓게 될까요? 핏속에 노폐물이 쌓여 전립선으로 가는 혈액순환이 나빠졌기 때문입니다. 그렇다 보니 전립선에 여러 가지 노폐물이 쌓이고 산소가 부족하니 전립선이 붓게 되고 염증이 생겨서 전립선비대증이 되는 것입니다.

전립선비대증 치유도 다른 질환과 마찬가지로 음식과 운동과 마음 관리에서 시작되는 것입니다.

음식은 섬유소와 엽록소가 많은 통곡물, 생채소, 과일을 날것으로 먹는 생채식이 좋습니다. 채소나 과일을 저온 건조시켜 분말로 만든 것을 물이나 주스에 타서 마셔도 됩니다. 이런 채소즙을 식사 전에 마시는 것이 좋으며, 여기엔 섬유소와 엽록소가 많이 들어 있습니다. 통곡식도 생가루로 만들어서 식사 전에 두 숟가락 정도 먼저 먹습니다. 더 적극적으로 일주일 정도 통곡물과 생채소, 생채소즙 등 생채식만 실행하면 극적으로 개선되기도 합니다.

왜 극적인 개선이 있을까요? 이와 같은 식사법은 장내의 미생물 환경을 개선시켜주기 때문입니다. 창자 내의 염증을 해결하고 장누수증후군을 치유하여 혈액의 내독소를 만드는 걸 예방합니다. 이것은 특히 해독과 면역 증강에 효과가 있습니다.

또 유전자를 변화시키는 데 효과 있음이 과학적으로 증명됐습니다. 우리 몸은 칼로리가 필요한데 엽록소, 섬유소, 통곡물 같은 생채식은 칼로리가 낮으니 핏속에 쌓여 있는 노폐물이나 여러 가지 염증 물질들, 죽은 세포들을 연소시켜 칼로리로 이용하여 피의 자정 작용이 일어납니다. 이를 의학용어로 오토파지(자가포식)라고 합니다. 피가 맑아지는 겁니다. 전립샘 쪽에 쌓여 있는 노폐물들도 모두 태워져 피가 깨끗해집니다.

이런 생체 작용을 볼 때 전립선비대증을 해결하는 가장 좋은 방법은 생채식 위주의 식사라고 할 수 있겠습니다. 또 햇볕 쬐며 맨발로 걷기와 마음의 평화를 회복하는 방법을 함께 하면 전립선비대증이 극적으로 개선되는 것을 많이 봤습니다.

**전립선암도
좋아진다**

전립선암을 비롯한 여러 가지 암의 발병이 점점 늘고 있습니다. 암은 전부 문명병입니다. 몸에 좋지 않은 음식을 과식하고 스트레스를 받으며 과로하는 일이 많지만, 운동과 휴식은 제대로 하지 않아서 피가 오염된 것입니다. 오염된 혈액 내에 산소가 부족하고 체온이 떨어지니 세포들이 살아남으려고 안간힘을 쓰게 됩니다. 이게 암이 생기는 환경입니다.

몇 년 전, 대한민국 국민이면 모두 알 만한 유명한 정치 지도자 한 분이 전립샘암 때문에 저를 찾아왔습니다. 이분은 지금 깨끗이 다 나았습니다. 대학병원에서는 계속 호르몬 요법과 PSA 수치 추적조사를 했고, 우리 병원에서는 3가지 치유 방법, 즉 음식과 운동과 마음 조절을 했습니다. 생채식 위주로 식사하고, 낮에는 햇볕을 쬐면서 흙을 밟고 맨발로 걸으며 밤에 충분히 휴식하기, 마음속 근심 걱정, 특히 분노와 두려움이 동기가 되었던 과거 생각들을 다 내려놓으며 용서하고 마음의 평화를 회복하는 치유를 했습니다. 이 마음의 치유법은 '신념요법'입니다.

신념요법에 관해 좀 더 자세히 말씀드리겠습니다. 우리 몸에 어떤 병증이 발병할지는 유전자 지도를 통해 추정할 수 있습니다. 몇 번째 염색체의 어느 유전자가 고장이 나면 전립선암이 생기는지 아는 겁니다. 그럼 유전자는 어떻게 고칠 수 있을까요? 후성유전학에서 유전자를 회복시키는 데 가장 중요한 것이 그 사람의 육체 환경과 마음 환경을 바꾸는 것입니다. 내가 현재 전립선암에 걸려 있으면 그 때문에 근심 걱정에 빠집니다. 그런데 의도적으로 '나는 이미 전립선암이 다 나아서 완전하다'는 신념으로 마음 환경을 바꾸는 것입니다. 이것이 후성유전학의 가장 핵심인 신념요법입니다.

신념요법의 효과는 이미 과학적으로 증명되어 있습니다. 특히 브루스 립튼의 『신념의 생물학』이나 충남대 강길전 교수의 『양자의학, 새로운 의학의 탄생』, 『자연치유력을 키워라』를 보면 신념이 유전자를 회복시키고 병을 낫게 하는 데 얼마나 큰 힘이 되는지 이해할 수 있습니다.

그러므로 병을 고치기 위해 노력을 많이 하는 것이 아니라 이미 병이 다 나았다는 신념을 가지는 것이 더 중요합니다. 성경을 보면, 우리가 죄를 깨끗이 씻기 위해 열심히 노력해야 하는 게 아니라 내 죄가 이미 깨끗해졌다고 믿고 나아갈 때 죄가 사라진다고 가르치고 있습니다.

『천수경』에는 "백겁적집죄(百劫積集罪) 일념돈탕진(一念頓蕩盡)이라. 여화분고초(如火焚枯草) 멸진무유여(滅盡無有餘)"라는 대목이 있습니다. "과거, 현재, 미래에 쌓은 모든 죄가 한번 믿는 마음으로 문득 탕진되는데, 마른 풀이 불타서 남김없이 사라짐과 같다"는 말입니다. 성경에서도 "내가 수많은 세월 동안 쌓은 죄가 이미 십자가에서 깨끗하게 씻어져서 의롭게 되었다고 그 믿는 믿음으로 내 죄가 조금도 남김이 없다"고 합니다. 죄를 깨끗이 하려고 애써야 하는 게 아니라 이미 깨끗해졌다는 믿음을 가지고 나아갈 때 죄가 사라진 것처럼, 병을 고치려고 애써야 하는 게 아니라 병이 다 나아버렸다고 믿을 때 병이 사라집니다. 내가 죽지 않으려고 애쓰는 게 아니라 '이미 나는 죽을 필요 없이 영생을 얻었다. 나는 이미 사망에서 생명으로 옮겨져 영원히 죽지 않는다'는 믿음이 있을 때 병이 깨끗하게 낫는다는 것으로, 후성유전학에서 증명하는 것과 같은 원리입니다.

제가 만나는 암 환자나 난치병 환자들에게 날마다 실천하도록 권하는 것이 있습니다. 명함 크기의 카드에 "나는 다 나아서 완전하다"고 써서 화장실 거울, 방 안 거울, 핸드폰, 침대 옆, 가방, 자동차 운전대 등 눈에 띄는 곳마다 모조리 붙여놓고, 거울 앞에 서서 자신의 눈을 바라보면서 자기 이름을 부르며 말합니다. "아무개는 이제 다 나아서 완전하다. 아무개는 이제 다 나아서 완전하다. 아무개는 이제 다 나아서 완전하다"고 선언합니다. 이 말을 날마다 노트에 몇십 번씩 쓰기도 꼭 실천하게 합니다. 장난 같지만 얼마나 효과가 있는지 모릅니다. 난치병이 있는 분들은 꼭 이처럼 마음으로 믿고 입으로 시인해서 그것이 내 유전자를 근본적으로 고쳐 병을 치유하는 신념요법을 실천해보기를 권합니다.

전립선암이었던 그 환자도 세 가지 요법을 실천했습니다. 생채식 식사와 햇볕 쬐며 맨발걷기, 밤에는 숙면을 취하고 마음속 과거의 모든 갈등을 해소하고 "나는 다 나아서 완전하다"고 선언하고 믿게 했습니다. 나중에 PSA 수치가 정상이 되었고 전립선암은 사라져버렸습니다. 놀랍지 않습니까?

저는 이렇게 치유되는 분들을 늘 봅니다. 이미 전립샘암을 수술해서 추적 관찰 중에 있는 분들도 꼭 이 세 가지 방법, 엽록소와 섬유소가 많이 들어 있는 생채식을 병행하고, 낮에 햇볕 쬐며 맨발로 걷고, 마음의 평화를 유지하며 '이미 다 나았다'는 믿음으로 나아가면 반드시 좋은 결과를 얻게 될 것입니다.

전립선비대증, 전립선암에 좋은 자가실천법

음식과 식사

1단계: 생채식과 생채소즙 절식

2단계: 장기간의 생채식, 회복된 후에는 현미채식이 필요합니다.

생채식과 생채소즙 혹은 건조채소 섬유소 분말을 물에 탄 섬유소즙을 식전에 항상 먹습니다.

아침은 섬유소즙(생채소즙)과 오일(코코넛오일, 기)과 과일, 양배추김칫국

점심과 저녁: 생곡식가루나 볶은 곡식, 생채소, 생해초류, 생채식만으로 힘들 때는 후식으로 현미잡곡밥도 함께 먹습니다.

운동과 휴식

- 낮에 1시간 이상 햇볕을 쬐며 맨발로 걷고, 밤에는 일찍 잠자리에 들어 충분히 휴식합니다.
- 풍욕(나체요법) → 이 책 529~530쪽 참고.

마음과 스트레스 관리

- 화해의 언덕 오르기 → 이 책 515쪽 참고.
- 신념요법 → 이 책 513~514쪽 참고.
- 감사의 마음 회복하기 → 이 책 517쪽 참고.
- 자비심 연습 → 이 책 517~518쪽 참고.
- 손뼉 치며 웃기, 만세 부르기 → 이 책 507쪽 참고.

치질의 자연치유
치핵, 치루, 치열

치질은 항문 주변의 질환입니다. 우리가 흔히 말하는 치질은 치핵이며, 치핵은 항문 주변의 혈액순환 장애로 정맥혈관이 늘어나 회복되지 않는 상태를 말합니다. 치열은 항문 내벽에 균열이 생기고 점막 부분이 찢어져 피가 흐르거나 통증이 있는 걸 말하고, 치루는 직장 내부 항문소(Anal Crypts)의 점막에서 염증이 생기고 염증성 물이 근육을 뚫고 항문 주변 피부로 새어 나오는 것입니다. 치핵, 치루, 치열 이 세 질환을 합해서 치질이라고 하는데, 서양의학에서는 보통 수술적 방법으로 치료합니다.

치질은 재발하기 쉽습니다. 저도 외과 의사로서 이런 환자들 수술을 많이 했고, 한때 저도 치핵이 심해서 고생하기도 했습니다. 의사들은 인턴 1년, 레지던트 4년으로 모두 5년 동안 수련받습니다. 그때 무척 바쁘고 고생을 많이 합니다. 외과 의사들에게 치질과 하지정맥류가 많습니다. 오랫동안 선 채로 움직이지 않고 수술할 때가 많으니까 피가 아래쪽으로 내려가 정체되고 항문이나 아래쪽 다리 혈관이 늘어나 피 순환이 잘 안 되는 환경에 노출되기 때문입니다.

게다가 수술 방에 들어가면 아무것도 먹지 못하고 굶어야 하니 "평소 시간 날 때 잘 먹자"고 합니다. 잘 먹는다는 건 고기를 많이 먹는 거라며 틈만 나면 먹었습니다. 또 빵이나 당분이 많은 음식을 에너지를 축적한다며 자주 먹었는데, 지금 돌이켜보면 아주 좋지 못한 식습관이었습니다. 이런 이유로 저도 외과 수련을 받을 때 치질이 있어서 배변 시에 늘 출혈이 있었고, 통증으로 앉을 때마다 불편했습니다. 하지만 수술하지 않고 지금은 깨끗하게 좋아졌습니다.

그동안 많은 치질 환자를 관찰하며 경험하다 보니, 일단 가장 좋은 치유법은 섬유소가 많은 통곡식과 채소와 과일 위주의 식사 습관입니다. 즉 과당이나 단당류, 기름기 많은 음식은 될 수 있으면 적게 먹고 생채소와 과일, 현미 같은 통곡류의 식사를 하는 것입니다. 더 적극적으로 치유하고 싶다면 1주일 정도 건채소 분말을 물에 타서 먹거나 생채소즙만 먹는 절식을 하면 아주 극적으로 개선됩니다. 왜 극적으로 개선될까요?

치질의 세 가지 질환은 모두 항문 주변의 혈액순환이 나쁘고 대장과 직장의 장내 환경이 나쁠 때 생깁니다. 과로하고 스트레스를 받고 몸에 좋지 않은 음식을 먹으면 장 속에 염증성 반응이 많이 일어납니다. 잘못된 식습관과 장내 미생물 약화로 장 점막 융모에 염증성 질환이 생기면서 장누수증후군이 일어나기도 하는데 장 내부의 염증성 물질과 대변에 있는 독소가 장벽을 뚫고 혈관으로 들어가는 것입니다.

치핵, 치열, 치루 같은 치질의 원인은 모두 직장이나 대장, 항문 주변 점막의 위생환경이 나쁘고 장내 미생물이 약화되어 염증이 심해진 결과로 생긴 것이니 그걸 개선해야 합니다.

이런 질환들에는 섬유소가 많은 음식이 좋습니다. 섬유소란 사슬이 긴 탄수화물을 말하는데 섬유소가 많으면 이를 분해하고 소화 흡수하는 시간이 오래 걸려 혈당을 낮추는 데 도움이 될 뿐만 아니라 장내 환경을 개선시키고 장내 면역을 높여주는 효과가 있습니다. 약 400여 종류의 미생물 유전자 몇백만 개를 조사했는데, 섬유소가 많은 음식을 먹은 사람은 현저하게 면역 능력이 좋아지는 걸 확인했습니다. 또한 장내 많은 미생물 중 유산균이나 비피더스균 같은 유익균이 다시 살아나 장내 환경을 개선하고 더 나아가 면역 수치를 높여주는 특별한 효과가 있습니다.

따라서 섬유소가 많은 음식을 먹고 섬유소 절식을 하면, 극적으로 항문 주변에 혈액순환이 개선되고 장내 환경이 좋아지며 면역력이 높아지고 염증이 사라져 치핵이나 치열, 치루를 일으키는 원인이 해결되는 것입니다. 수술하더라도 수술 후 이 방법을 실천하면 거의 재발하지 않습니다.

치질 관련 운동으로는 모세혈관을 진동시키는 운동, 누워서 네 팔다리를 위로 들고 미세진동하는 것이 좋습니다. 이와 함께 욕조에서 따뜻한 물로 좌욕하듯이 그 부분을 계속 마사지해주면 도움이 됩니다.

마음 조절도 중요합니다. 치질 관련 질환이 있는 분들은 늘 항문 주위가 불편해 마음도 항상 불편합니다. "아, 내 치질이 다 깨끗하게 나았다"고 늘 말로 선언해보십시오. 아침에 거울을 보고 "내 치질은 완치됐다"고 선언합니다. 내 항문 주변에 있던 병이 깨끗하게 나아서 쾌적한 이미지를 늘 머릿속에 상상해보십시오. 이 방법을 같이 하다 보면, 치질질환은 깨끗하게 자연치유될 것입니다.

치질에 좋은 자가실천법

음식과 식사

1단계: 생채식과 생채소즙 절식

2단계: 장기간의 생채식, 완치된 후에는 현미채식이 필요합니다.

생채식과 생채소즙 혹은 건조채소 섬유소 분말을 물에 탄 섬유소즙을 식전에 항상 먹습니다. 가끔 생채소즙만 마시는 절식도 권합니다.

아침은 섬유소즙(생채소즙)과 오일(코코넛오일, 기)과 과일, 양배추김칫국

점심과 저녁: 생곡식가루나 볶은 곡식, 생채소, 생해초류, 생채식만을 실천하기가 어렵다면 현미채식

운동과 휴식

- 낮에 1시간 이상 햇볕을 쬐며 맨발로 걷고, 밤에는 일찍 잠자리에 들어 충분히 휴식합니다.
- 풍욕(나체요법) → 이 책 529~530쪽 참고.
- 모관운동(모세혈관 진동운동) → 이 책 500쪽 참고.
- 전신좌우회전운동(온살도리) → 이 책 501~503쪽 참고.

마음과 스트레스 관리

- 신념요법 → 이 책 513~514쪽 참고.
- 화해의 언덕 오르기 → 이 책 515쪽 참고.

탈모의 자연치유

탈모로 마음고생하는 분들이 많습니다. 그러나 탈모도 자연치유될 수 있습니다. 탈모는 단순히 두피에 국한된 문제가 아닙니다. 온몸의 혈액순환 장애와 관련이 있습니다. 전신의 혈액순환이 나빠지면 자연히 두피의 혈액순환도 나쁘지 않겠습니까? 두피의 피순환이 잘되어 산소와 영양분 공급이 충분하면 모근이 튼튼해져 탈모가 되지 않을 것입니다.

누적된 스트레스와 잘못된 식습관으로 혈류가 나빠지면 머리로 가야 할 산소와 필수 영양소가 제대로 공급되지 않아 두피의 머리털 역시 제대로 뿌리박지 못하고 자랄 수도 없게 된 상태가 탈모입니다. 자갈밭처럼 척박한 땅에는 풀이나 나무가 잘 자랄 수 없는 것처럼, 머리털도 영양분이나 산소가 척박하면 뿌리박고 살 수 없게 되겠지요.

탈모 치료를 받겠다고 저에게 오는 분은 드물지만, 만성질환으로 온 분 중에 탈모가 함께 있는 분들이 많습니다. 저는 그분들에게 늘 권하는 치유 방법으로 섬유소가 많은 통곡물과 과일과 채소를, 그것도 생채식으로 먹게 하고 있습니다. 더 적극적인 방법은 생채소즙이나 건조채소 분말을 물에 타 먹으며 절식하는 것입니다.

이렇게 실천하신 분들은 만성질환도 좋아지지만, 두피에 흐르는 혈류가 좋아지니까 한결같이 탈모가 개선됐다고 이야기합니다. 어떤 분은 자신의 머리털이 이렇게 많이 났다며 카톡으로 사진을 찍어 보내면서 기뻐하기도 합니다. 거의 대부분 환자가 머리털이 새로 재생되었다고 합니다. 저는 이런 사례를 통해서 배우게 되었는데, 탈모 때문에 마음고생하는 분들이 꼭 이 자연치유법을 알았으면 좋겠다 해서 소개하는 것입니다.

방법은 간단합니다. 단당류의 음식이나 기름기가 많은 음식을 될 수 있으면 줄이고, 섬유소가 많은 채소와 과일과 통곡물 위주의 식사를 하는 겁니다. 단기간 섬유소 절식으로 더 적극적인 해독 면역 요법을 해도 좋습니다. 섬유소 절식이란 다른 음식은 먹지 않고 생채소즙을 짜서 그것과 따뜻한 볶은 현미물만 먹는 것입니다. 이때 생채소를 건조해 만든 섬유소 분말을 물에 타서 먹어도 됩니다.

이렇게 한 일주일 정도 절식하면 핏속에 있는 피 찌꺼기들이 다 사라집니다. 생채소즙이나 섬유소를 먹으니 비타민이나 미네랄은 잘 공급되는데, 칼로리가 낮으니 핏속 찌꺼기를 내 몸속 대식세포가 다 잡아먹어버립니다. 이처럼 세포 속 불필요한 물질들을 분해해 세포의 영양분으로 재활용하는 자가포식(오토파지)으로 피가 저절로 맑아집니다.

저는 1986년 일본 나고야 의사회관에서 열린 제23회 국제 자연의학 콘퍼런스에 참가했습니다. 이때 오사카대 교수인 고다 미쓰오 의사를 만났는데, 이분은 생채식과 섬유소 절식요법의 세계적인 개척자이자 권위자입니다. 저는 처음 고다 교수를 보고 깜짝 놀랐습니다. 당시 그분은 78세였는데, 마치 10대 청소년처럼 검은 머리털이 빽빽하고 윤기 있게 나 있었습니다. 나이와 전혀 어울리지 않는 모습이었습니다. 어떻게 나이 드신 분의 머리털이 저럴 수 있을까 했는데, 그 의사는 오랫동안 내내 생채식을 하고 때때로 섬유소 절식을 하고 계셨던 겁니다.

고다 교수의 생채식 방법을 배운 후, 저는 우리 병원에 온 고혈압이나 당뇨, 관절염, 여러 가지 피부질환, 암과 같은 만성질환 환자들에게 한결같이 생채식과 섬유소 절식을 권하고 있습니다. 환자들은 그런 치유 과정에서 여러 질환뿐만 아니라 탈모도 개선되었습니다. 그래서 이 방법이 탈모에도 확실하게 효과가 있음을 알게 된 것입니다.

탈모는 유전적인 요인과도 관련이 있습니다. 지나친 과로, 스트레스, 잘못된 음식 때문에 유전자가 변질된 것입니다. 모근과 머리털 재생에 관여하는 유전자가 변질되어 잘 작동하지 않고 있는데, 그러한 변질된 유전자를 다시 작동하게 하려면 어떻게 해야 할까요? 자연으로 돌아가야 합니다.

이와 관련해 자주 언급되는 후성유전학 연구 사례가 있습니다. 집돼지를 산에다 풀어주면 산돼지가 된다는 것입니다. 원래 집돼지는 집에서 기르는 돼지가 아니라 야생돼지였는데, 강제로 우리에 오랫동안 가두어두니까 유전자가 변질되어 집돼지가 된 것입니다. 산돼지나 집돼지나 유전자는 원래 같은데 환경이 바뀌어 유전자도 변질된 겁니다.

산돼지는 다리가 긴데 집돼지는 다리가 짧습니다. 우리에 갇혀 있다 보니, 다리 세포를 재생하는 유전자가 꺼진 겁니다. 산돼지는 입이 길지만 집돼지는 입이 짧습니다. 산돼지는 송곳니로 칡뿌리도 자르는데 집돼지는 송곳니가 아예 안 납니다. 산돼지는 배가 홀쭉해서 잘 달리는데 집돼지는 뚱뚱합니다. 비만 조절 유전자가 꺼져버린 거죠. 산돼지는 털이 무성하게 나서 더위와 추위를 피하는데 집돼지는 털이 있는 둥 마는 둥합니다. 모발 재생 유전자가 꺼져버린 것입니다.

사람의 탈모도 마찬가지입니다. 우리에 갇힌 동물처럼 콘크리트 공간에 갇혀 살며 합성된 사료 같은 음식을 먹고 스트레스는 많으니, 유전자가 다 꺼진 상태에서 고혈압이나 당뇨, 암 같은 것이 생기는 것 아니겠습니까? 탈모도 똑같습니다. 머리털이 재생되는 유전자가 꺼져버렸단 말입니다.

우리에 갇혀 살던 집돼지를 산에다 풀어놓으면 어떻게 될까요? 유전자가 같으니 산돼지가 됩니다. 다리가 길어야 잘 달리니 길어집니다. 입이 길어야 흙을 잘 팔 수 있으니 입이 길어지고, 송곳니가 나게 되고, 배가 홀쭉해져 잘 달리게 되고, 털이 무성하게 납니다. 추위와 더위를 피하고 자연에 적응하기 위해서 말이죠.

모발을 재생시키는 유전자가 지금 작동하지 않고 있으니 이를 작동시키려면 문명 생활을 하더라도 집돼지를 산에 풀어주는 것처럼 햇볕을 쬐며 맨발로 땅을 밟으며 걷고 특히 음식에 주의해야 합니다. 생채식을 하고 엽록소나 섬유소가 많은 음식을 먹으며 단당류를 피합니다. 탈모가 있으면 아침에 동산에서 떠오르는 해를 10~30분 정도 쬐길 꼭 권합니다. 머리털에 햇볕을 쬐는 건 아주 중요합니다. 사무실에서 일하더라도 틈만 나면 햇볕을 쬐며 맨발로 걸으십시오.

탈모 전문의에게 가서 치료받더라도 효과를 증대시키고 영구적으로 머리털이 잘 나려면 생채식과 섬유소 절식, 햇볕을 쬐며 맨발걷기, 스트레스를 줄이는 생활 습관을 지니십시오. 이렇게 삶의 방식을 바꾸면 집돼지가 산돼지가 되는 것처럼, 78세 고다 선생의 머리털이 까맣게 나는 것처럼 탈모는 자연 치유될 수 있습니다.

그리고 마음의 치유로 신념요법, 긴장이완과 상상법을 매일 습관적으로 실천하기를 권합니다. "내 머리칼은 풍성하고 아름답다"고 말로 선언하고 노트에 20번 이상 쓰고, 아침과 잠들기 전에 까만 머리털이 자라나 풍성하고 아름답게 바뀐 자신의 모습을 계속 상상하면 모발 재생 유전자가 깨어납니다.

음식과 식사

1단계: 생채식과 생채소즙 절식

2단계: 장기간의 생채식이 필요합니다.

생채식과 생채소즙 혹은 건조채소 섬유소 분말을 물에 탄 섬유소즙을 식전에 항상 먹습니다. 생채소즙만 마시는 절식도 권합니다.

아침은 섬유소즙(생채소즙)과 오일(코코넛오일, 기)과 과일, 양배추김칫국

점심과 저녁: 생곡식가루나 볶은 곡식, 생채소, 생해초류의 생채식 또는 현미채식

운동과 휴식

- 낮에 1시간 이상 햇볕을 쬐며 맨발로 흙을 밟으며 걷고, 밤에는 일찍 잠자리에 들어 충분히 휴식합니다.
- 풍욕(나체요법) → 이 책 529~530쪽 참고.

마음과 스트레스 관리

- 신념요법 → 이 책 513~514쪽 참고.
- 긴장이완과 상상법 → 이 책 509~510쪽 참고.
- 손뼉 치며 웃기, 만세 부르기 → 이 책 507쪽 참고.

갱년기장애는 병이 아닙니다. 갱년기란 인생이 허무하게 끝나가는 황혼기가 아니라 새로운 인생을 시작하는 제2의 사춘기로 볼 수 있습니다.

갱년기(更年期)라는 용어의 '갱'은 고칠 갱(更) 자입니다. '갱신한다' '새로 고친다'는 뜻인데 갱년은 '해를 새로 고치는 기간'이라는 뜻입니다. 예전에 만들어진 말로, 사람 나이가 50이 되면 몸이 노화하여 장년에서 노년이 되는 과도기라는 의미로 썼습니다. 즉 장년에서 노년으로 해가 바뀌는 과도기를 갱년기라고 한 것입니다.

그러나 지금은 갱년기라는 말이 전혀 맞지 않습니다. 50세에 노년기로 들어간다는 말은 터무니없기까지 합니다. UN에서는 80세까지를 장년기, 80부터 100세까지를 노년기, 100세 이후는 극노년기라고 하자고 결의했습니다. 그렇지만 지금까지 습관적으로 갱년기장애라는 용어를 써왔기 때문에 그대로 사용하는 것입니다.

여성이 폐경이 되면서, 즉 생리가 멈춤으로써 여성호르몬의 분비가 급격히 떨어질 때 몸과 마음에 여러 가지 불편한 증세가 나타날 수 있는데 이런 증세들을 모두 모아서 갱년기장애라고 부릅니다. 여기저기 쑤시며 아프고 몸이 무겁고 소화도 안되며 심하면 얼굴이 화끈거리고 가슴이 두근두근하며 식은땀이 나고 마음은 늘 우울하여 잠도 오지 않고 슬픈 감정이 들기도 하는 등 여러 가지로 심신이 혼란스러운 증세가 나타날 수 있습니다.

의사들은 그동안 이런 증세들이 여성호르몬이 급격히 줄어들어서 오는 것으로 생각하고 여성호르몬을 투여해 일시적으로 증세를 완화하는 치료를 합니다. 하지만 최근 후성유전학을 통해 밝혀진 사실에 따르면, 단순히 여성호르몬이 줄어들어 생기는 증상이 아니라 그 여성의 삶의 환경과 조건 등이 중층적으로 복합되어 작용한 결과라고 합니다. 그러므로 갱년기장애로 인한 여러 불편한 증세들을 고치기 위해서는 여성호르몬만 투여하는 것으로는 잘되지 않고 자신의 삶을 두루 잘 살펴 생활환경과 생활 방식, 습관을 바꾸는 게 아주 중요합니다.

여성의 생리가 사라지는 쉰 정도의 나이가 되면, 자녀들은 대부분 부모 품을 떠나고 배우자와도 집에서 함께 지내는 시간이 적습니다. 혼자 외롭게 지내며 소외와 상실감을 느끼는 시기가 되기도 합니다.

갱년기 증세가 있는 많은 분이 '아, 생리가 끝났으니 여성으로서의 기능도 끝났고, 이제 내 인생은 끝났다'며 황혼기로 접어든다는 생각에 잡혀서 이를 인생의 내리막길처럼 생각하는 경향이 있습니다. 그러면 증세가 잘 해결되지도 않을뿐더러 자신의 삶에 생기와 재미가 없게 되겠지요. 이처럼 마음 가운데 상실감이나 외로움, 허탈감 같은 정신적인 요인이 내 안의 건강 유지 유전자 스위치를 끄고 질병 유발 유전자를 작동시키는 데 큰 영향을 미치게 됩니다.

또 다른 요인으로는 육체적으로도 그 나이까지 정신없이 바쁘게 살다 보니 피로가 누적되고 과로도 겹치고 피로물질도 쌓이게 됩니다. 이처럼 여러 가지 심신의 조건이 이른바 갱년기 증세처럼 나타나는 것입니다. 이것은 운동선수가 열심히 연습하다가 잠시 다음 경기를 위해 휴식해야 하는 것처럼, 지금 일어나는 여러 불편한 증세는 잠시 심신을 휴식하고 뒤로 물러나 숨을 크게 쉬면서 새로운 인생을 출발하게 하는 전환점이 되는 좋은 증세이기도 합니다.

이러한 갱년기장애를 병으로 보지 마십시오. 요즘 갱년기를 맞이하는 분들은 평균수명이 거의 100세가 될 것입니다. 이제 인생의 반을 살았으니 지금까지의 삶을 돌아보고 새로운 인생을 설계하는 전환점, 새로운 사춘기라고 볼 수 있습니다. 따라서 이제부터 삶에서 신나는 목표를 정하고 의미 있는 삶을 살 수 있습니다. 나만의 삶을 새로 설계해서 사는 겁니다.

여기에 관한 많은 연구가 있습니다. 그중 조금 특별한 경우이지만, 몇십 년 전, 「크리스천 사이언스」라는 잡지에 이런 기사가 소개된 적 있습니다. 한 영국 여성에 관한 기사인데, 그 여성은 나이가 70을 넘었는데도 외모는 꼭 40대 후반처럼 보였고 생리도 있었습니다. 어떻게 된 걸까요? 이분이 49세 무렵, 폐경이 가까워지면서 노년 쪽을 바라보는 마음을 반대 방향으로 돌이키기로 했습니다. 나이를 먹을 때 거꾸로 먹는 쪽으로 신념을 바꾼 것입니다. 올해가 49세면 내년에는 48세, 그다음은 47세로, 나이를 거꾸로 세기로 마음먹었습니다.

이 이야기는 우습게 들리지만 실제로 효과가 있습니다. 그 이유는 후성유전학에서 유전자의 기능을 바꾸는 것과 내용이 같기 때문입니다. 2010년 「뉴욕타임스」는 후성유전학이라는 새로운 과학을 소개하면서 "당신의 유전자를 변화시키는 것이 가능하며, 그것은 당신의 선택에 달렸다"고 했습니다.

이것은 내가 앞으로 노화되는 쪽을 바라보는 선택을 할 수 있지만, 반대로 49세에서 48세, 47세, 46세 쪽으로 바라보는 선택도 할 수 있다는 말입니다. 그렇게 20년 정도 계속하면 어떻게 되겠습니까? 젊은 사람에게 어울리는 옷을 입고 공동체에서도 더 젊은 사람들과 어울리며 관계 맺고, 삶의 목표도 청년들이 꿈꾸는 목표를 정하니 그렇게 놀라운 변화가 온 것입니다.

꼭 이 여성처럼 하라는 것은 아니지만 마음을 어떻게 먹느냐, 어떤 신념을 가지느냐가 그 사람의 유전자를 변화시켜 생리 기능을 노화 쪽으로 가느냐, 젊은 쪽으로 가느냐를 결정하는 요인이 된다는 점을 깊이 생각해야 합니다.

갱년기 증세는 여러 가지로 나타납니다. 물론 그것을 해결하기 위해 의료기관의 증세 치료도 잘하시되, 제가 권하는 기본적인 자연치유법은 세 가지입니다.

첫째, 마음의 선택입니다. 갱년기는 인생 황혼기의 시작이 아니라 제2의 인생을 시작하는 사춘기 같은 것입니다. 그러니 생각만 해도 가슴이 설레고 기쁨을 주는 목표를 정합니다. 과거에는 애쓰고 노력하며 스트레스를 받고 살았다면 이제는 전혀 애쓰고 노력하는 목표가 아니라 진심으로 기쁨을 누리는 목표를 선택합니다. 아침에 일어나면 '아, 오늘 이 일을 하면 너무 기쁘겠다. 가슴이 설레고 하루가 기대된다'는 생각이 들고 저녁에는 행복감에 젖어 잠이 드는 이러한 삶의 목표, 의미 있는 목표를 정해 삶의 기쁨을 누리는 습관을 갖는 것이 아주 중요합니다.

둘째는 음식입니다. 생리 기능을 활성화하는 데 가장 좋은 음식은 흙에서 나는 자연식물식, 신선한 채소와 과일과 통곡식입니다. 이러한 음식은 유전자에도 큰 도움을 주지만 혈액을 맑게 하고 장내 환경을 좋게 하고 우리 피부도 아름답게 해줍니다. 그렇다고 완전한 채식만 하라는 것이 아닙니다. 그걸 기본으로 하자는 겁니다.

여러 불편한 갱년기 증세가 있는 분들은 1주나 2주 정도 과일절식을 하면 아주 극적인 전환이 일어납니다. 과일절식은 따뜻한 볶은 현미물 2L를 늘 홀짝거리며 마시면서 과일만 먹는 절식요법으로, 방법은 한 끼니에 한 종류의 과일만 먹는 겁니다. 예를 들면, 아침에는 사과만 한두 개 정도를 충분히 드십니다. 그다음, 점심에는 토마토만 먹는다거나 저녁에는 바나나만 먹는 등 본인이 선택하면 됩니다. 그렇게 한 끼니에 한 가지 과일만 충분히 먹습니다. 간식은 웬만하면 먹지 말고 물만 마십니다. 과일을 먹을 때는 깨소금에 찍어 먹으면 더 좋습니다.

이렇게 1~2주 정도 과일절식을 하고 나면 체중 감량에도 도움이 되지만, 장내 환경을 바꾸고 핏속에 누적된 노폐물을 자가포식(오토파지)하게 됩니다. 우리 혈액에는 살아온 나이만큼 노폐물과 염증 세포, 죽은 세포 이런 것들이 많이 쌓여 있을 수 있는데, 그것들을 대식세포가 다 잡아먹어버리게 됩니다. 그래서 1~2주 정도 과일절식을 하면 눈빛이 맑아지고 피부도 고와지고 생기도 넘치게 되어 기분도 너무 좋아집니다. 그다음에 앞서 이야기한 현미, 채식, 과일 위주의 식생활을 이어갑니다.

셋째는 활동입니다. 운동으로 가장 좋은 것은 햇볕을 쬐며 맨발로 땅을 밟으며 걷기입니다. 텃밭 가꾸기도 좋습니다. 햇볕을 받으며 걷거나 낮에 운동하면 저녁에 잠이 잘 오지 않겠습니까? 될 수 있으면 밖에서 활동하는 시간을 많이 갖습니다. 저녁에는 숙면을 취합니다. 노래 부르거나 마음에 기쁨을 주는, 더 좋게는 신앙생활 같은 걸 통해 항상 미래에 대한 소망을 가지고 기쁨이 넘치는 생활을 합니다.

다음으로 정말 좋은 활동은 다른 사람에게 봉사하는 것입니다. 갱년기 증세가 있는 분들은 대체로 주의가 자기에게 묶여 있습니다. 자기 몸과 자기 생각에 묶여 있는데, 다른 사람에게 봉사하면서 그 대상에게 주의와 관심을 보내다 보면 묶인 주의에서 벗어날 수 있게 됩니다.

이런 일이 있었습니다. 어떤 부인이 갱년기 증상이 있는데, 너무 괴로운 증세가 많아 병원이나 한의원에 다니고 건강기능식품도 먹으며 온갖 방법을 다 써보아도 해결되지 않고 더 심해졌습니다. 그렇게 몇 년 동안이나 시달리자 이분은 '내가 이러다가 죽을지도 모르겠다'고까지 심각하게 생각하게 됐습니다.

자신의 건강을 지나치게 염려하던 몇 년 후 담도암 진단을 받게 되었습니다. 왜 그렇게 되었을까요? 물론 체내의 피나 창자가 오염된 것도 문제이겠습니다만, 마음이 항상 몸의 병증과 두려움에 잡혀 있다 보니까 암을 잡아먹는 유전자가 꺼져 암을 일으켰다고 볼 수 있습니다. 그러자 이분이 자각하게 되었습니다. '아, 내가 그동안 나만 너무 생각하고, 내 몸의 건강만 심하게 염려했구나.' 이분은 살아오면서 많은 은혜 입은 것을 떠올리고 '내가 어쩌면 암으로 죽을지도 모르니 그동안 은혜 입은 집에 찾아가 은혜를 갚아야겠다'고 생각했습니다.

그러나 돈이 없어 물질로 봉사할 수도 없고 몸이 아파 노력봉사도 할 수 없었습니다. 생각 끝에 자기가 늘 읽고 있는 성경을 읽어주는 봉사를 하기로 했습니다. 은혜 입은 집을 찾아가 성경을 읽어주려 하자 그 사람들은 마땅치 않아 했습니다. 자신들은 괜찮으니 집에 가서 치료나 잘하라고도 거절했습니다. 하지만 그분은 꼭 받아달라며 성경 읽어주는 일을 계속하고 다녔습니다. 나중에는 경로당에 가서도 읽어주고 버스정류장에서 버스를 기다리는 사람에게도 읽어주며 다녔습니다. 이 환자의 마음의 중심이 어디에 있습니까? 자기 자신을 위하는 데 있습니까, 상대를 위하는 데 있습니까? 1년쯤 후, 암 수술을 받지 않았는데도 그분의 모든 병과 갱년기 증세가 다 호전되었습니다.

이분 마음을 한번 헤아려보십시오. 전에는 생각이 온전히 자기한테만 있었습니다. 자기만 위하고 자기 건강만 염려했는데, 그 뒤로는 어땠습니까? 자기를 위하는 마음을 다른 사람에게 봉사하며 그들을 행복하게 하고 기쁨 주는 쪽으로 바꾸었는데, 그게 놀라운 효과를 가져왔다는 말입니다. 이를 '록펠러 효과'라고 합니다.

석유왕 록펠러는 50대에 난치병에 걸려 병원에 입원한 일이 있었습니다. 아주 절망적인 상태였습니다. 그때 어려운 처지에 놓인 한 소녀를 만나게 되었습니다. 소녀는 입원비를 낼 수 없는 어려운 처지였는데, 록펠러가 치료비를 대신 내주어 소녀의 생명을 구했습니다. 록펠러는 너무나 기쁜 나머지 병원에서 퇴원하여 다른 사람에게 봉사하고 남을 즐겁게 하는 일을 계속했습니다. 그 결과 자기 병도 다 나았고 98세까지 장수했습니다. 사업도 그 뒤로 몇천 배나 커져 이를 록펠러 효과라고 합니다. 타인에 대한 봉사를 통해 자신의 건강도 좋아지고 삶에서도 성공한 것입니다.

심한 갱년기 증상에 담도암까지 온 그 부인도 '다른 사람에게 봉사하는 것이 이렇게 놀라운 효과가 있구나. 이것은 다른 사람에게도 유익하지만 내 생명을 살리는 데도 최고의 비결이다'라고 생각했다고 합니다. 그 후 십여 개의 봉사단체에서 활동하고 시의회 의원을 지내기도 했습니다.

꼭 이분들처럼 하라는 건 아닙니다. 하지만 갱년기 증세로 어려움을 겪는 분들은 세 가지 방법, 갱년기를 새로운 인생을 설계하고 제2의 인생으로 가는 긍정적 전환점으로 생각하기, 좋은 음식과 식습관, 그리고 자연 속에서 운동하며 기쁨과 보람이 있는 삶의 목표를 세워 도전적으로 나아가기를 실천하십시오. 그럴 때 갱년기 증상은 쉽게 사라질 뿐만 아니라 건강하고 밝은 새로운 인생을 살게 될 것입니다.

갱년기장애에 좋은 자가실천법

음식과 식사

1단계: 약 2~4주, 생채식

2단계: 약 1~2주, 절식 또는 과일절식

3단계: 장기간 생채식을 하면 좋습니다. 매월 한 차례씩 2~3일간 절식하면 더 좋습니다.

생채식과 생채소즙 혹은 건조채소 섬유소 분말을 물에 탄 섬유소즙을 식전에 항상 먹습니다.

아침: 생채소즙(섬유소즙)과 오일(코코넛오일, 기)과 과일(사과나 토마토를 볶은 깨소금에 찍어 먹기), 양배추김칫국

점심과 저녁: 생곡식가루와 채소샐러드, 해조류를 먼저 먹고, 그다음에 현미밥과 된장국이나 청국장국, 여러 종류의 나물 등 채식 위주의 식사를 합니다.

운동과 휴식 및 기타 치료

- 낮에 2시간 이상 햇볕을 쬐며 맨발로 흙을 밟으며 걷고, 밤에는 일찍 잠자리에 들어 충분히 휴식합니다.
- 커피관장 → 이 책 523~525쪽 참고.
- 온열요법 → 이 책 526~528쪽 참고.
- 반신욕 → 이 책 498쪽 참고.
- 전신좌우회전운동(온살도리) → 이 책 501~503쪽 참고.

마음과 스트레스 관리

- 화해의 언덕 오르기 → 이 책 515쪽 참고.

- 몸 돌보기 → 이 책 518~519쪽 참고.

- 신념요법 → 이 책 513~514쪽 참고.

- 손뼉 치며 웃기, 만세 부르기 → 이 책 507쪽 참고.

골다공증이란 뼛속의 칼슘 양이 부족한 병증을 말합니다. 칼슘 섭취가 부족하거나 칼슘 배설이 너무 많아서 뼈가 부스러지기 쉬운 상태로 바뀌는 것이 골다공증입니다.

골다공증의 치유 목표는 골 형성을 늘리고 골 소모를 줄여 골량을 정상 수준으로 유지하는 것인데, 세 가지로 나누어 이야기할 수 있습니다. 음식과 운동과 마음입니다.

음식은 될 수 있으면 지나친 흡연이나 음주, 커피, 인스턴트식품, 패스트푸드, 탄산음료, 흰설탕, 밀가루 음식 섭취를 피합니다. 제일 좋은 음식은 자연식물식인 현미잡곡밥, 채소, 과일입니다. 현미잡곡, 채식, 과일 속에 칼슘이 충분히 들어 있습니다. 꼭 고기를 먹어야 하는 것은 아닙니다. 좋은 현미, 채소, 과일을 먹으면 충분히 칼슘이 들어오고, 또 이러한 음식은 알칼리성 식품이어서 칼슘 배설이 아주 적습니다.

둘째는 운동입니다. 골다공증은 가만히 움직이지 않고 쉬고 있으면 골 소모가 많아집니다. 예전 우리 할머니들이 잡곡밥을 먹으며 밭에서 일했던 시절에는 골절 같은 골다공증의 병증이 드물었습니다. 뼈가 단단했다는 말입니다. 그래서 우리가 햇볕을 쬐며 늘 맨발로 땅을 밟으며 걷고 활동을 많이 하는 것이 아주 중요합니다. 저녁에는 충분한 휴식을 취합니다.

셋째는 마음입니다. 마음이 아주 중요합니다. "근심 걱정이 있으면 골수가 마른다"는 이야기 들어보셨나요? 근심 걱정이 골다공증에 가장 해로운 것입니다. 어떻게 마음속에 화평을 이루고 안심할 수 있을까요? 이게 쉬운 것은 아니지만 삶의 태도에 달려 있습니다. 긍정적으로 사고하고 희망을 가지고 삶에서 기쁨을 주는 목표를 정해 도전적으로 활동하는 것이 골다공증 예방에 도움이 됩니다.

우리에게 희망이 없고 아무 할 일이 없어 삶이 절망스럽고 근심 걱정이 있으면, 골수를 만들어내는 세포의 유전자가 '아, 이 사람이 삶에 별로 희망도 의미도 없고 앞으로 별 볼 일 없구나, 계속 골수를 만들 필요가 없겠다'며 골수를 생성하는 유전자가 꺼져버립니다. 이것은 후성유전학에서 과학적으로 밝혀진 사실입니다.

이처럼 골다공증이 생기는 가장 큰 원인 중 하나가 마음입니다. 삶에 생기가 없고 신나는 목표가 없으며 아침에 일어나면 오늘 기분 좋은 이런 일을 해야겠다는 기대가 없는 것과 관계있습니다.

골다공증이 있는 분들은 좋은 음식을 섭취하고 운동도 잘해야 하지만, 마음속에서 늘 생기 넘치는 삶의 목표를 가지고 도전적으로 살아가는 태도를 갖춰야 합니다. 그것이 골다공증을 해결하는 가장 좋은 밑거름이 됩니다.

골다공증에 좋은 자가실천법

음식과 식사

1단계: 약 2주, 생채식과 오일 섭취

2단계: 약 1주, 절식

3단계: 과식하지 않고 되도록 생채식과 현미채식을 장기간 이어나갑니다.

아침은 섬유소즙(생채소즙)과 오일(코코넛오일, 기)과 과일, 양배추김칫국

점심과 저녁: 생곡식가루나 볶은 곡식, 생채소, 생해초류, 현미채식 위주의 식사를 하고 단백질 음식도 곁들일 수 있습니다.

* 절제해야 할 음식: 흡연이나 음주, 커피, 인스턴트식품, 패스트푸드, 탄산음료, 흰밀가루, 흰우유, 흰설탕, 흰쌀밥, 고기와 생선, 계란, 유제품 같은 동물성 음식

운동과 휴식

- 낮에 2시간 이상 햇볕을 쬐며 맨발로 땅 밟기를 하며 걷고, 밤에는 일찍 잠자리에 들어 충분히 휴식합니다.
- 호흡법 → 이 책 504~507쪽 참고.
- 전신좌우회전운동(온살도리) → 이 책 501~503쪽 참고.

마음과 스트레스 관리

- 화해의 언덕 오르기 → 이 책 515쪽 참고
- 신념요법 → 이 책 513~514쪽 참고.
- 손뼉 치며 웃기, 만세 부르기 → 이 책 507쪽 참고.

파킨슨병의 자연치유

지난 30여 년 동안 수많은 만성질환자를 만났는데, 그중 파킨슨병을 앓는 분도 많았습니다. 결론부터 말씀드리면, 가장 효과 있는 치유법은 한마디로 생채식요법과 맨발걷기와 마음을 조절하는 아봐타프로그램이었습니다. 외부 환경인 육체는 생채식, 맨발걷기요법으로 바꾸고, 내면의 환경인 마음은 아봐타프로그램으로 바꾸면 파킨슨병도 좋아질 수 있습니다.

파킨슨병이 오는 원인이 무엇입니까? 뇌세포 기능이 저하되었기 때문입니다. 흑질 부위 뇌세포에는 도파민을 분비하는 데 관여하는 유전자가 작동합니다. 그런데 그 유전자 스위치가 꺼져 있거나 변질되거나 손상을 입어 유전자가 제대로 기능하지 못해 도파민 분비가 잘 안 되는 병이 파킨슨병입니다.

뇌에서는 우리 몸에 행복감을 주는 많은 물질이 분비됩니다. 이를테면 푸른 하늘이나 호수를 보고 마음이 편안하면 세로토닌이라는 호르몬이 분비됩니다. 아이들이나 손자들을 보면 아주 기쁘지요? 그럴 때는 기쁨이 일어나는 엔도르핀이 나옵니다. 저녁에 잠자리에 누워 잘 때는 멜라토닌 호르몬이 나오고, 배가 고플 때 좋은 음식을 먹으면 만족감이 들죠? 우리 삶에서 만족감이 일어나는 것은 콜레시스토키닌(CCK) 호르몬 때문입니다. '콜레시스토(cholecysto)'란 '담낭'을 가리키며, 콜레시스토키닌(cholecystokinin)은 우리가 먹은 음식이 위에서 십이지장으로 내려갈 때 담낭을 수축시켜 담즙이 십이지장 안으로 분비되게 하는 호르몬입니다. 이 호르몬이 만족감을 주기 때문에 배고플 때 음식을 먹고 나면 만족감이 듭니다.

엔도르핀보다 한층 더 큰 흥분이 일 만큼 기쁨을 주는 호르몬이 도파민입니다. 예를 들어 내가 정말 간절히 통과하길 바라는 어떤 시험을 마치고 합격자 발표를 보러 갔는데, 그 명단에 내 이름이 들어 있습니다. 그때 어떤 기분이 듭니까? 엄청난 행복감이 들 겁니다. 이때 분비되는 호르몬이 도파민입니다. 이 호르몬은 최고의 행복감을 줍니다.

도파민보다 더 극치의 감정을 느끼게 하는 호르몬이 옥시토신입니다. 남성에게는 없고 여성에게만 있습니다. 산모가 아기를 낳을 때 자궁을 수축시키는 호르몬이 옥시토신입니다. 여러 시간 산고를 겪으며 옥시토신 호르몬을 분비하다가 아기가 나왔을 때, 그 아기를 안은 엄마는 최고의 행복감을 느끼는데 그때 나오는 호르몬입니다.

파킨슨병은 최고의 행복감을 주는 도파민이 잘 분비되지 않는 병입니다. 도파민을 분비하는 뇌세포가 잘 작동하지 않아서입니다. 왜 잘 작동하지 않을까요? 그것은 환경이 잘못되어 그렇습니다. 도파민 분비 세포 내의 고장 난 유전자가 제대로 작동하려면 환경을 바꾸어야 합니다.

후성유전학 교과서에는 "바보야, 문제는 환경이야"라는 유명한 이야기가 있습니다. 환경이 가장 중요하다는 것이죠. 이 표현은 1992년 미국 대통령 선거에서 민주당 클린턴 후보가 내세운 캐치프레이즈 "바보야, 문제는 경제야"에서 유래된 말입니다. 당시 이 표현은 사람들의 마음을 움직였습니다. 미국 경제 상황이 악화되어 국민의 가장 큰 관심이 경제에 쏠려 있었기에 민주당 선거운동본부에서 부시의 경제 실책을 질타하며 내세운 구호였습니다. 그 뒤로 이 표현은 여러 가지로 변형되어 사용되었는데, 2010년부터 체계화된 후성유전학 교과서에서도 "바보야, 문제는 환경이야"라며 환경을 바꿔야 유전자가 바뀐다고 주장하게 된 겁니다.

환경은 두 가지로, 외부적인 육체의 환경과 내부적인 마음의 환경입니다. 이 두 환경이 모두 바뀌어야 유전자가 치유됩니다.

첫째, 육체의 환경을 바꾸는 일은 혈액순환을 개선하는 것부터 시작해야 합니다. 도파민이 분비되지 않는 이유는 혈액순환이 잘되질 않아서입니다. 뇌세포로 가는 혈관에 노폐물이 끼거나 과로나 스트레스로 교감신경의 흥분, 스트레스 호르몬의 과다 분비로 혈관이 수축하면 뇌세포로 가는 피의 흐름이 좋지 않게 됩니다. 그래서 산소가 부족해지고 체온이 떨어지고 뇌세포를 살릴 좋은 영양분이 전달되지 않아 뇌세포가 손상되거나 기능이 쇠퇴하게 됩니다.

이처럼 뇌세포 기능을 떨어뜨리는 육체 환경을 고치는 제일 좋은 방법이 생채식과 맨발걷기입니다. 생채식과 맨발걷기를 하면 뇌세포로 가는 혈관 속이 깨끗하게 청소되어 산소가 잘 전달되고 체온이 유지되고 좋은 영양물질과 ATP 같은 에너지원이 공급되어 뇌세포가 다시 살아납니다.

파킨슨병은 육체의 환경만 바꿔서는 되지 않습니다. 더 중요한 것은 내면, 즉 마음의 환경을 바꿔야 합니다. 도파민 분비가 잘 안 되는 이유는 육체의 주인이 도파민 분비를 방해하는 생각을 품고 있기 때문입니다. 삶에서 기쁨과 즐거움을 느끼지 못하는 사람이라면, 유전자도 주인의 마음을 알아차립니다. '이 몸뚱이 주인에게 도파민이 별로 필요하지 않구나. 이분은 삶의 기쁨이 하나도 없구나' 하고 생각하게 됩니다.

날마다 기쁨이 일어나고 즐거운 삶을 살아야 하는데, 마음에 기쁨이나 즐거움이 전혀 없이 무감각한 이런 삶이 계속되면 유전자는 '도파민이 필요 없으니 분비할 필요 없다'고 여깁니다. 그래서 도파민을 분비하는 유전자 스위치가 꺼져버립니다. 이런 어두운 마음과 더불어 늘 삶에 절망하고 두려움과 분노에 사로잡혀 있을 때, 그런 것들이 자가면역질환을 유발하는 원인이 됩니다. 파킨슨병 역시 일종의 자가면역질환입니다.

T세포 같은 면역세포가 세균이나 암세포 같은 이상 세포를 공격해서 잡아먹고 나를 지켜야 하는데, 그 T세포가 변질되어 나와 남을 구별하지 못하고 건강한 세포를 적으로

오해하여 공격하는 질병이 자가면역질환입니다.

T세포가 뇌세포를 공격하면 파킨슨병과 치매, 중풍 같은 병의 원인이 되고, 눈의 눈물샘을 공격하면 안구건조증, 망막을 공격하면 망막변성, 황반변성 같은 병이 생깁니다. 구강 침샘을 공격하면 입마름병, 갑상선을 공격하면 갑상선 기능 이상, 관절을 공격하면 류머티스관절염, 피부를 공격하면 루푸스, 강피증, 베체트병, 이런 수많은 자가면역질환이 생깁니다.

이런 병들은 외부 환경 탓도 있지만 더 중요한 것은 내면 환경입니다. 삶에 만족감이 없거나 희망, 기쁨이 없고 절망감만 있거나 자기 자신을 용서하지 못하고 비하하고 폄하하고 공격하는 그런 마음이 뇌의 도파민을 분비하는 뇌세포를 공격해서 파킨슨병이 온다는 이야기입니다.

파킨슨병 환자로서 지금 일반 병원에서 치료받고 있다면 그 치료도 잘 받으십시오. 그러면서 파킨슨병의 근본 원인을 고치는 치료도 잘해야 합니다. 육체 치료에 중요한 것은 생채식요법과 맨발걷기입니다. 내면의 환경을 바꾸는 데는 아봐타프로그램 같은 신념 조절 훈련이 큰 도움이 됩니다.

아봐타프로그램은 내 마음의 신념을 바꾸는 일종의 정신 편집기술입니다. 미국 심리학자 해리 팔머가 개발해서 세계적으로 활용되고 있는데, 우리나라에서도 지난 30년 동안 수만 명이 이 프로그램을 배워 삶에 큰 도움을 받고 있습니다. 자신의 내면을 잘 탐색하여 파괴적인 신념, 공격하거나 용서하지 못하는 신념, 다른 사람과의 갈등 등을 지우고 날마다 기쁨과 행복, 그리고 감사와 희망을 가지게 하는 훈련을 합니다.

파킨슨병 환자가 가장 유념해야 할 중요한 일은 행복한 삶의 목표를 갖는 것입니다. 지금 몸이 부자연스럽기 때문에 마음 가운데 분노와 절망감이 일고 무기력에 빠질 수 있습니다. 그러나 육체의 제약을 넘어서 삶을 행복하게 하는 목표를 찾아 그 목표를 향해 도전적으로 나아간다면 파킨슨병이 비약적으로 개선될 수 있습니다.

잊을 수 없는 파킨슨병 환자 몇 분이 있습니다. 1996~1997년에 증세가 심한 파킨슨병 환자 두 분이 아봐타프로그램에 참가하여 신념을 바꾸는 훈련을 통해 극적으로 개선되는 것을 보았습니다.

한 분은 50대 여성으로 남편이 우리나라에서 손꼽는 대기업의 창업주였는데, 기업이 부도로 파산하며 어려움을 겪게 되자 부인에게 파킨슨병이 발병되었습니다. 파킨슨병이 오게 된 내면의 환경은 이해되시죠? 처음에 그분은 숟가락을 들지 못해 보호자가 음식을 먹여줘야 했고 화장실도 혼자서는 못 갔습니다. 이랬던 분이 9일간의 아봐타프로그램이 끝날 즈음에는 밥상을 들고 계단을 오르내리는 걸 보고 너무 놀라웠습니다. 이 부인의 마음에 대변화가 온 겁니다.

지금까지 슬픔, 절망, 분노, 적개심, 죽어버리고 싶은 어두운 마음으로 가득 차 있었는데, 그걸 넘어 용서와 사랑과 삶의 희망으로 바뀐 겁니다. '앞으로 얼마든지 재기할 수 있다'는 행복한 꿈을 가졌을 때 변화가 일어난 겁니다.

또 한 분은 60대 스님으로 큰 절을 짓느라 정신적인 고통을 받고 과로하여 파킨슨병이 왔습니다. 이분도 처음에는 잘 걷지 못했는데, 아봐타프로그램이 끝날 즈음에는 혼자서 뚜벅뚜벅 걸어갔습니다. 옛 가르침에 "사람의 마음이 좁아지면 바늘귀만큼 좁아져 버릴 수 있고, 넓히면 천지 우주를 감쌀 만큼 넓어진다"는 말이 있지 않습니까? 이 말처럼 자기 건강을 개선하기 위해 마음을 어떻게 잘 쓸 것인지가 너무도 중요합니다.

파킨슨병을 가진 분들은 일반 병원 치료도 잘 받으면서 동시에 삶의 환경을 바꾸는데도 최선을 다해야 합니다. 외면의 환경을 생채식요법과 맨발걷기로 바꾸고, 내면의 환경은 아봐타프로그램과 같은 신념요법으로 바꿀 수 있습니다.

음식과 식사

생채식과 절식을 합니다.

생채식과 생채소즙 혹은 건조채소 섬유소 분말을 물에 탄 섬유소즙을 식전에 항상 먹습니다.

아침은 섬유소즙(생채소즙)과 오일(코코넛오일, 기)과 과일, 양배추김칫국 등을 먹고, 점심과 저녁에도

아침에 먹은 생채소즙과 생곡식가루 등을 한두 숟가락 먹은 다음, 현미밥 위주로 식사하면서 생채소,

생해초류를 충분히 먹습니다.

운동과 휴식

- 낮에 3시간 이상 햇볕을 쬐며 맨발걷기를 하고, 밤에는 일찍 잠자리에 들어 충분히 휴식합니다.
- 커피관장 혹은 레몬즙관장 → 이 책 523~525쪽 참고.
- 전신좌우회전운동(온살도리) → 이 책 501~503쪽 참고.

마음과 스트레스 관리

- 화해의 언덕 오르기 → 이 책 515쪽 참고. (맨발걷기를 하면서 실천하면 더 좋습니다. 눈에 보이는 천지

  만물을 예술작품으로 여기며 감동, 감사의 마음으로 바라봅니다.)
- 신념요법 → 이 책 513~514쪽 참고.
- 긴장이완과 상상법 → 이 책 509~510쪽 참고.
- 손뼉 치며 웃기, 만세 부르기 → 이 책 507쪽 참고.

치매를 예방하는 도움말

치매를 예방하는 효과적인 방법에 관해 말씀드리려 합니다. 전 세계적으로 지금은 암이 가장 어려운 병인데, 21세기 중후반으로 가면 암보다는 치매가 더 어려운 병이자 가장 많이 발병하는 병으로 떠오를 것이라고 전문가들은 말합니다.

치매란 한마디로 뇌세포 기능이 저하되어 기억력이나 인지 능력이 떨어지는 병증입니다. 본인은 고통스러운지 어떤지 잘 자각하지 못할 수도 있지만, 함께하는 가족에게나 사회적으로 큰 어려움을 주는 것이 치매입니다. 이 치매는 뇌세포가 많이 사멸하거나 기능이 떨어져 잘 작동하지 못하는 병입니다. 혈관성 치매라고 해서 중풍처럼 뇌혈관을 막아버려 오는 것도 있고, 뇌 손상으로 뇌세포가 파괴되어 일어나는 치매도 있습니다. 그러나 대부분의 치매는 이른바 알츠하이머 치매라고 해서 원인불명의 치매입니다. 사실 원인불명의 치매라 하더라도 결국은 뇌세포가 많이 죽거나 급격하게 기능이 떨어져 재생되지 않는 겁니다. 왜 그렇게 되는 걸까요?

제가 의과대학에 다닐 때는 매일 뇌세포가 10만 개 정도 죽고, 뇌세포는 한 번 죽으면 재생되지 않는다고 배웠습니다만, 지금은 그렇지 않습니다. 특히 지난 10여 년 전부터 후성유전학을 통해 뇌세포도 재생될 수 있음이 확인되었습니다.

우리가 '뇌세포가 정말 잘 기능하면 좋겠다, 기억력도 점점 좋아지면 좋겠다, 사물을 인지하는 능력도 고양되면 좋겠다'고 간절히 바라고 그렇게 되도록 마음 쓰면 됩니다. 그러면 뇌세포를 재생시키는 유전자가 불이 켜져 작동하고 뇌세포가 잘 재생되어 치매로 가지 않게 되는 것입니다.

그러나 '내가 이제 나이를 먹어가니 별 볼 일 없다. 늙어가고 있으니 이런 거 배울 필요도 없고 이렇게 살다가 말지 뭐'라고 생각하면 내 안에 있는 뇌세포 유전자가 '이분이 자신의 삶을 별 볼 일 없고 늙었다며 죽을 날만 기다리고 있군. 뇌세포를 재생시킬 필요가 있겠어?' 하며 뇌세포를 재생시키는 유전자 스위치가 꺼져버립니다. 이것이 치매의 결정적 원인이라는 연구들이 있습니다.

치매에 관한 두 가지 유명한 연구가 있습니다. 하나는 미국 미네소타대학의 데이비드 스노든(David Snowden) 교수가 『우아한 노년(Aging with Grace)』이라는 저서에서 밝힌 수녀님들을 대상으로 한 치매 연구입니다. 어떤 사람에게는 50~60살만 돼도 치매가 오는데 왜 어떤 사람에겐 70~80살이 되어도 치매가 오지 않는지, 따뜻한 지방에 사는 사람에게 치매가 잘 오는지 혹은 추운 지방에 사는 사람에게 잘 오는지, 어떤 음식을 먹은 사람에게 치매가 더 오는 것인지, 이런 것을 아무리 연구해도 결과가 잘 나오지 않았습니다. 그래서 어떤 대상을 샘플로 연구하면 좋을까 생각하다가 수녀님들을 대상으로 조사하기로 했습니다. 수녀원의 수녀들은 생활방식, 환경, 종교, 활동 등이 같기 때문에 치매의 결정적 원인을 찾아내는 데 좋은 연구 샘플이 되겠다고 생각한 것입니다.

같은 수녀원에서 지내는 수녀님들을 대상으로 피검사와 뇌 영상 촬영을 했는데, 물리적인 연구만으로는 특별한 단서가 나오지 않았습니다. 그래서 내면의 문제를 파악하기 위해 수녀님들의 일기장을 보여달라고 해서 살펴봤습니다. 거기에서 놀라운 단서가 발견되었습니다.

여든이 되어도 전혀 치매기가 없는 수녀님들은 일기장에 재미있는 내용이 많았습니다. 이를테면 "오늘도 어떤 봉사단체에 가서 봉사하고 신앙 상담을 하니, 그분이 너무 좋아하고 나 역시 아주 기뻤다. 그래서 오늘 하루 너무 즐겁다. 내일 그분을 만나면 또 어떻게 변화됐을까 기대된다" 같은 내용으로 채워져 있었습니다. 이 수녀님들은 이렇게 날마다 삶이 기쁘고 보람 있었습니다.

50~60살 정도인데도 치매가 있었던 수녀님들의 일기장에는 별로 쓴 것이 없었습니다. "오늘도 삶이 지루하다, 인생은 허무하다, 수녀가 된 것이 후회스럽다." 이런 부정적인 내용이 많았다고 합니다. 그러니 어떻습니까? 뇌세포가 '이분이 살맛이 안 난다, 삶에 대한 희망이 없고 보람이 없고 삶이 기쁘지 않다고 하네' 그러면서 뇌세포를 재생시키는 유전자가 제대로 작동하지 못하게 되고, 뇌세포는 빨리 사멸되면서 기능이 떨어진 것입니다.

우리가 여기에서 배워야 할 것은, 삶에서 정말 보람 있고 의미 있는 목표를 정해 날마다 바쁘게 살아갈 때 뇌세포가 계속 재생되고, 살아 있는 뇌세포도 건강하게 일한다는 것입니다.

달라이 라마가 생명공학자들과 같이 연구한 것 중에는 노화와 수명에 대한 연구가 있습니다. 연구 결과는 우리가 이 세상에 쓸모 있는 존재가 될 때, 쓸모 있는 목표가 없는 사람에 비해 평균수명이 10~15년 길고, 치매에도 큰 영향을 미친다는 것입니다. 달라이 라마 그룹에서 연구한 결과들이 책으로 나오기도 했습니다.

이런 걸 보면, 치매에 걸려 증세가 심해질 때 다시 되돌리는 것은 쉽지 않기 때문에 치매는 예방이 최고의 치료법인 것 같습니다. 여기엔 세 가지 방법이 있습니다.

첫째는 마음입니다. 날마다 기쁘고 감사하며, 삶에 희망을 가지고, 신나고 보람 있는 목표를 향해 도전적으로 나아가는 것입니다.

둘째는 음식입니다. 뇌세포 속에 독성이나 노폐물이 쌓여 산소가 공급되지 못하면 뇌세포가 손상되거나 사멸될 수 있습니다. 뇌세포에 맑은 피가 잘 흘러가도록 도와주는 가장 좋은 음식인 현미, 채소, 과일 같은 자연 식물 위주의 식사를 주로 합니다. 더 적극적으로는 1년에 한두 차례 가능하다면 약 5일이나 1주일 정도 과일절식을 합니다. 따뜻한 물과 생채소즙, 과일만 먹는 절식을 하면 뇌혈관 속 노폐물과 독성을 자가포식(오토파지)해서 빠른 속도로 뇌 혈류를 청정하게 개선시킬 수 있습니다. 일주일 정도 과일절식을 하고 나면 누구든지 머리가 맑아지고 기분이 좋다고 이야기합니다.

셋째로 활동입니다. 늘 햇볕을 쬐며 맨발로 땅을 밟고 걷는 것이 좋습니다. 발 건강이 뇌 건강에 큰 영향을 미칩니다. 맨발걷기를 많이 하고 저녁에 숙면을 취합니다. 잠을 잘 자서 뇌세포가 휴식할 수 있게 하고, 낮에는 삶에서 정말 보람 있는 목표를 향해 바쁘게 나아가면 뇌세포는 치매에 걸릴 틈이 없습니다.

철학자인 김형석 교수는 100세가 넘도록 정신이 맑고 지금도 저서를 내고 있습니다. 외부 강의도 일 년에 100차례 가까이 하고 TV 토크쇼에도 나옵니다. 그분은 100세가 넘었는데도 치매기가 전혀 없습니다.

일본의 히노하라라는 내과 의사가 몇 년 전 105세로 세상을 떠났는데, 세상을 뜨기 바로 직전까지도 환자를 진료하며 활동했습니다. 이분은 70살이 될 무렵 '내가 이제 은퇴해야겠다, 앞으로 좀 쉬어야겠어' 이렇게 마음먹었는데, 이분이 타고 가던 비행기가 납치되는 사건이 벌어졌습니다.

1970년에 일어난 '요도호사건'으로, 도쿄에서 후쿠오카로 가는 비행기를 일본 적군파 학생들이 납치하여 평양으로 가려 했던 사건입니다. 이 비행기에 히노하라 선생 부부도 타고 있었는데, 기장이 서울 김포공항을 평양이라고 속여 불시착했습니다. 이를 알게 된 납치범들이 수류탄 자폭을 하려는 바람에 비행기 안에서 큰 소란이 일어났습니다. 그때 일본에서 관리들이 와서 인질범들과 협상하여 노인과 어린아이, 여성들을 석방하고 본인들이 대신 인질로 잡혀 평양으로 간 사건입니다.

이때 히노하라 선생은 김포에서 3일 동안 비행기에 억류되어 있다가 풀려났습니다. 그는 풀려나오면서 '이제 은퇴는 없다. 이제부터 인생의 새 출발이다. 나는 이제 온전히 타인과 세상에 봉사하는 삶을 살겠다'고 결심했습니다. 납치되기 전까지는 은퇴해서 쉴 생각이었지만, 그 뒤로 새로운 인생을 설계하여 정말 바쁘게 살았습니다.

그 후 70살부터 105살 세상을 뜰 때까지 200여 권의 책을 썼으며, 수많은 일을 했습니다. 이분에겐 치매 같은 것이 전혀 없었습니다. 세상을 떠나던 저녁에도 식사 후 두 아들과 소파에 앉아서 대화를 나눈 뒤 자면서 세상을 떠났습니다. 우리도 정말 이분처럼 죽을 복을 타고나야겠구나 싶습니다.

이런 사례를 보면, 치매를 예방하기 위해서는 이분들과 똑같이 하지는 못하더라도 세 가지 예방법, 그중에서 특히 삶에서 보람 있고 기쁨을 주는 목표를 향해서 도전적으로 나아가기를 실천하면 치매를 확실하게 예방할 수 있다고 확신합니다.

음식과 식사

1단계: 약 2~4주, 생채식

2단계: 약 1주, 생채소즙, 과일절식

과일절식은 아침, 점심, 저녁에 각각 한 가지 과일과 생채소즙, 따뜻한 물만 마시는 것입니다. 예를 들면, 아침엔 사과, 점심엔 토마토, 저녁엔 바나나만 충분히 먹습니다.

3단계: 장기간 생채식과 현미채식을 하면 좋습니다. 매월 1일부터 2~3일간 절식하면 더 좋습니다.

생채식과 생채소즙 혹은 건조채소 섬유소 분말을 물에 탄 섬유소즙을 식전에 항상 먹습니다.

아침: 생채소즙(섬유소즙)과 오일(코코넛오일, 기)과 과일(사과나 토마토를 볶은 깨소금에 찍어 먹기), 양배추김칫국

점심과 저녁: 생곡식가루와 채소샐러드, 해조류를 먼저 먹고, 그다음에 현미밥과 된장국이나 청국장국, 여러 종류의 채소와 해조류 등 채식 위주의 식사를 합니다. 뇌세포 대사에 유익한 단백질을 곁들일 수 있습니다.

운동과 휴식 및 기타 치료

- 낮에 1시간 30분 이상 햇볕을 쬐며 맨발로 걷고, 밤에는 일찍 잠자리에 들어 충분히 휴식합니다.
- 커피관장 → 이 책 523~525쪽 참고.
- 온열요법 → 이 책 526~528쪽 참고.

- 반신욕 → 이 책 498쪽 참고.

- 전신좌우회전운동(온살도리) → 이 책 501~503쪽 참고.

마음과 스트레스 관리

- 화해의 언덕 오르기 → 이 책 515쪽 참고.

- 몸 돌보기 → 이 책 518~519쪽 참고.

- 신념요법 → 이 책 513~514쪽 참고.

- 손뼉 치며 웃기, 만세 부르기 → 이 책 507쪽 참고.

우울증, 불면증, 공황장애의 자연치유

오늘날 우울증과 불면증, 공황장애로 고통받는 분들이 많습니다. 우울한 마음을 조절하려고 애쓰지만 잘 안 됩니다. 잠을 자려고 별 방법을 다 써봐도 수면 조절이 잘 안 됩니다. 마구 엄습해오는 두려움과 공포에서 벗어나려 하지만 잘 안 됩니다. 이런 분들이 점점 늘어나고 있습니다.

7~8년 전입니다. 한 가족이 우울증, 불면증, 공황장애로 찾아온 적이 있습니다. 형과 동생, 동생의 부인까지 세 가족이 같은 증세로 함께 왔는데, 먼저 몸의 치유로 생채식과 절식 방법을 권했고, 마음의 치유로는 '아봐타프로그램'을 배워서 활용하도록 권했습니다.

사람들한테 우울한 마음이 늘 일어납니다. 잠을 자려고 아무리 애를 써도 잡념이 끊임없이 일어나 좀처럼 잠을 이루지 못하기도 합니다. 두려운 마음에서 벗어나 마음의 평안을 얻고 싶은데, 조절이 잘 안 됩니다. 왜 그럴까요?

아봐타프로그램에서는 이런 생각이 나한테서 우연히 일어나는 게 아니라 외부에서 들어온다는 걸 알게 합니다. 현대 심리학에서도 그러한 생각이 어디서 오는지 연구하며, 그 생각이 오는 여러 가지 근원과 출처를 이야기하지만, 저는 그런 생각이 반드시 밖에서 우리에게로 들어온다고 확실히 믿고 있습니다.

불교 『반야심경』 첫머리를 보면, "오온개공(五蘊皆空)이면 도일체고액(度一切苦厄)이다"라는 말이 있습니다. '오온(五蘊)'은 색수상행식(色受想行識, 형상과 느낌, 관념, 행동, 인식)으로 물질과 정신 모두를 가리킵니다. 이 말은 '육체와 육체에서 일어나는 생각이나 느낌이나 의식은 다 밖에서 들어오는 것인데, 그러한 것들을 내 마음 공간에서 비워버릴 때 모든 고통과 재난이 끝난다'는 것입니다.

성경에서도 마음과 생각이 밖으로부터 들어오는 것임을 가리키는 이야기가 있습니다. 예수의 열두 제자 중 하나인 '가룟 유다'에게 마귀가 '예수를 팔려는 생각을 넣어주었다'는 말이 나옵니다. 처음 그 부분을 읽었을 때는 저는 어떻게 그런 생각을 마귀가 넣어줄 수 있는가 하며 지어낸 이야기 정도로 생각했습니다. 그러나 아봐타프로그램에 참여하면서 우리에게 들어오는 생각은 긍정적인 생각이든 부정적인 생각이든 다 외부에서 들어온다는 것을 확실하게 알 수 있었습니다.

제2의 히포크라테스로 일컬어지는 파라켈수스도 외부로부터 들어오는, 생각을 보내는 근원을 '엘리멘타리(Elementary)'라고 표현했습니다. 19세기 영국 작가인 빌리 마이어(Billy Meier)는 생각을 보내는 방법을 '텔레파시(telepathy)'라고 했습니다. 마치 방송국처럼 전파를 보내는 어떤 곳이 있고, 그것이 우리에게 들어온다는 말입니다. 방송국이 없으면 영상이나 소리가 오지 않겠지요. 그와 같이 우리에게 생각, 느낌, 이런 것을 보내오는 곳이 있어 우리가 그걸 받아들인다는 이야기입니다. 이것은 의학적으로도 확인되었습니다. 아봐타프로그램에서는 '엔티티(Entity)'라고 합니다.

이처럼 우리에게 일어나는 생각은 우연히 일어나는 게 아니라 외부에서 들어오며, 부정적인 생각과 긍정적인 생각, 두 가지가 있습니다. 하나는 죽음과 고통으로 가게 하는 생각이고, 다른 하나는 생명과 행복으로 가는 생각으로 크게 나누어 볼 수 있습니다. 이 두 가지 생각을 우리 마음에서 받아들일 때, 어떤 생각을 선택할 것인지를 결정할 수 있습니다.

성경 창세기를 읽어 보면 하나님이 아담과 하와에게 에덴동산의 모든 나무 열매는 다 먹어도 되지만, 동산 중앙에 있는 선악을 알게 하는 나무 열매만은 먹지 말라고 합니다. 그것을 먹으면 반드시 죽게 된다고 했습니다. 이 이야기는 우리 인간의 마음 세계에 관한 이야기입니다. 한마디로 선한 영이 주는 생각을 따라가면 살고, 악한 영이 주는 생각을 따라가면 죽게 된다는 것입니다. 영어 성경은 선악과를 'Tree of the Knowledge of Good and Evil'이라고 표현했습니다. 선과 악을 알게 하는 지식의 나무라는 것이죠. 인간에게 일어나는, 즉 육신에서 일어나는 지식과 생각을 따라가면 고통과 죽음으로 간다, 그러니 그걸 따르지 말고 선한 영, 생명을 따라가라는 이야기입니다.

성경 신명기에는 이런 이야기가 있습니다. 모세가 이스라엘 백성들에게 하는 말입니다. "보아라. 두 가지 길이 있는데, 하나는 생명과 복의 길이고, 또 하나는 죽음과 화의 길이다. 생명과 복의 길은 선한 영을 따라가는 것이고, 죽음과 화의 길은 인간의 육신에서 나오는 생각을 따라가는 것이다." 성경 민수기에는 불뱀과 놋뱀 이야기가 있습니다. 불뱀은 육신과 육신에서 일어나는 생각을 따라가면 죽고, 놋뱀은 하늘을 보며 선한 영의 생각을 따라가면 산다는 뜻입니다. 성경 로마서에는 "육신의 생각은 사망이요, 영의 생각은 생명과 평안이라"고 쓰어 있습니다.

저는 종교 이야기를 하려는 건 아닙니다. 성경에서도 인간의 마음과 생각의 세계를 생명의 길과 죽음의 길, 즉 행복의 길과 고통의 길 두 가지로 이야기한다는 걸 말씀드리려는 것입니다. 한마디로 선한 영이 주는 마음과 생각을 따라가면 죽음이 없는 생명과 행복으로 가고, 악한 영이 주는 부정적인 어두운 생각을 따라가면 죽음과 고통이 있다는 이야기입니다. 이러한 두 가지 생각, 즉 어두운 생각과 밝은 생각이 올 때, 우리가 어떤 생각을 받아들이기로 결정하느냐에 따라 행복과 고통, 생명과 죽음이 판가름 난다는 것입니다.

모든 병이 다 그렇습니다. 부정적인 생각을 따라가서 그 생각에 잡혀 있을 수 있습니다. 암 같은 병의 근본 원인도 갈등과 같은 부정적 생각임이 증명되고 있습니다. 최근 독일 의학자인 리케 게르트 하머(Ryke Geerd Hamer) 박사의 독일신의학(German New Medicine)이나 충남대학병원 강길전 교수의 『양자의학, 새로운 의학의 탄생』에서 이와 관련한 많은 과학적 증거를 보여주고 있습니다. 부정적인 생각을 하다 보면 내 안에 내 생명을 관장하는 유전자가 나를 공격하는 쪽으로 작동하게 된다는 것입니다.

우리 뇌는 푸른 하늘이나 호수같이 평온함을 볼 때, 마음이 편안하고 안심이 되는 '세로토닌'이라는 행복 호르몬을 분비합니다. 기쁠 때는 '엔도르핀'이라는 호르몬을, 저녁에 자려고 누우면 '멜라토닌'을, 정말로 기쁘고 황홀할 때는 '도파민'을 분비합니다. 만족감이 있을 때는 '콜레시스토키닌'이라는 호르몬이 분비되는데, 쓸개를 쥐어짤 때 나오는 호르몬으로 우리가 음식을 먹으면 만족감이 들게 하는 호르몬입니다. 정말 극치의 행복을 느끼게 하는 '옥시토신'이라는 호르몬은 여성들의 자궁이 수축할 때 분비됩니다. 이런 호르몬들은 모두 뇌에서 나옵니다.

우울증이나 불면증, 공황장애는 그런 행복 호르몬이 잘 분비되지 않아서 발병합니다. 호르몬 분비를 조절하는 유전자가 제대로 작동하지 않기 때문입니다. 아무리 즐거운 마음을 가지려 해도 즐겁지 않아 우울증에 빠지고, 아무리 잠자려 애써도 잠이 안 오고, 두려움에서 벗어나 안심하고 싶어도 그렇게 되지 않는 것은 그런 유전자들이 고장 난 것과 관계있습니다.

이걸 고치기 위해서는 어떻게 해야 할까요?

첫째, 부정적인 생각이 들어오지 못하도록 과감하게 싸워 물리치고 긍정적인 생각을 따라가야 합니다. 긍정적인 생각은 간단합니다. 기쁨과 감사, 한마디로 말하면 용서와 사랑입니다. 나를 사랑하고 다른 사람을 사랑합니다. 사랑은 생명의 본성이고 사는 길입니다. 우리가 아무리 사랑하기 싫어도 사랑을 선택해야 유전자가 정상으로 작동되고, 우울증도 벗어나고, 불면증이나 공황장애도 벗어나고, 암과 자가면역질환에서도 해방됩니다. '감사의 마음 회복하기'와 '자비심 연습'을 반복하는 것이 큰 도움이 됩니다.

둘째, 육체와 환경을 바꾸는 것입니다. 공황장애와 우울증, 불면증으로 저에게 온 가족 세 사람은 완전히 좋아졌는데, 단순히 정신적 치유만 한 것이 아니라 육체를 치유하면서 대전환이 있었습니다.

제가 우연히 발견한 것으로 우울증, 불면증, 공황장애 환자들이 생채식과 절식으로 장내 환경을 바꾸면 뜻밖에도 극적인 치유 효과를 보여줍니다. 저는 모든 환자에게 항상 생채식과 절식을 권하고, 채소나 과일, 씨앗 등 주로 날것을 먹게 하는데, 이분들에게도 그렇게 했습니다. 이 방법은 우리 몸속 장내 환경을 바꾸는 효과가 있습니다. 창자 내에 있는 소장세균과다증식이라든가 장누수증후군을 해결해 유산균과 비피더스균 같은 유익균이 부활하여 장내 환경을 깨끗하게 합니다. 결과적으로 피가 맑아지는데, 이때 우울증이나 불면증, 공황장애가 개선되는 놀라운 효과를 보입니다.

왜 그럴까요? 최근에 단서가 발견됐습니다. 위나 창자의 근육층에 뇌세포 같은 신경세포가 있다는 겁니다. 그것을 카잘세포(Interstitial cells of Cajal, 이하 ICC)라고 합니다. 근육과 창자 중간에 있는 중간층 근육에는 이 ICC라는 신경전달물질이나 신호를 전달하는 신경세포로 뇌세포 같은 것이 있습니다. 한마디로 말하면, 뇌에서 파견한 세포라고 할 수 있습니다.

기분이 나쁘거나 마음이 우울하거나 화가 날 때 음식을 먹으면 어떻습니까? 배도 아프고 소화도 잘 안 되고 체기가 있잖아요. 그것은 나의 부정적인 기분이 장내에 있는 ICC에 신경전달물질과 신호를 보내서 장 연동운동을 방해하고, 소화제 같은 소화효소 분비를 방해하고, 음식의 소화 흡수를 방해하기 때문입니다. 그래서 기분이 좋지 않을 때 음식을 먹으면 복통이 생겨서 소화 흡수가 안되는 것입니다.

이것을 반대로 뒤집으면, 즉 뇌에서 행복 물질이 나오게 하려면 창자의 환경을 개선하면 된다는 이야기입니다. 장내에 염증이 많거나 독성이 있어 장누수증후군이나 피의 오염이 심하면, 그 안에 있는 ICC가 정상적으로 활동하지 못합니다. 그때 장내 환경을 정화하면 ICC의 활동이 활발해져 뇌로 좋은 반응을 보냅니다. 그러면 뇌에서 행복 물질을 만들어내는 유전자가 작동해서 세로토닌, 엔도르핀, 멜라토닌, 도파민 같은 행복 호르몬을 분비하게 됩니다. 그러니까 뇌와 창자는 서로에게 영향을 미치는 형제 같다고 보면 됩니다.

따라서 우울증과 불면증, 공황장애를 치료할 때는 마음의 치유와 몸의 치유를 함께 해야 합니다. 우선 부정적인 생각은 나쁜 영으로부터 들어왔음을 즉시 알아차리고, 내가 붙잡혀 끌려가지 않겠다는 선택을 하고 좋은 영이 보내준 기쁨과 감사와 사랑의 마음을 내 마음에 간직합니다. 두 번째는 육체 치유로 특히 창자를 깨끗하게 하고, 피를 깨끗하게 하는 생채식과 생채소즙 절식을 실행합니다.

이 두 가지 방법을 병행하면 불면증, 우울증, 공황장애로부터 풀려나는 극적인 치유를 경험할 수 있다고 확실히 믿습니다.

음식과 식사

생채식과 생채소즙 혹은 건조채소 섬유소 분말을 물에 탄 섬유소즙을 식전에 항상 먹습니다. 생채소즙만 마시는 절식도 권합니다.

아침은 섬유소즙(생채소즙)과 오일(코코넛오일, 기)과 과일, 양배추김칫국 등을 먹고, 점심과 저녁에도 아침에 먹은 생채소즙과 생곡식가루 등을 한두 숟가락 먹은 다음, 현미밥 위주로 식사하면서 생채소, 생해초류를 먹습니다.

운동과 휴식

- 낮에 2시간 이상 햇볕을 쬐며 맨발걷기, 밤에는 일찍 잠자리에 들어 충분히 휴식합니다.
- 커피관장 혹은 레몬즙관장 → 이 책 523~525쪽 참고.
- 전신좌우회전운동(온살도리) → 이 책 501~503쪽 참고.

마음과 스트레스 관리

- 화해의 언덕 오르기 → 이 책 515쪽 참고.
- 손뼉 치며 웃기, 만세 부르기 → 이 책 507쪽 참고.
- 생기호흡과 복식호흡법 → 이 책 504~507쪽 참고.
- 감사의 마음 회복하기 → 이 책 517쪽 참고.
- 자비심 연습 → 이 책 517~518쪽 참고.

건강염려증의 자연치유

요즘 자신의 건강을 스스로 챙기며 틈만 나면 TV나 신문, 인터넷 등 여러 매체를 통해 각종 건강 정보를 열심히 공부하는 분이 많습니다. 그런 사람들 가운데 자기 몸의 느낌이나 여러 상태를 병의 증세로 상상해서 '나는 이러한 병에 걸렸을 것이다'라고 자가 진단하는 사람들도 꽤 많습니다.

어떤 사람들은 의사들보다도 건강 정보를 더 많이 알고 각종 건강 관련 실천법들을 실행하고 있습니다. 그런 사람들 중에 어떤 사람은 몇 시에는 알칼리수와 증류수를 먹고, 몇 시에는 건강식품을 먹고, 몇 시에는 목욕하고, 음식으로 현미에 뭘 넣어서 먹고, 잠은 몇 시에 잔다는 등 꽉 짜인 스케줄로 자신을 너무 들들 볶으며 학대하는데 이런 사람들이 오히려 건강이 나빠지는 것을 많이 봤습니다.

이것은 일종의 불안신경증 같은 것입니다. 이런 사람들 가운데 건강이 나빠지고 더러는 심각한 병에 걸리는 사람도 있습니다. 그렇게 열심히 건강법을 실천하며 노력하는데 왜 건강이 나빠질까요? 늘 병을 생각하고 염려하면 질병 유발 유전자가 작동하고 질병 억제 유전자는 꺼지기 때문에 병이 만들어지는 결과를 가져옵니다.

건강염려증이 있는 분들은 주의가 온통 자신에게 묶여 있습니다. 특히 부정적인 주의에 묶여 있습니다. 병에만 그런 것이 아니라 삶에서도 온갖 부정적인 쪽에 묶여 있는 경향이 있습니다. 이분들은 그 묶여 있는 주의에서 풀려나야 하기 때문에 주의를 자유롭게 돌리는 방법을 배워야 합니다.

제가 늘 말씀드리는 아봐타프로그램에는 '주의 조절하기'와 '묶인 주의에서 풀려나기'라는 훈련이 있는데 건강염려증이 심한 분들이 이 훈련을 통해 고정된 주의에서 풀려날 때 극적으로 전환되어 삶의 질이 좋아지는 걸 보았습니다. 이런 분들은 자신의 주의를 밖으로 보내기 연습을 자꾸 해야 합니다. 주의가 자기한테 묶여 있으므로 외향적인 스포츠나 재미있는 놀이, 취미활동 같은 것을 하는 것이 좋습니다.

건강염려증이 있는 분들은 완벽주의자인 경우가 많습니다. 그동안 삶을 성실하게 살려고 애써온 경향이 있는데, 60점 정도만 맞아도 되는 걸 꼭 100점 맞으려 하는 사람들과 같습니다.

이러한 불안신경증은 어디서 온 것일까요? 대부분 외부에서 들어온 것입니다. 많은 사람은 그런 불안신경증이 어디서 왔는지 알지 못합니다. 이렇게 외부에서 들어온 불안신경증을 '엘리멘터리'라고 부릅니다. 위대한 의학자 파라켈수스가 제창한 것입니다.

우리 마음에 있는 부정적인 생각은 자기 자신에게서 스스로 일어난 것이 아니라 외부에서 들어온다는 것입니다. 그러므로 외부의 어떤 영적인 존재로부터 텔레파시를 통해 들어온 건강을 염려하는 생각을 믿고 건강해지려고 노력해야 하는 것이 아니라 나는 이미 건강하다고 믿는 훈련이 필요합니다.

발명왕 토머스 에디슨이 말년에 어떤 기자회견에서 "어떻게 당신은 천재적인 발명가가 됐습니까?"라는 질문에 이렇게 대답했습니다.

"나는 천재가 되려고 한 번도 애쓰고 노력한 적이 없습니다. 어려서부터 우리 어머니한테 들은 대로 나는 천재라고 그냥 믿어버렸습니다. 그래서 하는 일이 너무 재미있었고, 내가 천재이기 때문에 무엇이든지 할 수 있다고 믿었습니다."

우리는 천재가 되려고 애쓰고 노력하지 않아도 됩니다. '나는 천재이다'라고 믿으면 됩니다. 이와 마찬가지로 건강해지려고 염려하고 애쓰고 노력해야 하는 게 아니라 '나는 이미 건강하다'고 믿으면 됩니다. 부자가 되려고 애쓰고 노력해야 하는 게 아니라 '나는 모든 것을 다 가진 부자다'라고 믿으면 됩니다. 내 마음에 있는 죄를 씻으려고 애쓰고 노력해야 하는 게 아니라 '나는 이미 죄가 깨끗하게 씻어져 의롭고 거룩하게 되었다'고 믿으면 됩니다. 하늘나라에 가려고 애써야 하는 게 아니라 '나는 이미 하늘나라에 갈 수밖에 없도록 되어 있다'고 믿으면 됩니다. 죽지 않으려고 애쓰는 것이 아니라 '나는 이미 죽지 않고 영생을 얻었다'고 믿으면 됩니다. 이것이 후성유전학에서 말하는 신념의 생물학, 신념의 의학입니다.

우리가 애쓰며 성실하게 살아야 하는 게 아니라 이러한 신념의 생물학, 신념의 의학 원리를 이해하여 정말 자신이 원하는 것이 이미 이루어졌다고 믿고 그걸 기쁨으로 누리는 삶의 대전환이 필요합니다. 건강염려증 환자들이 이미 온전해져 있는 자신의 건강을 믿고 이 방법을 연습하며 살아갈 때 모든 어려움에서 풀려날 수 있을 것입니다.

건강염려증에 좋은 자가실천법

음식과 식사

생채식과 생채소즙 혹은 건조채소 섬유소 분말을 물에 탄 섬유소즙을 식전에 항상 먹습니다.

아침: 생채소즙(섬유소즙)과 오일(코코넛오일, 기)과 과일(사과나 토마토를 볶은 깨소금에 찍어 먹기), 양배추김칫국

점심과 저녁: 생곡식가루와 채소샐러드, 해조류를 먼저 먹고, 그다음에 현미밥과 된장국이나 청국장국, 여러 종류의 나물 등 채식 위주의 식사를 합니다.

운동과 휴식 및 기타 치료

- 낮에 2시간 이상 햇볕을 쬐며 맨발로 땅을 밟으며 걷고, 밤에는 일찍 잠자리에 들어 충분히 휴식합니다.
- 반신욕 → 이 책 498쪽 참고.
- 손뼉 치며 웃기, 만세 부르기 → 이 책 507쪽 참고.

마음과 스트레스 관리

- 묶인 주의에서 풀려나기 → 이 책 516쪽 참고.
- 화해의 언덕 오르기 → 이 책 515쪽 참고.
- 신념요법 → 이 책 513~514쪽 참고.

자살 충동에서 벗어나기

자살 충동에서 벗어나도록 도우려면 제가 자주 이야기하는 아봐타프로그램 같은 영적인 도구를 삶에서 활용하도록 가르쳐주는 것이 좋습니다. 자살하고 싶은 사람의 삶의 환경과 조건을 개선해주는 것도 필요하겠지요. 그러나 더 중요한 일은, 자살을 부추기는 외부로부터의 영적인 영향에서 벗어나는 것입니다.

저는 1995년 2월 미국 플로리다 올랜도에서 열린 아봐타프로그램의 고급과정인 위저드(Wizard)코스에 참가한 일이 있는데요, 이 과정에서 프로그램 개발자인 닥터 해리 팔머의 강의 "자살 충동을 부추기는 영적 실체인 엘리멘타리의 영향에서 어떻게 벗어날 것인가"에 대해 들은 적이 있습니다.

팔머에 의하면, 1980년대 미국 뉴욕에서 이런 일이 일어나서 언론에도 보도된 적이 있다고 합니다. 한 젊은 여성이 고층 아파트에서 투신자살을 시도하려 하자 이웃 주민들이 경찰에 신고했습니다. 긴급 출동한 경찰관이 자살을 시도하던 여성을 만나 자살하지 말도록 잘 타이르고 설득했습니다.

그런데 그날 저녁, 여성을 설득했던 그 경찰관이 자기 집으로 돌아가 권총으로 자살하고 말았습니다. 그 경찰관에게서는 자살해야 할 어떤 이유도 발견되지 않았습니다.

왜 이런 일이 일어났을까요? 팔머는 여성에게 자살 충동을 불어넣었던 그 영적 존재(엘리멘타리)가 경찰관의 마음에 자살하고 싶은 생각을 넣어주었다고 말합니다.

성경에는 예수의 제자 가롯 유다의 마음에 '마귀가 예수를 팔려는 생각을 넣어주었다'는 이야기가 나옵니다. 이어서 그 영적 존재가 유다에게 양심의 가책이란 생각을 넣어주어 예수 판 돈을 돌려주게 했고, 자살 충동을 불어넣어 유다는 결국 자살하고 말았습니다.

르네상스 시대의 위대한 의사인 파라켈수스는 사람들에게서 일어나는 어두운 생각, 파괴적인 생각은 밖으로부터 들어온다고 가르쳤습니다. 곧 사람들 마음에 파괴적인 생각을 넣어주는 영적인 존재가 외부에서 우리에게 영향을 미치고 있다는 것입니다. 그는 이런 영적인 실체를 엘리멘타리라고 명명하였습니다. 엘리멘타리가 보내는 어둡고 부정적인 생각의 메시지가 방송국 전파처럼 계속 쉬지 않고 우리에게 밀려오는데, 인간의 의지만으로 그것을 이겨내기가 어렵다는 것입니다.

이 엘리멘타리를 군이 우리 말로 표현하자면 상념체, 감정체라고 할 수 있습니다. 파라켈수스는 어떤 충격적인 사건에 대한 기억, 분노, 두려움, 슬픔, 절망, 공포와 같은 어둡고 부정적인 상념, 감정을 오래 품고 있으면 마치 어미 새의 품 안에 든 알이 부화되듯이 분리된 상념체, 감정체가 태어난다고 보았습니다. 이것이 그 모체에게서 기운을 얻어 점점 강력해지면 독립체가 되어 그 모체에 부정적인 영향을 미쳐 결국 건강과 행복을 파괴하거나 그릇된 습관에 빠지도록 작용한다는 것입니다.

이런 어두운 상념체, 감정체는 비슷한 생각과 감정을 가진 무리와 접촉함으로써 집합적 상념체가 되어 이 지구 에너지장(場)에 악영향을 미치고 인류 전체의 건강과 밝은 에너지가 무너져 결국 사람들은 걷잡을 수 없는 질병에 시달리게 되는가 하면 자연환경 전체가 병적인 상태에 빠지게 된다는 것이 파라켈수스의 의학사상입니다.

알코올 중독, 마약 중독, 도박 중독, 사이비종교, 전쟁범죄 등이 흔히 이 엘리멘타리와 연결되어 있다는 것입니다. 사람들에게서 일어나는 자살 충동은 이와 같이 어두운 영적 상념체가 보내는 것이고, 이 생각에 속지 말아야 한다는 것입니다.

파라켈수스는 이런 어두운 상념체의 침범을 막아낼 수 있는 방법은 더 높은 영적 존재의 지혜와 밝은 생활 태도를 받아들이는 것이라고 강조하고 있습니다.

절대로 자살해서는 안 되는 또 하나의 이유는 자살 충동을 일으키는 생각이 바로 착각에서 비롯되기 때문입니다. 육체의 목숨이 죽어버리면 지금 겪고 있는 고통과 문제가 끝나거나 소멸될 것이라는 생각이 바로 착각입니다.

육체가 죽는다고 해서 자신의 생명과 고통이 소멸되는 것이 아니며, 그 고통이 고스란히 사후세계로 옮겨가게 된다는 것을 깨닫는 것이 너무나 중요합니다. 주변에 자살을 생각하는 사람이 있다면 이 사실을 꼭 알려주어야 합니다.

육체의 목숨을 스스로 끊은 사람이 사후에 어떤 경험을 하고 어떤 운명을 겪게 되는지에 대한 과학적 의학적인 연구들이 많습니다. 죽음과 사후세계에 대한 과학적이고 실증적인 죽음학(Thanatology) 연구 성과들을 우리 모두가 공부할 필요가 있습니다.

자살을 생각하는 사람이 꼭 알아야 할 포인트는 '죽음은 끝이 아니다'라는 것, 육체의 목숨을 끊는다고 해서 자신의 생명은 결코 죽지 않는다는 것, 그러므로 피하고 싶은 문제와 고통도 결코 소멸되지 않는다는 것입니다. 그리고 자살 충동은 내 생각이 아니라 외부의 어두운 영적 존재가 보내는 속임수이므로 여기에 속지 말아야 한다는 것입니다.

이러한 영적 배경에 대한 이해에 기초하여 자살 예방 교육이 이루어질 때 자살의 근본 원인이 해결되어 많은 사람이 자살이라는 헛된 싸움에서 벗어나 귀한 생명을 얻게 될 줄로 믿습니다.

세상에는 마음속 죄 때문에 고통받는 사람들이 얼마나 많은지 모릅니다. 조금 생각해보면, 조용한 공간에서 묵직하게 누르는 그런 죄가 늘 떠오르지 않습니까? 남에게 도저히 말할 수 없고 숨겨놓을 수밖에 없는 비밀 같은 죄의식이 왜 문제가 될까요? 자기 안에 있는 생명력을 고갈시켜버리고 파괴적으로 만들기 때문에 나쁜 것입니다. 죄의식은 우리 인체의 유전자에 몹시 좋지 않은 영향을 미쳐서 질병을 만들고 삶의 고통도 만들어냅니다.

저는 학생 시절, 학생회장을 하면서 학생회 공금을 친구들과 유흥비로 멋대로 썼고 거짓말도 많이 했고 다른 사람들에게 폭언도 많이 하고 남을 이용해먹으려 한 적도 있었습니다. 그래서 저 자신을 볼 때 그런 죄의식이 늘 있었습니다.

저는 아봐타프로그램 상급 코스의 '정직 다루기(Integrity handling)'와 내가 지난날 저질렀던 위배사항을 다루는 '위배사항 다루기(Transgression handling)'라는 프로그램을 통해서 죄의식을 다루는 훈련을 많이 했습니다. 거의 20년 동안, 저는 죄의식이 떠오를 때마다 이런 프로그램을 활용하여 지워서 아주 많이 약화되기도 했습니다만, 결정적으로는 종교개혁의 마르틴 루터가 죄로부터 깨끗하게 해방되었던 방법을 알게 되어 지금은 제 마음 가운데 죄가 깨끗하게 씻겨서 죄로부터 해방된 상태입니다.

끈질긴
관절염에서
벗어난
불교 신자 환자

14~15년 전입니다. 70대 중반의 부인이 심각한 류머티스관절염 때문에 저를 찾아왔습니다. 그분은 대학병원에서 치료받았지만 잘되지 않았고, 더는 약을 쓸 수 없을 정도로 얼굴도 붓고 손가락 도 구부러져 펴지지 않았습니다. 남편이 젊었을 때 간암으로 세 상을 떠났고 자녀로는 딸 하나와 아들 하나를 뒀는데, 아들은 마흔이 넘도록 직장이 없 고 결혼도 하지 않은 상태였고 딸은 결혼했지만 이혼하고 집에 돌아와 부인의 마음은 너무나 어려웠습니다.

이 부인은 불교 신자였는데, 마음속으로 늘 '아, 내가 죄와 업이 많아서 남편도 일찍 세상을 떠나게 했고, 자녀들도 나 때문에 고통받는구나. 그러니 내가 죄와 업을 씻어야 겠다'라는 생각이 들었습니다. 그래서 그 죄를 씻으려고 어느 깊은 산속 암자에 들어가 공양주 보살로 지내면서 노력봉사도 하고 계속 기도하는 생활을 했습니다. 그런데 죄가 씻기는 것이 아니라 나중에는 관절염으로 너무 고통이 심해 저에게 찾아온 것입니다.

이 부인에겐 '나는 죄와 업이 많으니 그 죄와 업을 씻으려면 고통을 많이 겪어야 한다' 는 신념이 있었는데, 이 생각이 바로 문제였습니다. 이 부인의 마음 가운데 있는 죄의식 과 고통받아야 한다는 그 믿음과 생각이 사라지기 전에는 절대로 그 병이 낫지 않겠다 는 걸 알 수 있었습니다.

저는 불교를 잘 모르지만 이 부인에게 불교 『천수경』의 내용을 살펴보도록 했습니다. 『천수경』은 "내 생명의 본성(생각이 없는 마음의 성품)에는 본래 죄가 없는데, 죄란 내 생각 을 따라 일어난다(罪無自性從心起), 그러니 내 생각이 사라지면 죄도 역시 사라진다(心若 滅時罪亦亡). 과거, 현재, 미래 수많은 세월 동안 쌓아온 모든 죄는(百劫積集罪) 일념(한결 같은 믿음)으로 문득 사라지는데(一念頓蕩盡), 이는 마치 마른 풀이 불타서(如火焚枯草) 남김없이 사라짐과 같다(滅盡無有餘)"고 가르치고 있습니다. 그러니까 죄란 이 부인처럼 고통을 겪는 행위를 통해서 사라지는 것이 아니라 '죄가 있다'는 생각을 버리고 '나는 죄가 없이 깨끗하다'는 신념을 선택하여 한결같은 믿음으로 나아갈 때 사라진다는 것을 알 수 있습니다.

마르틴 루터가 이 부인처럼 자기 죄를 씻으려고 수도원에서 고행을 겪었지만 오히려 죄가 커지는 좌절에 빠졌는데, 오직 믿음으로 죄에서 벗어난 이야기도 해드렸습니다. 이 부인이 마음속 죄의식에서 벗어나고 생채식을 비롯한 해독과 면역증강요법을 실천하여 그 끈질긴 관절염에서 벗어난 것을 보았습니다.

죄의식에서 벗어난 기독교 목사

일본에 사는 목사님 한 분이 간경화가 간암으로 진행될 조짐이 보인다며 저에게 찾아왔습니다. 이분은 20년 동안 만성간염 때문에 도쿄의 어느 대학병원에 다니며 치료받았다고 합니다. 그런데 계속 병이 진행되어 간경화, 간암 초기까지 발전하였습니다.

목사님인데도 마음 가운데 '나는 죄가 많은 죄인이고 불치병 환자다'라는 믿음이 있었습니다. 그렇게 믿고 있는데 병이 낫겠습니까? 위의 류머티즘 환자나 이 목사님처럼 자신을 죄 많고 불치병을 가진 사람으로 믿고 있다면 절대로 병이 낫지 않으리라는 것을 확실히 알 수 있었습니다.

제가 그 목사님께 물었습니다.

"성경에는 목사님 죄나 내 죄가 예수님에게 넘어갔고, 예수님이 우리 죄를 담당해 십자가에 못 박혀 죗값을 치르고 죽었다고 되어 있습니다. 예수님은 우리 죄를 깨끗하게 씻어서 '다 이루었다' 이렇게 말씀하신 걸로 알고 있는데, 죄가 남아 있다면 예수님이 십자가에서 우리 죄를 씻은 일이 아무 효과도 없는 셈이 되지 않습니까?"

그러자 목사님은 이렇게 대답했습니다.

"내 원래 죄인 원죄는 해결됐는데, 내가 날마다 죄를 짓고 있기 때문에 죄인입니다."

이분 이야기를 들으면서 루터의 경험담이 생각났습니다. 그는 수도원으로 들어가기 전 어느 법과대학에 다녔는데, 여름방학에 친구와 같이 시골길을 걷던 중 갑자기 벼락이 떨어져 친구가 그 자리에서 숨졌습니다. 그것을 본 루터는 무릎을 꿇고 "하나님이시여, 저를 살려만 주신다면 수도원에 들어가 평생 하나님을 섬기겠습니다"라고 서약하고 수도원에 들어가 죄를 씻으려고 극심한 고행을 했습니다. 한번은 6시간 동안이나 자기가 평생 쌓은 죄를 고백하자 너무 긴 고해성사에 화가 난 담당 사제가 뛰쳐나간 일도 있었습니다.

어느 날, 마르틴 루터는 성경 로마서를 읽다가 "의인은 오직 믿음으로 말미암아 살리라"는 구절을 읽게 됩니다. "모든 사람이 죄를 범하였음에 하나님의 영광에 이르지 못하더니"라는 구절은 모든 사람이 죄를 범했기 때문에 자기 죄를 보면 하늘나라에 갈 수 없다는 뜻이겠죠? 그런데 해결책이 있습니다. 그다음 구절은 이렇게 이어집니다. "그리스도 예수 안에 있는 구속으로 말미암아 하나님의 은혜로 값없이 의롭다 하심을 얻은 자 되었느니라." 그러니까 죄는 내가 열심히 노력하여 행위로 씻을 수 있는 게 아니라, 그리스도의 구속(救贖, 건질 구, 갚을 속)으로, 즉 그리스도가 죗값을 다 갚아버렸기 때문에 내 죄가 없어졌다는 사실을 받아들여 믿음으로써 사라진다는 것입니다.

비유컨대, 내가 사업하다 은행에 10조 원 정도 빚을 졌다고 합시다. 이것을 갚을 수 있습니까? 아마 절대 갚을 수 없을 겁니다. 그럼 그 빚을 갚기 위해 은행장을 찾아가 무릎 꿇고 이 빚을 해결해달라고 빌면 됩니까? 내가 비는 것으로는 되는 게 아닙니다. 죄를 씻기 위해 비는 것만으로 되는 게 아닌 것과 똑같죠? 그런데 우리 아버지가 능력 있어 아들이 불쌍하다고 그 은행 빚을 다 갚아주었다고 합시다. 그러면 나한테 은행 빚이 있습니까? 이젠 갚을 빚이 없습니다. 내가 능력이 있어서 갚은 게 아니라 아버지가 능력이 있어서 갚아준 것이죠?

이와 똑같이 루터의 모든 죄는 그렇게 애쓰며 죄를 고백하고 빌어서 없어진 것이 아니라 그리스도의 구속, 그리스도가 죗값을 은행 빚 갚듯이 갚아버렸기 때문에 죄가 없어진 것입니다. 이것을 깨달은 루터는 너무 기뻤습니다. "아, 죄는 이미 씻어져서 없구나. 내가 그동안 없는 죄를 씻으려고 고통받았구나." 그 후 그는 죄로부터 완전히 해방되었고, 그것이 종교개혁의 시발점이 되었습니다.

저는 루터의 경험을 목사님께 전해드렸습니다. 목사님은 이 이야기를 듣고 마음 가운데 죄가 깨끗해졌다는 믿음이 들었고, '내 병도 다 깨끗하게 나았다고 믿으면 낫겠구나' 하고 아주 기뻐하며 일본으로 돌아갔습니다.

6개월 후쯤 전화가 왔는데, 마음이 무척 편안해졌고 죄와 병으로부터 해방되어 건강도 많이 좋아졌다는 기쁜 소식을 전해와 참 감사했습니다.

죄의식에서 벗어나려면 내가 죄를 씻으려고 애쓰고 노력해야 하는 것이 아니라, '이미 창조주 곧 생명의 신이 우리 모든 인류의 죄를 다 깨끗하게 해놓았다'는 사실을 발견하고 그대로 받아들여 믿으면 됩니다. 앞에서도 말했듯이, 천재가 되려고 노력해야 하는 게 아니라 '나는 천재다'라고 믿고, 부자가 되려고 노력해야 하는 게 아니라 '나는 이미 부자'라고 믿고, 성공하려고 노력해야 하는 게 아니라 '나는 이미 성공한 사람'이라고 믿고, 죄를 씻으려고 노력해야 하는 게 아니라 '나는 죄가 깨끗하게 씻어져서 이미 의롭게 되었다'고 믿고, 하늘나라에 가려고 애쓰고 노력해야 하는 게 아니라 '나는 이미 하늘나라에 가도록 되어 있다'고 믿고, 죽지 않으려고 애써야 하는 게 아니라 '나는 이미 영생을 얻었다'고 믿으면 됩니다.

죄책감에 사로잡혀 있는 분들은 루터의 이야기를 참고하고 자기 행위로 죄를 씻으려 애쓰지 말고, 이미 내 죄는 깨끗하게 씻겨 거룩하고 의롭게 되었다고 믿으면 되겠습니다.

죽음의 두려움에서 벗어나기

죽음에 대한 사람들의 지배적인 생각은 '죽음은 인생의 끝이다. 죽음은 소멸이므로 죽어버리면 모든 게 쓸데없다. 죽은 다음에야 무슨 일이 일어날지 누가 알겠는가. 그러니 살았을 때 잘 먹고 잘 입고 재미있게 살면 그만이다' 이런 식입니다. 따라서 죽음에 대한 주제를 떠올리는 걸 싫어하고 심지어는 죽음을 부정하고 혐오하는 태도를 보이기도 합니다. 하지만 이처럼 죽음을 외면한다고 해서 죽음을 피해 갈 수는 없으며 모든 사람은 반드시 죽음과 대면해야만 합니다.

평소에 착실하게 공부해두면 시험을 편하게 치르고 좋은 성적도 얻을 수 있지만, 평소에는 공부하지 않다가 시험 직전에 벼락치기를 하다 보면 마음도 불안하고 좋은 성적도 얻을 수 없을 것입니다. 마찬가지로 죽음 공부도 평소에 잘해두어야 좋은 죽음을 맞이할 수 있습니다.

현실적으로 죽음이야말로 우리가 세상에 태어나는 일과 함께 인생에서 가장 큰 사건임이 틀림없습니다. 옛 가르침에서도 생사대사(生死大事)라고 했습니다. 나고 죽는 일이 가장 큰 일이라는 뜻입니다. 이처럼 죽음이 인생에서 가장 중요하고 큰일인데도 평소에 무관심하고 준비하지 않는다면 얼마나 잘못된 일입니까?

죽음이란 인생의 종착역이나 생명의 소멸이 아니라 다음 생으로 이어짐, 곧 옮겨감이라는 것을 정확히 알면 죽음에 대한 불안과 두려움에서 벗어날 수 있고, 나아가서 편안한 임종을 맞이할 수 있을 것입니다.

하지만 많은 사람이 '죽음이란 인생의 끝이며 생명의 소멸'이라는 생각에 붙잡혀 있기 때문에 죽음에 따른 슬픔과 고통이 너무 큰 것 같습니다.

마음의 평안을 얻은 70대 혈액암 환자

2021년 가을 70대 여성이 혈액암 4기 진단을 받고 우리 병원에 찾아왔습니다. 이분은 말끝마다 "살고 싶지 않다, 죽고 싶다"는 말을 되풀이했습니다. 5년 전에 30대 아들이 교통사고로 사망하자 그 슬픔과 상실감이 너무 커서 심한 불면증과 우울증에 빠지게 되었고, 급기야는 혈액암으로까지 발전한 것입니다. 충격적인 사건이나 심각한 스트레스가 암 발병의 원인이 될 수 있다는 것은 잘 알려진 사실입니다.

이분이 스스로 기독교인이라고 해서 구약성경 사무엘 하에 나오는 다윗왕에 관한 이야기를 들려주었습니다. 이야기의 요지는 다윗왕의 아들이 병들어 죽어갈 때 다윗이 머리를 풀고 땅에 엎드려 하나님께 살려달라고 울부짖다가 정녕 아이가 죽자 태도가 돌변하는 내용입니다.

아이가 죽었다는 말을 듣고 다윗왕은 땅에서 일어나 몸을 씻고 기름을 바르고 의복을 갈아입고 음식을 베풀게 하여 먹었습니다. 신복들이 너무 놀라 "아이가 살았을 때는 금식하고 울며 기도하더니 아이가 죽자 일어나서 잡수시니 어찌 된 일입니까?"라고 왕께 묻자, 다윗이 대답하기를 "아이가 살았을 때 내가 금식하고 울부짖은 것은 혹시 하나님이 나를 불쌍히 여겨 아이를 살려주실까 생각한 것이고 지금은 아이가 죽었으니 어찌 금식하랴. 내가 그 아이를 돌아오게 할 수 있느냐, 나는 저에게로 가려니와 저는 내게로 돌아오지 아니하리라"라고 했습니다.

다윗왕의 이 이야기를 듣고 난 후 그 혈액암 환자는 얼굴이 환하게 밝아지면서 "박사님, 감사합니다. 저도 이담에 제 아들에게로 가서 만날 수 있겠군요" 하며 무척 기뻐했습니다.

이후 이 환자는 아봐타프로그램에 참여하여 훈련받고 우리 병원 자연치유요법도 실천하여 지금은 우울증이 많이 좋아져 약을 먹지 않고도 숙면을 취하고 몸의 통증도 거의 다 사라졌습니다. 이 환자가 암에서 벗어날 수 있을지는 알 수 없지만, 마음의 평안을 얻은 것만은 확실한 것 같습니다.

다윗왕이 자기 아이에게로 가듯이 이 부인도 자기 아들에게로 가서 다시 만날 수 있다는 희망과 기대를 하게 되었기에 앞으로 다가올 자기 자신의 죽음에 대해서 불안이나 두려움 없이 편안하게 맞이할 수 있겠다고 기뻐하고 있습니다.

죽음은 존재하지 않는다

기독교나 불교 등 권위 있는 종교 가르침의 요체는 '모든 사람은 죽음이 없는 영원한 생명이며 완전한 존재'라는 것입니다.

석가모니가 왕자 자리를 버리고 출가한 목적은 죽음이 없는 영생불사(永生不死)를 얻는 것이었습니다. 그는 출가 후 여섯 명의 스승을 찾아가 도(道)를 배웠는데, 이를 육사외도(六師外道)라고 합니다. 워낙 천재적인 인물이라 금방 스승보다 높은 위치에 도달해버립니다.

석가모니는 공부를 마친 후 스승에게 물었습니다.

"스승님의 공부는 죽음이 없는 것[不死]을 얻을 수 있습니까?"

"아니다. 사람은 모두 죽는다."

마지막 여섯 번째 스승에게도 공부가 끝난 후 물었습니다.

"스승님의 공부는 죽음이 없는 것에 이를 수 있습니까?"

"아니다. 천상의 가장 높은 곳인 비상비비상처(非想非非想處)에 다다를 수 있으나 사람은 모두 죽는다."

"스승이시여, 저는 그것을 얻으려고 온 것이 아닙니다. 죽음이 없는 영생불사를 얻는 것이 제 목표입니다."

석가모니는 종국에 혼자 공부하겠다며 보리수 아래서 6년 고행 끝에 큰 깨달음을 얻고 도를 이루었습니다. 무슨 깨달음을 얻었는가 하면, "아, 모든 사람은 이대로 죽음이 없는 영원한 생명 곧 영생불사의 존재이구나, 그리고 이 세상은 이대로 모든 것이 다 이루어져 있는 완전한 세계이구나. 다만 사람들이 이러한 사실을 깨닫지 못하고 가짜 세계에 붙잡혀 있구나."

이처럼 불교는 가짜를 진짜라고 잘못 본 나머지 괴로움에 빠져 있는 사람들로 하여금 진짜 세계를 깨닫게 하여 괴로움에서 벗어나게 하려는 가르침입니다.

기독교 성경의 요체도 이와 같다고 생각합니다. 사람들이 죄에 빠져 멸망할 수밖에 없는데 그들을 죄로부터 구원하여 죽음이 없는 영생을 얻게 하려는 것입니다.

성경에서 가리키는 죄란 거짓말하고 도둑질하는 그런 범죄보다는 진리에서 벗어나 가짜 생각을 따라가는 것을 뜻합니다. 곧 진실의 핀트, 과녁에서 빗나간 생각을 죄라고 합니다. 진실을 진실로 보지 못하고 가짜를 진짜라고 잘못 보는 착각을 죄라고 하는데, 기독교 가르침의 목적은 이처럼 죽음에 이르는 죄의 길에서 사람들을 돌이켜서 죽음이 없는 영생의 길로 인도하는 것입니다.

성경의 핵심 메시지는 생명의 신께서 이미 모든 사람의 죄를 씻어서 의롭게 해놓았고 사망에서 생명으로 옮겨놓았다는 것입니다. 이 일이 이미 이루어졌고 영원히 온전케 되었기 때문에 사람들이 할 일은 아무것도 없고 소경이 눈을 떠서 밝은 세계를 보듯이 이미 이루어져 있는, 죄와 죽음이 없는 세계를 바로 보고 그대로 누리면 되는 것입니다.

'죽음은 존재하지 않는다'는 이러한 진리를 과학적 의학적인 척도로 증명해 보이는 죽음학 연구자들의 연구 성과도 많이 나와 있습니다. 많은 연구자 중에도 특히 스위스 정신과 의사 엘리자베스 퀴블러 로스 박사의 『죽음 이후의 삶』과 서울대병원 내과 의사 정현채 교수의 『우리는 왜 죽음을 두려워할 필요가 없는가』, 도쿄대학병원 응급의학과 야하기 나오키 교수의 『사람은 죽지 않는다』 등의 저서를 통해서 '죽음은 존재하지 않는다'는 과학적 의학적 증거들을 확인할 수 있습니다.

특정 종교의 사후세계에 관한 교리를 무작정 믿는 것이 아니라 죽음 이후의 삶이 분명히 존재함을 확인하고 그 진실을 알게 되는 것입니다. 곧 사후세계에 대한 믿음이 아니라 앎입니다. 죽음과 사후세계에 대한 진실을 바로 알 때 죽음에 대한 혼란과 두려움에서 벗어나서 좋은 죽음, 아름다운 마무리를 할 수 있을 것입니다.

저는 1994년에 미국의 교육심리학자 해리 팔머가 개발한 아봐타프로그램을 배운 일이 있는데요, 이 프로그램 가운데 '몸 다루기 런다운'이라는 훈련이 있습니다. 이 몸 다루기 런다운의 목적은 우리 각자는 물질 육체가 아니고 비물질적인 영적 존재임을 깨닫고 영적 존재로서 무한한 능력을 삶에 활용하는 것입니다. 이때 놀라운 치유가 일어나기도 합니다. 제가 이 훈련을 익힐 때의 기억이 지금도 뚜렷합니다. 당시 저는 마음으로 '아, 내 육체가 지금 화장하든 매장하든 흙으로 돌아간다고 하더라도 내 생명은 이대로 영원히 살아서 존재하겠구나' 하는 것을 정확히 알 수 있었습니다. 저는 그 후 저를 찾는 모든 환자와 가족들께 아봐타프로그램을 꼭 배우도록 권하고 있습니다.

좋은 죽음과 아름다운 마무리

2020년 여름 80세 남성이 대장암 절제술을 받은 후 간에 전이되었고, 간절제술 후에는 복막으로 전이되어서 항암화학요법 등을 시행하였으나 계속 악화되어 3개월 이상 생존하기 어렵다는 진단을 받고 우리 병원에 찾아왔습니다. 죽음과 대면하게 된 것입니다. 암의 치유보다는 죽음의 두려움에서 벗어나는 것이 가장 절박한 일이었습니다.

이 환자도 아봐타프로그램의 몸 다루기 런다운을 통해서 '암에 걸린 이 육체가 나라는 생각은 다만 내 생각일 뿐임을 알아차리고 진실로는 비물질적인 영적 존재라는 것'

을 깨닫고 놀라운 변화가 일어났습니다.

맨발걷기, 섬유소 복용, 간 청소와 같은 물리적 요법도 병행했는데, 10개월 후 다시 찾아왔을 때는 얼굴이 밝아지고 건강 상태가 많이 좋아졌음을 한눈에 알 수 있었습니다. 이분이 앞으로 얼마나 생존할지는 알 수 없지만, 확실한 것은 죽음에 대한 두려움이 사라져 영적인 안식을 누리게 되었다는 것입니다.

사람의 생명은 죽지 않으며 영원불멸한다는 진실을 깨닫고 체험하게 될 때 마음의 평안을 얻을 뿐 아니라 이 환자처럼 육체의 병도 치유되는 기적이 일어나기도 합니다.

많은 임종 환자 가운데 죽음이 임박해 있는 것을 의사들과 가족들은 알고 있는데, 정작 당사자인 환자 본인만 모르고 있는 경우가 너무나 많습니다. 그렇다 보니 좋은 죽음과 아름다운 마무리를 제대로 하지 못한 채 임종을 맞이하는 안타까운 일이 자주 벌어집니다. 임종 환자들과 가족들이 죽음과 죽어감의 진실, 사후세계의 존재에 대해 함께 공부하면서 터놓고 이야기할 때 아름다운 마무리와 다음 세계로 옮겨가는 일을 잘할 수 있을 것입니다.

육체의 죽음이란 현세에서 부여받은 사명을 마치고 새로운 사명을 받기 위해 다음 세계에 새로 태어나는 일이라고 생각합니다. 죽은 사람이란 이쪽 세상에서 저쪽 세상으로 주민등록을 옮겨간 사람이므로 주민등록지는 바뀌었어도 변함없이 계속 살고 있는 것입니다.

마치 애벌레가 고치에서 벗어나 나비가 되어 날아가듯이, 쌀알이 벼 껍질을 벗어버리고 나오듯이, 병아리가 알껍데기를 벗어버리고 나오듯이 진짜 생명은 육체라는 껍데기를 벗어버리고 새롭게 재생되는 것입니다. 이처럼 진짜 생명인 영혼은 죽음이 없습니다. 곧 사람은 죽지 않습니다. 이 세상에서 죽은 사람이 새로운 곳에서 다시 탄생하는 것은 진실이며 억지로 꾸며낸 이야기가 아닙니다. 저는 아봐타프로그램 훈련과정에서 이 사실을 저 자신의 경험을 통해서 정확하게 확인하였습니다.

그러므로 이번 세상에서의 죽음이란 다음 세상에서의 탄생을 의미합니다. 이 세계의 사망에서 저 세계의 생명으로 옮겨가는 것입니다.

바이러스 전염병 예방을 위한 5가지 실천법

코로나19로 전 세계의 많은 사람이 고통 속에서 살고 있습니다. 세계보건기구(WHO)는 코로나바이러스가 세계적으로 퍼져나가자 팬데믹(세계 대유행)을 선언했습니다. 1968년 홍콩독감, 2009년 신종인플루엔자에 이은 세 번째 선언입니다. 팬데믹이 일어났을 때마다 백신과 치료 약을 개발해 사용했지만, 그것도 잠시뿐 다시 변종 바이러스가 나타나 인류를 위협하고 있습니다.

미생물학자들은 "바이러스가 인간보다 훨씬 똑똑하고 강하다"고 평가합니다. 우리 인간이 바이러스를 박멸하여 지구상에서 없애려는 생각을 한다면 그 생각은 착각이라는 것입니다. 이런 사태는 근본적으로 인류 문명에 대전환을 가져와야 한다는 성찰을 하게 합니다. 인류 개개인의 문제가 아니라 인류공동체가 공공의 면역체계를 세워야 함을 깨닫게 합니다.

지금 이 시간에도 공공 방역체계가 얼마나 위대한 것인지 우리 눈으로 보고 있습니다. 추우나 더우나 방역 일선에서 수고하는 수많은 전문가, 자원봉사자 및 의료인들에게 존경과 감사의 인사를 전합니다.

저도 2020년 코로나19 유행 초기, 대구 지역에 자원봉사를 신청했는데 나이 많은 의사는 받아주지 않아서 참가할 수 없었습니다. 그래서 저는 이러한 문제를 근본적으로 해결하기 위해 무엇을 어떻게 할 수 있는지 여러 가지로 생각해봤습니다. 코로나 방역에 가장 중요한 것은 기본 방역 수칙을 잘 지키는 것이고 나아가서 각 개인의 면역체계 향상을 위한 일상생활 예방법을 실천하는 것입니다.

우선 간단히 예방법을 소개하면, 첫째, 아침 해를 바라보며 천천히 깊게 숨쉬기. 둘째, 음식으로 채소, 과일, 통곡식 위주의 자연식물식, 코코넛오일, 올리브유 같은 식물성 오일 먹기, 더운물 마시기. 셋째, 햇볕을 쐬며 땅을 밟고 맨발걷기와 걸으면서 긍정적으로 선언하기. 넷째, 따뜻한 물로 목욕하며 자신의 몸을 쓰다듬어주며 "다 좋아, 사랑한다" 말해주기, 목욕 후에 코코넛오일로 마사지하며 사랑한다고 말해주기. 다섯째, 취침 전 "나는 병도 죄도 죽음도 없이 온전케 되었다"고 혼잣말로 선언하며 그 영상 이미지를 바라보면서 잠들기. 아침에 일어나서 "나는 죄도 병도 죽음도 없이 온전케 되었다, 나의 꿈이 다 이루어졌다"고 선언하며 행복감으로 하루를 시작하기입니다.

인류가 문명을 만들고 문명이 전염병과 질병을 만든다

이 생활 예방법은 질병이 없던 문명 이전 선조들의 생활 환경과 행동 양식에서 얻은 것입니다. 수렵채집 시기의 인류에겐 전염병과 만성질환이 없었습니다. 우리는 당시 인류의 행동 양식과 생활 습관, 건강 상태, 바이러스와의 관계 등을 다시 한 번 깊게 살펴볼 필요가 있습니다.

인류에게 만성질환이 시작된 것은 농업목축 시대에 들어서면서부터입니다. 수렵채집 시기에는 한곳에 머무르지 않고 흙에서 나는 과일과 채소와 씨앗을 먹고 흙을 밟고 햇볕을 쐬며 돌아다니다 보니 자연환경과의 갈등이 거의 없었습니다. 그러나 사람들이 일정한 주거지에 동물들과 함께 밀집해 사는 농업목축 시대가 되면서 여러 가지 질병이 생기기 시작했습니다. 분뇨에서 미생물이 번식하고, 동물들에 기생하던 미생물이 새로운 숙주를 찾아 사람 몸에 들어오면서부터 전염병이 시작된 것입니다.

1950년대에 아르헨티나에서는 아르헨티나출혈열이 발생하여 많은 사람이 희생되었습니다. 드넓은 아르헨티나초원에는 태초부터 많은 야생동물이 살고 있었고 그런 야생동물의 몸에는 벼룩이나 진드기가 살고, 벼룩에는 바이러스가 사는 생태계가 이루어져 있었습니다. 사람들이 그 초원에 옥수수농장을 만들기 위해 풀을 베고 땅을 갈아엎고 불태웠습니다. 초원에 살던 동물과 기생충, 바이러스들은 갑자기 삶의 터전을 침략당하고 위협받는 처지가 된 것입니다.

그들은 위협적인 환경에서 살아남기 위해 새로운 생존 전략을 짜게 됩니다. 들쥐들은 옥수수농장과 농가에 들어와 왕성하게 번식하면서 집쥐가 되었습니다. 이 쥐들에 붙어 있던 벼룩과 바이러스들도 새로운 삶의 터전에서 살아남기 위해 사람을 숙주로 삼게 됩니다. 이 바이러스는 사람 몸의 입장에서 볼 때 처음 만나는 것이라 우리 몸의 면역세포는 이 바이러스를 이물질로 인식하고 대처합니다.

바이러스는 독성이 강하고 사람보다 더 똑똑합니다. 사람 몸에서 살아남기 위해 조용히 잠복하여 면역세포를 속이거나, 세력을 더 키워서 사람 몸을 공격하기도 합니다. 여러 가지 바이러스로 인한 전염병들은 이렇게 해서 유행하게 된 것입니다.

인류 역사에서 가장 극심한 피해를 준 전염병으로, 14세기에 창궐한 페스트(흑사병)가 있습니다. 죽은 사람의 사체가 검게 변하여 흑사병이라고 했는데, 유럽 인구의 3분의 1이 희생되었습니다. 사실 흑사병은 1세기부터 있었습니다. 수 세기 동안 흑사병은 새로운 숙주를 찾아다니며 점점 공격성과 독성이 강한 바이러스로 변이되면서 결국 사람에게 치명적인 타격을 입힌 것입니다. 오늘날 우리가 백신을 개발하더라도 독성이 강한 바이러스가 해결되는 것은 아닙니다.

이처럼 전염병이나 만성적인 질환들은 모두 인간이 자연에 개입하여 문명을 만들면서 발생했고, 이런 병을 초래한 장본인은 인간입니다. 따라서 그에 대한 책임도 인간이 져야 합니다. 인간이 지구를 병들게 하고, 병든 지구가 다시 인간을 병들게 한 것입니다.

이에 대한 해결책은 자연생태계 모든 생물체의 공생관계를 회복하는 것, 곧 인류의 생활 환경과 행동 양식을 자연과 더불어 살아가는 관계로 회복하는 것입니다.

첫째, 식습관을 산업혁명 이전의 수렵채집 시기로 되돌려야 합니다. 자연농법으로 생산한 채소, 과일, 통곡식, 견과류, 식물성 기름 위주의 식사를 하고, 햇볕을 많이 쬐며 맨발로 땅을 밟고 걸으며, 화석연료를 덜 사용하여 대기오염과 환경 훼손을 줄여 기후변화를 일으키지 말아야 하며, 화학물질의 독성을 줄이는 생활로 습관을 바꿔야 합니다.

둘째, 지구 환경을 잘 보존하여 모든 생물과 공생관계를 유지할 수 있게 해야 합니다.

셋째, 우리 몸의 유전자가 급격한 문명 변화를 따라가지 못해 병이 생기므로 유전자와 환경 간의 갈등이 없었던 시기의 생활 방식을 선택하여 마음과 육체가 편안한 환경과 조화를 이루게 해야 합니다.

이런 방법들은 우리가 만성질환과 전염병을 이길 수 있도록 면역체계를 강화시켜줍니다.

바이러스 전염병 예방을 위한 5가지 실천법	제일 중요한 것은 보건 당국에서 안내하는 대로 손을 잘 씻고, 마스크를 착용하고, 사람 간의 물리적 거리 두기를 유지하는 등 기본 수칙을 잘 지키는 것입니다. 더불어 바이러스 전염병 예방에 도움이 될 만한 5가지 생활 실천법을 정리했습니다.

첫째, 태양을 바라보며 천천히 깊게 심호흡을 하기

날마다 햇빛을 보며 아주 천천히 숨쉬기를 15분 이상 하시되 아침 햇볕이면 더욱 좋습니다. 해를 볼 때 눈이 부시면 눈을 감아도 좋습니다. 햇빛이 미간 중앙에 오도록 하여 햇살을 보면 기분이 좋아집니다. 숨쉬기는 입으로 천천히 내쉬기를 하고 들이쉬는 숨은 아랫배까지 내려오도록 깊은 심호흡을 합니다.

슈바이처 박사는 이렇게 이야기했습니다. "세상 사람들이 햇빛과 별빛을 잠깐이라도 매일 보았다면 지구 문명이 이렇게 병들지 않았을 것이다." 또 "해를 하루에 30분씩 본다면 무병장수한다." "햇빛은 만병통치약이다." 이렇게 주장하는 의사들도 있습니다. 햇빛은 공기, 물과 같이 우리 몸의 필수영양소이자 약입니다. 햇빛이 적게 들어오면 세포 내의 미토콘드리아에서 영양분을 연소시킬 때 불씨가 부족해져 불완전연소가 일어나 체내에 활성산소가 많아집니다. 햇빛의 생명력이 가장 많이 들어오게 하는 방법은 눈으로 햇빛을 쳐다보는 방법입니다. 단, 낮 1~3시 사이의 햇빛은 피하는 것이 좋습니다.

햇빛을 보며 코로 천천히 숨 쉬면 저절로 코를 통해 생기가 들어옵니다. 숨을 천천히 내쉴 때 "아, 좋다", 햇빛을 보며 숨을 들이쉴 때는 "아, 빛이 있어서 좋다" 하시면 기분이 더 좋아집니다. 햇빛이 미간으로 들어올 때 시상하부를 충전시키고 뇌하수체를 활성화하여 행복 물질인 세로토닌, 엔도르핀, 멜라토닌 등의 분비를 높여주고 면역력을 증강시켜줍니다.

둘째, 통곡식과 채소와 과일 위주로 식사하며 과식하지 않기

채식만 하라는 이야기는 아닙니다만, 통곡식과 신선한 채소와 과일은 장내 미생물, 우리 몸을 지키는 유익균에 좋은 먹이가 됩니다. 장내 정상 세균총(Normal Flora)의 증식을 도와주면 우리 몸의 면역력이 좋아지고, 코로나 같은 바이러스가 오더라도 문제 될 것이 없습니다.

이와 함께 코코넛오일, 올리브유 같은 식물성 오일이 항바이러스 효과가 있다는 증거가 있습니다. 매일 코코넛오일을 식사와 함께 세 숟가락 정도 먹습니다. 따뜻한 생강차와 따뜻한 물도 자주 마십니다. 따뜻한 물에는 레몬을 짜 넣어 마셔도 좋고 따뜻한 볶은 현미 물을 드셔도 좋습니다. 체내의 모든 세포와 미생물이 서로 살리는 공생관계를 이룰 때 우리 몸이 건강해지는데 장내 미생물을 살리는 가장 좋은 방법이 스트레스를 피하고 위에서 말한 음식과 따뜻한 물을 섭취하는 것입니다.

셋째, 햇볕 쬐면서 맨발로 걷기와 긍정과 감사 선언하기

운동은 햇볕을 쬐면서 맨발로 땅을 밟고 걷기입니다. 걸을 때 한쪽 팔을 뒷짐 지고 걷거나 두 팔을 하늘을 향해 들어올리며 만세 부르기를 하면서 걸으면 더 좋습니다. 이렇게 걸으면 심폐 기능도 좋아지고 활기가 생겨 기분이 좋아집니다.

우리가 걸을 때 여러 가지 생각이 일어날 수 있는데, 그 생각을 따라가지 말고 눈앞의 자연을 감상하며 "보기에 좋다"고 속삭이면 활력이 생기고 기분도 좋아집니다. 보이는 모든 대상, 천지 만물을 "보기에 좋다"고 속삭이며, 아름다운 예술 작품처럼 감탄하면서 음미 감상할 때 나에게 일어나는 모든 일도 좋은 방향으로 흘러갈 것입니다.

그리고 걸으면서 '내 삶의 어려운 문제가 다 해결되어 온전케 되었다' '목표와 꿈이 다 이루어졌다'고 마음으로 믿고 다음 말처럼 반복해서 선언하면 더 좋습니다.

"온전케 되어 감사합니다. 다 이루어졌으니 감사합니다." 이와 같은 긍정과 감사 선언이 손상되고 변질된 유전자를 복구시키는 데 큰 도움이 된다는 것이 후성유전학에서 밝혀졌습니다.

넷째, 따뜻한 물로 목욕하기

취침 전에 따뜻한 물로 목욕하면 기분이 전환됩니다. 특히 스트레스를 해소하고 마음을 편안하게 할 뿐만 아니라 면역 증강에도 도움이 됩니다. '체온을 1도만 올려도 면역력이 5배나 올라간다'는 연구 결과도 있습니다.

따뜻한 물로 목욕하면서 내 몸을 마치 내가 기르는 반려동물 사랑하듯이, 내 아이를 사랑하듯이 내 몸을 관찰 대상으로 여기며 쓰다듬고 다독거려주면서 "사랑한다"고 말해줍니다, 내 몸에 어떤 결격사유가 있더라도 보살펴주고 사랑하는 마음으로 머리끝에서 발끝까지 "다 좋아, 괜찮아, 사랑해"라고 말해줍니다. 목욕 후 물기를 닦고 나서 코코넛 오일로 전신을 마사지하면서 "사랑해, 다 괜찮아, 다 좋아졌어" 이렇게 말하면서 내 몸을 사랑하며 보살펴줍니다. 해보면 알게 되는데 기분이 아주 좋아집니다.

위대한 의학자 파라켈수스는 우리 인류의 집단적이고 폭발적인 분노 때문에 바이러스 전염병이 일어난다고 했습니다. 전쟁이 일어난 후에는 어김없이 전염병이 뒤따랐다는데 흑사병은 십자군전쟁, 스페인독감은 1차 세계대전, 홍콩독감은 베트남전쟁 직후에 발생했습니다. 인류가 오랫동안 분노나 두려움을 품고 있으면 어미 새가 새끼를 부화하듯이 부정적인 어두운 에너지를 생성하게 되는데, 그것이 공격적인 에너지체로 발현되어 인간을 공격한다는 이야기입니다.

의식 탐사 프로그램을 개발한 미국의 교육심리학자 해리 팔머는 인간의 마음속에 분노와 두려움이 많을 때 바이러스를 끌어당긴다는 것을 증명했습니다. 사람의 몸은 하나의 창조물로서 외부로부터 햇빛, 물, 공기, 음식 등을 끌어들여야 지탱되듯이, 사람의 마음도 끊임없이 '주의'를 끌어들이려고 한다는 것입니다. '주의(Attention)'란 사랑과 보살핌, 관심을 말합니다. 만약 우리 내부에 분노와 두려움이 많다면 더욱 많은 주의가 필요합니다. 주의가 부족하면 우리에게 해로운 바이러스에서까지도 주의를 끌어온다는 것입니다.

오늘날의 전염병은 사람들 마음에 사랑과 보살핌이 결핍되어 있기 때문에 심지어 세균이나 바이러스에게까지 주의를 끌어와 생긴 것이라고 보는 견해입니다. 우리가 우리 몸을 사랑하고 보살펴주고 위로하면, 스스로 사랑의 주의를 충분히 공급하여 바이러스로부터 주의를 끌어당길 필요가 없어집니다. 모든 천지 만물과 내 몸을 관찰 대상으로 바라보며 조건 없이 사랑하는 훈련이 자연생물체와 공생관계를 만드는 문명의 시발점이 될 수 있습니다.

내 육체를 사랑하는 대상으로 바라보며 관찰하는 연습을 하면 또 하나 놀라운 깨달음을 얻게 됩니다. 우리가 반려동물을 사랑하며 함께 살다가 그 반려동물이 명을 다해서 흙으로 돌아가면 슬프고 섭섭하겠지요. 이때 우리는 죽지 않고 반려동물만 죽은 겁니다. 이처럼 내 육체를 반려동물처럼 대상으로 여기고 사랑하면 이 육체라는 반려동물이 명을 다해 흙으로 갈 때 내가 죽는 것일까요? 우리는 더 높은 영적 존재로서 육체라는 반려동물은 흙으로 가더라도 내가 죽는 것은 아닙니다. 육체는 사라지더라도 내 영혼은 영원히 죽지 않습니다.

다섯째, 충분한 숙면과 휴식을 취하기

잠자리에 들기 전에 근심 걱정이 있거나 기분이 나쁜 상태라면 꼭 지우고 잠에 드는 것이 좋습니다. 우리 마음 가운데 근심 걱정이나 불쾌한 생각은 그 밑바탕에 죄의식과 병과 죽음에 대한 두려움 따위의 어두운 생각이 잠재되어 있기 때문입니다. 따라서 잠자리에 들기 전, "나는 병도 죄도 죽음도 없이 영원히 온전케 되었다"라고 믿고 말로 선언합니다. 내가 꿈꾸는 이상이나 목표가 다 이루어진 영상 이미지를 눈앞에 그려보면서 잠이 들 때 안심이 되어 깊이 숙면을 취할 수 있고, 잠재의식 속에 건강의 청사진을 각인시킬 수 있습니다. 이런 청사진이 내 건강 유지 유전자를 켜서 육체를 건강한 상태로 만들어주는 것입니다.

아침에 눈을 뜨면 거울 속 자신의 눈을 바라보면서 "나는 병도 죄도 죽음도 없이 완전케 되었다"고 몇 번 선언합니다. 또 "내가 이루고자 하는 꿈이 다 이루어졌다. 감사합니다"라고 선언합니다. 그렇게 하면 희망이 가득하고 생기 넘치는 상태로 하루를 시작할 수 있습니다.

이러한 다섯 가지 생활 예방법을 일상생활에서 늘 실천하시면 좋겠습니다. 이 방법은 면역력을 높여 코로나 같은 전염병이나 만성질환을 예방하고 삶의 질을 향상시켜주며 원하는 일을 이루는 데도 도움이 될 것입니다.

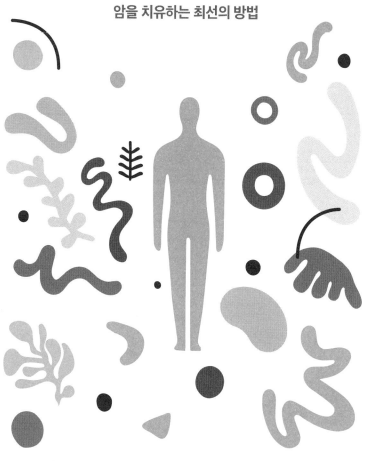

3부

암이 낫는다

암을 치유하는 최선의 방법

암의 정체를 알면 치유 방법이 보인다
50대 유방암 환자

2018년 봄, 미국 휴스턴에 사는 교민 50대 여성 유방암 환자가 찾아왔습니다. 텍사스 엠디 앤더슨에서 유방암 3기 진단을 받고 수술보다는 항암제 치료를 권유받았다고 했습니다. 엠디 앤더슨의 김의신 교수 강의를 들어보면 거기선 웬만하면 암을 수술하지 않는다고 하는데, 그 이유는 암은 전신병이기 때문이라는 것입니다. 이 여성은 항암 치료는 하고 싶지 않아 자연치유를 기대하고 우리 병원을 찾아온 것입니다.

암은 과연 어떤 병이며, 어떤 방법으로 치유할 수 있을까요?

암은 어떤 병일까?

지난 100년 동안 암과의 싸움에서 인류가 얻은 네 가지 교훈이 있습니다.

첫째, '암은 전신병입니다. 국소병이 아닙니다.'

어떤 특정 부위에 생긴 암을 수술하여 제거한다고 해서 암이 완치되는 건 아닙니다. 눈에 보이는 증세만 치료할 뿐입니다. 암은 전신병이기 때문에 수술이나 항암제, 방사선 같은 국소 치료만으로는 완치되지 않으므로 인간 전체를 치유해야 합니다. 암을 생성시키고 있는 환자의 몸과 마음의 환경을 암이 생길 수 없는 환경으로 바꿔야 한다는 말입니다

둘째, 암은 만성병입니다.

암은 진단될 무렵에 갑자기 생긴 것이 아닙니다. 오래전부터, 평균적으로 7~15년 전부터 발병이 시작된다는 연구들이 있습니다. 그러므로 평생 관리해야 합니다. 즉 암을 만들어내는 자신의 환경을 암이 생길 수 없는 환경으로 바꾸기 위해 끊임없이 생활방식과 습관을 개선해나가는 노력을 기울여야 합니다.

셋째, 암은 면역체계가 변질된 병입니다.

암은 모든 사람에게 날마다 생깁니다. 그런데도 암 환자가 안 되는 이유는 T세포나 NK세포 같은 면역세포가 그때그때 암세포를 청소하기 때문입니다. T세포는 비정상적인 세포를 죽이거나 항체 생산을 돕고 면역기능을 조절하는 역할을 합니다. NK세포 곧 자연살해세포는 선천면역을 담당하는 중요한 세포로 암세포만 찾아내 직접 파괴하는 능력을 갖추고 있습니다. 그러나 암 환자는 이 세포들이 고장 나서 암세포를 청소하지 못합니다. 고장이 난 원인은 크게 두 가지입니다.

하나는 육체 환경이 나쁘기 때문입니다. 체내에 독소나 노폐물이 많이 쌓이고 산소나 체온이 부족하고 좋은 영양소가 부족한 환경에서는 세포가 정상적으로 생존하기가 어렵습니다. 그래서 이런 나쁜 환경에서 세포가 살아남기 위해 어쩔 수 없이 변신한 것이 바로 암입니다. 다른 하나는 암이 생기면 그때그때 면역세포의 유전자가 작동 스위치를 켜서 면역세포로 하여금 암세포를 잡아먹게 하면 되는데 그게 안 되는 것입니다. 그래서 몸과 마음을 암이 생길 수 없는 환경으로 만듦과 동시에 면역세포들이 암을 잡아먹을 수 있도록 유전자를 조절하고 면역을 증강시키는 일이 암 치유의 목표입니다.

넷째, 암은 마음의 병입니다.

마음이 항상 유쾌하고 행복하고 희망이 있어 유전자가 정상적으로 작동하면 면역세포가 잘 활성화되어 몸에 생긴 암세포를 금방금방 처리하겠지요. 그러나 심한 스트레스나 특히 불쾌한 감정, 좌절, 분노, 두려움, 절망감 같은 갈등 속에 오래 머물게 되면 유전자를 변질시켜 암이 발병하는 환경을 만들게 됩니다.

독일 의학자 리케 게르트 하머 박사가 '독일신의학'이라는 새로운 의학 체계를 발표해 화제가 되었는데요, 그는 암 환자들 마음이 모두 갈등상태에 있다고 보았습니다. 다른 사람과 분쟁 상태이거나 자기 자신과 갈등하거나 분노와 두려움이 있다는 것입니다. 이런 갈등이 뇌파와 생체전자파(Electromagnetic Wave)를 왜곡시켜 이 파장이 암 발병 유전자 스위치는 켜고 암 억제 유전자 스위치는 꺼지게 하여 암 발병 환경을 만들게 된다는 것입니다. 그렇기 때문에 암을 치유하려면 갈등을 반드시 해결해야 하고 기분 좋고 유쾌한 마음을 유지해야 합니다.

이처럼 암은 '전신병'이자 '만성병'이며 '면역체계가 손상된 병'이고 '마음의 병'입니다. 암의 이 네 가지 특성을 고려해 암 환자를 전체적이고 통합적으로 치료하는 것이 매우 중요하다는 것이 지난 100년 동안 의학의 역사에서 우리가 배울 수 있는 교훈입니다.

암을 치유하는 두 가지 전략

미국에서 온 유방암 환자를 이와 같은 전체적이고 통합적인 방법으로 치료했습니다. 암 환자를 이런 관점에서 치료할 때는 크게 두 가지 목표를 세울 수 있습니다.

첫 번째 목표는 암세포 생성을 최소화하는 것입니다. 암세포가 몸속에서 최대한 덜 생산되도록 하는 거지요. 두 번째 목표는 이미 생긴 암세포를 효율적으로 줄이는 것입니다. 이를 이루기 위해선 두 가지 전략 곧 육체의 환경과 마음의 환경을 바꾸는 방법을 사용합니다. 이 전략을 통해 위와 같은 두 가지 목표에 도달할 수 있습니다.

첫 번째 전략: 육체의 환경을 바꾸기

암을 치유하는 첫 번째 전략은 몸이 가장 편안하고 유쾌하도록 환경을 바꾸는 것입니다. 우리 몸은 기본적으로 좋은 음식을 먹고 깊이 숨 쉬고 충분히 휴식하고 기분 좋은 활동을 하는 생활습관을 추구합니다.

첫째, 햇빛을 듬뿍 받고 흙에서 자란 채소와 과일, 통곡식을 먹습니다.

될 수 있는 대로 친자연적이고 덜 문명화된 환경에서 자란 채소와 과일, 곡식과 씨앗을 먹어야 합니다. 이런 음식을 선택해서 먹는 것은 아주 중요합니다. 단순히 채식만 하라는 이야기가 아닙니다. 비닐하우스에서 인공 비료로 기른 것이 아닌, 햇빛을 받고 흙에서 자란 채소와 과일, 통곡식 등 자연식물식을 하라는 것입니다.

식물은 햇빛으로 자랍니다. 햇빛을 받은 이파리에서 엽록체가 햇빛 에너지를 이용하여 이산화탄소를 받아들이고 뿌리는 땅에서 수분을 빨아들입니다. 식물은 이렇게 모은 이산화탄소와 수분으로 탄수화물을 만드는데, 이 작용을 광합성이라고 합니다. 우리가 햇빛을 받으며 흙에서 자란 식물을 먹으면 이산화탄소는 숨으로 빠져나가고 수분은 오줌으로 나갑니다. 그러면 무엇이 남습니까? 햇빛 에너지가 남습니다. 그 햇빛 에너지가 생명의 에너지입니다.

우리가 이런 식물을 먹으면 포도당이 세포로 들어가고, 세포소기관인 미토콘드리아 안에서 포도당과 산소가 불태워집니다. 미토콘드리아는 에너지를 생산하는 발전소와 같습니다. 이 미토콘드리아의 전원을 켜고 불씨를 만드는 것이 바로 햇빛 에너지입니다. 그래서 이 과정이 순조롭게 진행되려면 햇볕을 많이 쬔 채소와 과일, 곡식과 씨앗을 될수록 조리를 덜하여 자연 그대로 먹는 것이 중요합니다.

둘째, 몸에 햇볕을 쬐고 맨발로 땅을 밟으며 걷습니다.

우리 몸은 햇볕을 받고 땅을 맨발로 밟으며 얻는 자연의 생명 에너지를 좋아합니다.

햇볕을 쬐면 면역력과 자연치유력을 높이고 비타민D 생성을 도우며 우울함도 줄일 수 있습니다. 햇볕은 필수영양소이자 보약과 같습니다. 맨발로 땅을 밟거나 맨손으로 흙을 만지며 대지의 에너지를 받는 것도 꼭 필요합니다. 만병의 원인인 활성산소와 축적된 정전기가 맨발걷기를 통해 땅으로 많이 배출됩니다. 지구는 마이너스(-) 배터리와 같고 활성산소와 정전기는 플러스(+) 전하(電荷)를 띠고 있어서 땅으로 흘러가게 됩니다. 이를 의학용어로 어싱(Earthing, 접지)이라고 부릅니다.

일본의 의사 호리 야스노리는 우리 몸속에서 심장이 뛰거나 혈액과 림프액이 흐를 때, 또 호흡하거나 음식물을 소화하면서 위와 장이 움직일 때마다 마찰이 일어나고 정전기가 발생한다고 합니다. 문고리를 잡거나 머리카락을 문질렀을 때 나오는 그 정전기 말입니다. 이 의사는 만병이 정전기에서 생긴다고 합니다. 끈적한 혈액, 좁아진 혈관, 신경세포 손상, 암세포 생성, 피부세포 손상, 인슐린 분비 감소 등 질병의 원인이 되는 이 현상들을 모두 몸속 정전기가 일으킨 소행으로 보는 겁니다.

이렇게 몸속에 쌓인 정전기는 손과 발이 땅과 접촉할 때 많이 빠져나갑니다. 바닷가에서 모래를 밟거나 잔디밭을 맨발로 걷는 것도 좋습니다. 날마다 한두 시간씩 집 근처의 흙을 밟고 맨발걷기를 하면 건강 개선에 큰 효과가 있습니다.

가장 좋은 것은 텃밭을 맨발로 밟으며 가꾸는 것이겠죠. 햇빛 에너지를 받고 자라는 채소, 요즘은 그것을 '태초의 먹거리'라고도 합니다. 채소를 재배하여 좋은 먹거리를 만들고 내 몸속 정전기도 빠져나가게 하고 좋은 생명 에너지를 받는 것입니다. 이처럼 낮에 햇볕을 쬐고 땅을 밟고 걷는 것은 아주 중요합니다. 또 저녁에 잠을 충분히 자고 휴식을 잘 취하면서 친자연적으로 생활하는 것이 수술이나 항암제, 방사선 치료보다 훨씬 더 효과 좋은 약이라고 저는 믿고 있습니다.

몇 년 전, 조류독감에 걸린 양계장 닭 수천만 마리를 폐사시킨 대참사가 있었습니다. 그때 산에 풀어놓고 키운 닭들은 조류독감에 걸리지 않고 멀쩡하게 살아 있었습니다. 자연의 생명 에너지를 받아들이며 살았기 때문입니다. 땅을 밟고 햇볕을 쬐고 바람에 피부호흡을 하고 자연에서 난 걸 먹으니 병에 잘 걸리지 않았고 병이 생겨도 쉽게 나았습니다.

우리에 갇혀 있는 사육동물들이 쉽게 병에 걸리는 가장 큰 이유는 땅을 밟지 못하고 햇볕을 쬐지 못하고 피부호흡이 제대로 되지 못해서입니다. 갇혀 지내기에 스트레스가 많이 쌓이고, 먹이도 합성사료여서 장이 손상을 입고 피의 오염도 심합니다. 산에 사는 야생동물의 대변에선 냄새가 안 나지만 돼지우리나 외양간, 닭장 옆에 가보면 악취가 심한데, 가축의 장이 부패해서 그렇습니다. 더러운 장이 피를 오염시켜 만병의 원인이 됩니다. 사람도 암과 같은 만성 난치병에 걸리면 자신을 자연에 풀어놓는 방법이 필요합니다.

두 번째 전략: 마음의 환경을 바꾸기

암을 치유하는 다음 전략은 '마음의 환경을 바꿔주는 것'입니다. 앞에서 독일 의사 하머의 갈등에 관한 이론을 소개했습니다. 실제로 우울증이나 좌절감, 절망감, 특히 배신감이나 미움, 질투심, 분노 이런 감정은 뇌파 검사를 통해서 확인해볼 수 있습니다. 그러한 왜곡된 마음의 파장은 면역세포의 유전자를 고장 내고 면역세포를 극도로 약화시킵니다. 반대로 마음이 기쁨과 희망, 감사와 사랑으로 회복될 때 손상되고 변질된 유전자가 정상으로 조절되는 효과가 있다는 것이 후성유전학으로 증명되고 있습니다.

'마더 테레사 효과'라는 말을 들어보셨나요? 인도 콜카타에서 헌신적으로 환자들을 돌보는 테레사 수녀의 다큐멘터리 영상을 어느 의과대학 학생들에게 보여줬습니다. 영상을 보기 전후의 학생들 면역세포 수치를 체크했는데, 영상을 보고 감동한 학생들의 면역 수치가 크게 상승하였다고 합니다. 이처럼 남을 돕거나 봉사하는 모습을 보기만 해도 면역력이 높아지는 것을 '마더 테레사 효과(The Mother Teresa Effect)'라고 부릅니다.

우리가 사랑을 주고받을 때 면역이 얼마나 좋아지는지 증명한 것입니다. 감동적인 영상을 보기만 해도 암이나 염증을 잡아먹는 T세포나 NK세포가 크게 증가합니다. 면역을 손상시키는 가장 큰 문제는 사랑이 없는 것입니다.

두 가지
전략으로
유방암 환자가
건강해지다 미국에서 온 유방암 환자는 육체의 환경을 바꾸고 자연과 가까이 하는 생활을 했습니다. 모발검사와 혈액검사로 몸 안에 어떤 독소가 있는지, 어떤 영양소가 부족한지를 체크해서 독소는 디톡스하고 부족한 영양소는 보충하여 산소와 체온을 올리는 방법으로 몸에서 암이 살 수 없는 환경을 만들어갔습니다.

마음의 환경은 아봐타프로그램을 통해 바꾸어나갔습니다. '아봐타(Avatar)'란 산스크리트어로 '무한한 사랑'을 뜻합니다. 삶의 문제들, 즉 삶에서 원하지 않는 현실을 지우고 자신이 원하는 현실을 창조하는 프로그램입니다. 병을 고칠 목적으로 개발한 프로그램은 아니지만, 이 프로그램에 참여한 환자들에게서 놀라운 치유 효과가 일어나 저도 환자들에게 이 프로그램을 권하고 있습니다.

이 환자분은 마음속에 있는 절망, 과거의 상처, 삶에서의 두려움과 분노 같은 갈등을 모두 해결했습니다. 늘 기쁘고 행복하게 살고 모든 사람을 넉넉히 이해하고 조건 없이 사랑하는 마음을 가지는 것을 아봐타프로그램을 통해 배웠습니다. 암에서 많이 회복된 그분은 미국으로 돌아갔습니다.

2019년 봄, 1년 만에 다시 찾아왔는데 거의 좋아져 있었습니다. 주먹 크기였던 멍울도 아주 작아졌고 겨드랑이에 전이된 부분도 거의 사라졌습니다. 다시 한 번 앞에서 소개한 두 가지 전략대로 치료받고 돌아갔는데, 지금은 아주 건강하게 지내고 있습니다.

생명 에너지가 인간 전체를 치유한다
50대 여성 유방암 수간호사 환자

2017년 50대 여성이 어느 대학병원에서 유방암 진단을 받고 저를 찾아왔습니다. 이 환자는 유명한 대학병원 외과 병동 수간호사였습니다. 외과 병동에서 오랫동안 일하면서 암 환자들을 많이 보았는데, 환자들이 수술해도 재발하여 다시 오거나 비극적인 최후를 맞이하는 것을 너무 많이 경험해 자신은 절대로 수술받지 않겠다고 생각하고 저에게 왔습니다.

이 환자도 몸의 치유와 마음의 치유를 병행했습니다. 음식을 조절하여 피를 맑게 하고 산소를 충분히 공급하며 마음의 평화를 얻었는데, 이후 암이 사라졌습니다. 지금은 자신이 훈련했던 아봐타프로그램을 더 공부하여 그것을 가르치는 교사로서 자신과 같은 환자들을 도울 준비를 하고 있습니다. 이 환자를 통해서 암 치료는 수술과 항암제, 방사선만이 유일한 길이 아니며 다른 길도 있을 수 있다는 것을 배울 수 있습니다.

제가 외과 전문의 시험을 볼 때 "암에 대한 3대 치료를 쓰시오"라는 문제가 출제되었는데, 그 답은 수술, 항암제, 방사선 치료였습니다. 당시 저는 그것만이 암 치료의 유일한 길이라고 배웠고 또 믿고 암 환자들을 치료했습니다. 그러나 지금은 그렇게 생각하지 않습니다. 여러 가지 다른 길이 있을 수 있기 때문입니다.

산 정상에 오르는 길은 하나만 있는 게 아닙니다. 산 정상에 올라가서 보면 그 길이 여러 개인 것을 알 수 있습니다. 그러나 산 중턱까지밖에 못 간 사람의 눈에는 자기가 가는 길만 보이니 정상에 오르는 길이 그 길 하나밖에 없다고 착각할 수도 있습니다. 어떤 의사나 환자가 암을 치료하는 길이 수술, 항암제, 방사선밖에 없다고 생각한다면, 그는 아직 산 중턱에 있고 아직 더 올라가야 할 길이 있다고 말할 수 있습니다.

그렇다고 제가 산 정상에 도달했다고 주장하는 것은 아닙니다. 다만, 암 환자가 어떤 치료를 할지 여러 다양한 방법 중에서 선택할 수 있음을 알아야 하기에 말씀드립니다. 환자는 자신의 소중한 생명을 위해 어떤 길이 가장 도움이 될 것인지를 깊이 생각해야 합니다. 의사들 역시 본인이 아는 길 외의 다른 길도 살펴보고 환자에게 자신의 치료를 유일한 길이라고 주장하거나 강요하면 안 될 것입니다. 환자가 취해야 할 최선의 목표는 고통을 줄이고 오래 사는 것입니다. 어떤 길이 이 목표에 부합하는지 신중하게 생각해야 합니다.

제 부전공은 '의학의 역사'입니다. 의과대학 교수로 있을 때 의학사를 가르치면서 조금 더 체계적으로 공부하고 싶어 미국 위스콘신대학의 의학사 교실과 메이요 클리닉의 의학사박물관에 가서 공부한 일이 있습니다. 수천 년 동안의 의학 역사에서 우리가 배울 수 있는 교훈은 크게 보면 두 가지라고 할 수 있습니다.

그 하나는 건강과 질병을 설명하는 단일 이론은 영원히 존재할 수 없다는 것입니다. 물론 미래에도 그런 이론은 존재하지 않을 것입니다. 이를테면 암을 치료하는 데는 수술, 항암제, 방사선만이 유일한 길이라고 주장한다면 그것은 진리에서 어긋난 것입니다. 여러 가지 다양한 길이 있을 수 있습니다.

또 다른 하나는 건강과 질병은 인간의 지성으로 알 수 없다는 것입니다. 오늘날 우리가 신봉하는 지식의 의학, 기술의 의학만으로는 병이 잘 치료되지 않는 것을 보더라도 이 말의 의미를 이해할 수 있습니다.

많은 사람이 심장이 박동하는 힘으로 온몸의 피를 돌린다고 믿고 있습니다. 이것이 진실일까요? '심장박동설'은 두 주먹 크기의 심장이 박동하는 힘으로 길이가 10만km나 되는 온몸의 혈관에 피를 돌린다는 이론입니다. 이 학설은 17세기 영국의 생리학자인 윌리엄 하비가 주창한 것으로, 지금도 그걸 믿는 사람들이 많습니다.

심장박동설은 조금만 생각해보면 말이 되지 않는 걸 알 수 있습니다. 두 주먹 크기의 심장이 쥐어짜는 힘만으로 끈적끈적하게 점액도가 높은 피를 아주 미세한 혈관을 통해 온몸 구석구석 10만km를 돌게 하는 게 가능할까요? 이미 많은 의학자가 이것이 불가능함을 증명했습니다. 유체 공학적으로 불가능합니다.

심장박동설을 반대하는 의학자 중에는 혈액순환의 원리를 모세혈관과 글로뮈 (Glomus)의 작용으로 봅니다. 우리 몸의 말초혈관 소동맥과 소정맥 사이에 글로뮈라는 밸브가 있는데, 그 밸브에서 팔과 다리 쪽으로 피를 끌어당기는 음압의 힘으로 피가 순환한다고 봅니다. 심장이 피를 밀어내고 모세혈관이 피를 당기는 협력작용이라는 것입니다.

하지만 이 이론 역시 완전하지 않습니다. 우리 심장은 피를 돌리기 위해 우심방에 있는 특별한 세포 다발인 동방결절에서 전기 자극 신호가 일어납니다. 1분 동안 60~70번 전기 자극이 발생하는데, 이 전기 자극에서 비롯된 전자파가 심장 근육 섬유를 자극해서 박동하게 합니다. 의사나 의학자들은 이러한 메커니즘과 그 과정은 알지만, 어떻게 거기에서 전기 자극이 발생하는지는 모릅니다. 즉 누가 어떻게 피를 돌리는지 정확히 알지 못합니다.

건강한 사람의 체온은 36.5도에서 37도로 유지됩니다. 몸에 체온 중추가 있습니다만, 체온이 34도 이하로 떨어지면 사망에 이를 수 있고 38도가 되면 춥고 열이 나고 심하게 아픕니다. 그러나 우리 몸은 정확하게 36.5도를 유지합니다. 누가 어떻게 유지하게 하는 걸까요?

우리가 숨을 쉬는 것도 신기합니다. 잠이 들었을 때도 우리는 숨을 들이마시고 내쉽니다. 호흡중추에서 호흡 생리를 주관하지만, 호흡의 근원적이고 전체적인 원리에 대해서 정확하게는 잘 모릅니다. 누가 어떻게 숨 쉬게 하는 걸까요?

우리는 근본적인 것, 몸에서 일어난 최초의 단서는 정확히 모릅니다. 초인간적이고 초지성적인 어떤 생명력이 외부에서 우리에게 들어오는데 이를 생명 에너지, 요즘은 생명 파장(Life Vibration) 또는 양자 파동(Quantum Wave)이라고도 합니다. 이에 관해 최근에 의학적으로 많은 탐구가 이루어지고 있습니다. 아인슈타인의 상대성이론이나 하이젠베르크의 불확정성원리에 기반한 현대 물리학은 인간의 지성으로 생명의 법칙을 완전히 알 수 없다고 여깁니다.

죽었다가 갑자기 살아난 사람들의 사례가 많이 보고되었습니다. 그러나 사람이 사망했다가 어떻게 다시 살아날 수 있는지 그 원리와 이유는 모릅니다. 어떤 생명력이 있는 것은 아닐까요? 의사에 의해 확인된 사망자가 다시 살아난 것을 의학 용어로 '자동소생현상'이라고 합니다. 다른 말로는 라자루스증후군이라고 하는데, 신약 성경에서 나사로라는 청년이 죽었다가 살아난 이야기에서 유래된 말입니다. 이처럼 인간의 지성으로는 알 수 없는 어떤 생명력이 인간에게 들어오고 있는 것으로 추정할 수 있는데, 이 현상에 관한 의학적인 탐구가 지금 많이 진행되고 있습니다.

물고기는 물 밖에 있으면 바로 죽게 되므로 물속에 있어야만 생명력이 들어옵니다. 그런데 물고기는 자기가 물속에 있는 것을 알고 있을까요? 아마 잘 모를 겁니다. 인간도 생명력이 충만한 생명 에너지의 바닷속에 살고 있는데 감지하지 못하는 것은 아닐까요? 인간의 한정된 인식 능력을 벗어나는 사물에 대해서 우리는 알 수가 없습니다.

생명 에너지가 통하게 하기

치유는 인간의 지성만으로는 이해하기 어렵습니다. 앞에서 언급한 유방암 환자가 수술받지 않고도 치유된 것은 바로 우주 자연에 충만한 생명 에너지가 작용한 결과라고 볼 수 있습니다. 생명 에너지가 심장이나 여러 경로로 들어오는데, 그 에너지가 들어오면 뇌파와 생체전자파를 매개로 하여 생명력을 전달하여 유전자를 작동시킬 뿐만 아니라 전신의 생리를 조절하는 데 영향을 미칩니다. 그 생명 에너지가 제대로 소통되지 못하면 피 흐름, 생체 전기(정전기)의 흐름, 마음의 흐름에 장애를 가져와 여러 가지 병증으로 나타나게 됩니다.

동양의학에서는 "통즉불통 불통즉통(通卽不痛 不通卽痛), 잘 통하면 고통이 없고 병이 없는데 막히면 통증과 병이 생긴다"고 합니다. 허준의 『동의보감』「내경편」에 '정기신(精氣神)'이라는 말이 나오는데 정(精)은 육체를 뜻하고, 기(氣)는 생기를, 신(神)은 마음이며 영적인 작용을 뜻합니다. 강물로 치면 상류가 마음, 중류가 생기, 하류가 육체라고 할 수 있습니다. 강물을 깨끗하게 하려면 하류만 청소해서는 안 됩니다. 상류, 중류, 하류 모두를 정화해야 합니다. 마음과 생기와 육체 전체가 잘 통할 때, 즉 인간 전체가 치유될 때 병이 낫습니다.

위대한 의사이자 의학 사상가인 파라켈수스는 스위스 바젤대학 의과대학 교수로 부임한 첫날, 당시의 정통의학인 갈레누스 교과서를 교탁 위에 올려놓고 학생들이 보는 앞에서 불태우며 이렇게 가르쳤습니다.

"정통의학이야말로 의학의 발전을 가로막는 가장 큰 장애다. 우리가 보고 따라 배워야 할 책은 오직 환자뿐이다. 환자만 잘 관찰하라. 고정관념과 거짓된 굴레를 벗어던지고 오직 사실과 진리만을 추구하라. 자연을 관찰하고 자연으로 돌아가라."

파라켈수스는 "사람의 병을 치유하는 치유력은 의사에게서 나오는 게 아니라 자연으로부터 나온다. 따라서 의사는 열린 마음으로 오직 자연으로부터 다시 출발하라"고 설파하였습니다.

이를 정리하면, '치유력은 수술이나 약에서 나오는 게 아니다. 자연에 있는 생명 에너지로부터 오는 것이니 생명 에너지를 믿으라'는 것입니다.

마르틴 루터와 파라켈수스는 같은 또래로 독일에서 나고 자랐습니다. 두 사람 사이에 어떤 교류가 있었는지 확인할 수 없으나 두 사람의 사상과 세계관은 아주 유사하며, 루터는 종교개혁을 이루었고 파라켈수스는 의학개혁을 이루어 근대의학의 시조가 되었습니다. 그래서 파라켈수스는 '의학의 마르틴 루터' '메디컬 프로테스탄트'로 일컬어지기도 합니다.

마음의 치유로 암이 낫는다
60대 폐암 환자

2019년 1월, 60대 남성 폐암 환자가 저를 찾아왔습니다. 이분은 2018년 초에 어느 대학 병원 암 센터에서 폐암 절제수술을 받았는데, 3~4개월 만에 같은 쪽에 암이 재발했습니다. 항암 치료 과정에서 반대쪽 폐에 암이 또 나타났습니다. 계속되는 항암요법이 너무 힘들어 저에게 오셨는데, 이 환자에게 배울 점이 많습니다.

이분은 공무원을 양성하는 학원에서 아주 성공한 강사로 활동하고 있는데, 20대 초반부터 고급 공무원 시험에 계속 도전했지만 합격하지 못했다고 합니다. 금방 될 듯했는데 안 되자 다시 도전하고, 한 번만 더 하면 될 것 같아 계속한 것입니다. 결국 마흔 무렵에 이제 그만해야겠다고 생각했습니다. 그동안 쌓인 경험과 법률 지식이 많아 학원 강사로 성공했습니다.

이분의 마음 세계를 한번 생각해봅시다. 20년 가까이 계속 시험을 준비하면서 마음이 어땠을까요? 얼마나 힘들었을까요? 그 긴장과 과로와 실패했을 때의 절망감이 반복되었을 겁니다. 20년 동안 해온 것이 안 되어 접을 때는 또 얼마나 힘들었겠습니까? 그 후 강사로 성공했어도 고급 공무원이 된 동료들이 잘나가는 걸 보면서 자기를 긍정적으로 받아들이지 못하고 거듭 실패한 자신을 용서할 수 없었습니다.

경험이 많은 의사들은 환자들에게 암이 발병할 무렵에 심각한 과로나 스트레스가 있었음을 흔히 봅니다. 예를 들면, 주식으로 돈을 벌 생각에 밤잠을 설치며 수년 동안 애쓴 사람, 책을 쓰거나 논문을 준비하느라 스트레스를 심하게 받은 사람, 각종 시험 준비로 노심초사하며 과로한 사람들에게서 흔히 암이 발병하는 걸 볼 수 있습니다. 또 배신당했거나 어떤 사건을 겪으며 절망하거나 극도의 분노로 참지 못하는 등의 심각한 스트레스를 겪은 후 암이 발병하는 것도 자주 볼 수 있습니다. 이러한 마음의 분노와 두려움, 누적된 스트레스가 암 발병의 원인으로 작용한다는 것은 의학적으로 증명되고 있습니다.

암을 가진 채로도 행복하면 낫는다

암 예방이나 성공적인 암 치료를 위해 심신의 휴식과 마음의 평화를 유지하는 것이 얼마나 중요한지 모릅니다. 이 폐암 환자분은 육체와 마음의 환경, 두 가지 환경을 변화시켜 심신을 해독하고 면역력을 증강시키는 요법을 실행했습니다.

육체의 환경은 제가 늘 강조하는 생채식과 맨발걷기로 변화시켰습니다. 섬유소즙이나 생채소즙을 자주 마시고 생과일, 채소, 통곡물 등 자연식물을 주식으로 했습니다. 밤에 충분히 잠을 자고, 점심 식사 후에도 잠깐 낮잠으로 휴식을 취했습니다. 낮에 햇볕을 쬐며 맨발로 땅을 밟고 자주 산책했습니다. 혈액 내 죽은 암세포나 염증성 노폐물을 배설하기 위해 커피관장도 자주 했습니다. 이런 방법들이 육체 환경을 변화시켜줍니다.

마음의 환경은 평안함과 행복감이 늘 유지되게 하는 것입니다. 그 훈련을 위해 8박 9일 동안 아바타프로그램에 참여했는데, 이분은 이 과정에서 관점의 대전환이 일어났습니다. 이전에는 자신을 돌아보면서 실패한 인생으로 여겼으나 이제는 완전히 긍정적인 마음으로 자신을 바라보게 되었습니다.

'아, 내가 고급 공무원에 합격하지 못했지만, 지난 20년 동안 학원 강사를 하면서 많은 제자가 공무원이 되도록 도와주었구나. 그들이 공무원 시험에 합격해 보람 있게 살도록 도운 것이 훨씬 더 복된 일이었다. 내가 고급공무원이 된 것보다 지금 오히려 잘됐다.'

이렇게 관점이 바뀌면서 마음에 큰 행복이 찾아온 것입니다.

많은 암 환자와 그 가족들은 '이 암만 나으면 행복하겠다'고 생각합니다. 물론 암이 나으면 행복하겠지만, 반대입니다. 마음이 행복해야 암이 낫습니다. 암을 가진 지금 이대로도 행복해야 암이 낫는 겁니다. 이 폐암 환자분도 마음의 치유 훈련을 통해 자기 자신을 용서하고 마음의 평안을 회복하여 행복해졌습니다. 얼마 후 치료받던 암센터에 가서 검사했는데, 재발했던 암이 사라져버렸다고 합니다.

암 환자들이 꼭 알아야 하는 것은 지금 자신의 마음 가운데 있는 갈등을 해결해야 한다는 것입니다. 특히 자기 자신을 용서하지 못하고 갈등하고 있다면 어떤 암 치료보다 이를 먼저 해결해야 합니다.

우리는 무엇 때문에 행복한가?

하버드대학에서 행복학을 가르치는 산드라 프레드릭슨 교수가 이런 실험을 했습니다. 자신이 행복하다고 생각하는 사람들을 모이게 했습니다. 그들을 설문 조사하면서 우선 본인이 행복하다고 생각하는 이유를 쓰게 했습니다.

설문조사 결과 두 그룹으로 나눌 수 있었습니다. 한 그룹은 '나는 돈이 많아서 좋은 자동차를 사고 마음대로 여행 다닐 수 있으며 아름다운 배우자도 있고 사회 권력을 가지고 있으며 세상 사람들의 인정을 받는다'고 생각하는 사람들로, 경제적 물리적 조건이 충족되어 행복하다는 그룹이었습니다. 다른 한 그룹은 '물리적 경제적 조건은 조금 부족하지만 내 삶은 정말 보람 있고 행복하다. 나는 다른 사람에게 도움 되는 일을 하는 존재이기에 행복하다'는 사람들이었습니다.

이 두 그룹 참가자들의 혈액 검사를 했는데, 놀랍게도 큰 차이가 있었습니다. 경제적으로 풍요롭거나 물리적 조건이 충족되어 행복하다는 첫 번째 그룹은 염증을 억제하는 면역물질이나 암세포를 억제하는 유전자 또는 면역세포인 T세포, NK세포 활성도가 정상보다 낮은 사람이 많았습니다. 그러나 경제적, 물리적 조건은 부족하더라도 내가 하는 일이 가치 있고 행복하다는 두 번째 그룹 사람들은 첫 번째 그룹에 비해 염증이나 암을 억제하는 면역물질과 유전자가 훨씬 더 강력하게 작용하고 있다는 사실을 발견했습니다.

이런 실험을 통해서 알 수 있듯이, 암 환자들은 자기 자신을 용서하고 만족하며 자기 삶을 행복하게 하는 것이 무엇보다도 좋은 치료입니다. 마음의 치유는 정신신경 면역학이나 암 면역학, 신경종양학(Neuro-oncology) 같은 연구를 통해서도 그 효과가 증명되었습니다. 미국 플로리다주 마이애미의 리사 랭킨이라는 의사는 『치유혁명(Mind Over Medicine)』이라는 책을 통해 이렇게 밝힙니다. 암 환자를 오랫동안 관찰했는데 마음이 변화하지 않으면 암이 완치되지 않았다고 합니다.

앞의 폐암 환자처럼 지금까지 살아온 자신의 삶에 만족하지 못하고 자기를 용서하지 못하며 자기가 하는 일에도 보람을 느끼지 못함으로써 면역력이 낮아져 암이 발병했는데, 암과 싸우면서도 그런 마음이 바뀌지 않으니 암세포가 억제되지 않았습니다. 그런데 마음의 관점이 크게 바뀌자 극적으로 치유된 것입니다. 저는 모든 암 환자에게 병원에서 전문적인 암 치료를 받더라도 마음의 변화를 가져오는 치유를 꼭 하시도록 권하고 있습니다.

이미 나았다는 믿음이 암을 낫게 한다

제가 환자들에게 마음의 치유 도구로 늘 권하는 아봐타프로그램에 관해 좀 이야기하려고 합니다.

저는 1994년에 우연히 이 프로그램을 알게 되어 미국 플로리다주 올랜도에서 열린 아봐타프로그램 마스터코스에 참석했습니다. 그곳에서 이스라엘 출신 의사인 하녹 탈머(Hanock Talmer)를 만났는데, 그는 플로리다 게인스빌에서 주로 암이나 에이즈 같은 난치병 환자를 치료하는 병원을 운영하고 있었습니다. 그는 마음의 치유가 난치병 치료에 효과가 있으며, 이를 위해 아봐타프로그램을 모든 환자에게 응용한다고 했습니다.

닥터 탈머는 아봐타프로그램이 삶의 모든 문제를 해결하는, 즉 삶에서 원하지 않는 현실을 지우고 원하는 현실을 창조하는 기술이며, 질병 치료만을 위한 도구는 아니라고 했습니다. 그러면서 농담으로 이런 이야기도 해주었습니다. 남성들의 발기부전 치료약으로 유명한 비아그라는 원래 폐동맥 고혈압을 조절하기 위한 혈압강하제였는데, 뜻밖에도 그걸 먹은 사람들의 발기부전 문제가 좋아졌다는 겁니다. 그 결과 비아그라는 주객이 전도되어 혈압약이 아닌 발기약이 됐다고요. 아봐타프로그램도 원래는 병을 치료하는 것이 목표가 아니었는데, 참여한 환자들에게서 놀라운 치유 효과가 있어 자신은 이를 치료 방법으로 활용한다고 했습니다.

탈머는 지난 20년 동안 암 환자를 관찰한 결과, 암 환자는 세 부류로 나눌 수 있다고 했습니다.

첫 번째 그룹은 암이 낫기 어렵다고 믿는 대중 의식을 그대로 받아들인 그룹입니다. 수많은 환자뿐만 아니라 의사들까지도 암은 낫기 어려운 난치병이라고 믿지 않습니까? 이를 그대로 의심하지 않고 믿는 환자들이 가장 극심한 고통을 당하고 평균 수명도 가장 짧다고 합니다.

두 번째 그룹은 암이 낫기 어렵다는 대중들의 집단 신념을 믿으면서도 한편으로는 나만은 암이 나을 수 있다는 의지와 믿음을 갖고 노력하는 사람들입니다. 이 그룹 환자들은 첫 번째 그룹 환자들보다 비교적 덜 고통받고 평균 수명도 조금 더 길었습니다.

세 번째 그룹은 암은 낫기 어렵다는 대중 신념을 결코 받아들이지 않았던 환자들입니다. 그들은 '나는 반드시 낫는다', 더 적극적으로는 '나는 이미 다 나았다'와 같은 담대한 믿음을 가지고 삶의 높은 목표를 향해서 도전적으로 나아간 사람들입니다. 그들에게선 어느 날 홀연히 암이 사라져버리는 일이 일어난다고 했습니다. 암이 이미 다 나았다는 이 믿음을 확실하게 하는 데 가장 도움이 된 프로그램이 아봐타프로그램이라는 것입니다.

저도 닥터 탈머를 처음 만난 1994년부터 지금까지 많은 환자에게 이 프로그램을 권하고 있는데요, 저 역시 이 프로그램의 훈련을 통해 '다 나았다'고 신념을 바꾼 환자들에게서 놀라운 효과가 일어나는 것을 늘 보고 있습니다.

암을 극복하는 최선의 방법은 예방

암을 극복하는 가장 좋은 치료법은 예방입니다. 일단 암 진단을 받으면 대체로 어려움에서 벗어나기 어렵기 때문에 예방이 가장 좋은 치료법이라는 뜻입니다.

오늘날 우리나라 성인 3명 중 1명이 암 진단을 받고, 4명 중 1명이 암으로 사망한다고 합니다. 선진국일수록 암 발병률이 더 높습니다. 일본과 미국은 지금 2명 중 1명이 암 진단을 받고, 3명 중 1명이 암으로 사망한다는 통계가 있습니다. 20세기 중후반부터 현재까지 사망 원인 1위가 암입니다. 우리는 암 대란 시대를 살고 있으며 암은 시대의 역병입니다. 의학이 암을 잘 해결하면 좋을 텐데 한계가 있습니다.

19세기에 가장 높은 사망률을 보인 병은 결핵이었습니다. 19세기 초엔 결핵 환자의 사망률이 무척 높았는데 19세기 중반인 1850년 무렵부터 결핵 발병률과 사망률이 급격하게 떨어지기 시작했습니다. 1882년 코흐가 결핵균을 발견하면서 결핵이 세균에 의한 전염병임을 알게 되었습니다. 그전에는 사람이 어떤 원인인지 모르지만 밥을 먹지 못하고 마르며 피를 토해 죽는 병으로만 알았습니다. 결핵균에 의한 전염병이라는 것은 결핵이 많이 줄어든 19세기 말이 되어서야 알게 된 것입니다. 결핵 치료 약인 '스트렙토마이신'도 결핵이 급격히 줄어들기 시작한 1850년 무렵부터 100년이나 지난 1946년에 처음 개발되었습니다.

이처럼 결핵 환자와 사망자가 줄어든 것은 의학의 발전과는 아무 상관 없습니다. 문명이 발달해, 다시 말해 의식주 상태가 좋아져서 결핵 발병과 사망률이 줄어든 것입니다. 예전에는 영양 결핍과 불결한 위생 상태, 과로와 자연환경으로부터의 많은 도전 등으로 결핵이 많이 발병했으나 생활환경과 조건이 개선되면서 줄어든 것입니다.

암도 이런 관점에서 봐야 합니다. 저는 암이 의학의 발전으로 좋아질 것으로 기대하지 않습니다. 19세기 역병인 결핵이 줄어들자 암이라는 새로운 역병이 나타났습니다. 결핵이 영양 결핍에 의한 것이었다면, 암은 과식에 의한 영양 과잉과 불균형, 화학물질에 의한 환경오염, 스트레스 등이 원인입니다. 그러니까 암은 하나의 문명병입니다. 결핵도 100년쯤 지나자 환자가 많이 줄어든 것처럼, 암도 100년쯤 지나면 줄어들기 시작하지 않을까 합니다.

암을 예방하려면 어떻게 해야 할까?

암을 예방하기 위해선 암 발병 원인을 고치면 되지 않을까요? 잘못된 음식의 과식과 화학물질의 오염, 지나친 스트레스, 휴식 부족을 가져오는 생활 습관과 방식, 환경을 바꿔야 합니다.

사람이 생존하기 위해 반드시 필요한 것이 무엇입니까? 우선 숨을 쉬어야 삽니다. 두 번째는 음식을 먹어야 하고, 세 번째는 활동 곧 운동과 일입니다. 네 번째는 마음을 쓰는 일이고, 다섯 번째는 관계, 곧 자연환경과의 관계나 인간관계 같은 사회적인 관계를 잘해야 합니다. 이처럼 생존의 필수요건인 숨쉬기, 음식, 활동, 마음, 관계, 이 다섯 가지를 잘하면 건강하고 잘못하면 건강이 나빠집니다. 의학이란 이 다섯 가지 요건이 잘되도록 돕는 보조 수단이라고 말할 수 있습니다. 모든 건강법도 잘 살펴보면 이 다섯 가지 범주 안에 다 들어 있습니다.

첫째, 숨쉬기

숨쉬기는 들숨과 날숨, 내쉬기와 들이쉬기입니다. 가장 좋은 숨쉬기는 옛 가르침처럼 '심장세균(深長細均)', 즉 숨은 깊고 길고 가늘고 고르게 쉬는 게 우리 건강에 가장 좋습니다. 일본의 백은(白隱) 선사의 저서 『야선한화(夜船閑話)』에 유명한 호흡법 이야기가 나옵니다. 책 제목이 '달밤에 호수에서 배를 타고 한가롭게 나누는 이야기'인데, 그 풍경이 무척 정겹지 않습니까? 숨은 다음과 같이 쉬라고 이야기합니다.

"깃털이나 솜털을 코에 대도 흔들리지 않을 만큼 정말 고요하고 깊고 천천히 숨을 들이쉬고 내쉬는 것을 300번 반복하면 모든 병이 낫는다."

이 호흡법은 아주 뛰어난 효과가 있습니다. 누구나 해볼 수 있는 실천법이기도 합니다. 누워서 하거나 앉아서 해도 괜찮고 저녁에 잠자리에 들어서 해도 괜찮습니다. 이 방법대로 숨 쉬다 보면 호흡수를 잊어버리기도 하는데 어쨌든 300개까지 헤아리며 숨을 쉽니다. 하다 보면 호흡이 딱 멈추어 숨이 안 쉬어지는 것처럼 생각이 고요하고 마음이 편안해집니다.

암을 일으키는 배후에는 자율신경 장애가 자리 잡고 있는데요. 대체로 교감신경이 흥분하고 부교감신경이 약해져 있는데, 이 자율신경을 조화롭게 회복하는 방법 중에 가장 효과적인 방법이 호흡법입니다. 숨쉬기를 통해 자율신경을 조절할 수 있는데, 고요하고 가늘고 고르게 숨 쉬는 것, 이것이 숨쉬기의 핵심입니다.

둘째, 음식의 섭생

암 예방을 위해 음식은 아주 중요합니다. 아침에는 생채소즙, 과일, 견과류, 올리브유나 코코넛오일 같은 식물성오일을 가볍게 먹도록 권합니다.

저는 1992년에 미국의 유명한 의사 디팩 초프라에게 인도 아유르베다 의학의 고급과정까지 연수를 마친 후 '한국인 아유르베다 메디컬 닥터 1호'라는 자격증을 받았습니다. 아유르베다 의학에서는 태양이 정중에 왔을 때, 즉 점심에 가장 주된 식사를 하는 게 좋은데, 그 이유는 점심때가 우리 생리 활동이 가장 왕성하기 때문이라고 합니다. 아침과 저녁은 가볍게 먹고 점심으로는 충분히 좋은 식사를 하는 게 좋다는 것입니다.

아침은 생채소즙이나 계절 과일과 코코넛오일, 기, 올리브유 같은 오일을 먹고 배가 고프면 식간에 과일을 더 먹습니다. 몸에 좋은 음식은 채소와 과일, 씨앗, 곡식인데, 점심은 발아현미와 여러 가지 잡곡으로 지은 현미밥을 100회 이상 잘 씹어서 먹고, 생곡식가루를 식사 전에 한두 숟가락 먹으면 더 좋습니다. 생곡식가루는 현미와 현미 찹쌀을 한 되씩, 율무, 차조, 수수는 한 홉씩 물에 씻은 후 그늘에 말려 가루로 만들어 냉동실에 보관해두고 먹을 수 있습니다.

저녁도 현미밥을 먹되 점심때와 똑같이 생곡식가루를 한두 숟가락 먼저 먹습니다. 저녁으로 생곡식가루만 먹는 분들도 있지만, 암 환자들은 음식을 잘 먹어야 하므로 현미밥이 좋습니다. 단, 비만이나 대사장애가 있다면 적게 먹는 것이 좋으니 저녁에 생곡식가루와 채소만 먹어도 좋습니다. 반찬은 생채소, 미역이나 다시마와 같은 해조류, 여러 종류의 나물, 청국장이나 된장, 코코넛오일이나 기 같은 식물성 기름을 권합니다. 고기와 생선 등 동물성 음식을 먹을 수도 있지만, 한꺼번에 많이 먹지 말고 조금씩 자주 먹는 걸 권합니다. 동물성 음식을 먹을 때는 반드시 생채소를 많이 먹습니다.

좋은 음식을 먹는 것도 중요하지만 노폐물을 잘 배출시키는 것도 중요합니다. 이를 위해 유기농 커피관장이나 레몬즙관장을 하루에 한 차례 이상 하면 좋습니다. 커피관장이 부담스럽다면 체온 정도의 따뜻한 물에 레몬 두세 개의 즙을 섞어 레몬즙관장을 해도 좋습니다. 커피관장을 하기 전에 생채소즙을 먹거나, 관장한 다음 발효식초 한두 숟가락을 미지근한 물에 타서 마시는 것도 좋습니다.

셋째, 활동

활동이란 운동과 일을 뜻하며 과로는 금기입니다. 『성실하지만 않으면 건강해진다』는 책도 있습니다. 성실함이 과하면 교감신경이 흥분하고 에너지 낭비가 지나쳐 암이 발병하기 쉬운 환경을 만들게 됩니다. 일과 운동을 적당히 하는 게 좋습니다. 운동 중에서 가장 좋은 방법은 맨발로 땅을 밟고 햇볕을 쬐면서 걷는 것입니다. 맨발걷기를 세 끼 식사처럼 하루 3회 이상 1회 30분 이상, 눈이 오나 비가 오나 꼭 실천하기를 권합니다.

저는 암 환자들에게 맨발로 흙을 밟으며 자기가 먹을 채소를 가꾸는 텃밭 가꾸기를 하라고 권합니다. 맨발로 땅을 밟고 햇볕을 쬐는 건 어떤 약보다 좋은 약입니다. 휴식도 중요합니다. 초저녁부터 충분한 숙면을 취하는 게 좋습니다. 암 환자는 잠을 많이 자야 하므로 점심 먹고 나서도 꼭 낮잠을 조금씩 자는 게 좋습니다. 맨발걷기는 숙면을 취하는 데도 도움을 줍니다.

물은 되도록 따뜻한 현미숭늉을 주로 마시는 게 좋습니다. 식사 전후 30분~1시간 동안은 물을 마시지 않는 것이 좋은데, 그래야 위장이 음식물을 잘 소화할 수 있습니다. 오늘날은 냉기가 많은 시대입니다. 암 발병이 저체온과 관계있다는 것은 의학적으로 증명되기도 했습니다. 자기 전에는 뜨거운 물로 목욕하거나 몸이 따뜻해지는 여러 온열요법을 실천합니다. 따뜻한 물 마시기도 좋습니다. 냉장고에 있는 찬 것을 먹지 말고, 흰 우유, 흰밀가루, 흰설탕, 흰쌀밥, 흰소금처럼 냉기가 있는 하얀 색깔의 음식을 되도록 줄입니다. 붉은 토마토나 사과, 비트, 당근처럼 붉은 색깔의 음식을 권합니다.

넷째, 마음

저는 암 환자 가족에게 꼭 당부하고 싶은 말이 있습니다. 부모가 암에 걸리면 자식들이 따라서 암에 걸리는 것을 많이 봤습니다. 암은 유전병이 아닌데 왜 그럴까요? 그것은 암을 만든 부모의 생활 습관과 방식, 환경, 그리고 사고방식을 그대로 자식이 이어받았기 때문입니다.

또 중요한 것은 부모가 암에 걸렸으니 나도 암에 걸릴지 모른다는 불안한 생각을 늘 마음에 품고 있는 사람들이 있는데 그 생각을 꼭 지워야 합니다. 암에 대한 근심 걱정과 염려를 완전히 지우고 건강만을 마음에 간직하도록 신념으로 바꾸는 게 중요합니다. 암에 대한 근심 걱정이 암을 끌어들일 수 있다는 것은 후성유전학에서도 밝혀졌습니다.

마음 문제는 두 가지입니다. 하나는 불쾌한 감정을 버리는 일이고 다른 하나는 유쾌한 감정을 가지는 것입니다. 우리가 암을 끌어들이는 방법은 불쾌한 감정을 많이 가지는 것입니다. 불쾌한 감정을 유쾌한 감정으로 바꾸기 위해 마음 가운데 두려움과 분노, 근심 걱정을 지우고 감사와 사랑의 마음이 유지되도록 하는 게 중요합니다. 아봐타프로그램의 '화해의 언덕 오르기' 훈련법은 이런 변화를 가져오는 데 큰 도움이 됩니다.

다섯째, 관계

암을 예방하려면 내가 영적 존재로 기능하는 훈련이 필요합니다. 삶에서 보통은 기쁨이 일어나야 웃지 않겠느냐고 말합니다. 그러나 그 반대입니다. 내가 늘 웃는 연습을 하면 기쁨이 일어납니다. 될 수 있는 대로 다른 사람에게 친절하게 말하고 배려하고 다른 사람에게 봉사하는 마음은 암 예방에 큰 도움이 됩니다. 이기적인 생각에 사로잡혀 있으면 암이 온다는 연구 결과도 있습니다.

마음 가운데 행복감과 기쁨을 주는 삶의 목표를 향해 도전적으로 나아가야, 그리고 삶이 기쁨과 행복 속에 있어야 암이 찾아오지 않습니다.

암에 지지 않는 사람들의 성공 스토리 첫 번째 사례
82세 간암 할아버지 환자

암은 치료하고 나서도 재발하는 경우가 많습니다. 왜 그럴까요? 눈에 보이는 암만 치료하고 암의 원인을 치료하지 않았기 때문입니다.

암이란 단순히 종양이 아니라 몸속에서 악성 세포를 만들어내는 생물학적 과정입니다. 암세포를 생산하는 시스템의 작동 스위치를 꺼야만 암이 사라집니다. 그것을 끄지 않았다면 겉으로 보이는 암은 치료된 듯 보여도 몸속에서는 계속 암이 생성되고 있는 것입니다.

따라서 암 치유에서 그 어떤 치료보다 더 시급하고 중요한 것은 암이 살 수 없는 체내 환경으로 바꾸는 것입니다. 이처럼 암의 스위치를 끄는 치유법을 통해 극적으로 좋아진 환자들을 소개하려고 합니다.

2016년 초여름, 82세 할아버지 환자가 C형 간염이 간경화로 진행하여 간암이 되었다고 찾아왔습니다. 어느 대학병원에서 오래 살아도 3개월을 못 넘길 것 같다는 절망적인 말과 함께 호스피스를 알아보라고 권유받았다고 합니다.

그분께 가르쳐드린 방법은 암의 스위치를 끄는 것이었습니다. 몸속 환경을 암이 생성되지 않도록 바꾸는 것입니다. 치유는 세 가지 차원, 즉 몸의 치유, 마음의 치유, 영성의 치유인데, 동양의학의 정기신(精氣神, 육체·생기·마음)을 통합하여 치료하고, 통합의학의 마음·몸·영성(Mind·Body·Spirit)의 통합치유와 같습니다. 2000년 전 철학자 플라톤도 "많은 의사가 몸만 치료하는데 이것은 무지의 소치이며, 몸과 마음과 영혼의 세 차원을 연결해서 치유하면 못 고칠 병이 없다"고 가르쳤습니다. 세 가지 차원의 통합적, 전인적 치유가 최고의 효과를 발휘합니다.

첫째, 몸의 치유

이 과정은 체내 세포의 기능을 정상으로 회복시키는 것인데, 해독과 면역 증강, 두 가지입니다. 체내 독소를 체크하여 해독하고 세포 재생에 필요한 필수영양소와 산소와 체온을 더하는 치유입니다.

우선 환자의 모발조직 중금속검사로 중금속과 독성, 필수영양소의 과부족을 확인한 후 교정 과정을 진행합니다. 그리고 건조채소분말을 따뜻한 물에 타서 자주 마시게 합니다. 간경화나 간암이 있다면 독성이 있는 생채소즙보다 저온 건조한 채소분말을 따뜻한 물에 타서 효소와 함께 마시는 것이 좋습니다.

또 병 없이 살아가는 야생동물의 생활방식을 참고하여 맨발로 땅을 밟고 걷기를 계속했습니다. 중환자일수록 맨발걷기를 많이 해야 합니다. 이처럼 땅과 내 몸이 연결되는 맨발걷기로 접지할 때 암의 원인이 되는 체내 활성산소와 정전기가 배출되고, 혈액순환이 좋아져 세포에 산소 공급이 잘되고, 스트레스 호르몬을 조절하여 기분이 좋아지고 생기가 활성화됩니다. 암 환자가 날마다 4~5시간 이상 맨발걷기를 한다면 놀라운 효과가 있을 것입니다.

이와 함께 혈중 산소를 높여주는 피부호흡(풍욕)과 해독을 위한 커피관장(또는 레몬즙관장)을 하루 4회 이상 하게 했습니다.

이분은 3개월 시한부 선고를 받은 절망적인 상황이었지만, 이를 이겨내고 아무렇지도 않게 건강하게 지냈습니다.

2년이 지난 어느 날 우리 병원에 방문했는데, 마침 여러 암 환자와 가족 약 20여 명가량이 모인 자리에서 이 할아버지 환자가 자신의 체험담을 이야기했습니다. 여러 사람 가운데 이 할아버지 암 환자 얼굴이 가장 건강하고 좋아 보여 저도 놀라웠습니다.

이분은 마음으론 '다 나았다' '완전케 되었다'고 믿고 다 나은 사람처럼 온종일 흙을 밟고 맨발걷기를 하면서 웃는 얼굴로 "감사합니다, 감사합니다, 감사합니다"를 속삭였다고 합니다.

둘째, 마음의 치유

마음속에서 내 생명을 해치는 생각은 버리고, 살리는 생각은 더하는 치유입니다. 암 환자들이 절망과 슬픔, 두려움과 분노의 마음에서 벗어나는 것이 무엇보다 중요합니다. 환자 대부분은 암 때문에 두려워하고 슬퍼하며 절망스러워하는데, 환자가 병을 보고 병을 생각하고 병을 말하면 병의 힘이 점점 커지지만, 반대로 오직 건강 회복만 보고 건강을 말하고 건강만 생각하면 건강의 힘이 커집니다.

생각이 세포에 미치는 영향을 규명한 저서 『신념의 생물학』으로 유명한 세포생물학자 브루스 립튼(스탠퍼드대학 교수)의 이야기입니다.

미국 국민의 평균수명이 75세일 때, 미국 의사들의 평균수명이 몇 살쯤이었을까요? 놀랍게도 75세의 숫자 7과 5의 위치를 바꾼 57세였습니다. 다른 선진국 의사들의 평균수명도 보통 사람보다 10~15년 정도 적습니다.

그 이유를 많이 연구했는데, 우리나라에도 의사들의 평균수명이 낮은 것에 관한 연구 논문이 있습니다. 그 논문들을 보면, 의사들이 과로와 스트레스가 많고, 병원 내 감염 등에 노출되어 건강을 해치는 것이 큰 원인이라고 쓰여 있습니다. 그런데 립튼은 의사들이 날마다 아침부터 저녁까지 병을 보고 병을 생각하고 병을 말하고 있기 때문이라고 합니다. 이것이 의사의 의식 속에서 병의 청사진을 만들어내는 데 관여한다는 것이지요.

그러므로 의사나 환자나 병만 보고 병을 공격해서 병만 없애려 하지 말고, 건강을 보고 건강을 생각하고 건강을 말하고 건강을 키우는 방법을 선택할 수 있어야 합니다. 즉 적군을 공격하려고만 하지 말고 적과 평화 공존하면서 아군의 힘을 키워 적을 무력화시키는 방법도 있는 것입니다.

저는 이 간암 환자에게도 병을 보지 말라고 했습니다. C형 간염이니 간경화니 간암이니 하는 생각을 버리고 "나는 이미 다 나았다. 완전케 되었다!"라고 말하게 했습니다. 이분은 기독교인이어서 성경에 나오는 "다 나음을 입었다"라는 말과 "온전케 되었다"라는 내용에서 영감을 얻어 "다 나음을 입어서 감사합니다. 완전케 되어서 감사합니다"라고 수만 번씩이나 입으로 시인하는 실천을 했다고 합니다. 맨발걷기를 하면서도 이 말만 되풀이했다고 합니다.

셋째, 영성의 치유

영성의 치유는 자기 자신이 다만 물질로 이루어진 육체가 아니라는, 즉 '내 몸 = 나'라는 생각을 버리는 것입니다. 대신 '나는 영원히 죽지 않는 영적 존재'임을 깨닫고 그런 존재로 살아가게 하는 것입니다. 그분에게 아봐타프로그램 중 '몸 돌보기' '몸 다루기 런다운' 훈련을 하게 해 자신은 무한한 능력을 가진 영적 존재임을 깨닫게 했습니다.

이 할아버지 암 환자는 암에 걸린 자신의 육체가 곧 나라는 생각을 버렸습니다. 대신 자기 몸을 사랑스럽고 귀여운 애완동물처럼 대상으로 바라보며 쓰다듬고 사랑해주면서 "다 나아서 감사합니다, 완전케 되어서 감사합니다"라고 했습니다. 또 타인을 사랑하고 용서하며 타인에게 감사하는 마음을 회복하는 연습도 했습니다.

이분은 "감사합니다"라는 말을 하루에 5만 번을 했다고 합니다. 만 번 하는 데 약 세 시간 걸리니, 5만 번을 했다는 것은 온종일 한 겁니다. 석 달을 못 넘긴다고 했는데, 석 달쯤 지나자 오히려 건강 상태가 더 좋아졌습니다. 제가 초음파 검사를 해보았더니 암이 사라진 것은 아니고 그대로 있었습니다. 정지되었다고 할까요. 이런 경우를 의학 용어로 암면역평형상태(Cancer Immune Equilibrium), 암 동면기, 암 휴면기라고 합니다. 암이 잠들어 공격하지 않게 된 것입니다.

이 할아버지 환자분은 "다 나음을 입었고 완전케 되어서 감사합니다"라고 선언하고 암을 가지고도 오래 살고 계십니다. 이분을 보면서 우리가 암과 싸우며 어려움을 당할 것인지, 암을 가지고도 오래 살 것인지를 다시 한 번 생각하게 됩니다.

비록 암 환자로 지내더라도 우리 몸과 마음과 영혼 가운데 생명을 해치는 것을 제하고 생명을 살리는 좋은 요소를 더하여 면역력과 건강력, 특히 신념의 힘이 커질 때, 암은 약화되고 생명력은 더 증강되어서 암을 가지고도 오래 살 수 있는 것입니다.

암에 지지 않는 사람들의 성공 스토리 두 번째 사례
56세 남성 간암 환자

글 제목에서 '암을 이긴 사람들'이라 하지 않고, '암에 지지 않는 사람들'이라고 표현했는데 그 이유가 있습니다.

백 번 싸워서 백 번 이기는 싸움의 이론과 방법론에 관한 책인 『손자병법』에서는 싸움의 기본을 이렇게 이야기합니다. "항상 적을 공격하여 이기려 하지 마라. 절대 지지 않는 보장을 하라." 즉 내가 죽을 수 있는 일은 절대로 하지 말라는 뜻입니다. 이 책의 핵심은 한마디로 '싸우지 않고 이기는 것이 최선이다'이지요.

암과의 싸움에서도 이 병법을 응용할 필요가 있다고 생각합니다. 암은 진실로는 내가 싸워야 할 적도 아닙니다. 암을 잘 들여다보면 내 생활방식과 습관, 환경이 좋지 않아서 세포가 정상적으로 성장하여 늙어가지 못해 생긴 것입니다. 정리해보면, 몸속에 산소가 부족하고 체온이 떨어지고 필요한 영양소가 부족해 그런 악조건 속에서 살아남으려고 어쩔 수 없이 변신한 세포가 암입니다. 따라서 암은 우리가 두려워하거나 적대적으로 볼 것이 아니라 잘 보살피고 사랑해주어야 할 대상이라고 할 수 있습니다.

따라서 우리는 암을 공격해서 없애려 하지 말고 내 건강력을 키워 암이 상대적으로 약화되고 무력화되는 전략을 사용할 수 있습니다. 목표는 암이 있어도 내 건강력과 생명력을 키워서 오래 사는 것입니다. 암과 싸우는 것이 목표가 아니라 고통을 줄이고 오래 사는 것이 암을 가진 환자의 목표라는 뜻입니다.

모든 세포는
생로병사의
과정을 겪는다

손톱이나 머리카락이 계속 길어져 떨어져 나가고 몸의 각질도 계속 떨어져 나가듯이 모든 세포는 생로병사(生老病死)의 과정, 곧 태어나서 자라고 늙어 죽기를 계속합니다. 위나 장 점막세포의 수명은 일주일 정도, 적혈구는 4개월 정도, 간이나 폐 같은 부드러운 조직들도 3~4개월이며, 가장 긴 수명을 유지하는 두개골 뼈도 10개월 정도 되면 새것으로 바뀝니다. 그러니까 우리 몸은 한순간도 멈춰 있지 않고 새 세포가 생겨나 활동하다 죽는 과정을 계속 반복하는 겁니다. 그러므로 내 몸에 1년 6개월~2년 전의 것은 하나도 없다고 볼 수 있습니다. 다 교체된 것입니다. 지금의 내 육체는 1~2년 후에는 사라지고 새 육체로 교체되어 있을 겁니다.

그런데 세포가 좋은 환경, 즉 몸속에 산소가 충분하고 체온이 잘 유지되며 좋은 영양소들이 충분하면 정상적으로 성장해서 분화하지만, 몸뚱이 살림을 잘못해 핏속에 너무 많은 독소를 만들어 체온이 떨어지고 산소도 부족한 상황이면 세포는 그런 악조건에서 살아남기 위해 어쩔 수 없이 변신하게 되는데 그것이 바로 암입니다.

열 명의 자식을 둔 아버지가 있다고 합시다. 추운 겨울에 아버지가 집안 살림을 잘해서 방도 따뜻하게 하고 식사도 잘하게 하면 자식들이 정상적으로 성장할 수 있을 텐데요, 아버지가 살림살이를 잘못해서 방에 불도 때지 못해 춥고 먹을거리도 없다면 자식들이 생존하기 위해 집을 떠나 분열해야 하지 않겠습니까?

이처럼 춥고 배고픈 집안의 자식들이 뿔뿔이 흩어져 살길을 찾듯, 몸뚱아리 주인이 몸뚱아리 살림을 잘못해 세포들을 춥고(체온 저하) 배고프게(산소 결핍) 하면 세포들이 생존하기 위해 분열을 선택할 수밖에 없습니다. 이처럼 어린 세포가 무차별적으로 분열한 것이 암이며, 의학용어로는 '미분화 신생물(未分化新生物)'이라고 합니다.

이처럼 암세포가 병이 아니라 세포의 기능 장애라는 것을 이해한다면, 암을 만드는 작동 스위치를 끄면 암이 사라진다는 것도 충분히 이해가 될 겁니다. 어떻게 끌 수 있을까요? 환경을 바꾸면 됩니다. 있어서는 안 되는 독은 빼고 부족한 것은 보충하는 것. 간단하지 않습니까?

제가 만나는 암 환자들은 모두 이런 방법을 기본으로 합니다. 체내의 나쁜 독을 해독하고 몸은 충분히 따뜻하게 하며 몸속에 영양소와 산소가 풍부하게 만듭니다. 그다음 내 생명을 해치는 생각을 빼고, 내 생명을 살리는 생각을 보탭니다.

2017년 초여름, 간암 환자 한 분이 찾아왔는데요, B형간염이 간경화가 되고 간암이 되었습니다. 어느 암센터에서 색전술을 하다가 아주 절망적인 상태가 되어 찾아왔습니다. 이 환자의 가족력을 보면 아버지는 식도암, 어머니는 위암으로 치료받다가 세상을 떠났고 형제들도 B형간염이 간경화가 된 상황이었습니다.

제가 가족력을 말하는 이유는 부모나 가족 중에 암이 있는 분들은 가족 모두가 암을 만들어낸 원인, 곧 잘못된 생활방식과 생활 습관, 생활환경을 바꾸어야 하기 때문입니다. 암이 만들어질 수 없는 환경으로 꼭 바꾸길 권합니다. 암 치유에서 가장 효과적인 방법은 예방입니다.

암 진단을 받고 치료를 시작하면 어려움이 많습니다. 수술과 항암제, 방사선 치료로 척척 금세 나으면 누가 암을 두려워하겠습니까? 다시 말씀드리지만, 암은 예방이 최선의 방법입니다.

1. 몸의 치유

절망적인 상태였던 이 간암 환자는 1년 정도 지나자 많이 개선되었습니다. 몸의 치유는 앞에서 말씀드린 대로 세포 내에 있어서는 안 되는 독은 빼고 꼭 있어야 하는 영양소와 산소와 체온을 보태주는 방법입니다.

우선, 이분은 매일 땅을 밟고 걷는 맨발걷기를 많이 했습니다. 밤에 잠을 잘 때도 접지 의료기구를 사용하거나 솔잎을 따서 이부자리를 만들고 그 가장자리에는 깊은 산속 냇가에서 구한 파란 돌을 두었습니다. 전기제품은 쓰지 않고 마치 야생동물이 땅을 밟고 나뭇잎을 깔고 자는 환경과 비슷한 상태로 만든 것입니다. 이와 더불어 피부호흡(풍욕)을 자주 하고 몸의 독을 빼는 커피관장을 자주 했습니다.

식사법으로는 생채소와 과일을 많이 먹는 것이 좋은데, 이분께는 생채소를 건조시킨 분말을 따뜻한 물에 타서 마시게 했습니다. 이 방법은 장내 환경을 개선해줄 뿐만 아니라 좋은 영양소와 산소를 공급하기 때문입니다.

2. 마음의 치유

마음의 치유로는 우선 갈등을 해결하는 것입니다. 인간관계나 경제적인 어려움을 초래한 갈등, 삶의 목표가 잘 이루어지지 않아서 오는 갈등 등을 해결하기 위해 아봐타프로그램 '화해의 언덕 오르기'를 연습하게 했습니다. 마음 가운데 두려움과 분노를 해결하고 모든 천지 만물에 사랑과 감사의 마음을 회복하게 하는 방법입니다.

그다음 '묶여 있는 주의 풀어놓기' 연습을 했습니다. 많은 암 환자가 암에 걸렸다는 생각에 사로잡혀 있습니다. 마음이 암에 묶여 있는 겁니다. 앞에서도 이야기했지만 암을 보고, 암을 생각하고, 암을 말하면 암이 커질 것이고, 이미 내 건강이 회복되었다고 생각하고 건강을 보고, 건강을 생각하고, 건강을 말하면, 건강이 커집니다. 이분도 그렇게 건강만 생각하며 말하게 했습니다.

암 환자들은 자기 몸을 자책하거나 죄의식을 가지고 있거나 비난하는 경향이 있습니다. 그러나 암을 미워하거나 두려워해야 할 대상으로 여기지 마십시오. 그 대신 자비심을 가지고 내 몸을 사랑하는 것이 중요합니다. 이분은 '몸 돌보기' 연습으로 암에 걸린 자신의 몸 그대로를 사랑하는 연습을 했습니다.

오래전에 아일랜드에서 유방암에 걸린 수녀님이 찾아온 적이 있는데, 그분에게 암을 사랑하고 감사하는 훈련법인 '몸 돌보기'를 자주 하도록 권했더니 그분은 정말 자신의 암을 천사로 여겨서 이 연습을 많이 했습니다. 생채식, 맨발걷기 같은 몸의 치유와 함께 마음의 치유로 유방암 멍울을 몸 돌보기 방법으로 만져주며 "사랑합니다, 감사합니다"를 계속 했더니 암이 사라져버렸다고 합니다.

일본 생물학자 에모토 마사루가 쓴 『물은 답을 알고 있다』란 책에서는 물 한 잔을 떠 놓고 "죽여버릴 거야"라고 말하며 분노와 비난을 쏟은 다음 물 입자를 찍은 사진과, 같은 물에 "사랑합니다, 감사합니다"를 하고 나서 찍은 사진이 너무 다르다고 했습니다. 우리 몸의 약 70%가 물이니, 암에 걸린 내 몸도 계속 사랑하고 감사하는 마음으로 보살펴준다면 세포가 변하지 않겠습니까. 이것이 마음의 치유입니다.

3. 영적인 치유

암 환자들은 우선 내 육체, 즉 암에 걸린 육체가 나라는 생각에서 벗어나는 것이 중요합니다. 이를 위해 간암 환자에게 '몸 다루기 런다운' 연습을 하게 했습니다.

이 연습은 '이 한정된 육체는 내가 아니다, 나는 무한한 능력을 가진 영적 존재다'라는 것을 확실히 깨닫고 육체로서의 내가 사는 것이 아니라 영적 존재로 기능하는 방법을 배우게 합니다. 내 몸과 이 세계를 창조한 창조자의 관점에서 이 육체를 바라보는 겁니다.

저는 간암 환자에게 예전에 75세의 말기 췌장암 환자가 좋아진 사례를 이야기해주었습니다. 그 췌장암 환자는 어떤 치료도 불가능하다고 선고받은 상태였는데, 아봐타프로그램의 '근원목록' 연습을 계속하여 좋아졌습니다. '근원목록'은 "나는 현재 이대로 나인 것이 정말 행복하다" "나는 건강이 완전하다. 나는 이 세계의 근원이다"를 마음으로 믿고 입으로 계속 시인하는 연습으로, 이분은 벽에 이 문장들을 써서 붙여놓고 계속 연습했다고 합니다.

저는 암 환자들에게 이분 이야기를 들려주면서 병은 보지 말고 건강만 보며 입으로 계속 이렇게 말하라고 합니다.

"이미 다 나음을 입었습니다. 감사합니다."

"완전케 되었습니다. 감사합니다."

2008년 58세 남성 중증 간암 환자에게도 이렇게 똑같이 하게 했습니다. 이분도 상태가 좋지 않아 8박 9일 동안의 아봐타프로그램을 할 수 있는 체력이 아니었는데도, 본인이 강력하게 원해서 프로그램에 참가했습니다. 그 후 이분은 미국 플로리다에서 열리는 아봐타프로그램 마스터코스에도 참여하고 돌아왔습니다. 장거리 비행이 어려운 상태였는데도 다 괜찮다며 다녀온 것입니다. 전에는 30분만 걸어도 피곤했는데, 이제는 온종일 일해도 아무렇지도 않을 만큼 좋아졌다고 했습니다.

제가 이 이야기를 하는 이유는 마음의 변화를 가져오는 것이 너무나 중요하다는 것을 강조하기 위해서입니다. 우리가 강물을 정화할 때 하류만 깨끗이 청소하는 것은 아무 소용이 없습니다. 강물의 상류와 중류를 다 깨끗하게 해야 비로소 하류에도 맑은 물이 흐릅니다. 상류가 영혼이라면 중류는 마음이고 하류는 몸이니, 이 셋을 결합해서 치료할 때 못 고치는 병이 없을 것입니다.

몸과 마음과 영성에서 생명을 해치는 것을 빼고, 생명을 살리는 요소를 더할 때 이처럼 암 치유도 성공할 수 있습니다. 의사의 능력으로 치유된 것이 아니라 환자 자신이 병을 만들어내는 생활방식과 습관과 환경을 버리고 건강을 만들어내는 생활방식과 습관과 환경으로 바꾸어 승리한 사례라고 할 수 있습니다.

암에 지지 않는 사람들의 성공 스토리 세 번째 사례
54세 말기 췌장암 환자

2016년 가을, 54세의 말기 췌장암 환자가 왔는데요, 이분은 유명한 어느 대학병원 암센터에서 진단받았는데, 이미 너무 많이 진행되어 수술은 불가능하고 항암제를 써도 3개월 이상은 생존하기 어렵겠다는 진단을 받았습니다.

이 환자의 아버지는 폐암으로, 어머니는 위암으로 현대 의학의 치료를 받았지만 모두 실패했습니다. 본인은 비만, 우울증, 공황장애, 다한증 등의 병증이 있었고 이번에 췌장암이 온 것입니다.

암 환자들 중에는 부모나 집안에 암 가족력이 있는 분이 많고 이전에 다른 여러 병증이 있었던 분도 많습니다. 왜 그럴까요? 그것은 그런 병증을 만들어낼 만한 생활방식과 습관과 환경 속에서 살았기 때문입니다.

거의 모든 병, 이를테면 고혈압이나 당뇨나 비만, 암, 만성통증 등 여러 가지 병증은 한마디로 표현하면 세포의 기능장애라고 할 수 있습니다. 세포에 필수영양분이나 산소, 체온은 부족하고 독소나 노폐물은 너무 많아 세포가 제대로 기능하지 못하는 상태를 말합니다.

피가 맑고 영양소, 산소, 체온이 충분히 유지되었다면 암이나 여러 병증이 생기지 않았을 텐데, 부모님 때부터 잘못된 생활방식과 습관, 환경 가운데서 살아온 것입니다.

집안에 누군가 암이 발병되었다면 다른 가족도 세포의 기능장애가 없는지 체크해야 합니다. 혈청검사나 모발조직검사 등 검사를 통해 살펴보면 암 환자분들에게는 대체로 특정한 독성, 이를테면 수은이나 납, 알루미늄, 바륨 같은 중금속 오염이 심하고 필수영양소는 부족합니다. 혈청검사 소견에서도 콜레스테롤 수치와 혈액 점액도가 높고, 필수영양소나 비타민D는 부족하고 면역세포는 약화되어 있습니다. 암 환자들이 보여주는 공통된 소견입니다.

혈압약이나 당뇨약 등 여러 종류의 약을 복용 중인 분들에게서 상대적으로 암이 더 자주 생기는 이유는 그런 병의 원인인 세포의 기능장애를 해결하지 못했기 때문입니다. 부패한 물을 맑은 물로 바꾸면 온갖 벌레와 세균이 모두 사라지듯, 현재 어떤 병증이 있다면 피를 정화하고 몸에 필요한 요소들을 보충해주면 그런 병증들도 다 사라질 뿐 아니라 암으로까지 발전하지도 않을 것입니다.

말기 췌장암 환자의 몸의 치유

이 췌장암 환자는 남은 생이 3개월 정도였지만, 몸의 치유로 체내 세포의 기능장애를 회복하는 치유에 집중했습니다. 혈청검사와 모발조직 중금속검사를 통해서 확인된 중금속을 해독하고 결핍된 필수영양소를 보충했습니다. 그리고 잠자리 환경과 식사법 등 생활방식과 습관, 환경을 바꾸었습니다. 무엇을 먹고 어떤 환경에서 잠을 자며 어떻게 생활하는지가 가장 중요합니다.

햇볕을 쬐며 맨발걷기(30분) → 풍욕으로 혈중 산소 보충하기(30분) → 커피관장으로 피 해독(30분), 이 사이클을 매일 5회 이상 실천했습니다. 그다음 가장 좋은 음식인 채소와 과일과 통곡식 등 자연식물을 주식으로 먹게 했습니다. 오늘날 우리 몸에 필요한 영양소를 일반 채소와 과일로 채우려면 사실 한 바구니씩 먹어야 할 정도입니다. 비닐하

우스에서 화학비료로 재배한 채소와 과일은 영양소가 부족합니다. 좋은 땅에서 충분히 햇볕을 쬐며 자란 '태초의 먹거리'라면 영양소가 더 충분하지만 그런 먹거리를 구하기가 쉽지 않습니다. 그래서 이분에게 유기농으로 재배한 여러 종류의 채소 잎과 뿌리를 건조하여 분말로 만든 섬유소를 당근사과주스에 타 먹게 했는데 효과가 좋았습니다. 그 외에 현미잡곡밥과 해초류, 견과류, 발효식품, 단백질 등을 충분히 섭취했습니다.

마음의 치유

췌장암 말기라는 병에 붙들려 있는 마음을 바꾸게 했습니다. 대신 건강만 생각하며 "나는 이미 건강해졌다"고 믿고 말하게 했습니다.

맨발걷기 → 풍욕 → 커피관장을 반복해서 실행하는 동안에 "다 나아서 감사합니다. 완전케 되어서 감사합니다"를 하루에 만 번 이상 말하게 했습니다. 마음속으로 다 나았고 완전하게 된 것만 믿고 입으로 선언하게 한 것입니다.

영성의 치유

이분은 '몸 돌보기' 연습에 집중했습니다. '몸 돌보기'란 '이 한정된 육체가 내가 아니라 참 나는 무한한 능력을 가진 영적 존재다'라고 생각하고, 내 몸을 마치 반려동물처럼 대상으로 바라보며 사랑하고 보살펴주는 것입니다.

그동안 말기 췌장암 때문에 자기 몸을 자책하거나 싫어했는데, 이제는 반려동물처럼 사랑의 대상으로 관찰했습니다. 췌장암 있는 육체 그대로를 사랑하고 늘 쓰다듬고 만지면서 "다 나아서 감사합니다. 완전케 되어서 감사합니다"를 계속한 것입니다. 이것은 내가 더 높은 영적 존재로서 내 몸을 대상으로 바라보고 돌본다는 뜻입니다.

개나 고양이 같은 반려동물이 수명을 다해서 흙으로 돌아가면 슬프고 섭섭하겠지요. 이때 반려동물이 죽었다고 해서 내가 죽은 것은 아닙니다.

이 육체를 또 하나의 반려동물처럼 대상으로 놓고 관찰하는 연습을 계속할 수 있습니다. 이 연습이 '몸 돌보기(Body Caring)'입니다. 이 연습이 익숙해지면 이 육체는 관찰 대상이고 관찰하고 있는 나는 더 높은 영적 존재로서 기능할 수 있습니다. 이때 놀라운 치유가 일어나기도 합니다. '몸 돌보기' 훈련이 익숙해지면 이 육체가 내가 아니라 진짜 나는 더 높은 영적 존재임을 깨닫게 될 것입니다. 이렇게 될 때 어느 땐가 이 육체가 흙으로 돌아가더라도 진짜 나는 영원히 죽지 않는 영생불사(永生不死)를 얻게 될 것입니다.

미국 하버드대 메디컬스쿨 신경외과 교수였던 닥터 알렉산더는 주로 뇌종양이나 뇌경색, 뇌출혈 환자를 수술하는 의사였습니다. 이분이 버지니아대학 신경외과 교수로 있던 2009년 뇌염에 걸려 뇌사 상태에 빠졌습니다. 산소호흡기를 뽑으면 바로 숨이 멎을 상태였는데 일주일 만에 기적같이 살아났습니다.

그는 그 일주일간의 기억을 『나는 천국을 보았다(Proof of Heaven)』라는 책으로 펴냈는데, 그 책에서 그는 자신의 영이 병실 천장에서 자기 육체를 계속 바라보았다고 했습니다. 아내가 눈물을 흘리던 모습과 일주일 동안 병실에서 일어났던 일을 모두 기억했습니다.

이 의사는 이전에는 영이나 마음이라는 것을 뇌세포의 생화학적 반응이라고 생각했기 때문에 "영이 있다"는 말을 턱없는 소리로 간주하고 믿지 않았습니다. 그러나 뇌사 상태에서 살아난 후 육체는 내가 아니며, 나는 영원히 죽지 않는 영적 존재임을 분명히 알게 되었습니다.

지금 닥터 알렉산더는 의사로서 뇌수술보다는 '우리는 육체가 아니라 영적 존재'라는 것을 가르치는 일을 주로 하고 있습니다.

저도 중환자실에서 환자의 임종을 많이 봤습니다. 조금 전까지 살아 있던 환자의 모습과 숨이 멎어 영이 빠져나간 모습은 너무나 다릅니다. 순간의 변화이지만 영이 빠져나가고 숨이 멎으면 마치 낙엽처럼 된다고 할까요. 숨이 멎으면 가족들도 곁에 있고 싶어 하지 않고 사랑하는 아내의 사체를 남편은 쳐다보지도 않으려고 합니다. 저는 이런 모습들을 보면서 '육체가 내가 아니라 영혼이 나'임을 더욱 깊이 확신하게 되었습니다.

'몸 돌보기' 과정은 내가 영적인 존재로서 내 육체를 관찰 대상으로 바라보게 합니다. '육체가 흙으로 가더라도 나는 영원히 죽지 않는다'는 관점을 가질 때 내 육체의 병에 대해 걱정할 필요가 없어지고 '이 몸이 언제 죽어도 나하고 상관없겠다'는 마음이 들기도 합니다. 이처럼 내가 더 높은 영적 존재임을 깨닫게 되었을 때, 놀랍게도 내 육체의 병이 극적으로 치유되기도 합니다.

췌장암 환자가 온전히 나았다

췌장암 환자분도 몸 돌보기를 제대로 했습니다. 살날이 석 달 남았다고 진단했던 그 암센터에 석 달 만에 다시 가서 검사받았는데, 암이 반으로 줄어들었다고 합니다. 그때로부터 몇 달 후 구정 선물을 보내와서 제가 이 환자께 감사 전화를 했는데, 다시 암센터에서 검사해보니 암 크기가 80%나 줄어들었다고 합니다. 이 환자분은 배양된 NK세포를 투여하는 면역항암요법도 병행했습니다.

이 환자처럼 도저히 가망 없어 보이는 암 환자가 좋아진 사례를 말씀드리면, 우리 병원에 왔던 모든 환자가 좋아졌냐고 묻는 분들이 있습니다. 그렇지 않습니다. 오히려 안 좋아진 환자도 많습니다.

어떤 사람은 좋아지는데, 왜 어떤 사람은 안 좋아지는 걸까요. 저도 정확히는 잘 모르겠습니다. "사람의 명은 하늘에 달려 있어 병이 있다고 죽는 것도 아니요, 약이 사람을 살리는 것도 아니다(人命在天 病不死 藥不生)"라는 옛말이 맞는 듯합니다.

수천 년 동안의 의학 역사를 살펴보면 두 가지 교훈을 배울 수 있습니다. 하나는 건강과 질병을 설명할 단일 이론은 영원히 있을 수 없다는 것이고, 또 하나는 인간의 지성으로는 병을 알 수 없다는 것입니다. "암을 치료하는 데는 이 방법만이 옳다"고 말할 수 있는 유일한 치료법은 없다는 뜻입니다. 병을 치료하는 방법은 여러 가지이며 각 방법에 장단점이 있습니다. 저는 여러 차원의 좋은 장점들을 통합해서 다차원적으로 치유하는 방법을 추구해왔습니다. 환자가 지금 어떤 치료를 받고 있더라도 몸과 마음과 영성이라는 세 차원을 통합적으로 치유할 때 좋은 결과를 기대할 수 있다고 생각합니다.

지금 절대적으로 옳게 보이는 의학적 진실이나 과학적 진실이 변함없는 참이 아니라는 점을 알아야 합니다. 오늘날 지구상에서 가장 큰 영향력을 행사하고 있는 암 치료법은 수술, 항암제, 방사선 치료입니다. 이 방법이 몇 세기 후 우리 후손들의 눈에는 어떻게 비칠까요?

의학의 역사에서도 이런 사례는 많습니다. 과거 절대적인 치료법으로 주목받던 수술 방법이나 수술 기구가 오늘날 우리 외과 의사들의 눈으로 보면 말도 안 되는 엉터리 같은 것이 너무나 많습니다.

오늘날 많은 의사와 암 환자들은 수술, 항암제, 방사선 치료를 암치료공식처럼 생각하고 있지만 몇백 년 후 우리 후손들은 우리 선조들이 암을 칼로 잘라내고 독약을 뿌리고 불로 태우는 등 미개한 짓을 했다고 비웃을지도 모릅니다. 이 치료법이 유일한 방법이 될 수 없으며 앞으로 계속 변화 발전하게 될 것입니다.

환자가 지금 어떤 치료를 받고 있다 하더라도 암을 계속 생산해내는 암 작동 시스템의 스위치를 꺼야 합니다. 그렇게 하려면 우리 몸과 마음에서 암을 만들어내는 생활환경과 습관과 방식을 근본적으로 바꾸어야 합니다. 이것이 가장 시급하고 중요하다는 것을 꼭 알아야 합니다.

암에 지지 않는 사람들의 성공 스토리 네 번째 사례
70대 대장암 환자

암을 낫게 하는 최선의 성공 전략은 암을 무조건 공격하는 것이 아니라 먼저 암이 살 수 없도록 체내 환경을 바꾸는 것입니다. 암 생성 시스템의 스위치를 끄는 것이지요.

2011년 대장암에 걸린 70대 여성 환자가 우리 병원에 찾아왔습니다. 이분은 어느 대학병원 암센터에서 대장암 수술 날짜를 받아놓은 상태였는데요, 암을 치료하기 위해서 찾아온 것이 아니고 고혈압과 당뇨를 완치하기 위해 왔다고 했습니다. 지난 20년 동안 혈압약과 당뇨약을 꾸준히 복용했어도 낫지 않았는데 우리 병원에선 약 없이도 고혈압과 당뇨가 쉽게 완치된다는 소문을 듣고 찾아온 것입니다. 혈압과 혈당을 잘 조절해야 마취할 때 무리가 없다는 이야기를 듣고 이를 먼저 조절한 다음 수술받으려 한 것이지요.

우리 병원에서 늘 하던 대로 이 환자에게 해독요법과 면역증강요법을 했는데, 2주 만에 20년 동안 먹던 혈압약, 당뇨약을 더는 먹을 필요가 없을 정도로 깨끗이 좋아졌습니다. 이렇게 좋아지자 이 대장암 환자분은 이 자연치유요법에 매료되어 수술을 잠시 미루고 우리 병원에서 하는 해독과 면역증강요법 1, 2, 3, 4단계 모두를 암 수술 전에 해보고 싶다고 했습니다.

6개월 과정의 해독과 면역 프로그램 1, 2, 3, 4단계를 요약하면 다음과 같습니다.

1 1단계: 약 2주간의 생채식요법, 2주 후에 대체로 혈압약, 당뇨약이 필요없어진다.

2 2단계: 약 2주간의 생채소즙 절식요법.

3 3단계: 1주간의 간 청소, 많은 간 내 노폐물과 결석이 배출되는 해독의 하이라이트.

4 4단계: 모발조직 중금속 검사에 따른 독성의 해독과 필수영양소 보충. 그 후 6개월간의 생채식과 현미채식.

생채식요법을 좀 더 자세히 설명하겠습니다.

아침 식사는 생채소, 생곡식, 과일입니다. 생채소를 즙으로 짜서 마시는 것을 어려워해서 여러 종류의 생채소를 건조시켜 분말로 만든 다음 물에 타 먹게 했습니다. 그러자 먹기 편하고 양도 충분히 먹을 수 있다고 좋아합니다. 이 채소즙과 함께 발아통곡식 분말과 생과일로 아침 식사를 하게 했습니다.

점심과 저녁에도 동물성 음식은 절제하고 대신 식물성 오일인 코코넛오일과 기, 영양효모[뉴트리서널 이스트(Nutritionial Yeast)]를 섞어 먹는 식물성 오일 요법을 하면서 채소분말, 생과일, 발아통곡식, 생채소, 해초류를 점심 저녁으로 먹습니다.

이와 함께 체내 노폐물과 독성을 해독하기 위해 커피관장을 하고, 탄산가스 배출과 산소 유입을 위한 피부호흡법으로써 풍욕을, 체온을 올리기 위해 여러 가지 온열요법을 계속했습니다. 아바타프로그램에 참가하여 "나는 다 나았다, 온전케 되었다"고 믿고 말하는 '신념요법'도 배워서 실천했습니다.

이 환자분은 6개월 동안 이 프로그램대로 했습니다. 그 후 "이제는 수술받는 게 좋겠다"고 권유하자 그 환자분은 수술받고 나서 저에게 이렇게 말했습니다. 6개월 사이에 암세포가 전이되거나 커지지 않고 오히려 암 크기가 줄어들어 수술한 의사들이 놀랐다고 했습니다. 따라서 수술 후 항암이나 방사선 치료를 할 필요가 없게 되었습니다.

그 후 6년이 지난 어느 날, 오랜만에 우리 병원에 이 환자분이 찾아왔습니다. 눈물을 글썽이면서 저에게 이렇게 말했습니다.

"박사님, 너무 감사합니다. 6년 전 나와 같이 수술받고 같은 방에서 지내던 환자들은 다 세상을 떠났습니다. 저 혼자 살아 있습니다. 저는 그동안 시인이 되어 시집도 냈습니다. 정말 감사합니다."

이 할머니 환자분을 통해 배울 수 있는 교훈이 있습니다. 암 수술을 받기 전에 먼저 암을 생성하는 시스템의 스위치를 반드시 꺼야 한다는 것입니다. 암이 살 수 없는 심신의 환경을 먼저 만드는 것이 무엇보다도 시급하고 중요하다는 것을 배울 수 있습니다. 다른 하나는 암을 수술한 후에도 예전의 생활 습관으로 돌아가지 말아야 한다는 것입니다.

암이 왜 생겼습니까? 그동안 자연과 하늘의 질서에 어긋난 생활방식과 습관, 생활환경 때문에 변질된 창자에 생긴 독성으로 피가 오염되어 노폐물과 독이 쌓이고 산소나 체온, 필수영양소는 부족해 암이 생긴 것입니다.

그 원인을 해결하지 않은 채 암만 치료하는 것은 잘 되지도 않을뿐더러 암 수술 후에도 예전 생활방식 그대로라면 암 생성 시스템을 다시 가동하는 꼴입니다. 그러니 암을 수술하고 난 후에도 생활 습관, 방식, 환경은 반드시 바꾸어야 합니다. 앞으로 평생 암이 생길 수 없는 몸과 마음의 환경으로 만드는 것입니다.

첫째로 음식 습관을 바꾸는 것입니다.

가장 좋은 음식은 자연 그대로의 생채소, 통곡식, 과일 위주의 자연식물식입니다. 생채소즙이나 발아통곡식을 여러 종류의 과일이나 해초류와 함께 드시는 습관이 가장 암에 좋은 약입니다. 해독을 위해 커피관장을, 피부호흡을 위해 풍욕을 그리고 햇볕 쬐며 맨발걷기를 습관적으로 계속합니다.

또 중요한 것은 마음의 환경을 바꾸는 것입니다.

암 수술을 받은 분들은 마음이 계속 암에 묶여 있는 경향이 있습니다. 암이라는 병을 생각하고 말하는 것이 아니라 이제는 완전히 건강하고 다 온전케 되었다는 쪽으로 마음을 바꾸어야 합니다. 자신에게 맞는 행복한 삶의 목표를 정해서 그 방향으로 도전적으로 나아갈 때 암의 스위치는 꺼집니다.

이 환자분을 통해 배울 것이 또 있습니다. 이분은 암을 진단받기 전에 20여 년 동안 혈압약과 당뇨약을 복용해왔습니다. 이분처럼 오래된 고혈압이나 당뇨환자는 그런 병증이 없는 사람들에 비해 암, 뇌졸중, 심장병에 걸릴 확률이 상대적으로 높습니다. 그 이유는 고혈압이나 당뇨를 만들어내는 근본 원인인 혈액 내 독성과 노폐물을 청소하지 않았기 때문입니다.

고혈압, 당뇨, 고지혈증, 비만과 같은 대사장애는 그 자체가 병이 아닙니다. 피가 오염되어 독소는 많은데 산소와 체온과 영양소가 부족하니 그것을 고치라는 신호입니다. 이 환자도 20년 동안 그 신호를 무시하고 해결하지 않았습니다. 고혈압과 당뇨의 원인이 곧 암의 원인이 되었습니다.

지금 혈압약과 당뇨약을 복용하는 분들이 깊게 생각해야 할 대목입니다. 혈압과 당뇨는 약만으로는 낫지도 않지만 훗날 더 나쁜 병으로 발전할 수가 있으니, 이런 대사장애를 가진 분들은 피의 해독과 면역증강요법으로 사전에 꼭 암을 예방해야 합니다.

암을 치유하는 최고의 방법은 예방입니다. 우리 몸과 마음을 암이 살 수 없는 환경으로 만드는 것입니다. 생활 습관과 방식과 환경을 바꿔야 합니다. 간단합니다. 자연에 맞는 음식을 먹고, 해독과 면역요법을 실천하고, 햇볕을 쬐며 땅을 밟고 맨발걷기를 많이 하고, 밤에 잠을 잘 자고, 마음속 갈등을 없애고 늘 사랑과 감사의 마음으로 사는 것이 가장 효과적인 암 예방법이자 치유법입니다.

암에 지지 않는 사람들의 성공 스토리 다섯 번째 사례
58세 유방암 환자

2013년, 미국 뉴욕에 사는 58세 교민 여성이 유방암 진단을 받고 수술받기 전에 먼저 자연치유를 하고 싶다며 찾아왔습니다. 이 환자는 유방암 외에도 여러 병증이 있었습니다. 비만(체중 82kg), 고혈압, 당뇨, 고지혈증과 만성통증으로 두통, 요통, 어깨통증, 무릎관절통, 소화기 질환으로 위식도역류, 위궤양, 변비, 그 외에도 치질, 하지정맥류, 지방간, 심근경색, 신증후군, 자궁근종 등 그야말로 병 보따리였습니다.

우스갯소리로 종합병원이라 불릴 정도로 수많은 병증이 있었지만, 우리 병원에서는 늘 하던 대로 그분에게 해독과 면역증강 프로그램을 실행했습니다.

1단계는 생채식과 해독요법으로, 뉴욕 병원에서 처방받은 약들을 그대로 복용하면서 실행했습니다. 아침엔 여러 종류의 건조 채소 분말을 물에 타서 마시며 코코넛오일, 기, 과일만 약간 먹었습니다. 점심과 저녁도 채소즙과 오일, 발아현미 분말과 생채소, 해초류, 과일 등 불로 조리하지 않는 생채식을 실행했습니다.

해독을 위해 커피관장과 피부호흡을 위한 풍욕과 여러 운동을 병행했습니다. 특히 햇볕을 쬐며 땅을 밟고 맨발걷기를 매일 5시간 이상씩 실천했습니다.

1단계를 진행한 2주 만에 많은 병증이 개선되었습니다. 복용하던 모든 약을 다 끊었는데도 혈압과 혈당 수치가 정상으로 회복되었습니다.

그 후 뉴욕의 자택으로 돌아가 해독과 면역증강요법 2단계를 실천했습니다. 2단계는 절식(Juice Fasting)으로 채소즙과 현미숭늉, 오일, 따뜻한 물만 마시는 요법입니다. 커피관장과 풍욕, 햇볕 쬐며 맨발걷기는 그대로 했습니다. 그리고 '나는 이미 다 나았다!'고 믿고, 자신이 원하는 체중인 60kg이 이미 이루어졌다고 믿는 긴장이완과 상상법도 매일 규칙적으로 실천했습니다. 3단계로 간 청소를 규정대로 실천했는데, 엄청난 양의 간 내 노폐물과 담석이 배출된 것을 보고 깜짝 놀랐다고 합니다. '이런 독성과 노폐물이 간에 축적되어 있었는데 어떻게 혈압약, 당뇨약 따위로 병이 나을 수 있겠는가' 하는 생각이 들었다고 합니다.

4단계로 모발검사 결과에 따라 중금속 해독요법과 필수영양소 보충요법을 했습니다. 1단계의 생채식 식사법과 해독법, 햇볕 쬐며 맨발걷기, 마음의 치유 등은 그대로 병행했습니다.

6개월 후 그분이 뉴욕에서 전화를 해왔습니다. 82kg이던 체중이 63kg으로 줄었고, 약을 완전히 끊었는데도 모든 병증이 다 좋아졌다고 했습니다. 처음 진단받았던 유방암 크기는 8.0cm에서 6.5cm로 줄어들었습니다. 이분이 가장 좋아했던 것은 피부와 눈빛이 곱고 아름다워진 것입니다. 주위 사람들이 자기 얼굴을 넋을 잃고 쳐다본다며 정말로 행복해했습니다.

피부미용에 최고로 좋은 방법은 과일과 생채소, 식물성 오일 등 자연식물식과 채소즙을 마시는 절식입니다. 그렇게 하면 장내 환경이 바뀌어 창자 속 숙변과 소장세균 과다 증식증이 사라져 장이 깨끗해집니다. 그 결과 피와 창자의 청결함이 피부로 드러나 아름답게 보이는 것입니다.

이 환자에게 저는 이제 유방암 수술을 받으라고 권했습니다. 제 권유대로 수술받은 후 조직검사를 한 결과 암이 전혀 퍼지지 않아 항암제나 방사선 치료를 할 필요가 없었습니다. 그 뒤로도 이분은 생채소와 과일, 채소즙을 주로 하는 현미채식과 여러 가지 자연치유 생활방식을 계속하고 있습니다. 수술받은 지 5년이 훨씬 더 지났는데도 암이 재발하거나 어떠한 병증도 나타나지 않는 건강한 상태로 행복하게 지내고 있습니다.

유방암 환자를 통해 배울 수 있는 교훈

이 환자를 통해서 우리가 배울 수 있는 첫 번째 교훈은 지금 암 진단으로 수술을 앞둔 분이라면 이 환자처럼 먼저 해독과 면역증강요법을 해보는 것이 좋겠다는 것입니다. 물론 암 진단을 받은 후바로 수술, 항암제, 방사선 치료와 같은 표준치료를 받을 수 있습니다. 그러나 매우 급한 상태가 아니라면 조금 미루고 3~6개월 정도 이 환자처럼 해독과 면역증강요법 즉, 암 생성 시스템의 스위치를 끄는 방법을 먼저 선택할 수 있습니다. 체내에서 암이 살 수 없는 환경을 먼저 만든 다음 수술하고, 그 후 예전 생활방식으로 돌아가지 않고 건강한 생활 습관을 유지하는 것입니다. 앞에서 본 것처럼 이 방법들은 단순하고 쉽습니다. 이러한 생활습관을 지킬 때 암의 재발과 전이를 막고 건강하게 살아갈 수 있습니다.

두 번째 교훈은 만성질환의 원인을 제거하면 암을 예방할 수 있다는 것입니다. 이 환자는 지난 20년 동안 비만, 고혈압, 당뇨, 고지혈증, 두통과 같은 만성통증, 여러 소화기 질환, 지방간 같은 수많은 병증을 가지고 있었습니다. 그러나 그 원인을 해결하지 않았기 때문에 쌓여 결국 유방암 같은 중병으로 발전한 것입니다. 만성질환의 원인은 피의 오염입니다. 오염된 피를 정결하게 만들어 세포가 정상적으로 기능하면 암도 예방할 수 있습니다. 지금 어떤 만성질환이 있다면 해독과 면역증강요법으로 자기 몸을 암이 살 수 없는 환경으로 근본적으로 바꾸는 것이 얼마나 중요한지 자각해야 합니다.

미국 스탠퍼드대학의 유전자생물학자 브루스 립튼이 쓴 책에 재미있는 비유담이 있습니다. 그가 학생일 때 자동차정비소에서 아르바이트하면서 겪은 일이라고 합니다.

어느 날 저녁, 퇴근 시간이 되어 모든 직원이 서두르고 있을 때 한 젊은 여성이 차를 몰고 왔습니다. 차 계기판에 엔진 이상 표시가 뜨니 엔진을 수리해달라고 했습니다. 직원들은 엔진을 고치려면 서너 시간은 필요한데, 지금은 퇴근해야 하니 다음 날 다시 오라고 했습니다. 그 손님은 급한 비즈니스로 그날 장거리 운행을 해야 한다며 고쳐달라고 사정했습니다. 직원들이 안 된다고 하는데도 계속 고쳐달라고 고집을 부렸습니다.

실랑이가 계속되자 한 개구쟁이 직원이 자신이 고쳐주겠다며 차를 공장 안으로 몰고 들어가더니 5분도 채 지나지 않았는데 고쳐가지고 나왔습니다. 자동차 계기판의 엔진 고장 표시등이 꺼져 있었습니다. 그 손님은 자동차가 고쳐진 줄 알고 차를 몰고 떠났습니다. 다른 직원들은 어떻게 그렇게 빨리 고쳤냐며 놀라서 묻자 그 개구쟁이 친구는 엔진을 고친 게 아니라 계기판 표시등 전구만 빼버렸다고 했습니다. 어쨌든 엔진 고장 표시는 사라졌습니다. 엔진이 고쳐진 것입니까? 아닙니다. 고쳐지지 않았습니다.

오늘날 수많은 병증, 고혈압과 당뇨, 고지혈증, 만성통증 같은 증세는 병이 아니라 자동차 계기판에 뜨는 표시등처럼 몸이 고장 났다는 신호입니다. 혈압, 당뇨, 고지혈증 등이 나타났을 때 근본 원인을 해결하지 않고 약만 먹는 것은 엔진은 고치지 않고 계기판 표시등만 끄는 것과 같습니다. 표시등이 꺼졌다고 나은 것이 아닙니다. 어떻게 해야 합니까? 엔진을 고쳐야 합니다. 병증의 원인을 반드시 고쳐야 합니다.

뉴욕에서 온 유방암 환자처럼 엔진을 고치기 위해 피를 깨끗하게 하여 핏속에 충분한 산소와 체온이 유지되게 하고, 좋은 영양소들을 보충해 암과 같은 어려운 병이 생기기 전에 예방해야 합니다. 이 환자의 사례를 통해서 체내 환경을 암이 생길 수 없는 환경으로 바꾸는 것이 얼마나 중요한지 알 수 있습니다.

암에 지지 않는 사람들의 성공 스토리 여섯 번째 사례
50대 췌장암 환자

2016년 가을에 찾아온 50대 여성 췌장암 환자 이야기입니다. 이 환자는 췌장암 수술 후 항암치료를 받아왔는데 이제는 도저히 못 견디겠다며 우리 병원을 찾아왔습니다. 너무 쇠약해진 나머지 과연 얼마나 더 살 수 있을까 의심이 들 정도로 상태가 나빴습니다.

과거 병력을 보면, 지난 10년간 암 수술을 네 차례나 받았습니다. 처음에는 갑상선암 수술을 받았고, 2~3년 후에는 유방암이 왔습니다. 유방암 절제 수술을 하고 항암치료를 받았는데, 그다음엔 자궁암으로 자궁암 절제 수술을 했습니다. 이번에 네 번째로 췌장암으로 수술 후 항암 치료를 받는 중이었는데, 더는 견딜 수 없어 저에게 온 것입니다. 오늘날 이 환자와 같은 코스를 걸으며 고통을 겪는 사람들이 얼마나 많은지 모릅니다.

MRI나 CT를 통해 발견되는 암은 사실 빙산의 일각이라고 할 수 있습니다.

유방암이라고 해서 유방에만 국한되어 있는 것이 아닙니다. 그리고 암은 진단받을 무렵에 갑자기 생긴 급성병이 아니며 오래전, 대개 10~15년 전부터 발병한 만성병입니다.

따라서 암을 치유하려면 수면 위로 올라온 부분만 제거한다고 해결되는 것이 아니라 수면 아래 있는 진짜 덩어리를 다 녹여버려야 합니다. 암은 단순한 종양이 아니라 악성 세포를 만들어내는 생물학적 과정, 즉 끊임없이 종양세포를 생성하고 있는 암 생성시스템이기 때문입니다. 그래서 암 수술 전에 그 시스템의 작동 스위치를 먼저 *끄*는 것, 곧 암이 살 수 없는 환경을 만드는 것입니다.

이 환자에게서 갑상선암, 유방암, 자궁암, 췌장암이 연달아 나타난 것은 계속해서 암세포를 생산하는 시스템이 작동하고 있기 때문입니다. 이 환자가 해야 할 가장 급하고도 우선적인 일이 무엇인가 하면 암 생성시스템의 스위치를 *끄*는 것입니다. 암이 생길 수 없는 육체적 정신적 환경을 만드는 것이지요.

암 생성시스템의 스위치를 꺼버리는 치유

우선 몸의 치유를 위해 이 환사의 음식 습관을 근본적으로 바꾸었습니다. 여러 가지 생채소와 생과일, 발아통곡식, 식물성 오일을 먹고, 그중에서도 생채소즙(섬유소즙)을 마시게 했습니다. 독일계 미국 의사인 막스 거슨(Max Gerson)도 수많은 암 환자에게 이 생채소즙 요법(섬유소 요법)을 처방했습니다. "생채소즙을 하루에 13잔 마시고, 구운 마늘을 많이 먹으며, 커피관장을 하루에 4회 이상하라." 이것이 막스 거슨 요법의 핵심입니다.

하지만 하루에 여러 번 생채소즙을 짜서 마시는 것은 쉽지 않았고, 생채소의 독성 때문에 많이 먹는 것도 문제가 된다는 사실을 고려해야 했습니다. 그래서 저는 여러 종류의 채소를 저온건조해 분말로 만들고, 그 분말을 따뜻한 물에 타서 차처럼 마시거나 사과주스나 요구르트에 타서 먹도록 안내하고 있습니다. 이분은 건조채소 분말을 항상 가지고 다니면서 물에 타 먹었는데, 편리하고 효과도 있었습니다.

이처럼 음식을 조절하고, 커피관장으로 독성을 해독하고, 풍욕으로 몸에 산소를 공급하고, 원적외선 사우나나 온욕 등으로 몸을 따뜻하게 하는 온열요법을 실천했습니다. 햇볕을 쬐며 맨발걷기를 하루에도 여러 차례 반복했습니다.

특히 이 환자는 간해독법으로 큰 효과를 보았습니다. 독일 의학자 안드레아스 모리

츠(Andreas Moritz)가 개발한 간 청소를 매월 한 차례씩 1년 이상 실천했습니다. 이 환자는 암 수술하기 몇 년 전에 담석 수술을 받은 병력이 있었고 오래전부터 혈압약과 우울증약도 먹고 있었습니다. 고혈압과 담석이 있다는 것은 피가 오염되어 끈적끈적해졌음을 뜻합니다. 담석 수술을 할 무렵에 '담석이 병이 아니라 내 피가 오염되어 있구나. 내 피를 깨끗이 하고 체내환경을 바꿔야겠다'고 생각했더라면 좋았을 텐데 그러지 못했습니다. 담석 수술을 한 다음에도 수술만으로 해결된 줄 알고 오염된 피는 그대로 둔 것입니다.

앞에서도 언급했지만, 고혈압, 당뇨, 비만 같은 대사장애는 그 자체가 병이 아니라 피가 오염되었으니 피의 오염을 해결하라는 메시지입니다. 담석도 마찬가지입니다. 담석이 생긴 원인인 피의 오염을 해결했다면 암까지 가지 않았을지도 모릅니다.

간 청소를 하자 엄청나게 많은 담석과 노폐물이 배출되었습니다. 동전보다 더 큰 담석도 많이 배출되었습니다. 이 환자는 1년 6개월 동안 매달 한 번씩 간 청소를 했는데 그 후에도 간에서 노폐물이 나오는 것을 보면 그동안 얼마나 많은 독성물질이 체내에 축적되었는지를 알 수 있습니다.

이렇게 여러 차례 간을 해독하자 이 췌장암 환자의 얼굴빛이 완전히 바뀌고 생기가 돌며 식욕도 생기고 전신 상태가 아주 좋아졌습니다. 이제는 암이 다시는 생기지 않겠구나 하는 생각이 들 정도로 개선되었습니다.

이 환자를 보면서 암 환자의 간과 혈액 속에 노폐물이 이렇게 많은데 수술과 항암제, 방사선 치료만으로 어떻게 암이 완치되겠는가 생각하게 되었습니다. 저는 지금은 저를 찾는 모든 환자에게 간해독요법을 하게 합니다. 모든 환자에게서 우리가 상상할 수 없을 만큼 많은 노폐물과 독소가 빠져나오고 있습니다.

많은 환자의 체내에 이처럼 노폐물이 많고 수은과 납, 알루미늄, 바륨 같은 중금속으로 오염되어 있고 산소와 필수영양소는 상대적으로 부족합니다. 이 독소들을 해독하고 필수영양소와 산소를 보충하지 않으면 계속해서 암 생성시스템은 가동될 것이니 해독하고 체내환경을 바꾸는 것이 얼마나 중요한지 모릅니다.

미국의 영양학자 버나드 젠센(Bernard Jensen)의 저서『더러운 장이 병을 만든다』를 보면 유명한 영화배우 존 웨인 이야기가 나옵니다. 서부영화 주인공으로 활약한 아주 멋진 배우 존 웨인은 질병으로 고통스럽게 세상을 떠났습니다. 그는 오랫동안 비만에 혈압, 당뇨약을 복용했습니다. 나중에 폐암이 발병해서 폐암을 수술하고 항암제를 썼습니다. 몇 년 후에 위암이 생겨 수술하고 항암제를 쓰고 그 몇 년 후에는 대장암이 와서 대장암 수술을 하고 항암제를 쓰다가 너무 쇠약해져서 세상을 떠났습니다.

존 웨인에게 비만과 고혈압, 당뇨가 왔을 때, 그것은 피가 오염되어 면역시스템이 손상되어 있다는 신호였습니다. 그런데 그 원인을 해결하지 않고 약만 복용했습니다. 엔진을 고치지 않고 계기판 고장 표시등만 꺼버린 셈이지요. 결국 암이 생길 수밖에 없는 환경, 암 생성시스템이 가동되어버린 겁니다.

처음 그에게 폐암이 왔을 때, 폐암을 수술하고 항암제를 썼습니다. 하지만 여전히 체내의 암 생성시스템은 작동되고 있었고 계속 암을 만들어냈습니다. 그래서 어떻게 되었습니까? 위암이 발병해 그걸 잘라내고 항암제를 썼습니다. 하지만 여전히 시스템 스위치를 끄지 않았고 암은 계속 생성되고 있었습니다. 그다음 대장암이 왔지만 그래도 암 생성시스템 작동을 멈추게 하지 않았습니다. 어떻게 되었습니까? 면역체계가 극도로 약화된 존 웨인은 암을 이겨내지 못했습니다. 오늘날에도 이런 경우가 얼마나 많은지 모릅니다.

앞의 췌장암 환자와 존 웨인으로부터 배울 수 있는 교훈은 암을 수술하기 전에 가능하면 3~6개월 정도 암이 살 수 없는 체내환경으로 바꾸는 것이 가장 시급하고 우선적으로 해야 할 일이라는 것입니다. 수술한 다음에도 평생 암이 생길 수 없는 체내 환경을 유지하려면 생활 습관과 방식, 환경을 변화시켜 실천해나가야 합니다.

가장 중요한 것이 음식입니다. 좋은 채소, 과일, 통곡식, 식물성 오일을 주식으로 한 자연식물식을 해야 합니다. 음식 중에서도 가장 중요한 것이 채소의 섬유소입니다. 이

것이 활성산소를 배출시키고 장을 깨끗하게 해줍니다. 식사할 때마다 여러 종류의 생채소를 한 접시 가득 먹고, 유기농으로 재배한 통곡식과 과일, 해초류를 먹고 코코넛오일, 기, 올리브오일 같은 식물성 오일과 청국장이나 된장, 김치처럼 좋은 발효식품도 꼭 필요합니다.

잠을 충분히 잘 자는 것은 너무나 중요합니다. 저녁에 좋은 잠자리에서 잠을 깊이 잘자고 낮에는 햇볕을 쬐면서 맨발로 땅을 밟고 걷는 것이 최고의 보약입니다. 커피관장이나 레몬즙관장을 규칙적으로 하면 장과 혈액 내의 노폐물과 독성, 염증세포나 죽은 암세포를 담도를 통해 배설하는 데 큰 효과가 있습니다. 또 여러 가지 온열요법, 원적외선 사우나나 따뜻한 물 목욕 등으로 몸을 따뜻하게 하여 체온을 높여주면 면역 증강에 큰 도움이 됩니다.

내 몸을 반려동물 사랑하듯 돌보기

이 췌장암 환자는 자연치유를 시작한 지 6년이 지났는데 지금 아주 건강하게 잘 지내고 있습니다. 전원주택에서 농사일을 즐기며 아주 행복한 삶을 살고 있습니다. 앞에서 소개한 대로 물리적인 방법으로 몸을 치유하고 생활방식과 습관을 근본적으로 바꾸었습니다. 이와 함께 마음의 치유도 병행했습니다.

이분은 아봐타프로그램을 배워 '몸 돌보기' 훈련을 열심히 실천했습니다. 암 환자들은 항암제를 맞으며 쇠약해진 자기 모습을 보는 걸 대체로 싫어합니다. '몸 돌보기'는 투병하느라 비참해진 내 몸을 비난하거나 자책하지 않고, 있는 그대로 사랑하고 감사하는 방법입니다. 내 몸을 마치 반려동물을 귀여워하고 사랑하듯이 늘 자신의 몸을 쓰다듬어주고 감사해하며 사랑하고 마음으로 '이미 다 나았다'고 믿고 속삭여줍니다.

이렇게 병에 묶여 있던 마음을 넘어서 내 인생의 새로운 꿈을 발견하여 그 꿈을 추구하는 것이 중요합니다. 아봐타프로그램에 '목표 정하기'라는 것이 있는데요, 앞으로의 인생에서 어떤 목표를 향해 나아갈 때 내가 정말 행복할까 살펴보고 목표를 정합니다. '병은 이미 다 나았고 앞으로는 목표를 향해서 도전적으로 나아가야겠다'는 마음을 가질 때 몸의 병도 따라서 좋아집니다.

'나는 지금 심각한 병에 걸려 있다. 언제 이 병이 나을까' 하며 병을 보고 병에 마음이 묶여 스스로 고통받고 있는 환자가 많습니다. 하지만 이제 그 묶여 있는 부정적 생각에서 벗어나서 담대하게 '나는 이미 다 나았다. 완전하게 되었다'고 믿고 내 육체 그대로를 사랑하고 감사하며 나에게 맞는 행복한 목표를 향해 도전적으로 나아갈 때 병이 부수적으로 낫게 됩니다.

암에 지지 않는 사람들의 성공 스토리 일곱 번째 사례
자연치유만으로 좋아진 50대 중반 피부암 환자와 자궁경부암 환자

오늘날 전 세계적으로 가장 강력한 영향력을 행사하는 암 치료법은 수술, 항암제, 방사선 치료, 곧 3대 요법입니다. 주류의학의 의사 대부분은 이 3대 요법을 암 치료의 유일한 방법으로 신봉하고 있기 때문에 다른 치료법들은 잘 받아들이지 않는 경향이 있습니다.

그렇다고 주류의학 의사들 모두가 3대 요법을 지지하는 것은 아닙니다. 이 3대 요법인 수술, 항암제, 방사선 치료로는 암을 고치지 못하고 어떤 경우에는 오히려 더 악화시킨다며 반대하는 의사들도 상당수 있습니다. 이들은 다른 보완대체요법을 대안으로 제시하며 환자 치료에 적용하고 있습니다.

보완대체요법은 '자연치유의학' '통합의학' 등으로 불리기도 하는데, 핵심은 "병만 보지 말고 환자를 보라", 즉 "암과 같은 병만 치료하려 하지 말고, 그 환자 전체를 치유하라"는 것입니다. 이처럼 환자의 육체와 마음 전체에 초점을 맞춘 통합 치유법을 추구하는 의사들의 수가 세계적으로 많아지고 있습니다.

수술, 항암제, 방사선 치료만을 고집하는 의사들은 3대 요법의 치료 성과가 좋다는 것을 증명하기 위해 이 요법의 과학적 원리와 치료 성과, 치료 사례들을 근거로 제시합니다. 통합의학을 추구하는 의사들도 통합의학의 치료 성과가 좋다는 것을 증명하기 위해서 과학적 원리와 성과, 사례들을 근거로 제시합니다. 어느 쪽 방법이 진실일까요? 왜 암이라고 부르는 하나의 병을 대상으로 상반된 논쟁을 하는 걸까요?

이에 대한 대답은 이렇습니다. 지난 수천 년간의 의학 역사를 살펴보면 건강과 질병을 설명하는 단일이론, 즉 이것만이 옳다는 의학이론은 존재하지 않았습니다. 이를테면 '암을 고치는 방법은 이것밖에 없다, 수술, 항암제, 방사선만이 옳다'는 것은 하나의 편견일 뿐입니다. 산 정상에 오르는 길이 여러 개가 있듯이 암을 치료하는 방법도 여러 가지가 있을 수 있습니다. 산 중턱까지밖에 못 간 사람은 자기가 가는 길 하나만 있다고 착각할 수 있습니다. 만일 어떤 환자나 전문가가 이 요법만이 암을 고치는 유일한 길이라고 주장한다면 그에게는 아직 더 올라가야 할 길이 남아 있는 것입니다.

많은 사람이 어떤 치료법에 대해 과학적 근거가 있는지를 놓고 논쟁하는 것을 자주 볼 수 있는데요, 과학과 진실은 동의어가 아닙니다. 과학은 어떤 요인이 다른 요인에 비해 더 반복적으로 잘 일어난다는 하나의 신념체계에 불과합니다. 그러므로 우리는 암 치료법에 대해 이 방법은 옳고 저 방법은 그르다며 속단해서는 안 됩니다. 실제로 이렇게 말할 수 있을 뿐입니다. '내가 보기에, 내 관점에서는, 내가 믿기에' 이것이 옳다 또는 그르다고 말해야 합니다.

제가 1982년에 외과 전문의 시험을 볼 때 출제된 문제 중 하나가 "암에 대한 3대 치료법을 쓰시오"였는데, 정답은 수술, 항암요법, 방사선요법이었습니다. 오늘날도 그 문제의 정답은 같습니다. 이런 교육을 받았기 때문에 저는 외과 의사 초창기에는 암 환자들을 만날 때 의심 없이 수술, 항암제, 방사선이라는 3대 치료법만 사용했습니다.

이 치료법은 어떤 환자에게는 도움이 되었습니다만, 많은 환자는 그 치료를 받고도 얼마 지나지 않아서 재발하여 다시 찾아왔습니다. 그때마다 저는 아주 괴로웠습니다. 심지어는 제가 수술한 환자의 임종을 지켜봐야 하는 큰 고통도 많이 겪었습니다. 자기가 수술한 환자의 임종을 지켜보는 의사의 마음을 실제로 겪어보지 않은 사람들은 이해하기가 어려울 것입니다.

제가 3대 치료법에 대해 회의감을 가질 무렵인 1984년, 독일 하이델베르크대학의 지역사회 의학센터를 견학할 기회가 있었습니다. 하이델베르크대학은 의학의 역사가 무려 700년이나 되는 서양의학의 메카입니다. 그런데 그곳에 자연치유의학 클리닉이 있었습니다. 이 클리닉에서는 생채소즙이나 과일로 하는 절식법, 명상, 수치료, 부항요법, 온열요법, 침구치료 등 동양의학과 비슷한 치유법을 쓰고 있었는데 그때 저는 아주 신선한 느낌을 받았습니다. 제가 관심을 보이자 이 분야의 전문가인 일본 도쿄 기타사토대학의 마나카 요시오 교수를 소개해주었습니다.

저는 1986년 도쿄 기타사토대학 통합의학연구소를 방문해 마나카 교수를 만났는데 그날 그분이 저에게 처음 던진 질문을 지금도 잊을 수 없습니다. "닥터 전은 외과 의사로서 암 환자를 수술해서 얼마나 고쳤습니까?"

저는 그때 할 말이 없었습니다. 갈등하며 회의를 품고 있던 것을 바로 질문해온 것입니다. 당시 마나카 교수는 87세 정도로 나이 많은 어른이었고, 저는 젊은 의사였습니다. 그분은 자신도 외과 의사로서 50세까지는 암 환자들에게 3대 치료만 했는데, 여러 번 실패를 경험하면서 서양의학과 대체의학을 함께 아우르는 통합의학을 연구하기 시작했다고 했습니다. 마나카 교수는 자신의 이러한 연구 성과로 일본 최고의학상을 세 번이나 받았습니다.

마나카 교수가 저에게 인도의 전통의학인 아유르베다와 한국의 『동의보감』을 꼭 공부하도록 권유했고, 도쿄의 와타나베 쇼와 오사카대학의 고다 미쓰오라는 자연치유 의사를 저에게 소개해주었습니다.

와타나베 쇼의 저서인 『현대병에의 도전』에는 이렇게 쓰여 있습니다. "왜 오늘날 암을 치료해도 재발이 많은가? 그 이유는 암의 원인을 치료하지 않기 때문이다." "자연의 이치를 떠나서 병이 생겼기 때문에 자연의 이치로 돌아가면 병은 쉽게 낫는다."

저는 와타나베 의사의 치료법으로 말기 간암 환자를 치료해 좋아진 일이 있었고, 절망 상태의 심장병 환자가 회생한 일도 있었기 때문에 이러한 경험을 계기로 서양의학에는 분명히 한계가 있음을 깨달았습니다.

그리고 고다 선생의 소개로 제23회 국제 자연의학 콘퍼런스에 참석했는데, 저는 아주 큰 충격을 받았습니다. 후두암과 유방암을 수술했지만 암이 재발해 절망적인 상태의 여성 환자 두 명이 생채식을 중심으로 한 고다 선생의 자연치유요법으로 완치된 것을 본 것입니다. 그 두 환자가 콘퍼런스에 참석하여 직접 경험담을 들려주었습니다.

이후 저는 3대 요법으로 치료하지 못한 암 환자들이 자연치유요법으로 좋아진 사례를 보면서 목적지로 가는 길은 하나만 있는 것이 아니며, 여러 길이 있다는 것을 확실히 알게 되었습니다.

저는 호기심이 많아서 그 뒤로도 미국과 유럽의 자연치유의학에 관심을 가지고 배우게 되었는데, 그중 하버드보건대학원의 버나드 라운(Bernard Lown) 교수를 통해 큰 영감을 받았습니다. 1986년에 노벨평화상을 받은 유명한 의사로 저에게 하버드프레스센터에서 출간한 『자연의학의 실제(*The Practice of Natural Medicine*)』와 『자연의학 백과사전(*Encyclopedia of Naturopathic Medicine*)』이라는 책을 선물로 주었습니다. 그 책들은 제가 환자들을 치료하는 데 큰 도움이 되었습니다.

특히 라운 교수의 저서 중 『잃어버린 치유의 본질에 대하여』에는 "환자를 치료할 때 기계 부속품을 고치듯 경직된 태도로 하지 말고 치유의 예술을 사용하라"고 쓰여 있습니다. 제 의술에 예술적 감성을 불어넣어준 아주 귀한 가르침이었습니다. 저는 그때부터 환자의 육체와 마음 전체를 아우르는 '치유의 예술'을 가장 귀한 주제로 여기며 탐구하게 되었습니다.

10여 년 전에 자연치유된 암 환자의 사례를 소개하려 합니다. 처음부터 3대 치료를 받지 않고 곧바로 통합의학을 통해 자연치유된 분입니다.

50대 중반의 남성 환자로 오른쪽 귀 뒤편 안면신경이 지나가는 부위에 피부암이 발병했습니다. 처음 검사했던 병원에서 귀를 포함한 광범위 피부 절제 수술을 해야 한다는 진단을 받았습니다. 그런데 수술 과정에서 안면신경이 손상되면 오른쪽 얼굴 전체에 마비가 올 수도 있었습니다. 이 환자는 무척 고민하다가 저에게 찾아왔습니다.

이 환자는 예전에 부인이 우리 병원에서 치료받은 적이 있어서 저를 신뢰하고 있었습니다. 부인이 대장암 수술을 받았는데 그 후 폐에도 전이되어 수술과 항암 치료를 반복해도 잘 낫지 않던 차에 우리 병원의 자연치유요법을 통해 깨끗이 좋아진 일이 있었습니다.

이 환자에게도 식단을 근본적으로 바꾸어 생채소즙과 생채식 위주의 식사로 독성을 해독하고 부족한 필수영양소를 보충하게 했습니다. 커피관장으로 노폐물을 배설하고 풍욕으로 피부호흡을 촉진시키고 온열요법도 자주 하게 했습니다. 피부에 있는 암만 치료하는 것이 아니라 인간 전체를 치유하는 방법입니다. 간 청소를 여러 차례 실행하고 피부암이 있는 부위는 봉독요법을 사용했습니다.

봉독요법은 벌침에서 봉독을 뽑아 정화한 후에 병소 주위에 주입하는 치료법으로, 유럽이나 미국에서도 많이 사용합니다. 일본에서 자연의학으로 유명한 모리시다 게이치라는 도쿄대학 교수가 있는데, 저는 1987년 그분의 오차노미즈 클리닉을 방문한 일이 있습니다. 그때 모리시다병원에서는 봉독요법을 아주 많이 활용하고 있었는데 생채식이나 건강식품도 쓰지만 벌침 치료를 많이 하는 것이 인상적이어서 그 뒤로 저도 가끔 봉독요법을 쓰고 있습니다. 특히 이 부부 환자는 아봐타프로그램을 여러 차례 복습도 하여 '병이 완치되어 건강해졌다'는 신념을 가지는 데 큰 도움을 받았습니다.

이러한 치료 후 이 환자는 수술받을 필요 없이 깨끗하게 좋아졌습니다. 이 환자 말고도 여러 피부암 환자도 이와 같은 방법을 실천하여 수술하지 않고 좋아진 경우가 있었습니다.

2014년 어느 병원의 30대 간호사가 자궁경부암 진단을 받고 저를 찾아왔습니다. 결혼한 지 얼마 되지 않았는데 자궁경부암에 걸린 것입니다. 검사받은 병원에서는 자궁 절제 수술을 권유하고 있었습니다. 신혼 초인데 자궁을 절제하면 어떻게 되겠습니까?

저는 이 환자에게 수술하기 전에 먼저 자연치유를 실천해보도록 권유했는데 이 간호사도 앞의 부부 환자와 똑같은 자연치유요법을 잘 따라 했습니다. 6개월 후 처음 진단받았던 병원에 갔는데, 그 병원에서 수술할 필요가 없겠다고 했습니다. 그 후 임신해서 아기를 낳고 잘 키우면서 살고 있습니다.

자궁내막암이나 자궁경부암에 걸린 환자 중에는 자연치유를 잘 실천하여 6개월에서 1년 후에 수술할 필요가 없이 좋아진 분들이 많습니다.

전립선암이나 악성임파선암, 뇌종양, 백혈병 등 비소화기 계통의 암 환자들 중에 특히 생채식 위주의 자연치유요법들로 좋아진 사례가 많습니다.

예전에 어느 건강잡지에서 저와의 인터뷰 기사를 연재한 적이 있습니다. 인터뷰한 기자가 내용 중 핵심을 추려서 카카오톡에 올렸는데, 해외에 거주하는 교포들도 많이 봤다고 합니다. 한국에 올 수 없었던 분들이 카카오톡 내용을 보고 그대로 실천하기도 하고 가끔은 전화로 문의해오기도 합니다.

그중 미국에 살던 말기 임파선암 환자 한 분이 그곳에서 카카오톡에 올라온 내용을 보고 그대로 실천했는데 좋아졌다며 우리 병원까지 찾아온 일이 있습니다. 그 환자를 치료했던 미국 L.A. 병원의 의사들이 너무 놀라워하며 어떻게 치료된 것인지 꼭 한번 강의해달라고 요청했습니다. 그래서 제가 2015년 설 연휴에 그 환자가 다녔던 병원을 방문하여 생채식요법을 강의한 일도 있습니다.

이처럼 여러 환자가 3대 요법을 따르지 않고도 생활습관, 생활방식, 생활환경을 바꾸는, 곧 자신의 삶 전체를 바꾸는 요법을 실천하여 병에서 벗어난 사례들을 자주 보고 있습니다. 체내에 암이 생성될 수 없는 환경을 스스로 만들어 암에서 벗어난 사례들입니다.

암에 지지 않는 사람들의 성공 스토리 여덟 번째 사례
마음의 치유로 암이 좋아진 환자들

앞에서 소개한 것처럼 저는 세상의 상식적인 의사들과는 좀 다른 모습의 의사가 되었습니다. 기계론적인 외과 의사에서 생기론적인 자연치유 의사로 바뀌었다고 할까요? 일반 병원에서는 잘 치료되지 않던 난치병 환자들이 좋아진 사례가 많아지자 그 무렵 제 마음에 '아, 내가 이제야 제대로 된 의학을 만났구나' 하는 자만심이 생겼습니다. 외과 전문의 초기 시절에도 암의 3대 치료인 수술, 항암제, 방사선 치료만 하면 어떤 암도 다 고칠 수 있겠다는 자만심이 있었는데, 그것은 무너졌고 이제 자연치유법으로 또 다른 자만심이 생긴 겁니다.

그러나 얼마 지나지 않아서 이런 자만심이 또 무너지기 시작했습니다. 앞에서 성공한 사례들을 말씀드렸습니다만, 똑같은 자연치유법을 쓰는데도 치료가 잘되지 않는 환자가 늘 있었습니다. 왜 그럴까 하는 의문이 생겼습니다. '같은 병에 같은 치료를 하는데, 왜 어떤 사람은 치료가 잘되고 어떤 사람은 치료가 잘되지 않을까?'

많은 시간이 흐른 뒤 알게 된 것은 마음이 변화하지 않으면 치료가 잘 안된다는 것입니다. 흔히 "암이 생긴 이유는 음식 잘못 먹고 마음 잘못 먹어서 생긴 것이다"라는 말을 합니다. 그래서 "암을 치료하려면 좋은 음식을 먹고 좋은 마음을 먹어야 한다"고 말하는 의사들도 있습니다.

그래서 저는 마음을 어떻게 변화시킬 것인지에 관심을 가지게 되었습니다. 조금만 생각해보면 우리 마음 상태가 우리 몸에 바로 영향을 미친다는 걸 쉽게 알 수가 있습니다. 마음이 슬플 때는 눈에서 눈물이 나오고, 마음이 기쁠 때는 웃음이 나오고, 화가 날 때는 얼굴이 벌게지며 혈압도 오르고, 두려울 때는 손발이 떨리고 심지어는 대소변을 조절하지 못하기도 합니다. 마음 상태가 육체의 생리나 병리에 직접적이고 절대적인 영향을 미친다는 사실에 근거하여 육체의 병을 고치기 위해서 어떻게 마음을 조절할 것인가를 예전부터 우리 의학자들이 관심을 가지고 탐구해왔습니다.

조선 세조 때 간행된 『팔의론』에서는 가장 으뜸 의사는 '심의(心醫)', 즉 마음을 변화시켜서 병을 고치는 의사를 꼽았습니다. 허준은 『동의보감』에서 "마음이 산란하면 병이 생기고, 마음이 고요하고 안정되면 있던 병도 저절로 낫는다"고 했습니다.

마음을 바꿔서 병을 고치는 의학을 심신의학(心身醫學, Mind-body Medicine)이라고 하는데, 20세기 들어 심신의학 연구 붐이 일어났습니다. 이 연구가 촉발된 것은 20세기 중반 미국 스탠퍼드대의 암 전문의 닥터 슈피겔이 유방암으로 수술받은 환자 860명을 두 그룹으로 나누어 조사한 것이 발단이었습니다. 한쪽 그룹은 3대 치료인 수술, 항암제, 방사선 치료만 받은 그룹이었고, 다른 한쪽은 3대 치료는 똑같이 하면서 마음을 변화시키는 프로그램을 병행한 그룹이었습니다.

어느 쪽 그룹의 성과가 더 좋았겠습니까? 결과는 압도적으로 마음을 변화시키는 프로그램을 병행한 그룹의 환자들이 생존율이나 완치율이 훨씬 높았습니다. 사실 닥터 슈피겔은 마음이 환자의 생존율이나 완치율에 영향을 미치지 않는다는 것을 증명하려는 목적으로 이 연구를 했습니다. 그러나 반대로 마음이 육체에 큰 영향을 미치는 것을 증명하는 뜻밖의 결과를 얻게 되어 심신의학을 탐구하는 전기를 마련하게 되었습니다.

1994년 미국 NIH(국립보건연구소)에 대체의학연구소가 창설된 후 이곳에서 많은 연구 프로젝트가 진행되고 있습니다. 식이요법, 허브를 이용한 약초요법, 침을 놓는 침구

요법 등 다양한 연구를 하고 있는데, 그중에서 심신의학 분야가 연구비를 가장 많이 지급받고 있습니다.

이처럼 심신의학은 1990년대부터 세계적으로 크게 부각되고 있는데, 저도 그 무렵부터 마음을 변화시키기 위해 인도의 초월명상, 단전호흡법, 긴장이완과 상상법 등과 같은 여러 종류의 심신요법을 배웠습니다. 예를 들어, 긴장이완과 상상법은 호흡을 통해서 몸을 이완시키면서 내 머리 위쪽으로 밝은 빛이 들어와 몸 안의 암을 아이스크림 녹이듯 다 녹여서 사라진다고 믿고 사라진 모습을 상상하는 방법입니다. 미국 오리건대학의 칼 사이먼튼은 암 환자들이 항암제나 방사선 치료를 받으면서 암이 아이스크림 녹듯 녹아서 사라지는 것을 상상하게 했더니, 그렇게 하지 않은 환자와는 결과에서 큰 차이가 있음을 확인했습니다.

심신의학의 또 다른 방법으로 요가나 마인드컨트롤 등이 있으며, 환자마다 믿고 있는 종교나 신앙체계를 통해 마음을 변화시키는 방법도 있습니다.

강력한 효과를 지닌 아봐타프로그램

저도 이런 여러 방법을 시도해보았는데, 1994년에 효과가 가장 큰 강력한 방법을 만났습니다. 미국 플로리다 올랜도의 심리학자 해리 팔머가 개발한 '아봐타프로그램'으로 의식을 변화시키는 테크놀로지입니다.

저는 이 프로그램의 상위 코스를 이수하기 위해 미국에 갔다가 이스라엘 출신의 의사 하눅 탈머를 만났습니다. 그는 플로리다주 게인스빌에서 암이나 에이즈 같은 난치병 환자들을 주로 심신의학을 사용해 치료합니다. 그중에서도 아봐타프로그램을 환자 치료에 응용해 좋은 성과를 얻은 의사로 유명합니다.

암은 난치병이라는 생각을 절대로 받아들이지 않고 '나는 반드시 낫는다', 더 적극적으로는 '이미 암이 다 나아버렸다' 같은 담대한 믿음을 가지고 자기 삶의 높은 목표를 향해서 도전적으로 나아간 환자들 가운데서 기적 같은 치유가 일어난다는 것입니다. 이런 환자들에게서 어느 날 암이 홀연히 사라져버리기도 하며, 고통도 덜 느끼고 생존율이 아주 높았다고 합니다.

탈머의 아봐타프로그램을 이용한 치료 성과를 듣고, 저도 그 후부터 그 프로그램을 거의 모든 환자에게 심신의학의 치유 방법으로 활용하고 있습니다. 지난 28년 동안 수많은 환자에게 이 프로그램을 가르쳐주려 했지만, 모든 환자가 다 받아들이지 못해 안타까울 때가 많았습니다. 다만, 아봐타프로그램을 제대로 배워서 실천하는 사람들에게서 참으로 놀라운 결과가 나타난 것을 제가 많이 보았습니다.

저는 이 프로그램을 훈련받기 위해 미국 플로리다 올랜도를 20번 정도 방문했습니다. 이 프로그램을 한참 훈련하던 중 75세 된 말기 췌장암 환자가 아봐타프로그램을 하겠다며 찾아왔습니다.

이 환자는 어떤 치료도 의미가 없다고 선고받은 상태였습니다. 따님이 유명한 시인이었는데, 어머니가 돌아가시기 전 아봐타프로그램으로 마음의 고통이라도 풀어주고 싶다며 찾아온 것입니다. 어머니는 미음이나 간신히 넘길 뿐 잘 걷지도 못해서 9일간 진행된 프로그램에 겨우 참여했는데, 곧 돌아가실 것 같았습니다.

프로그램을 마친 때로부터 2개월 정도 지난 추석 무렵 이분이 떡을 많이 드시고 체기가 있다며 저에게 찾아왔는데, 그동안 많이 호전되어 있었습니다. 그래도 말기 췌장암이니 곧 돌아가시겠다고 생각하고 잊고 있었습니다.

그런데 한 3년쯤 지나 미국에서 국제전화가 왔습니다. 그 할머니 환자였습니다. 깜짝 놀랐습니다. 뉴저지에 있는 아들 집에서 지낸다며 전화해온 겁니다. 제가 그 병이 어떻게 되었는지 묻자, 그분은 다 좋아졌다고 했습니다. 어떻게 해서 그처럼 좋아졌는지 묻자 아봐타프로그램에서 배운 방법을 계속 연습하니 좋아졌다고 했습니다. 지난 3년 동안 매일같이 실천해왔다는 겁니다.

그 연습은 '근원목록'이라는 것이었는데, '나는 현재 이대로 나인 것이 정말 행복하다'

'나는 건강이 완전하다' 이것을 마음으로 믿고 입으로 계속 시인하는 연습이었습니다. 이분은 이 문장들을 써서 벽에 붙여놓고 날마다 계속 읽으며 말하는 연습을 했다고 합니다. 참 놀랍지 않습니까? 성경 로마서에는 "사람이 마음으로 믿어 의에 이르고, 입으로 시인하여 구원을 얻느니라"라는 구절이 있는데, 이분이 그 구절대로 된 것입니다.

이분에게서 우리가 배울 점이 있습니다. 많은 암 환자나 그 가족들은 "암만 나으면 정말 행복하겠다"고 말합니다. 며칠 전에도 직장암에 걸린 40대 아들과 어머니가 오셨는데, 어머니께서 "아들 좀 살려주십시오. 우리 아들 암만 나을 수 있다면 제 목숨이라도 바치겠습니다. 그렇게만 된다면 정말 뛸 듯이 기쁘고 행복하겠습니다"라고 했습니다. 다들 그렇게 이야기합니다. 암이 나으면 정말 기쁘고 행복하겠다고 합니다.

그런데 그 반대입니다. '암이 나으면'이 아니라 '지금 이대로' 내가 기쁘고 행복해야 암이 낫습니다. 이 말기 췌장암 할머니 환자가 나을 수 있었던 이유는 날마다 "나는 나인 것이 행복하고 기쁘다" "나는 완전하고 다 나았다"고 입으로 선언하고 믿는 훈련을 했기 때문입니다.

암 환자들은 암에 걸린 것에 대한 분노와 두려움과 슬픔과 절망감에서 헤어나오지 못하고 마치 함정에 빠져 있는 듯이 살아가는 분들이 많습니다. 매일같이 암을 생각하면서 분노와 두려움과 절망 속에 사는데, 암이 좋아지겠습니까? 반대로 이 할머니처럼 암이 지금 없어진 것이 아니라 몸 안에 있어도 나는 행복하고 기쁘고 완전하다는 것을 입으로 말하고 믿는 것이 중요합니다.

우리는 암을 생각하고 보고 말하면서 그 고통에 빠져 지내는 것을 그만두고, 건강과 건강의 회복만 생각하고 보고 말하면서 기쁨과 행복으로 마음을 돌려야 합니다.

1997년, 30대 유방암 환자 두 분이 아봐타프로그램에 참여했습니다. 한 분은 간호사로, 어느 대학병원 암 전문의가 저에게 보낸 환자였습니다. "제가 근무하는 병원의 간호사인데, 항암제와 방사선을 아무리 사용해도 나아지지 않고 더 악화하고 있습니다. 같은 병원 근무자로서 너무 괴롭습니다. 선배님이 어떻게 좀 알아서 해주십시오"라며 부탁해왔습니다.

저는 이 환자분에게 여러 가지 식이요법 및 해독과 면역증강요법을 하면서 아봐타프로그램에도 참여하게 했습니다. 이 간호사 환자는 유방암이 진행되어 암세포가 늑골, 척추에 전이되고 늑막에 물이 차는 등 너무나도 힘든 상태였습니다. 하지만 여러 자연치유법과 아봐타프로그램 훈련으로 깨끗이 좋아졌습니다.

또 다른 분은 40세 가까이 되는 유방암 환자로, 항암제를 많이 맞아서 얼굴이 잿빛이 되고 머리카락이 다 빠진 상태였습니다. 그때 제 눈에도 남은 생이 3개월여 정도로 보였습니다. 그런데 이분도 이 프로그램 후 10년 가까이 더 살았습니다. 사람의 마음이 병을 치유하는 데 얼마나 결정적인 역할을 하는지 보여주는 사례였습니다.

지난해에도 두 분의 간암 환자가 아봐타프로그램에 참여했습니다. 두 사람 모두 대학병원에서 색전술과 항암제 치료를 했는데도 절망적이었는데, 이 프로그램으로 극적인 전환을 이룬 것을 보았습니다. 어떤 유방암 환자는 3대 치료를 한 후에도 양쪽 가슴에 암이 거북이 등딱지처럼 재발하자 저한테 왔는데, 이 환자는 식이요법, 해독과 면역증강요법, 봉독요법, NK세포를 배양해서 다시 주입하는 면역치료 등을 하면서 아봐타프로그램에서 배운 훈련을 날마다 계속했습니다. 그분은 암을 보는 것이 아니라 이미 다 나았고 완전해졌음을 선언하며 믿는 훈련을 계속하면서 아주 많이 좋아졌습니다. 환자의 마음을 변화시키는 것이 얼마나 중요한지 알 수 있습니다.

이런 사례들을 보면서 우리가 마음으로 무엇을 믿고 입으로 무엇을 시인하느냐가 얼마나 중요한지를 배울 수 있습니다.

많은 사람이 육체를 나로 여기며 살아가고 있습니다. 하지만 이 육체가 나라고 믿을 수도 있지만 달리 생각할 수도 있습니다. 나를 이 육체가 아니라 영원히 죽지 않는 영적 존재로 믿을 수도 있습니다. 아봐타프로그램의 '몸 다루기 런다운'은 이 육체가 나라는 것이 단지 내 생각일 뿐임을 알게 해주고 내가 이 육체와는 독립된 영적 존재로 기능할 수 있도록 도와주는데 이때 놀라운 치유가 일어납니다.

많은 환자가 육체의 병 때문에 내가 죽을지 모른다며 벌벌 떱니다. 저는 이분들에게 육체가 나라는 생각은 내가 믿는 생각 중 하나일 뿐이니 육체를 내가 기르는 반려동물처럼 바라보라고 합니다. 실제의 나는 완전하고 영원히 죽지 않는 영적 존재임을 배우게 하려는 것입니다.

아봐타프로그램을 개발한 팔머가 프로그램 개발 전에 했던 실험 하나가 있습니다. 그는 소금물로 채운 감각차단탱크에 6주 동안이나 들어가 있었습니다. 6주 동안 수많은 생각이 일어났다고 합니다. 6주 정도 지나자 모든 생각이 다 사라졌는데, 마지막으로 남은 것이 '나는 존재한다(I AM)'라는 존재감뿐이었습니다. 육체가 내가 아니라 '나는 존재한다(I AM)'가 나입니다.

감각차단탱크에 들어가 실험해보려는 사람들이 늘어나자 팔머는 목숨을 거는 그런 위험한 실험을 더는 할 필요가 없도록 프로그램을 만들어 자신과 같은 경험을 할 수 있게 했습니다. 그것이 아봐타프로그램입니다.

20세기 성자로 불리는 라마나 마하르시의 '나는 누구인가?'라는 훈련법이 있는데, 방법은 이렇습니다. 생각이 일어날 때 '그 생각이 누구에게서 일어나는가?' 하고 스스로 묻습니다. 대답은 '나에게서'라는 걸 알 수 있습니다. '그럼, 그 나라는 생각은 어디서 일어나는가?' 하고 계속 추구해갑니다. 결국 마지막에는 '나는 존재한다(I AM)'만 남습니다. 그 '나는 존재한다(I AM)'가 진짜 나라는 겁니다.

성경에도 같은 내용이 있습니다. 출애굽기 3장 14절에는, 모세가 하나님에게 묻습니다. "하나님의 이름을 무엇이라고 불러야 합니까?" 하나님은 이렇게 말씀합니다. "나는 스스로 있는 자다(I am who I AM)" 중국어 성경은 '자유(自有, 스스로 자, 있을 유)' 즉 '스스로 있는 존재' 그리고 '영유(永有, 길 영, 있을 유)' 즉 '영원히 있는 존재'로 표현합니다.

'스스로 있는 자(I AM)가 나라고 하나님이 말씀했는데, 팔머가 말한 '나는 존재한다(I AM)'도 같은 표현입니다. 불교에서는 "천상천하 유아독존(天上天下唯我獨尊)" 즉 "하늘 위 하늘 아래 나 홀로 존귀하다"고 합니다. 육체인 내가 존귀하다는 뜻이 아니라 '나는 존재한다(I AM)'가 존귀하다는 뜻입니다.

제가 이 말씀을 드리는 이유는 중환자일수록 육체가 나라고 믿으며 고통받기 때문입니다. 육체가 정말 나인지 생각해보고, 이 육체는 내가 아니며, 나는 영원히 죽지 않는 스스로 존귀한 자, 즉 영생의 영적 존재임을 알아야 합니다. 중환자일수록 육체의 병을 낫고자 할 것이 아니라 영생을 얻으려고 해야 합니다.

성경이나 불교 모두 영생을 얻으라고 합니다. 서양 철학자인 플라톤도 2000년 전에 이렇게 이야기했습니다. "의사들은 육체의 병만을 낫게 하려고 한다. 이것은 무지의 소치다. 우리의 몸과 마음과 영혼을 결합시켜서 치료하면 못 고칠 병이 없다. 우리의 진짜 존재는 영원히 죽지 않는 영적 존재이다."

몸의 병을 낫게 하려고 애쓰기보다는 영생불사를 얻기 위해 마음을 써야 합니다. 영생불사와 같은 높은 목표를 향해서 나아갈 때 육체의 병이 부수적으로 좋아집니다. 그저 몸뚱이 병만 나으려고 방 안에 앉아 고통받고 있다면 낫지 않습니다. 그것을 넘어서서 높은 목표, 즉 영원히 죽지 않는 영생을 목표로 나아갈 때 육체의 병이 쉽게 낫습니다. 이런 가르침은 옛 성인들이 다 말씀한 겁니다.

마음의 치유를 정리하면,

첫째, 병을 보는 것이 아니라 건강과 행복만을 보라.

둘째, 육체를 나라고 여기는 생각을 버리고 나는 영원히 죽지 않는 영적 존재임을 자각하고 그 존재로 머물러라.

셋째, 고귀한 목표를 가지라. 꼭 이루고자 하는 목표가 있는 사람은 절대 죽지 않는다.

병이 다 나은 다음에 내 목표를 향해서 가는 것이 아닙니다. 그 반대입니다. 우리 삶의 행복한 목표를 향해서 나아갈 때 병도 낫게 됩니다. 아봐타프로그램에도 '목표 설정'이 있습니다. '가장 행복감을 주는 목표를 찾고 그 목표를 향해서 나아갈 때 병도 쉽게 낫는다.' 이것이 진실입니다.

암에 지지 않은 사람들의 성공 스토리 아홉 번째 사례
암이 재발한 60대 간암 환자와 50대 후반의 간암 환자

이 글에선 암을 스스로 극복하여 생명을 얻었던 환자들이 다시 암이 재발하여 고통받게 된 사례들을 이야기하겠습니다.

1987년 일본 의사 와타나베 쇼가 쓴 『현대병에의 도전』을 보고 절망적인 간암 환자에 적용해 극적인 치유가 일어난 사례를 앞에서 소개했습니다. 이 환자는 60세의 시골 면장으로 술과 고기를 좋아하고 놀기 좋아하는 분이었습니다. 죽을 때 입는 수의를 만들어놓고 장례를 준비할 정도로 절망적인 상태였지만 자연치유법을 실천하여 기적적으로 회생되었습니다. 밀가루 음식과 고기는 될 수 있으면 적게 먹고 생채소즙과 현미밥, 생채식 위주로 식사하고, 풍욕, 커피관장, 온열요법, 맨발걷기, 신념요법 등을 열심히 했습니다. 5년 동안 꾸준히 실천하며 생활방식과 습관을 완전히 바꾼 것입니다.

회복 후 5년쯤 지나자 옛 술친구들에게서 자꾸 전화가 왔습니다.

"암은 5년만 지나면 다 완치된 것이니, 이제 우리랑 한 번씩 만나서 놀기도 하세. 면소재지로 나오게, 얼굴 한번 보세."

이렇게 계속 친구들이 불러대자 이 면장은 결국 친구들과 만나서 화투 치기도 하며 놀게 되었습니다.

"점심때가 됐으니 식당 가서 밥 한 끼 먹세. 한 끼 먹는다고 별일 있겠는가? 집에 가면 생채식을 할 테니 점심은 우리랑 먹세."

"자네가 예전에 워낙 좋아하던 것이니 반주로 소주 한 모금만 하게."

한 모금이 두 모금 되고, 두 모금이 세 모금 되며 습관이 조금씩 바뀌었습니다. 낮에는 으레 친구들과 만나 화투 치며 놀다가 점심으로 식당에서 반주 한 잔씩 하며 밥을 먹고 저녁은 집에서 생채식을 했는데, 몸에 큰 이상이 없는 것 같았습니다.

그렇게 점점 예전 생활 습관으로 다시 돌아갔습니다. 풍욕이나 커피관장도 귀찮다며 하지 않게 되었습니다. 그래도 한동안 아무렇지 않았습니다. 어느 날 저녁, 친구들과 같이 고깃집에 가서 고기와 소주를 몽땅 먹었는데, 그 이튿날 즉사하고 말았습니다.

명절 때 가족들이 모여 함께 식사하면서 난치병 환자에게 이렇게 권합니다. "설날 떡국이니 한 그릇만 드세요." "갈비 한 점만 맛보세요." "빵 한 개 먹는 게 어때." 한 점도 한 모금도 그렇게 해서는 안 됩니다. 꼭 명심해야 합니다. 생활 습관을 잘 지키는 것은 쉽지 않지만, 너무너무 중요합니다.

또 한 분은 10여 년 전에 병원을 찾아왔던 50대 후반의 여성 간암 환자입니다. B형 간염이 간암으로 진행되어 유명한 간센터에서 수술받았습니다만, 재발하여 색전술을 수십 번 받았고, 또 재발해 항암제와 방사선 치료를 받았는데도 복수가 차고 절망적인 상태였습니다.

이 환자도 앞의 면장과 마찬가지로 자연치유법을 실천하여 극적인 치유가 일어났습니다. 저도 놀랄 정도였고 환자의 남편도 아내가 좋아졌다며 뛸 듯이 기뻐했습니다. 그 부인이 한 3년쯤 잘 지냈는데 어느 날 우리 병원에 찾아왔습니다.

"우리 아들들이 엄마가 살아나서 너무 기쁘다고 호강시켜준다며 중국 여행을 가자고 합니다. 가야 할까요, 어떻게 해야 할까요?"

처음에는 말렸습니다. 난치병 환자들이 해외여행을 하는 것은 아주 조심해야 합니다. 극심한 스트레스가 올 수 있을 뿐만 아니라 기내식이나 외국에서 먹는 현지 음식이 몸에 좋지 않을 수 있기 때문입니다. 며칠 후 남편분이 와서 이렇게 또 말했습니다.

"우리 아들들이 하도 성가시게 하니까 아무래도 갔다 와야 하겠습니다."

그래서 저는 부부에게 당부했습니다.

"가시더라도 식사는 그동안 지켜왔던 방법대로 잘 준비하여 드시고, 저녁에 잠도 푹 주무십시오. 꼭 그러서야 합니다."

중국 여행 후 만났는데 그때까지는 겉으로 보기에 괜찮았습니다. 몇 달 후 이번에는 베트남 여행을 가겠다고 찾아왔습니다. 그때는 제가 조금 더 말렸는데도 이 부인은 베트남 여행을 다녀왔습니다. 며칠 만에 왔는데 얼굴이 많이 붓고 배도 부어 있었습니다. 얼마 후 사망하고 말았습니다.

이분이 중국 여행을 갔을 때부터 예전의 식습관으로 돌아가기 시작한 것입니다. 그런 음식을 조금씩 먹어도 괜찮겠지 하고 차츰 예전 식사 습관으로 돌아가기 시작했고, 베트남 여행을 가서는 완전히 예전 식습관 그대로 한 것입니다. "암은 음식 잘못 먹고, 마음 잘못 먹어서 생긴다"는 말이 있듯이 한 끼니 음식도 정말 주의해야 한다는 것을 여기서 배울 수 있습니다.

예전 습관으로 돌아가면 예전 병이 돌아온다

이 환자들 말고도 일반 병원 치료로는 잘 낫지 않던 난치병 환자분들이 자연치유를 통해 치유된 일이 늘 있었습니다. 하지만 오래가는 분이 많지 않습니다. 생활 습관과 방식, 환경을 자연치유 방식 그대로 지키는 사람들은 건강이 잘 유지됩니다. 하지만 예전 습관으로 돌아간 사람들은 거의 틀림없이 예전 병이 다시 돌아옵니다. 수학 공식처럼 정확한 것 같습니다.

미국의 유명한 영양학자이자 자연치유의사인 버나드 젠센은 이렇게 말합니다.

"조물주 하나님은 우리 아버지고 자연은 우리 어머니인데, 우리가 아버지 어머니 집을 떠나버리면 장이 손상을 입어 더러워지고 그러면 장누수증후군이 생겨 장내 독소가 혈액으로 유입, 내독소가 되어 만병이 일어납니다."

사람이 자연과 하늘의 질서를 떠나면 암이나 난치병이 옵니다. 그러나 자연과 하늘의 질서로 다시 돌아가면 병은 사라집니다. 다시 떠난다면 병도 다시 오겠지요. 그러나 병은 재발되면 회복이 잘 안 됩니다. 이런 안타까운 일들을 자주 봅니다.

우리가 지켜야 할 생활방식에서 정말 중요한 것은 음식입니다. 암이 생긴 것도 음식 섭생이 잘못되어 온 것인데, 자연의 질서에 맞게 식사하자 좋아진 것입니다. 그러나 종전의 식습관으로 돌아가면 병이 돌아옵니다. 아침은 생채소즙과 과일, 코코넛오일 등을 먹고, 점심과 저녁에는 현미잡곡밥이나 생채소, 해조류, 된장이나 청국장 같은 발효음식 등을 간결하게 먹는 것을 포기하지 말고 계속해야 합니다.

여기에 마음의 평화를 유지하며 행복감을 주는 삶의 목표를 향해서 나아가는 게 중요합니다. 특히 마음이 중요합니다. 우리 마음에는 과거의 고통스런 기억과 수많은 스트레스가 잠재되어 있습니다. 흙탕물을 가만히 놔두면 부유물이 가라앉아서 맑아 보입니다. 하지만 돌멩이 하나만 떨어져도 물이 흔들려 흙탕물이 되는 것처럼, 사람들의 잠재의식 가운데는 과거의 수많은 갈등과 고통이 가라앉아 있습니다. 독일 의사 닥터 하머가 마음과 암 발병의 관계를 연구하여 몇 년 전 독일신의학이라는 의학 체계를 발표하여 파장을 일으켰는데요, 모든 암 환자의 마음에는 갈등(Conflict)이 있다는 것입니다. 나와 남과의 갈등 또는 나와 나 사이의 갈등이 있으며, 따라서 암에서 완전히 벗어나려면 마음이 갈등에서 벗어나야 한다는 것입니다.

병이 생기거나 재발한 사람들을 보면 마음의 상태가 얼마나 중요한지 알 수 있습니다. 건강이 회복되어 잘 지냈는데, 갑자기 재산 분쟁으로 자식들과 갈등이나 적대 감정이 생기거나, 연인에게 배신감을 느끼거나, 입학시험이나 자격시험에 합격하기 위해 오랫동안 고통과 스트레스를 참고 과로하거나, 사업 실패로 절망과 두려움에 빠지면 다시 병이 생기거나 암이 재발하기도 합니다.

암을 치료해 지금은 괜찮다는 분들께 꼭 하고 싶은 말이 있는데요, 마음의 갈등, 즉 과거에 암을 만들어냈던 내 마음 가운데 고통스런 기억과 스트레스를 꼭 청소해야 합니다. 아봐타프로그램이든 신앙으로든 마음의 평화와 행복감을 꼭 회복해야 합니다. 그리고 육체라는 한계를 넘어 더 높은 영적인 생명력과 창조력을 회복할 때 건강과 행복을 영원히 유지할 수 있을 것입니다.

어떤 사람에게 두 아들이 있었습니다. 그중 둘째 아들이 아버지로부터 재산을 나누어 받아서 먼 나라로 떠났는데, 그곳에서 아주 방탕하게 지내다가 결국 망하고 말았습니다. 이 아들은 돼지치기 일을 하며 살아갔는데, 흉년으로 기근이 들어 돼지 먹이로 쓰는 쥐엄열매조차 얻어먹지 못했습니다. 굶어 죽을 만큼 극심한 고통에 빠진 둘째 아들은 이렇게 생각합니다. '우리 아버지 집에선 품꾼들도 음식을 넉넉히 먹고 편안하게 살고 있을 텐데, 나는 이런 곳에서 굶어 죽어가고 있구나.'

성경에 나오는 유명한 탕자 이야기인데요, 절망에 빠진 이 둘째 아들에겐 두 가지 길이 있습니다. 하나는 굶주림의 고통과 싸우면서 돼지치기로 계속 사는 길이고, 다른 하나는 아버지 집으로 돌아가 생명과 평안을 얻는 길입니다. 성경에선 이 아들이 아버지 집으로 돌아가 아버지의 사랑으로 생명과 평안을 얻게 됩니다.

오늘날 암 환자들은 이 탕자 이야기에서 교훈을 얻을 수 있습니다. 암 환자들에게도 두 가지 길이 있을 수 있습니다. 하나는 수술과 항암제, 방사선 치료에 얽매여 극심한 고통과 싸우며 '이것 외에는 다른 길이 없다. 나는 오직 암과 싸우겠다'고 생각하는 길입니다. 또 하나는 담대하게 관점을 바꿔서 '나를 살리는 다른 길이 있을까?'를 생각하며 생명과 평안을 얻는 새로운 길을 모색하는 길입니다.

최근에 암 전문가로 주목받는 일본의 두 의사가 있는데요, 한 의사는 다니가와 게이시로 『암이란 말을 들었을 때』라는 책을 썼고, 다른 의사는 우쓰미 사토루로 『의사에게 의지하지 않아도 암은 사라진다: 내과 의사인 내가 암에 걸렸을 때 실천하게 될 기본 치료법』을 썼습니다.

다니가와는 암에 대해 잘 아는 암 치료 전문의입니다. 이 의사의 아버지가 암에 걸려 수술과 항암제 치료를 하다가 오래 살지 못하고 세상을 떠났고, 부인도 암에 걸려 병원에서 치료하다가 세상을 떠났습니다. 그런데 본인이 또 암에 걸렸습니다. 이 의사가 내린 결론은 암과 싸우기 전에 먼저 다음 두 길을 놓고 깊이 생각해보라는 것입니다.

"암 환자가 추구해야 할 가장 현명한 목표는 암과 싸우는 게 아니라 암을 가지고도 오래 사는 것이다. 검사를 통해 눈에 보이는 암을 상대로 계속 수술, 항암제, 방사선 같은 공격적인 방법으로 싸울 것인가, 그렇지 않으면 암을 가지고도 오래 사는 쪽으로 목표를 세울 것인가."

주변에서 암을 가지고도 오래 사는 사람들을 가끔 볼 수 있습니다. 자신의 면역력을 증강시킴으로써 암과 평형상태를 유지하는 것을 '암면역평행상태' '암 동면기' '암 휴면기'라고 합니다. 암이 있지만 암과 싸우지 않고 평화롭게 공존하며 같이 오래 사는 것이지요. 다니가와 의사는 그러한 생존 전략에 대해 깊게 생각해보라는 것입니다.

우쓰미 의사는 그동안 많은 암 환자를 돌보는 일을 해왔습니다. 암 환자들 가운데 치유가 일어나는 사람들에게서 공통점을 발견했는데, 그것은 '발상의 대전환'이 일어난 사람들이라는 것입니다. 한마디로 정통 의학 체계에서 권하는 수술, 항암제, 방사선 같은 한정된 치료법에서 담대하게 방향을 바꿔야 한다는 것입니다. 탕자가 돼지치기로 살면서 계속 굶주림과 고통과 싸우다가 발상을 대전환하여 그곳을 벗어나 아버지 집으로 갔던 것처럼 말입니다.

우쓰미 의사는 발상의 전환으로 암을 부정적으로 대하는 자세를 바꾸어 현재의 암을 비롯한 자기 삶의 모든 일을 완벽하게 사랑으로 받아들이는 긍정을 강조합니다. 병이 잘 낫지 않겠다고 비관적으로 보는 것이 아니라 '나는 반드시 낫는다', 더 적극적으로는 '이미 다 나았다'와 같은 담대한 신념을 가지라는 것입니다. 더 나아가 병에 묶이지 말고 병을 가진 채로 자기 삶에서 가치 있고 보람 있는 목표를 향해 도전적으로 나아갈 때 암도 따라서 사라질 수 있다는 것을 강조하고 있습니다.

계속 재발하는 직장암이 개선되다

2019년 초봄, 59세의 여성 직장암 환자분이 찾아왔는데요, 이 환자는 3~4년 전부터 어느 내학병원에서 치료를 받아왔지만 계속 재발하는 상황이었습니다. 수술받고 항암제와 방사선 치료를 하는데도 계속 진행되어 암이 자궁에까지 퍼지고 직장과 자궁 사이에 누공이 생겨서 대변이 자궁으로 계속 새어 흘러나오는 어려운 고통을 겪게 되자 미국의 유명한 암센터에 갔습니다. 그런데도 잘 치료되지 않자 저에게 온 것입니다.

이 환자가 우리 병원에 왔을 때는 많이 지쳐 있었습니다. 환자의 처지는 마치 돼지우리의 탕자의 처지와 비슷했습니다. 계속 암의 고통과 싸울 것인지, 우쓰미 의사의 말처럼 담대하게 발상을 전환시킬지 결정해야 했습니다. 현재 자신의 상태를 보면 절망할 수밖에 없습니다. 그러나 마음을 바꿔 자신을 그대로 받아들이기로 했습니다. 지금 고통을 주는 암을 배척하거나 두려워하거나 저항하는 것이 아니라 그대로 받아들여 사랑하는 긍정적 태도로 바꾼 것입니다.

마음에 있는 슬픔, 두려움, 분노와 절망을 내려놓고 완전한 받아들임과 감사와 사랑으로 바꾸는 기술을 아봐타프로그램을 통해서 익혔습니다. 8박 9일 동안 그 프로그램에 참가했는데, 8일째 되는 날, 계속 흘러나오던 대변이 멈추는 놀라운 일이 일어났습니다.

이어령 교수도 생전에 대장암이 있었지만 어떤 병원의 치료도 받지 않은 채 오랫동안 잘 지내신 일로 유명합니다. 그분의 인터뷰나 저서들을 보면 주로 '생명'과 '사랑'에 대한 이야기입니다. "사람이 추구해야 할 가치의 키워드는 생명과 사랑"이라고 강조합니다.

"나는 투병하지 않겠다. 친병(親病) 하겠다. 병을 친구처럼 가지고 지내겠다. 사랑하겠다. 그리고 나는 생명을 추구하지 병과 싸우는 것을 추구하지 않겠다."

그렇다면 이분이 말씀하는 생명이란 무엇일까요? 이어령 교수님의 신혼 초기 경험담입니다. 겨울에 자리끼 물도 얼던 추운 시절, 하루는 너무 추워 어항이 통째로 얼어붙어 어항 속 금붕어도 꽁꽁 얼어 죽는 일이 생겼습니다. 아끼던 금붕어가 죽어서 안타까웠지만 꽁꽁 언 어항을 어쩌지 못해 양지바른 곳에 놔두고 출근했다고 합니다. 퇴근하고 돌아와서 보니 죽은 줄 알았던 금붕어가 꼬리를 흔들며 헤엄치고 있는 놀라운 일이 일어났습니다. 분명 금붕어는 얼어 죽었는데, 무엇이 금붕어를 살린 것일까요. 이 교수님은 그것이 바로 생명이라고 합니다.

생명은 한마디로 죽은 것을 살려내는 것이라고 말할 수 있습니다. 얼어 죽었던 금붕어를 살려낸 것이 무엇입니까? 약을 썼습니까? 의사가 의술을 썼습니까? 생명이 일을 한 것입니다. 이에 관한 연구가 많이 이루어지고 있습니다. 저온생물학(Cryobiology)이 최근 몇 년 사이에 거론되는데, 환자가 사망하자마자 급냉동시켜 보존하는 냉동인간들이 세계 여기저기에 있습니다. 의술이 발전하면 냉동을 풀어 다시 살리겠다는 겁니다.

캐나다에선 4살짜리 소녀가 얼어 죽었는데 냉동이 풀리자 살아난 일이 있었고, 캐나다 동북부의 숲개구리는 겨울에는 모두 얼어 죽지만 봄이 되면 다 소생합니다. 한 동물실험실에서 여름에 숲개구리를 잡아 냉동시켜 얼어 죽게 했다가 해동시켜 살아나는 실험 과정을 담은 영상을 인터넷에서 볼 수 있습니다.

어떻게 이렇게 살아날까요? 약도 쓰지 않고, 인공호흡을 한 것도 아닌데 말이죠. 바로 생명이 들어간 겁니다. 여기서 생명이 무엇인지 깊이 생각해봐야 합니다.

사람의 심장을 뛰게 하고, 피를 돌리고, 체온을 36.5도로 일정하게 유지하게 하고, 숨을 쉬게 하고, 우리가 먹은 음식을 소화해 에너지로 만드는 인체의 모든 생리 기능 과정과 원리와 메커니즘은 현대 의학에서 나름대로 밝혀냈습니다. 하지만 무엇이 심장박동을 일으키며 숨을 쉬게 하는지, 유전자의 4가지 염기코드 배열과 활동성을 누가 창조하고 관리하고 있는지 최초의 단서는 잘 모릅니다.

의학 교과서는 수천 가지 질병을 목록표처럼 만들어 질병 이름, 원인, 진단, 치료, 예후, 예방 등을 설명합니다. 그런데 많은 질병에 "원인을 모른다(Unknown)" "특별한 치료법이 없다(Non-specific treatments)"라고 쓰여 있습니다. 이것은 현대 의학의 대증요법으로는 고치지 못하는 병이 많음을 스스로 인정하는 겁니다.

제가 보기에는 죽은 개구리도 살려내는 생명 에너지가 우주 공간에 가득 차 있습니다. 그 생명 에너지가 우리 병을 치유하는 걸 우리가 온전히 이해하게 될 때 난치병이 치유되는 길이 열릴 것 같습니다.

직장암이 자궁으로 전이되어 고통을 겪었던 그 부인 환자에게서 그런 극적인 치유가 일어난 것은 어떤 약물이나 의료기술 때문이 아니었습니다. 생명 에너지가 들어와 유전자를 작동시켰고, 따라서 T세포와 NK세포가 암을 제어하여 자연치유가 일어난 것입니다.

이 환자분은 사업가였는데, 직원들이나 고객들과의 갈등, 마음의 고통이 많았다고 합니다. 다른 사람과의 갈등이나 자신과의 갈등이 해결되고 지금까지 대립하던 모든 존재에게 용서와 사랑의 마음이 일어날 때 치유가 일어납니다. 암과 나와의 갈등을 내려놓고 암을 용서하고 사랑하는 마음으로 바꾸면서 극적으로 치유된 것입니다.

생명의 본성은 조건 없는 무한한 사랑입니다. 모든 사람에게 똑같이 자연으로부터 생명 에너지가 들어오는데, 그 에너지의 본성이 조건 없는 사랑이라는 것입니다. 생명 에너지가 우리 안에서 활발하게 작동할 때, 암을 억제하는 유전자가 활성화되고 암을 억제하는 T세포나 NK세포도 활성화되어 암이 스스로 자연치유된다고 생각합니다. 이처럼 생명의 본성이 우리를 살리려는 조건 없는 사랑이므로, 환자가 치유되고자 한다면 그 생명 에너지의 본성과 파장을 같이하는 조건 없는 사랑의 마음을 가지는 것이 무엇보다 중요합니다.

탕자는 아버지에게 돌아가 생명과 평안을 얻었습니다. 돼지치기로 살면서 고통과 싸우려는 마음을 버리고 아버지 집으로 돌아가겠다는 마음으로 바꿈으로써 생명과 평안의 현실이 이루어진 것입니다. 이처럼 암과 맞서서 계속 싸우겠다는 마음을 버리고 생명 에너지가 있는 쪽으로 마음의 방향을 돌리면 아무리 진행된 암 환자라 하더라도 탕자가 생명과 평안을 얻은 것처럼 안식을 얻게 될 줄로 믿습니다.

암은 전신병이자 만성병입니다. 암은 면역체계가 고장 난 병이자 마음의 병입니다. 전신병이므로 인간 전체 곧 몸과 마음 전체를 치유해야 하며, 진단받을 무렵에 갑자기 발병한 것이 아니므로 평생 동안 관리해야 합니다. 암은 면역세포가 손상, 변질된 병이므로 암(적군)을 공격하기보다는 면역(아군) 능력을 증강시키는 일이 더 중요합니다. 암은 마음의 병이므로 마음 가운데 두려움, 분노, 절망 등 갈등이 사라지고 기쁨, 감사, 사랑, 희망으로 바뀔 때 손상된 유전자가 복구됩니다.

이러한 암의 특성을 고려해볼 때

첫째, 암 치료의 목표는 환자의 고통을 줄이고 오래 사는 것입니다. 암 치료법을 선택할 때 그 치료법이 이 목표에 부합하는지 깊게 살펴봐야 합니다. 암과 열심히 싸웠는데 환자가 빨리 죽어버리면 무슨 소용이 있습니까? 둘째, 암 진단을 받았을 때 가장 시급하고도 중요한 일은 암을 생산하고 있는 육체의 환경과 마음의 환경을 바꾸는 것입니다. 이 일은 미루고 눈에 보이는 암만 청소한다면 틀림없이 암은 다시 나타날 것입니다. 셋째, 암 치유에서 마음의 치유를 육체 치유보다 더 우선해야 하는 것은 마치 스크린의 비극적 장면을 사라지게 하려면 스크린을 지워야 하는 게 아니고 영사기의 비극적 필름을 바꿔 끼워야 하는 이치와 같습니다.

암의 예방과 치유를 위해 크게 3가지, 음식과 식사법, 운동과 휴식 및 기타 실천법, 마음과 스트레스 관리로 나누었습니다.

음식과 식사

암 환자는 어떤 음식을 먹는 것이 좋은지에 관해 의학계 내에서도 서로 다른 주장이 있습니다. 암 환자는 무슨 음식이든 잘 먹어야 한다는 주장과 자연농법으로 지은 곡물과 채식 위주의 자연식물식으로 소식을 해야 한다는 주장이 있습니다.

무엇이든 잘 먹어야 한다는 쪽은 암 환자는 암 치료 과정에서 지나친 체력 소모와 영양 결핍으로 어려움을 당할 수 있으니 잘 먹어야 한다고 주장합니다. 반면, 소식을 주장하는 쪽은 암이 생긴 주요 원인이 동물성 음식과 화학물질로 오염된 음식을 과식한 것이니, 곡채식 위주로 적게 먹어야 한다고 봅니다.

이 주장들의 옳고 그름을 떠나 최근 전 세계적으로 암 발병이 크게 늘면서 그 원인으로 동물성 음식, 화학물질로 오염된 음식, 술과 담배 같은 기호식품의 탐닉을 꼽는 것에 대해서는 모든 연구자가 동의하는 듯합니다.

이 책에서는 자연농법으로 재배한 곡채식 위주의 소식을 암 환자를 위한 식사법의 기본으로 삼고 있습니다. 특히 화학비료나 농약을 쓰지 않고 재배한 신선한 채소의 잎과 뿌리로 만든 생채소즙을 많이 드시길 권합니다. 암 환자라면 매일 10컵 이상 드시는 것이 좋습니다.

식사의 기본은 흙에서 나는 자연식물식입니다. 단백질로는 두부와 콩 종류의 음식이 좋고 경우에 따라 계란, 붕어즙, 조기찜 같은 동물성 단백질도 곁들일 수 있습니다. 다음과 같이 생채식과 생채소즙 절식이 도움이 되기도 합니다.

● **생채식** → 이 책 480~485쪽 참고.

아침과 오전에 생채소즙과 오일(코코넛오일과 기, 올리브오일)을 먹고, 과일을 충분히 먹습니다.

점심과 저녁은 다양한 종류의 생채소와 과일, 현미영양밥, 또는 현미잡곡 생가루, 해조류를 주식으로 하며, 김치, 된장, 청국장 같은 발효음식과 견과류를 함께 먹습니다.

- 식도·위·간·췌장·담도·대장 등 소화기관 종양이 있으면 현미잡곡밥이나 현미잡곡누룽지가 좋습니다.

- 뇌·갑상선·피부·유방·자궁·전립샘 등 비소화기관 종양에는 현미잡곡 생가루와 생채소, 과일 등 생채식을 위주로 하되 현미잡곡밥 등 자연식물식을 선택적으로 함께 할 수 있습니다.

● **생채소즙 절식** → 이 책 485~491쪽 참고.

몸 상태가 좋은 암 환자라면, 해독을 위해 약 1주일에서 열흘 정도 생채소즙과 볶은 현미물, 감잎차와 식물성 오일만 마시는 절식을 권합니다.

운동과 휴식 및 기타 실천법

- 몸에 대한 자연치유 3대 요법은 해독과 면역증강, 산소요법, 온열요법입니다.

해독과 면역증강요법의 핵심은 앞의 식사법에서 소개한 생채소즙 많이 마시기, 생채소, 과일, 현미 잡곡 위주의 소식입니다. 다음은 암 환자들이 일상의 습관처럼 하면 좋은 온열요법과 산소요법 사례입니다.

1. 일찍 잠자리에 들어 충분히 잠을 잔 다음, 이른 아침에 일어납니다.

2. 아침에 일찍 일어나 잠자리에서 먼저 70도 정도의 온열요법을 20~30분간 합니다.

3. 창문을 열고 30분간 풍욕을 합니다.

4. 심호흡하며 손톱을 눌러주고, 금붕어운동과 모관운동을 합니다.

5. 다시 풍욕을 30분간 합니다.

- 낮에 3시간 이상 햇볕을 쬐며 맨발로 흙을 밟으며 맨발걷기를 합니다. 제일 좋기는 1회 30분 이상 맨발걷기를 하루 3~6회 꼭 하는 것입니다. 비가 오나 눈이 오나 절대 쉬지 말고 맨발걷기를 하기를 권합니다.

- 반신욕 또는 온신욕 → 이 책 498쪽 참고. 목욕 전에 전신 오일마사지와 오일풀링을 하는 것도 좋습니다. 반신욕은 매일 약 42도 정도의 따뜻한 물에서 15~20분간 합니다.

- 평상과 경침 사용 → 이 책 497~498쪽 참고. 혈액순환을 좋게 하고 휴식 효과를 높여줍니다.

- 금붕어운동 → 이 책 499쪽 참고.

- 모관운동 → 이 책 500쪽 참고.

- 전신좌우회전운동 → 이 책 501~503쪽 참고.

● 온열요법 → 이 책 526~528쪽 참고. 암세포는 열에 견디지 못하므로 온몸의 체온을 높이는 것이 면역증강에 큰 효과가 있습니다. 70도 정도의 고열로 약 20~30분간 온몸에 열을 가하는 온열요법을 매일 2~3회 규칙적으로 실행합니다. 온열치료기를 이용하는 것도 좋습니다.

● 겨자팩 찜질 → 이 책 531~532쪽 참고. 매일 2~3회.

● 나체요법(풍욕) → 이 책 529~530쪽 참고. 1회 약 30분 소요.

● 커피관장 → 이 책 523~525쪽 참고.

● 흡각요법 → 이 책 534~535쪽 참고. 몸 상태가 좋은 환자라면 이틀에 1회씩 하면 좋습니다.

● 심호흡하며 손톱 자극하기: 하루 3회 이상 → 이 책 105쪽 참고.

● 손뼉 치며 웃기 연습: 1회에 3분 정도 하루 3회 이 연습을 규칙적으로 하면 기분 전환에 큰 도움이 됩니다.

(이상의 요법 모두를 실행해야 하는 것은 아니고 필요한 대로 선택해서 활용하면 됩니다.)

마음과 스트레스 관리

● 적극적인 암 치료를 위해 다음과 같은 부정적인 마음 상태에서 벗어나는 것이 무엇보다 중요합니다.

1. 암에 대한 두려움, 분노, 슬픔, 절망 등에 사로잡힌 어두운 마음 상태

2. 자신의 힘으로 암과 싸워 이기겠다는 지나친 긴장과 투쟁심의 상태

3. 육체가 자신의 생명이라고 믿으면서 암을 가진 육체의 인상에 붙들려 있는 상태

● 화해의 언덕 오르기 → 이 책 515쪽 참고. ● 묶인 주의에서 풀려나기 → 이 책 516쪽 참고.

● 감사의 마음 회복하기 → 이 책 517쪽 참고.

● 긴장이완과 상상법 → 이 책 509~510쪽 참고.

● 빛의 명상 → 이 책 511~512쪽 참고. ● 40분 합장법 → 이 책 513쪽 참고.

● 신념요법 → 이 책 513~514쪽 참고. ● 몸 돌보기 → 이 책 518~519쪽 참고.

4부

해독과 면역증강요법

스스로 낫게 하는 자연치유법

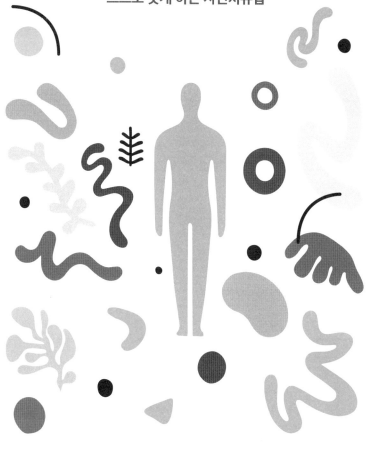

해독과 면역증강요법 1
음식과 식사

1 생채식요법: 채소즙과 생채식으로 쉽게 낫는다

여러분은 자신의 병에 대해 어떤 생각을 가지고 있습니까? 오늘날 많은 사람이 만성질환은 평생 약을 써도 잘 낫지 않는다고 굳게 믿고 있습니다.

"고혈압, 당뇨는 평생 약을 써야 한다."

"루프스, 류머티즘, 베체트 같은 자가면역질환은 완치가 어렵다."

"아토피, 건선, 습진, 무좀 등 피부질환은 완전히 고치기 어렵다."

"알레르기성 비염, 축농증, 중이염, 천식은 잘 낫지 않는다."

"녹내장, 알레르기성 결막염, 안구건조증은 잘 낫지 않는다."

"통풍, 편두통, 어깨결림, 요통, 생리통, 관절통 같은 만성통증은 낫기 어려운 고질병이다."

"손발 저림, 수족냉증, 어지럼증, 이명 등은 잘 낫지 않는다."

"지방간, 만성간염, 신증후군, 만성신장염은 평생 약을 써도 잘 낫지 않는다."

"소화불량, 변비, 과민성대장증후군 같은 만성 소화기질환은 낫기 어렵다."

"하지정맥류, 치질 같은 혈관 질환은 수술만이 답이며, 수술로도 완치가 잘 안 된다."

"우울증, 불면증, 공황장애, 주의력결핍 등 신경 장애는 약을 오래 써도 낫기 어렵다."

"비만은 근본적으로 고치기 어려우며 다이어트 효과도 그때뿐이다."

많은 사람이 이러한 생각을 가지고 있습니다. 그러나 이런 생각은 진실이 아닙니다. 온갖 치료로도 잘 낫지 않던 병들이 몇 달 만에, 더러는 한 달 만에 깨끗이 낫는 것을 저는 수없이 보았습니다. 바로 병의 증세(결과)가 아닌 병의 원인을 치유하는 방법을 썼기 때문입니다. 그 방법은 생채식요법과 햇볕을 쬐며 맨발걷기, 생기호흡법입니다. 거기에 '잘 낫지 않는다'는 부정적인 생각을 버리고 '나는 반드시 낫는다', 더 적극적으로는 '나는 이미 다 나았다'와 같은 신념요법을 더하면 됩니다.

생채식요법은 피가 혼탁하게 오염된 결과 고혈압, 당뇨, 피부병 등의 병증이 나타났을 때 피를 맑게 정화하여 만병의 원인을 고치는 경이로운 자가치유법입니다. 병만 사라지는 것이 아니라 피부와 눈빛이 고와지고 몸매가 아름답게 변하는 최고의 회춘법이기도 합니다.

암의 경우도 그렇습니다. 암 진단을 받은 후 수술 같은 현대 의학의 치료에 앞서 3~6개월간 이 요법으로 몸을 해독하고 면역력을 증강하자 수술할 필요 없이 회복된 환자들도 있었습니다. 눈에 보이는 종양이 병이 아니라 암세포를 만들어내는 오염된 피와 고장 난 면역체계가 진짜 병이기 때문입니다.

생채식요법은 자연농법으로 재배한 10여 종류의 생채소즙과 생채소, 싹 틔운 발아현미와 곡식, 미역이나 다시마 같은 해조류를 날것으로 먹는 식이요법입니다. 그러나 이 요법을 환자들과 함께 오랫동안 실천하는 과정에서 생채소즙과 생곡식가루를 만들어 먹어야 하는 불편함 때문에 오랫동안 실천하기 어려운 점도 있었습니다. 아래 실천법에서는 생채소와 생곡물을 중심으로 소개하지만, 자연농법으로 재배한 생채소를 저온 건조하여 분말로 만든 것을 지속적으로 먹는 방법도 추천합니다. 여기에 볶은 곡식과 건과류, 과일, 미역이나 다시마 같은 해조류, 그리고 유기농 코코넛오일, 기(Ghee), 올리브 오일 같은 식물성 오일을 함께 섭취할 때 더 좋은 효과를 기대할 수 있습니다.

생채식요법은 로푸드 디톡스(Raw food detox), 로푸드 다이어트(Raw food diet), 로푸드 레시피(Raw food recipe) 등의 이름으로 널리 알려지면서 세계적인 트렌드가 되었습니다. 건강법 차원을 넘어 새로운 라이프 스타일과 치유 문화로 발전하고 있습니다.

생채식의 효과

생채식은 살아 있는 음식이자 자연치유력이 풍부한 천연 약이라고 할 수 있습니다. 유기농으로 재배한 신선한 채소와 곡식, 과일, 해조류, 견과류 등을 불로 조리하지 않고 날것으로 먹는 식사법입니다. 생채식 식단의 중심은 잎과 뿌리로 균형이 맞춰진 생채소이며, 여기에 생곡식가루, 해조류, 과일, 견과류를 곁들여 먹습니다.

생채소와 생곡식, 생과일에는 엽록소와 비타민, 미네랄 등의 필수영양소가 가득하며 2,000종류 이상의 효소가 들어 있어 체내에 흡수되어 대사될 때 세포 재생작용, 조혈작용, 면역력 증강 등에 큰 도움이 됩니다. 그러나 불로 익혀 먹으면 이런 영양소가 많이 손실됩니다.

- 생채식은 세포가 건강한 세포로 바뀌도록 도우므로 체질이 개선되고 건강해지고 젊어집니다. 병적인 사람의 체질은 대부분 산성인데 생채식을 하면 약알칼리성으로 바뀝니다.
- 생채식에 들어 있는 섬유질은 위나 장 운동을 촉진시켜 소화·흡수·배설 작용을 좋게 하고 습관적인 변비를 근본적으로 치유합니다.
- 생채식은 창자 내의 해로운 세균을 억제하고 우리 몸에 유익한 미생물을 배양하여 결과적으로 살균·해독·항암·면역 작용을 높여줍니다.

- 생채식은 혈액 내의 콜레스테롤 같은 노폐물을 배설시켜 정상화시킴으로써 고지혈증·동맥경화·고혈압·심장병 등 혈관성 질환과 당뇨의 근본 치유에 특효가 있습니다.
- 생채식은 몸뿐만 아니라 마음도 온화하고 편안하게 만듭니다. 육식동물은 성질이 급하고 사납지만, 초식동물은 성질이 유순하고 느긋하지 않습니까.
- 생채식은 특히 눈빛과 피부를 맑게 하고, 탈모를 근본적으로 치유해주는 최상의 미용법입니다.
- 생채식은 아토피·알레르기비염·류머티스관절염·자가면역질환 같은 난치병을 근본적으로 낫게 하는 훌륭한 자가치유법입니다.

생채식 방법

준비물: 화학비료와 농약을 사용하지 않은 유기농 생채소와 견과류, 오일, 과일, 곡식

- 잎채소: 배추, 양배추, 시금치, 케일, 양상추, 무청, 쑥갓, 깻잎, 부추, 미나리, 파슬리, 엉겅퀴, 신선초 등
- 뿌리·줄기채소: 당근, 비트, 무, 마, 더덕, 연근, 도라지, 고구마, 셀러리, 야콘, 양파, 마늘, 오이 등
- 견과류: 호두, 잣, 호박씨, 해바라기씨, 아몬드 등. 땅콩은 쓰지 않는 것이 좋습니다.
- 오일: 유기농 코코넛오일, 기(Ghee), 올리브오일 등
- 과일: 과일은 제철에 난 것이 좋으며 과식하지 않도록 주의합니다. 당뇨환자는 감이나 곶감은 피하는 것이 좋습니다.
- 통곡식: 농약, 화학비료, 제초제를 쓰지 않고 유기농이나 자연농법으로 재배한 현미, 현미찹쌀
* 생채식 재료로 쓰지 말아야 할 채소: 고사리, 토란, 가지, 버섯 등은 날것으로 먹으면 독성이 있으므로 반드시 불로 조리해서 먹습니다.
* 치아가 좋지 않아 생채소를 씹기 어려운 노약자나 어린이는 채소범벅이나 생즙 등으로 대신해도 됩니다.

- 생채소와 해조류 먹는 법

1) 다양한 색깔의 유기농 잎채소 4~5종류 이상과 뿌리나 줄기채소 4~5종류 이상을 고릅니다. 잘 씻은 다음 채소들을 가늘게 채 썰어 큰 그릇에 담아 섞어줍니다.

2) 여기에 볶은 깨소금(볶은 깨 70%, 볶은 소금 30%)을 뿌려 간을 맞춘 다음 살짝 구운 김에 싸서 먹으면 아주 맛있습니다.

볶은 깨소금 대신 올리브오일과 식초를 혼합한 드레싱, 생과일을 직접 갈아 만든 드레싱, 코코넛오일이나 기, 유기농 겨자소스 등을 곁들여 먹어도 됩니다. 식초·된장·볶은 소금·양파·들깨·참깨·마늘·사과 등을 믹서로 섞어 만든 소스를 드레싱으로 사용할 수 있습니다.

채소와 과일의 영양 성분은 수용성(물에 녹는 성질)이 아니고 지용성(기름기로 분해되는 성질)이므로 코코넛오일, 기, 올리브오일 같은 오일이나 호두, 잣, 아몬드처럼 기름기 있는 견과류와 함께 드셔야 소화 흡수가 잘됩니다.

3) 생미역, 다시마, 파래, 김 등의 해조류는 초장이나 양념장과 함께 드셔도 좋습니다.

- 생현미 잡곡 가루 먹는 법

1) 싹 틔운 발아현미와 발아현미찹쌀을 1:1의 비율로 섞어 잘 씻습니다.

2) 씻은 곡식을 하루 정도 그늘에 말려 방앗간에서 빻거나 분쇄기로 가루로 만듭니다.

3) 생곡식 가루 2~3숟가락(밥숟가락, 약 70g)이 1회 분량입니다.

4) 생곡식 가루만 잘 씹어 먹어도 되고, 따뜻한 물을 섞어 걸쭉하게 만든 다음 50~100번 이상 잘 씹어 먹습니다. 침이 덜 섞이면 소화 흡수가 잘되지 않으니 반드시 많이 씹는 것이 좋습니다.

* 물 대신 맑은 된장국이나 두유와 섞어 먹어도 좋습니다.

- 볶은 곡식 먹는 법

생곡식 가루만 먹기 불편하면 약간의 볶은 곡식을 곁들여도 됩니다. 통곡류는 껍질에 섬유질과 영양분이 풍부한데, 그동안의 문명화된 생활 습관 때문에 이러한 섬유질을 소화 흡수하는 기능이 약화된 사람이 많습니다. 곡식을 쪄서 말린 후 볶으면, 껍질이 탄화되고 섬유소에 균열이 생겨 영양물질이 소화 흡수되기 쉬운 형태로 바뀝니다. 또한 곡식을 볶을 때 생기는 탄산칼륨이 체내의 노폐물, 독소, 기름기를 녹여 정화하는 효과가 있습니다.

1) 정제되지 않은 통곡류(현미, 현미찹쌀, 검정쌀, 콩, 조, 수수, 옥수수 등)를 준비합니다. 성질이 냉한 보리나 밀은 가급적 피합니다.
2) 준비한 곡식을 잘 씻어서 스팀으로 찝니다.
3) 찐 곡식을 채반에 골고루 펴서 햇볕이나 실내에서 1~2일 정도 말립니다. 딱딱하지 않고 약간 고슬고슬할 정도로 말려야 볶은 후에도 아삭아삭하게 씹히고 맛도 좋습니다.
4) 팬이나 냄비를 달군 후 말린 곡식을 3~5분 정도 볶습니다.
5) 먹을 때 침과 잘 섞이도록 많이 씹어서 먹습니다.

2 절식법: 절식으로 체내 노폐물을 대청소한다

절식이란 평소 먹던 식사를 잠시 중단하고 생채소즙, 볶은 현미차, 생강차나 감잎차, 죽염, 더운물만 섭취하는 방법입니다. 흔히 단식이라고도 합니다만, 단식(斷食)은 정치적·종교적 목적으로 굶는 경우를 말하고, 절식(絶食)은 건강을 개선하기 위한 의학적 목적으로 식사 대신 대용식을 섭취하는 걸 뜻합니다(국제절식요법학회의 구분).

절식 기간은 개인 사정에 따라 3일, 5일, 7일, 10일 등으로 정하고, 절식 전엔 준비식 기간을, 끝난 후엔 회복식 기간을 거쳐 정상적인 식사로 돌아갑니다.

절식의 원리와 효과

절식하는 동안 우리 몸은 몸속에 축적되어 있던 영양분으로 지탱합니다. 칼로리 공급이 갑자기 줄어드니 몸속의 과잉 영양분, 중간대사 산물, 노폐물, 여러 독성 물질, 노화된 조직이나 세포, 염증 세포나 암세포, 죽은 세포 등 많은 불순물을 분해하고 연소시켜 칼로리로 이용하는 것이지요. 내 몸의 대식세포(Macrophage)가 몸속 노폐물을 잡아먹는 작용이 일어나므로 이를 의학용어로 오토파지(autophagy, 자가포식)라 부릅니다. 일본인 의학자 오스미 요시노리는 오토파지를 주관하는 유전자를 처음 발견한 공로로 2016년 노벨생리의학상을 받기도 했습니다. 그래서 절식을 '쓰레기 재활용' '찌꺼기 대청소'라고 부르기도 합니다. 하지만 우리 몸의 중요한 기관이나 조직, 세포 등은 절식하는 동안에도 손상되거나 분해, 연소되지 않습니다.

절식으로 몸속 찌꺼기는 대청소되는 반면, 우리 몸에 필요한 새롭고 건강한 세포의 생성과 발육은 빠르게 촉진됩니다. 절식 기간에 혈당치나 혈중 단백질이 정상 수준으로 일정하게 유지되는 이유는 노폐물과 건강하지 않은 세포는 사라지지만 우리 몸에 필요한 세포와 영양분은 필요한 만큼 새로 만들어지고 재합성되기 때문입니다.

절식하는 동안 간·콩팥·폐·피부 등 배설기관의 노폐물 배출 기능은 더 활발해지고 세포 정화 능력도 더 좋아져 신속하게 몸이 깨끗해집니다. 이 기간에 오줌을 통해 나오는 독소 농도는 평소보다 10배나 높은 것을 보아도 알 수 있습니다. 오줌 색깔은 어두운 갈색으로 변하며, 악취가 나는 대변도 대량으로 나오고, 냄새 나는 땀과 가래, 콧물, 눈곱 같은 점액도 더 많이 나옵니다. 호흡수도 증가하여 탄산가스 배출이 촉진됩니다.

절식하는 동안 위나 장 같은 소화기 계통과 대사기관들이 휴식할 수 있게 됩니다. 따라서 절식 후엔 음식물의 소화 흡수 능력이 좋아져 몸속 노폐물의 축적과 정체를 예방하는 효과가 있습니다.

절식했던 사람들이 한결같이 하는 이야기로 머리가 맑고 눈이 밝아졌고 몸이 가벼워졌다고 합니다. 이는 정신과 신경 기능도 좋아지고 내분비기관의 호르몬 분비도 함께 좋아졌기 때문입니다.

절식으로 세포와 조직에 쌓여 있던 온갖 노폐물과 독소가 사라지면서 건강한 세포의 기능이 강화되므로 자연치유력과 면역력이 높아지며, 인체는 더 젊어지고 얼굴과 피부와 눈빛이 맑고 깨끗해집니다.

절식과 생채식으로 위암에서 건강을 되찾은 환자

절식으로 위암의 공포에서 벗어나 건강하게 지내는 환자 한 분의 사례[1]를 소개합니다. 이분은 1997년 종합건강검진에서 위암 선고를 받고, 곧바로 위암 절제수술을 받았고 항암치료를 계속했습니다. 그러나 갑자기 전신 관절이 붓고 통증이 심해지더니 걷는 것이 불편해지기 시작했습니다. 왼발이 부어오르고 왼쪽 대퇴부 통증으로 마비 증상이 와 걷기조차 힘들어졌습니다.

그때 필자를 찾아왔는데 저는 그분에게 자연치유요법을 실행해보도록 권유했습니다. 환자가 병원에서 받은 약을 끊는 것은 참으로 어려운 일입니다. 첨단 의료기기로 진단하고 전문의들이 처방한 약을 포기하는 것은 용기가 필요합니다. 그러나 그분은 저를 믿고 항암제를 비롯한 모든 약을 끊고 자연치유에 몸을 맡겼습니다.

다음은 그 환자분이 직접 쓴 자신의 경험담입니다.

"1998년 3월 2일, 전홍준 교수의 소개로 절식·생채식을 전문적으로 지도하는 '자연치유교육센터'에 들어갔다. (…) 새로운 건강법, 특히 주사나 약, 수술에 의지하지 않고 자신의 생명에 내재하는 자연치유력에 의해서 질병을, 그것도 난치병을 근본적으로 치유하고 건강한 삶을 유지할 수 있다는 설명에, 항암제의 부작용으로 절망 상태에 빠져 있던 나는 매혹되지 않을 수 없었다. 여하튼 이러한 자연건강법을 착실하게 실천하기로 각오를 다졌다.

식이요법으로는 우선 절식[2]을 실행하기로 했다. 지금까지 체내에 축적되어온 독소와 노폐물을 씻어내고 자연치유력을 회생시키기 위해 반드시 필요하다는 것이었다. 당시의 혹심한 질병 상태를 감안하여 15일 정도의 장기절식을 원칙으로 하되, 경과를 봐가면서 기간을 조정하기로 했다. 입원하기 하루 전부터 준비식을 했던 참이라 입원한 날 점심을 미음으로 끝내고 저녁부터 곧바로 본절식에 들어갔다.

---

1 고다 미쓰오 지음, 전홍준·박영일 편역, 『원조 생채식』, 정신세계사, 306~311쪽.
2 원 글에는 단식으로 표현되어 있으나, 이 글에서는 절식으로 바꾸었습니다.

본절식 기간에는 생수(하루 2L 이상)와 감잎차(한 컵)만을 마셨다. 생수를 많이 마실 수 있도록 죽염을 수시로 먹었다. 아침에는 완하제를 생수에 타서 마셨다. 절식에 들어가기 전에는 과연 견뎌낼 수 있을까 하고 걱정이 되었지만 2~3일이 지나자 별 어려움이 없었다. 신기하게 아무것도 먹지 않았는데도 대변은 계속 나왔고 3~4일 후에는 숙변이라는 것까지 배출했다. 다행히 본절식을 당초 예정보다 길게 18일간 실행하고 3일간 회복식을 한 뒤에 퇴원할 수 있었다.

절식과 함께 각종 운동요법도 실행했다. 니시요법의 6대 원칙(평상, 경침, 붕어운동, 모관운동, 합장합척운동, 등배운동)을 수시로 열심히 했다. 냉온욕도 매일 했고, 풍욕은 하루 11회까지 실행했다.[3] 믿을 수 없는 효과가 나타나기 시작했다. 입원 후 3일째 되는 날부터 다리의 부종이 빠지기 시작하면서 다리를 구부리고 단정하게 앉을 수 있게 되었다. 참으로 놀라운 변화였다. 온몸의 통증도 약간씩 완화되면서 근육도 풀어지는 것 같았다. 걷는 것도 훨씬 좋아져서 3일째 되는 날 오후부터는 매일 인근 야산을 산책했다. 21일간의 입원 기간에 전신이 몰라보게 부드러워져, 퇴원할 때는 가족들도 깜짝 놀랄 정도로 보행이 자연스러워졌다.

퇴원 후에는 생채식을 하기로 했다. 물론 6대 원칙과 풍욕, 냉온욕은 집에서도 쉬지 않고 되도록 많은 횟수로 하기로 했다. 퇴원하던 날 점심을 앞으로 실행할 생채식으로 했는데, 생각과 달리 대단히 맛있게 먹을 수 있었다. 이 생채식은 기본적으로 고다 생식요법[4]과 그 내용이 많이 다르다. 한국인에게 맞게 조정하였기 때문이다.

생채식은 크게 생곡식가루와 생채소로 나눈다. 생곡식가루는 현미, 율무, 검정콩, 수수, 조 등의 곡물을 섞어 가루로 만든 것이다. 생채소는 시금치, 무잎, 배추 등 엽채와 무, 당근, 우엉 등 근채를 거의 같은 가짓수로 해서 6~9종류를 잘게 썬 것이다. 생채소에 곡식가루를 넣어 먹는데, 여기에 소스를 쳐서 비비면 범벅이 되어 먹기에 좋다. 소스는 식초, 된장, 볶은 소금, 양파, 들깨, 참깨, 마늘, 사과 등을 섞어 믹서로 갈아서 만든다. 이것을 그대로 먹어도 되고,

---

3 4부 "2. 내 몸을 튼튼하게 한다" 참고.
4 일본인 의사 고다 미쓰오가 고안한 자연치료법으로 고다의학이라고도 합니다. 절식과 생식요법, 소식요법으로 수많은 암 환자와 난치병, 희귀병 환자들을 치료했습니다.

김이나 다시마에 싸서 먹어도 된다. 된장국도 함께 먹는다. 이렇게 먹으면 영양도 보통 식사에 비해 부족하지 않고 맛도 대단히 좋다. 이런 식의 생채식을 퇴원 후 곧바로 시작해서 (…) 15개월 동안 계속했다."

이분은 이후 일본 고다병원에서 두 차례 절식(14일간, 10일간)을 더 진행했습니다. 암 진단을 받고 수술을 받은 지 20년이 지난 지금도 건강한 삶을 살고 있습니다.

절식 방법

절식은 준비식 1 − 준비식 2 − 절식 − 미음 회복식 − 죽 회복식으로 구성됩니다. 절식 기간에 따라 각 식사 기간을 조절하며, 절식은 3일, 5일, 7일, 10일 등 개인의 사정에 맞게 선택하면 됩니다. 단, 절식 후 회복식 기간과 식사법은 반드시 지켜야 합니다.

3일 절식 프로그램

준비식 1(1일) — 준비식 2(1일) — 3일간 절식 — 미음 회복식(1일) — 죽 회복식(1일) — 평소 식사

5일 및 7일 절식 프로그램

준비식 1(2일) — 준비식 2(2일) — 5일 또는 7일간 절식 — 미음 회복식(2일) — 죽 회복식(2일) — 평소 식사

10일 절식 프로그램

준비식 1(2일) — 준비식 2(2일) — 10일간 절식 — 미음 회복식(3일) — 죽 회복식(3일) — 평소 식사

절식 프로그램 식단

- 준비식 1

아침: 생채소즙 또는 볶은 현미숭늉, 당근사과주스

점심과 저녁: 볶은 곡식 또는 현미잡곡죽, 국, 나물, 채 썬 생채소, 과일, 견과류

간식: 볶은 현미숭늉, 생채소즙, 당근사과주스, 생강차, 과일, 견과류 등

- 준비식 2

아침: 생채소즙, 볶은 현미숭늉, 당근사과주스

점심과 저녁: 볶은 곡식 또는 현미잡곡미음, 맑은 된장국 또는 청국장국, 부드러운 나물(호박, 무, 오이, 가지)

간식: 생채소즙, 당근사과주스, 볶은 현미숭늉

- 절식

볶은 현미숭늉, 생채소즙을 수시로 마십니다.

- 미음 회복식

아침: 생채소즙, 볶은 현미숭늉, 당근사과주스

점심과 저녁: 볶은 곡식 또는 현미잡곡미음, 맑은 된장국 또는 청국장국, 부드러운 나물(호박, 무, 오이, 가지)

간식: 볶은 현미숭늉, 생채소즙, 당근사과주스, 생강차

- 죽 회복식

아침: 생채소즙, 볶은 현미숭늉, 당근사과주스

점심과 저녁: 볶은 곡식 또는 현미잡곡죽, 국, 나물, 채 썬 생채소, 과일, 견과류

간식: 볶은 현미숭늉, 생채소즙, 당근사과주스, 생강차, 과일, 견과류 등

절식 및 절식 후 주의할 점

- 절식하는 동안 건강이 개선되는 여러 가지 호전 반응이 나타날 수 있습니다. 일시적인 두통, 어지럼증, 복통, 구역질, 피부발진, 전신 근육통 등이 일어날 수 있습니다. 그러나 이런 증상이 일어난다고 크게 걱정할 필요는 없습니다. 며칠 내에 반드시 사라지므로 이런 증상을 없애기 위해 어떤 약물도 사용할 필요가 없습니다.
- 절식을 마친 후에는 각 절식 기간에 따른 회복식 기간과 식사법을 반드시 지켜야 합니다.
- 회복식 후 약 한 달 동안은 우유와 유제품, 설탕, 밀가루 음식, 육류, 생선, 맵고 짠 자극적인 음식, 너무 찬 음식, 소화가 잘되지 않는 거친 음식 등은 삼가야 합니다. 떡과 빵, 과자 같은 당분이 많은 음식도 피하는 것이 좋습니다. 술과 담배, 커피도 삼가고, 금욕 생활을 합니다.
- 절식 후 회복식 기간부터 약 한 달 동안 과식도 절대 하면 안 됩니다. 소식하면서 점차 식사의 양을 늘리고, 음식을 오래 씹어서 먹어야 합니다.

절식해서는 안 되거나 주의해야 하는 경우

심한 위궤양, 십이지장궤양, 진행성폐결핵, 체력이 고갈된 말기 암, 스테로이드를 장기간 복용하고 있는 환자, 인슐린에 의존하는 중증 당뇨, 복수가 있는 간경화, 신장투석 중이거나 중증 만성신장질환, 정신질환, 치매 환자 등은 절식하면 안 되거나 주의해야 합니다.

3 소식법: 소식으로 피를 맑게 하여 평생 동안 건강을 누린다

소식이란 무엇일까요? 말 그대로 식사를 적게 하는 것입니다. 과식하여 창자를 가득 채우는 것은 피를 오염시키는 원인이 되지만, 창자를 비우고 음식량을 줄이는 것은 피를 맑게 하는 비결입니다.

오늘날 건강을 해치는 가장 큰 이유 중 하나가 과식, 영양과잉과 영양 불균형입니다. 특히 동물성 음식을 과식하면 창자 내의 미생물이 독을 만듭니다. 대신 창자를 비우는 절식이나 곡물과 채식 위주의 소식을 하면 장내 미생물이 우리 몸의 면역력을 높여줍니다.

소식요법은 특히 생식과 절식요법으로 피가 해독된 사람들에게 평생 식습관으로 삼도록 권합니다. 아침은 생채소즙과 과일과 식물성 오일만 먹고, 점심과 저녁은 현미채식 위주로 먹는 식사법이지요.

소식은 몸에 남아도는 영양분과 노폐물을 연소해 에너지로 사용하고 피를 정화하여 정신이 맑아지고 몸이 가벼워지는 등 수많은 장점이 있습니다. 만성적인 생활습관병을 가진 분들에게는 1일 1식과 간헐적 단식 같은 절식요법은 그런 점에서 권장할 만합니다. 소식 건강법을 주장하는 일본인 의사 고다 미쓰오는 소식을 이렇게 예찬합니다.

오늘날 건강해지기 위해 무엇을 먹으면 좋은가 하는 '질'의 문제에 관해서는 실로 많은 연구가 행해지고 있지만, 어느 정도 먹으면 좋은가 하는 '양'의 문제에 대해서는 그다지 연구되지 않고 있다. "배가 80% 정도 부르게 먹으면 의사가 필요 없다"는 말이 있기는 하지만, 구체적으로 그것이 어느 정도의 양인지는 전혀 짐작이 가지 않는다. 이와 관련해, 건강에 이르는 길로 '소식이 절대적 조건'이라는 법칙이 존재한다.

그러나 소식이 건강의 비결이라고 해도 그 길은 말할 수 없이 험난하다. 소식이야말로 예수가 말한 '좁은 문'의 하나인 것이다. 소식이라는 좁은 문을 7전 8기의 정신으로 실천하는 이들의 장래에는 반드시 행복이 기다리고 있다고 확신한다. 소식은 '생명'을 중시하는 사상을 구체화한 것이며, 그리스도교의 사랑, 불교의 자비심과 상통하고 있다. 따라서 소식을 실천하는 사람에게 불행이 다가올 것이라고는 생각조차 할 수 없다. 입으로만 "생명을 귀중하게 여기라"고 외치는 사람들이 판치는 세상에서 진실로 그러한 정신을 실천하고 있는 사람이야말로 훌륭하다고 할 수 있겠지만, 그것 역시 소식의 실행이 기본이라고 생각한다.

소식을 실행한 사람들의 체험과 보고를 접하면서 느낀 것은, 소식이야말로 건강과 장수의 기본이며 만성 난치병을 근본적으로 치료해주는 비결이다. 그들의 건강한 모습을 보며, 나는 '소식'의 관문을 통과하지 않고서 난치병을 극복하는 일은 불가능하다고 느낀다. (…) 감히 말한다면, '어떤 건강법을 실행한다 하더라도 소식을 실행할 수 없는 사람은 결국 건강하게 될

수 없다'는 것이다. '소식에 질병 없다'는 말은 참으로 진리가 아닐 수 없다. [5]

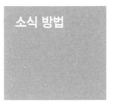

소식 방법

소식을 실천하기 위해서는 우선 과식하는 습관을 버려야 합니다. 곡채식 위주로 소식하면서 더 적극적으로 생채식과 절식 방법을 활용하는 게 좋습니다. 아침 식사는 생채소즙, 과일, 식물성 오일, 볶은 현미숭늉 정도로 가볍게 합니다.

점심과 저녁 식사는 현미밥, 잎과 뿌리를 곁들인 생채소, 해조류, 과일, 견과류, 발효 음식 등을 주로 먹습니다. 반찬은 화학첨가물이 들어 있지 않은 간장, 된장, 깨소금, 동깨, 들기름, 식초, 들깻가루, 다진 마늘, 다시마, 멸치 가루 등의 자연 조미료로 맛을 냅니다.

찬물과 육류, 생선, 우유와 유제품, 계란, 설탕, 흰밀가루, 흰쌀밥, 정제염, 화학조미료는 될수록 제한하는 것이 좋습니다.

물은 더운물을 마시되 식사 전후 1시간 사이에는 마시지 않습니다. 식사 1시간 후부터는 마음껏 충분히 마셔도 됩니다.

음식은 충분히 오래 씹어서 먹고, 모든 음식을 감사하는 마음으로 즐겁게 드십시오.

생채소즙 만들기와 먹기

준비물: 가능하면 화학비료와 농약을 사용하지 않은 유기농 생채소를 사용합니다.
- 잎채소: 배추, 양배추, 시금치, 케일, 양상추, 무청, 쑥갓, 깻잎, 부추, 미나리, 파슬리, 엉겅퀴, 신선초 등
- 뿌리·줄기채소: 당근, 비트, 무, 마, 더덕, 연근, 도라지, 고구마, 셀러리, 야콘 등

---

5 고다 미쓰오 지음, 전홍준·박영일 편역, 『원조생채식』, 정신세계사, 288~290쪽.

만드는 법

1) 잎채소, 줄기채소, 뿌리채소를 각각 몇 가지씩 혼합하여 녹즙기(생즙기)를 이용하여 생즙을 만듭니다. 이때 여러 종류의 채소를 혼합할수록 필수영양소가 풍부한 생즙이 됩니다.

2) 생즙을 만들 때는 회전 속도가 빠른 고속 믹서기나 주서기보다 저속의 녹즙기를 사용하는 것이 좋습니다. 고속 기계를 사용하면 회전 과정에서 발생하는 열로 인해 비타민C 등의 영양소가 파괴될 수 있습니다.

3) 겨울철이나 여러 종류의 채소를 구하기 어려울 경우에는 당근과 사과로 주스를 만들어 음용하는 것도 좋습니다. 보통 크기의 당근 2개와 사과 1개를 잘라 녹즙기로 생즙을 만듭니다.

4) 찌꺼기는 버리고 즙만 마십니다.

생강차

준비물: 농약이나 화학비료를 쓰지 않고 재배한 유기농 생강, 꿀 또는 흑설탕

만드는 법과 마시는 법

1) 생강을 잘 씻어 껍질을 벗깁니다.

2) 생강을 믹서에 곱게 갈아둡니다.

3) 유리병에 넣고 꿀이나 흑설탕으로 재워 냉장 보관합니다.

4) 뜨거운 물이나 홍차에 넣어 마십니다.

현미밥

유기농 또는 자연재배 현미는 우리 몸에 가장 좋은 음식 재료입니다. 현미와 현미찹쌀을 기본으로 여러 곡식과 콩들을 조금씩 혼합한 밥은 영양이 뛰어나며, 밥 자체가 우리 몸을 살리는 약이 된다고 해도 지나친 말이 아닙니다. 더 맛있고 영양이 풍부한 밥을 원하면 뿌리채소와 열매, 견과류, 버섯 등을 추가해도 좋습니다.

준비물: 유기농 현미나 자연농법으로 재배한 현미, 현미찹쌀

기타 곡식과 콩: 검정쌀, 기장, 수수, 조, 율무, 메주콩, 완두콩, 쥐눈이콩, 강낭콩, 넝쿨콩, 완두콩, 동부, 녹두, 팥 등

기타 재료: 감자, 고구마, 호박, 옥수수, 잣, 호두, 버섯 등

만드는 법과 먹는 법

1) 현미와 현미찹쌀을 1:1 비율로 담습니다.

2) 기타 곡식과 콩들을 조금씩 혼합합니다.

3) 압력밥솥을 이용해 밥을 지으며, 죽염을 약간 넣으면 밥이 더 잘 퍼지고 맛도 좋습니다.

해독과 면역증강요법 2
운동과 휴식

1 햇볕 쬐며 맨발로 걷기

운동 중 가장 좋은 운동은 햇볕을 쬐며 맨발로 흙을 밟고 걷는 것입니다. 맨발걷기는 최상의 해독 및 면역증강 운동법이며 생기로 재충전시켜주는 아주 좋은 요법입니다.

아침, 낮, 저녁 하루 3회, 가능하면 더 자주 1회에 30분~1시간 정도 맨발걷기를 계속하면 놀라운 변화를 경험할 수 있습니다. 비가 오나 눈이 오나 쉬지 않고 계속하기를 권합니다. 맨발걷기에 관한 정보는 인터넷이나 관련 도서를 통해서 얻을 수 있습니다.

숲길이나 나무가 많은 길이면 더욱 좋은데, 맨발걷기를 할 때는 놀이처럼 자연과 어울려 즐기는 시간이 된다면 더 좋습니다.

천천히 걸으면서 숨을 내쉬는 호흡법을 함께 해도 좋고, 걸음걸음마다 삶에서 원하는 것이 "다 이루어졌다" "온전케 되었다"고 자신에게 속삭이는 것도 좋습니다. 자연의 온갖 대상들을 마치 예술 작품 감상하듯 바라보며 말을 걸거나, 하나하나 그 대상의 숫자를 헤아리면 생각이 줄면서 마음이 고요해지고 기분이 좋아집니다.

맨발걷기를 하면서 "사랑합니다, 감사합니다"라고 반복해서 속삭이는 연습을 하면 과거의 고통스런 기억과 생각이 사라져 치유에 큰 도움을 줍니다. 두 발로 흙을 밟으며 걸으면서 두 손은 하늘을 향해 들어올리며 만세 부르기를 해도 좋습니다. 그러면 하늘[天]과 땅[地]과 사람[人]의 생명력이 하나되는[合一] 치유가 일어날 수 있습니다.

2 취침과 휴식: 평상과 경침 사용법

밤에 일찍 잠자리에 들어 충분히 휴식하는 것은 몸과 마음에 활기를 재충전하는 가장 좋은 방법입니다. 오늘날 많은 사람이 긴장과 과로, 스트레스로 자율신경의 불균형 때문에 대체로 교감신경이 지나치게 활성화되어 있고 부교감신경은 억제된 상태입니다. 이를 해소하려면 충분한 휴식으로 자율신경의 불균형을 조화롭게 해결하는 것이 좋습니다.

잠자리에 들기 전 따뜻한 물 목욕, 전신 오일마사지가 깊은 숙면과 자율신경의 조화를 이루는 데 도움이 됩니다.

좋은 잠자리

잠자리는 오동나무나 편백나무 등으로 만든 딱딱한 평상이, 그리고 베개는 반달 모양의 경침이 좋습니다. 사람은 서서 걸어 다니기 때문에 척추가 굽거나 비뚤어지기도 하는데 그럴 때 신경을 압박하여 통증이 생기고, 여러 내장기관의 기능도 위축시키게 됩니다.

딱딱한 평상에서 척추가 일직선이 되도록 반듯이 누워 반달베개를 베고 자면, 잠자는 사이 척추가 자연스럽게 교정되고 지압이나 마사지 같은 효과도 있습니다. 또 피부도 좋아지고 두뇌도 명석해질 뿐만 아니라 어깨나 목, 등과 허리 통증, 굽은 증상의 개선에 도움이 됩니다.

평상은 두께 약 1~2cm, 폭 80~90cm, 길이 180~200cm 정도의 오동나무나 편백나무, 나왕 합판 등의 소재로 만든 것이 좋습니다. 평상이 없다면, 담요를 접어서 딱딱한 방바닥에 깔고 자는 것도 좋습니다. 처음에는 적응되지 않아 불편할 수 있지만, 1~2주 지나면 익숙해져 부드러운 요 위에서 자는 것보다 더 편안해집니다.

어싱(접지)의 의학적 효과가 증명되고서부터 어싱매트가 개발되어 나오고 있는데, 이런 침구도 좋다고 생각합니다.

3 반신욕, 수족온욕, 냉온욕

오늘날 현대인의 건강을 해치는 가장 큰 원인 중 하나는 냉기입니다. 체온을 1℃만 올려도 면역력이 5~6배 증강된다는 면역학자들의 연구 결과가 보여주듯이, 따뜻한 물로 목욕하는 것은 체온을 높이는 좋은 방법입니다.

특히 밤에 잠자리에 들기 전, 반신욕이나 수족온욕으로 체온을 높이면 심신이 이완되고 기분이 좋아져 깊은 숙면에 도움이 됩니다.

반신욕

욕조에 38~42℃ 정도의 따뜻한 물을 채우고 배꼽 아래 하반신만 담그는 목욕법입니다. 상반신은 물 밖에 있어 심장은 열이나 물의 압력에 따른 부담을 받지 않게 하고, 콩팥 등 하반신 기관만 따뜻하게 덥혀줍니다.

목욕 시간은 10~20분 정도 또는 본인이 기분 좋을 정도로 하되 무리하게 땀이 날 정도로 오래 있을 필요는 없습니다. 매일 규칙적으로 반신욕을 하다 보면 땀이 나지 않던 사람도 땀이 나게 됩니다. 반신욕을 할 때 이 책에서 따로 소개하는 '몸 돌보기' 방법을 동시에 실행해도 좋습니다.

수족온욕

반신욕을 하기 어려운 환경이거나 반신욕하는 것이 무리인 중환자나 노약자라면, 손과 발만 따뜻한 물에 10~15분 담가 온몸을 따뜻하게 하는 것도 좋습니다.

냉온욕

14~15℃의 냉수욕과 41~43℃의 온수욕을 1분간씩 번갈아 하는 목욕법입니다. 온욕으로 땀을 너무 많이 흘리면 몸의 수분, 염분, 비타민C가 손실될 수 있고, 체액의 산, 알칼

리 불균형도 일어날 수 있습니다. 냉온욕은 땀 흘리는 것을 막고, 산 알칼리 평형의 유지, 전신의 해독과 면역증강에 도움을 줍니다.

우선 냉탕에 1분 동안 들어갔다가 온탕에 1분 동안 들어가는 방법으로, 보통 7~11회 정도가 좋습니다. 여기서 1회는 냉탕과 온탕을 한 번 왔다 갔다 하는 것이며, 횟수는 본인이 기분 좋을 정도로 하면 됩니다. 단, 냉탕에서 시작해 냉탕으로 끝내며, 냉탕과 온탕 각 1분을 지켜서 합니다. 욕조가 하나이면 욕조에는 따뜻한 물을 채우고, 냉수욕은 샤워기로 할 수 있습니다.

4 금붕어운동: 척추 교정과 위장관 연동운동 촉진

이 운동은 딱딱한 방바닥이나 평상 위에서 물고기가 헤엄치는 동작을 빠른 속도로 하는 것입니다. 우리는 상체 좌우 어느 한쪽을 구부리는 습관이 있는데, 이때 척추가 좌우로 탈구를 일으킬 수 있고 심할 때는 척추측만증을 일으키기도 합니다. 양쪽 어깨높이가 다른 사람들이 있는데, 척추측만증이 있을 때 그렇습니다.

금붕어운동을 매일 규칙적으로 하면 척추의 비뚤어진 증세가 호전되고, 척추신경 압박이나 말초신경 마비를 풀어주어 전신의 균형을 바로잡아줍니다.

이 운동은 위나 장에도 자극을 주어 위장 연동운동을 도와 소화 및 배변 기능도 좋게 합니다. 골수에도 자극을 주어 적혈구 생성 기능을 도와 조혈 기능에도 도움을 줍니다.

금붕어운동 방법

평상이나 방바닥에 반듯이 누워 천장을 바라봅니다. 몸은 일직선으로 펴고 두 발끝을 가지런히 두고 두 손은 깍지를 끼고 목 뒤에 댑니다. 두 팔꿈치를 펴고 좌우로 몸을 흔들면서 마치 물고기가 헤엄치듯 짧게 빠른 속도로 반복합니다. 1~3분 동안 합니다.

5 모관운동: 말초혈관의 혈액순환을 돕는 모세혈관운동

온종일 걷거나 일을 하고 나면, 저녁 무렵 다리나 발이 붓거나 무거워지고 신장도 부담을 받습니다. 자기 전에 모관운동을 1~2분 정도만 해도 발이 가벼워지며 기분 좋게 잠들 수 있습니다. 매일 아침에 일어나서도 1~2분 정도 모관운동을 하면 손발을 비롯하여 전신이 가벼워지며 상쾌해집니다.

우리 몸의 모세혈관 70%가량은 팔다리에 분포되어 있습니다. 손과 발을 위로 올려 미세 진동하면, 손과 발의 모세혈관의 순환 작용을 높여주어 혈액순환이 좋아집니다.

모관운동 방법

평상이나 방바닥에 반듯이 누워 경침을 목에 베고 두 손과 두 발을 곧게 하늘을 향해 올립니다. 발바닥을 바닥과 수평으로 하고 손가락은 가볍게 폅니다. 이 상태에서 빠른 속도로 미세한 진동을 반복하는데, 1회에 2~3분 정도 하면 됩니다.

6 합장합척운동

이 운동은 개구리가 헤엄치는 모양과 비슷합니다. 반듯이 누워서 양 손바닥과 양 발바닥을 서로 맞대고 위아래로 팔과 다리를 펼쳤다 오므렸다 반복하는 것입니다.

몸 좌우 양쪽 근육과 신경의 불균형을 바로 잡아주고, 특히 하지와 복부의 근육, 신경, 내장, 혈관 기능에 도움을 줍니다. 이 운동만으로도 생리통과 자궁근종이 낫는다고 주장하는 의사도 있을 정도로 여성의 자궁 건강에 좋은 효과가 있고, 특히 신장 기능 개선에 도움이 되는 운동입니다.

아침에 잠에서 깨었을 때 잠자리에서 몇 분 동안 하고, 밤에도 잠들기 전 몇 분 정도 하면 좋습니다.

7 발목상하운동

흔히 '발목 펌프'라고 일컫기도 하는데, 이 운동은 걷는 일이 적거나 운동이 부족한 분에게 특히 좋은 효과가 있습니다. 간단하지만 온몸의 혈액순환을 좋게 합니다. 발목상하운동을 위해 길이 30cm 이상, 지름 7~12cm 정도의 동그란 통나무와 같은 기구가 필요합니다. 처음 운동을 시작할 때는 발목이 통나무에 닿는 충격을 줄이기 위해 타월을 감아서 사용합니다.

하루 2~3회 공복 때나 취침 전에 하는 것이 좋은데, 이 운동을 계속하면 혈액순환이 좋아져 혈압이 정상을 되찾게 되고, 정맥류나 치질, 무좀 등도 개선됩니다.

발목상하운동 방법

경침을 베고 반듯한 자세로 눕거나 두 다리를 편 상태로 앉습니다. 발 뒤쪽 아킬레스힘줄에서 장딴지 사이 부분 밑에 기구(통나무)를 놓습니다.

무릎을 편 상태로 한쪽 발을 20~30cm 위로 들어 올렸다가 자연스럽게 기구 위로 떨어뜨립니다. 먼저 오른발을 20~30회 반복해서 들어 올렸다 떨어뜨리길 반복하고, 왼발도 같은 횟수를 합니다. 처음에는 5~10회 정도를 반복하고 점차 늘려갑니다. 익숙해지면 50회씩 해도 좋습니다. 처음부터 무리하게 하는 것보다는 자신의 몸 상태에 맞게 기분 좋을 정도로 알맞게 하십시오. 단, 왼발과 오른발을 한 번씩 반복하는 방법은 좋지 않습니다.

8 전신좌우회전운동: 온살도리

온살도리라고 불리는 이 전신좌우회전운동은 전통 기공수련법입니다. 몸도 고르게, 숨도 고르게, 마음도 고르게 하는 것을 목표로 합니다. 규칙적으로 이 운동을 해온 사람들에게서 놀라운 효과가 확인되었습니다.

이 운동의 동작은 쉽고도 단순한데, 마치 무한대(∞)를 그리며 반복하는 연습으로 무한한 근원 에너지에 가까이 다가가는 느낌을 줍니다. 마치 원심력과 회전력을 이용한

순환 펌프 역할을 하여 인체 내에 잠재한 에너지를 최대한 끌어낼 수 있도록 응축시키고 확대하는 듯합니다.

매우 쉽고 단순한 방법으로 누구나 할 수 있습니다. 처음에는 어지럼증을 느끼거나 몸에 병증이 있다면 불편할 수도 있고 여러 생각이 떠오르기도 하지만, 계속하다 보면 사라집니다.

이 운동으로 만성질환이 있는 분들이 큰 도움을 얻었으며, 심리적 억압과 스트레스를 해소하고 긴장을 이완하는 데도 효과가 좋습니다. 맨발로 흙을 밟으며 이 운동을 한다면 더 큰 효과가 있습니다.

전신좌우회전운동 방법

1. 두 다리를 어깨너비 정도로 벌리고 서서, 양발은 11자 모양으로 나란히 놓습니다. 몸과 마음의 긴장을 풀고 시선은 눈높이에 둡니다.

2. 몸의 무게중심을 왼쪽 다리에만 두면서(오른쪽 다리에는 자연히 힘이 들어가지 않습니다.) 오른쪽 발뒤꿈치를 살짝 들고 오른쪽 발끝만 바닥에 댄 채 왼쪽으로 90도 돌려 발뒤꿈치를 바닥에 놓습니다. (이때 상체는 자연히 오른쪽으로 돌아갑니다.)

3. 다시 오른쪽 발뒤꿈치를 살짝 들어 발끝만 바닥에 댄 채 원래 자리로 돌려놓습니다. (발뒤꿈치는 오른쪽으로, 상체는 왼쪽으로 돌아갑니다.)

4. 이제 반대로 몸의 무게중심을 오른쪽 다리에만 두면서(왼쪽 다리에는 자연히 힘이 들어가지 않습니다.) 왼쪽 발뒤꿈치를 살짝 들고 왼쪽 발끝만 바닥에 댄 채 오른쪽으로 90도 돌려 발뒤꿈치를 바닥에 놓습니다. (이때 상체는 자연히 왼쪽으로 돌아갑니다.)

5. 다시 왼쪽 발뒤꿈치를 살짝 들어 발끝만 바닥에 댄 채 원래 자리로 돌려놓습니다. (발뒤꿈치는 왼쪽으로, 상체는 오른쪽으로 돌아갑니다.)

6. 이 동작을 좌우로 번갈아 하면서 계속 반복합니다.

* 발을 돌리는 각도를 90도라고 했지만, 자신의 몸 상태에 따라 자연스럽게 하면 됩니다. 동작 속

도도 자신에게 편안한 대로 하는 것이 좋으며, 처음에는 조금 빠른 속도로 진행하는 것이 중심을 잡고 바로 서기가 좋으며, 하다 보면 관성이 생겨 저절로 몸이 돌아갑니다.

* 이 운동은 최소 30분 이상 하는 것이 좋습니다. 30분 이상 계속하면 호흡과 마음이 고요해지고, 몸도 편안해지는 느낌이 찾아옵니다. 건강 회복이나 증진을 목표로 한다면, 아침에 1시간, 저녁에 1시간씩 하루 최소 2시간 이상 하실 것을 권합니다. 그러나 무리하게 하지 말고 꾸준히 실행하는 것이 중요합니다.

* 운동하면서 자기암시법이나 자기관찰법을 함께 하면 좋은 효과가 있습니다. 예를 들면, '다 나았다' '다 좋아졌다' '다 이루어졌다' '온전케 되었다' 등 단정적인 말을 마음속으로 반복해서 속삭일 때 기분이 전환되고 마음이 편안해지는 것을 경험할 수 있습니다. 또 운동하는 자신을 마치 다른 사람이나 반려동물 바라보듯 관찰하는 식으로 할 수도 있습니다. 이렇게 계속하다 보면 모든 생각이 사라지고 마음이 고요해지는 것을 경험할 것입니다.

해독과 면역증강요법 3
마음과 신념

1 생기호흡과 복식호흡법

생기호흡(生氣呼吸)은 성경 창세기에 "사람을 흙으로 지었으되 코에 생기(Breath of Life)를 불어넣어 생령(Living Being)이 되게 한지라"라는 내용이 있는데, 여기에서 영감을 얻은 실천법입니다. 많은 질병이 저산소, 저체온에 따른 면역력 저하와 관련되어 있음이 지난 100년 동안에 과학적으로 밝혀져 왔습니다. 체내 산소 부족이 암 발병의 환경임을 증명하여 20세기 초에 노벨생리의학상이 두 차례나 나왔고, 2019년 노벨의학상도 암세포의 산소 이용에 대한 유전자를 찾아낸 공로로 받았습니다.

대부분 사람이 숨은 쉬고 있지만 산소를 세포에 충분히 공급하는 호흡은 하지 못하고 있습니다. 여기서 소개하는 생기호흡은 폐 저변까지 산소를 가득 채워 전신의 세포에 충분히 공급해주는 호흡법입니다.

등을 곧게 세우며 바른 자세로 앉아 두 손을 아랫배에 모으고 숨을 천천히 들이쉽니다. 이때 코를 통해 흘러들어오는 생기가 아랫배를 가득 채우는 느낌을 상상합니다. 마치 풍선에 공기를 불어넣어 가득 채우는 것처럼 생기를 아랫배에 채우고 항문의 괄약근을 조여 5~10초 동안 숨을 참고 빵빵해진 아랫배에 의식을 집중합니다. 무리하게 참지 말고 자연스럽게 천천히 코로 숨을 내쉽니다. 이때 숨이 좀 찰 수 있는데 평소의 숨쉬기처럼 들이쉬고 내쉬기를 1회 하면 곧 편안해집니다. 이와 같이 깊은 생기호흡과 평소 호흡을 교대로 20~30회 정도 반복합니다.

이 생기호흡은 상상법과 함께 할 때 더 큰 효과가 있습니다. 생기를 빨아들여 아랫배를 채운 후 숨을 멈춘 5~10초 동안 우주의 모든 생기가 흘러들어와 가득 채우고 있다고 믿고 상상하고, 천천히 내쉴 때는 '다~ 나았다' 또는 '나는 최고로 건강하다'와 같은 식으로 속엣말을 하며 상상합니다. 이어서 평소의 호흡을 할 때는 '감사합니다, 감사합니다'를 하면 더 좋을 것입니다.

이처럼 깊은 생기호흡을 20~30회 한 다음에 그 자세를 유지하면서 10~20회 정도 자연스러운 평소 호흡을 합니다. 이때는 건강하고 행복하게 살고 있는 자신의 모습을 상상합니다. 취침 전에 이 생기호흡을 실천하고 잠자리에 들면, 잠자는 동안 나의 신념과 상상의 이미지가 현실로 나타나도록 잠재의식이 일하게 될 것입니다. 매일 저녁에 하고, 원한다면 아침에 한 차례 더 하면 더 좋은 효과가 있을 것입니다.

복식호흡법

호흡은 산소를 받아들이고 탄산가스를 내보내는 생명 유지에 필수적인 인체 활동입니다. 호흡하면서 천천히 아랫배로 숨을 쉬는 복식호흡(또는 단전호흡)을 할 때 긴장이완과 스트레스 해소, 그리고 마음을 편안하게 하는 효과가 있습니다.

가슴으로 숨을 급하게 몰아쉬면 몸은 스트레스에 쉽게 노출되고 심장박동 수가 증가하며 혈관이 수축하고 근육이 긴장됩니다. 부정적인 생각에 빠지기도 쉽습니다. 그러므로 숨을 쉴 때는 의식적으로 천천히 아랫배로 숨을 쉬는 복식호흡을 하는 게 좋습니다.

요가나 기공, 명상을 할 때뿐만 아니라 여러 심신의학 치료에서도 긴장이완 상태를 유지하기 위해 이 복식호흡을 활용하고 있습니다. 복식호흡법이 기관지천식, 관상동맥질환, 고혈압, 우울증, 불면증을 비롯한 많은 만성질환 증세를 완화하고 약물 사용을 줄이는 효과가 있다는 것이 임상에서 증명되기도 했습니다.

복식호흡 방법

편안한 자세로 방바닥이나 의자에 앉거나 누워서 해도 됩니다. 우선 긴장을 풀고 숨을 코로 들이마시고 코로 내쉽니다. 코로 들이마시고 내쉴 때는 입으로 가늘게 내쉬어도 좋습니다.

의식을 아랫배에 집중하여 깊고 길게 가늘고 고르게 숨 쉬는 것은 예부터 전해오는 호흡법입니다. 숨을 들이마실 때 아랫배가 볼록해지도록 들이마십니다. 내쉴 때는 풍선의 바람이 빠지는 것처럼 아랫배가 들어가도록 내쉬는 것이 기본입니다. 솜털을 코끝에 가까이 대도 흔들리지 않을 만큼 고요하게 숨 쉬는 것이 좋지만, 처음부터 무리하게 하지 말고 자연스럽게 호흡하면 됩니다.

숨을 내쉴 때는 마음속으로 '호(呼)~' 하며 내쉬고 들이마실 때는 '흡(吸)~' 하며 마시는 방법으로 계속 반복합니다. 숨을 내쉴 때마다 하나, 둘 숫자를 헤아리는 것도 좋은 방법입니다. 이때 호흡수가 300이 될 때까지 매일 하루 한 차례씩 한다면 놀라운 효과를 경험할 수 있습니다. 머릿속의 많은 근심과 걱정, 불편한 생각이 모두 사라지면서 고요하고 평화로워집니다. 특히 불면증이나 우울증, 불안신경증, 만성질환의 증세를 개선하는 좋은 효과가 있습니다.

복식호흡과 자기암시법을 결합하면 더 뛰어난 치료 효과가 있음이 증명되었습니다. 숨을 들이마시면서 마음속으로 '우주의 무한한 치유력이 들어온다', 천천히 내쉬면서 '완전히 건강해졌다' 이런 식으로 계속 반복하는 것입니다. 어떤 내용을 담아도 좋으나 이루어지기를 바라는 표현이 아니라 이미 이루어졌다고 믿는 표현을 씁니다. '다 나았다' '다 이루어졌다' '영원히 온전케 되었다'와 같이 단정적이며 완료형 표현을 씁니다.

이와 같은 호흡법을 1회에 20~30분 정도 매일 아침과 저녁에 한 번씩 정해진 시간에 규칙적으로 하시면 큰 도움이 됩니다.

복식호흡을 할 때 주의할 점

1. 위의 호흡 방법을 따르되 무리하면 안 됩니다. 자연스럽게 호흡하는 게 좋습니다.

2. 숨을 들이마실 때 아랫배가 나오고 내쉴 때 배가 들어가야 하는데, 이와 반대로 숨을 쉬는 분도 있습니다. 역복식호흡은 좋지 않습니다.
3. 복식호흡 연습 과정에서 여러 심신의 변화가 나타날 수도 있는데, 불편한 증세가 나타나면 전문가의 도움을 받는 것이 좋습니다.

2 손뼉 치며 웃기, 만세 부르기

기쁨이 넘쳐 힘껏 손뼉을 치고 발을 구르면서 크게 웃는 것은 심신의 건강과 스트레스 해소에 뛰어난 효과가 있습니다. 간절히 원하는 것을 이루었을 때, 절망과 두려움에서 해방되었을 때, 무언가를 이루기 위해 노력했는데 그것이 이루어졌을 때를 상상해보세요. 아마 저절로 손뼉을 치면서 하하 웃고 발을 구르며 기뻐할 겁니다. 그런 일이 실제로 일어난 것처럼 그런 상황을 상상하며 손뼉 치고 발을 구르며 크게 웃는 연습을 합니다. 이를테면 암 환자가 병원에서 '암 완치 판정'을 받고 기뻐하는 것처럼.

여러분의 삶에서 가장 중요하고 절박하게 해결하고자 하는 문제가 무엇입니까? 그것이 어떤 어려운 문제라도 지금 당장 완벽하게 해결되었다고 상상해보세요. 내가 원하는 일이 바로 지금 이루어졌다고 믿고 상상해보세요. 여러분의 기분은 어떻습니까?

바로 그 기분을 느끼면서 지금 힘껏 손뼉을 치고 발을 구르며 "아~ 좋다~ 기쁘다~" 소리치며 웃는 연습을 해보십시오. 가장 좋은 자세는 의자에 앉아서 발을 구르며 손뼉을 치면서 큰 소리로 이와 같이 외치면서 웃는 연습을 하는 것입니다. 두 팔을 하늘로 들어올리며 만세 부르기를 해도 좋습니다.

한 번 하는데 3~5분 정도면 됩니다. 특히 절망적인 상태에 있는 환자나 우울증과 불면증, 불안신경증 환자들이라면 꼭 하시기 바랍니다. 건강한 사람도 이렇게 매일 두세 번 정도 규칙적으로 하면 마음이 편안해지고 좋은 일이 일어날 것입니다.

스스로 낫게 하는 자연치유법

3 불쾌한 생각에서 벗어나기

스트레스란 마음이 불쾌한 생각들로 꽉 차 있는 상태입니다. 이런 마음이 오랫동안 계속되면 건강을 해치게 됩니다. 불쾌한 생각을 다 비워버리고 유쾌한 생각만 마음의 공간에 남게 하는 것이 이 훈련의 목표입니다.

이런 불쾌한 생각들을 즉시 사라지게 하는 쉬운 방법이 있습니다. 우선 그런 생각이 일어나면 '이 생각이 누구에게서 일어나는가' 하고 스스로에게 물어봅니다. 그러면 '나에게서!'라는 걸 깨닫게 됩니다. 그러면 이어서 '나라는 생각은 어디서 일어나는가' 하고 물어봅니다. 그 순간 모든 생각이 사라져버릴 겁니다. 왜 그럴까요? '내'가 모든 생각의 뿌리이자 최초의 생각이기 때문입니다.

모든 생각의 뿌리인 '나'에게 주의를 집중하면 '내가 있다'는 느낌 외에 어떤 생각도 일어나지 않습니다. 이 방법은 매우 쉽고도 단순하지만, 모든 생각을 곧바로 사라지게 하는 효과가 있습니다. 이때 계속해서 '나라는 생각은 어디에서 일어나는가' 하고 깊이 묵상하면 '나'라는 것이 실제로는 존재하지 않으며 다만 하나의 생각일 뿐임을 발견할 것입니다.

이처럼 스스로 계속 묻다 보면 모든 생각이 비워지고 '나라는 생각까지도 다 비울 수 있습니다. 모든 생각이 비워진 공간이 바로 '순수의식'입니다. 이 순수의식 상태가 가장 고요하고 평화로운 마음의 상태입니다.

불쾌한 생각에서 벗어나는 질문과 대답들

1. 이 불쾌한 생각은 어디에서 일어나는가?
2. 나에게서.
3. 나라는 생각은 어디에서 일어나는가?

4 긴장이완과 상상법

이 기법은 대체로 심장박동 수를 느리게 하여 스트레스를 완화하는 데도 좋은 효과가 있습니다. 면역계와 내분비계에 작용하여 통증을 완화하는 등 긍정적인 신체 반응을 이끌어냅니다. 쉽게 익혀 바로 사용할 수 있을 만큼 간단한 방법이지만 치유 효과는 뛰어납니다.

긴장이완과 상상법의 원리는 환자 자신이 이미 치유되었다는 이미지를 마음속에 상상하고 그리면 그 이미지 정보가 유전자에 전달되어 생리기능을 활성화시키는 청사진으로 작용한다는 것입니다. 이때 상상 속 이미지가 이미 현실로 이루어졌다고 믿는 믿음의 확실성 정도만큼 치유 효과도 높아집니다.

긴장이완과 상상법은 건강을 개선하는 데만 효과가 있는 것이 아니라 자신이 지금 구하고 원하는 일을 이루는 데도 효과가 있습니다. 내 내면에는 지금 이대로 완벽한 치유 시스템과 온전한 생명이 이미 다 갖추어져 있기 때문입니다.

긴장이완과 상상법 실행 순서

1. 조용한 장소에서 편안한 자세를 취합니다. 앉아도 좋고 누워도 좋습니다.
2. 천천히 복식호흡을 합니다.
3. 숨을 천천히 길게 내쉴 때마다 '긴장이 이완된다' 하고 속으로 말합니다.
4. 머리끝에서 발끝까지 온몸의 긴장이 풀리는 것을 상상합니다.
5. 다음에는 즐거운 자연환경 속에 있는 자신의 모습을 그려봅니다. 어느 곳이든 편안하게 느껴지는 곳이면 좋습니다. 2~3분간 그곳에 자신이 편안하게 있는 모습을 그려봅니다.
6. 자신의 몸에서 건강하지 않다고 느껴지는 곳을 떠올리며 자신의 면역체계와 방어력이 모두 완전하게 치유한다고 믿고 상상합니다.
- 암 환자라면 암이 자신의 몸 어느 부분에 있는지 그 모습을 떠올리며, 암이 아주 나약하고 혼란스러운 세포로 구성되어 있다고 상상합니다. 자신의 면역체계와 자연방어력이 강력하게 암세

포를 제압하여 아이스크림 녹이듯이 녹여버린다고 믿고 상상합니다.

- 지금 항암요법이나 방사선 치료 등을 받고 있다면 그런 치료가 암을 완전히 제압하여 체내의 암은 남아 있지 않고 건강한 세포는 더욱 건강해진다고 믿고 상상합니다.

- 어딘가에 통증이 있다면 통증 부위로 백혈구 군단이 흘러 들어가 통증이 사라지는 모습을 그립니다. 몸의 문제가 무엇이든 다 사라지고 차츰 회복되는 모습을 상상합니다.

7. 이제 어떤 병도 없는 건강한 몸으로 회복되었고 활기가 넘치는 모습을 그려봅니다.

8. 내 생애에서 진정으로 이루고 싶은 목표를 떠올립니다. 그 목표 또한 달성되어 가족이나 친구들이 함께 기뻐하는 모습을 그려봅니다. 건강 회복과 삶의 목표를 성취한 자기 자신에게 찬사를 보냅니다.

9. 이제 눈을 뜰 준비를 하며 자기가 지금 있는 방을 의식합니다.

10. 눈을 뜨고 평소 생활로 돌아갑니다.

* 긴장이완과 상상법이 잘되지 않는 사람은 자기가 원하는 것이 모두 이루어진 모습을 그림으로 그려 가까이에 둡니다. 늘 그 그림을 바라보면서 '이 그림이 바로 나의 모습'이라고 믿고 그 이미지를 마음속에 각인하는 방법으로 해도 됩니다. 그 그림은 벽이나 천장에 붙여놓고 늘 바라보아도 되고 몸에 지니고 다니면서 수시로 꺼내 보아도 좋습니다. 어떤 식으로든 자기가 원하는 것이 이미 이루어졌다고 확신하기만 하면 됩니다.

긴장이완과 상상법을 할 때의 유의 사항

* 환각 상태에 있는 정신질환자가 하면 안 됩니다.

* 하루 2~3회 규칙적으로 하는 것이 좋으며, 원한다면 더 많이 반복해도 됩니다.

* 치료자나 다른 사람이 방법의 순서를 읽어주며 유도할 수도 있고, 스스로 준비해서 해도 됩니다.

* 치료 과정에서 과거의 정신적 충격이나 상처를 건드릴 수 있으므로 이에 대한 대비를 해야 합니다.

5 빛의 명상

빛의 명상은 매우 쉽고 단순한 방법으로 긴장이완과 상상법의 하나입니다. 프랑스 의사 고드 프로이가 처음 창안했는데, 환자와 가족, 치료자가 함께한다면 공명 파동을 일으켜 상승효과를 기대할 수 있습니다. 같은 장소가 아니라 각각 다른 장소에 있어도 가능하며 자주 연습하면 좋습니다.

연습이 끝난 후에도 빛의 이미지와 사랑의 느낌을 계속 간직하는 것이 좋습니다. 가장 이상적인 방법은 연습을 되풀이하여 하루 24시간 내내 이 느낌 가운데 있는 것이며, 그것이 어려우면 아침에 일어났을 때와 밤에 잠자리에 들기 전 이 연습을 하는 것이 좋습니다.

특히 잠들기 전에 평화로운 마음 상태를 유지하는 것이 중요합니다. 이때의 마음이 잠자는 동안 잠재의식 방향을 결정짓기 때문입니다. 마치 마른 논에 물을 댈 때 물꼬 방향을 어디로 돌려놓는지에 따라 물의 흐름이 달라지듯 의식의 흐름이 달라질 수 있습니다.

저는 몇 년 동안 환자들에게 빛의 명상을 권했는데, 환자 대부분이 이 방법을 좋아했고 치료에도 도움이 되었습니다. 생명의 근원과 하나가 되는 것은 몸이 아픈 환자에게만 도움이 되는 것이 아니라 일상생활의 온갖 고통을 덜어주는 데도 도움이 됩니다.

몸의 질병이나 교통사고, 생활 속의 다양한 고통은 겉모양만 다를 뿐 모두 나의 어두운 신념이 투영된 결과입니다. 모두를 하나의 생명의 빛으로 여기며 내 생명처럼 사랑할 수 있다면 그때부터 고통에서 풀려날 수 있는 직관적인 지혜와 구체적인 방법이 현실로 나타날 것입니다.

이와 더불어 마음으로부터 저절로 우러난 사랑의 파장을 세상 한가운데로 확산시킬 때, 이미 행복한 존재가 되어 있는 자신을 발견할 것입니다.

빛의 명상 방법

1. 편안한 자세로 앉아서 해도 되고, 환자라면 누워서 해도 좋습니다. 처음에는 가볍게 눈을 감는 편이 좋지만, 숙달되면 눈을 뜨고 해도 상관없습니다.

2. 심신의 긴장을 이완한 후 아랫배로 천천히 자연스럽게 호흡합니다. (약 1분간)

3. 이제 호흡에 신경 쓰지 말고 밝고 영롱한 빛이 자신의 머리 위에서 정수리를 비추고 있다고 상상합니다. 그 빛의 색깔은 자신을 편안하게 하는 것이라면 무슨 색이든 상관없습니다. (약 1분간)

4. 이제 그 빛이 정수리를 통해 머릿속으로 스며들어옵니다. 머리 내부는 빛으로 가득 차 있습니다. (약 1분간)

5. 빛은 목을 통해 양쪽 어깨로 흘러가 손가락 끝까지 가득 채우며, 다시 목을 통해 흘러내린 빛은 온 가슴을 가득 채웁니다. 머리에서 가슴까지 온통 빛뿐입니다. (약 1분간)

6. 빛은 가슴에서 배로 천천히 흘러내려 복부를 가득 채웁니다. 머리에서 배까지 온통 빛으로 충만해 있습니다. (약 1분간)

7. 빛은 이제 양쪽 대퇴부를 타고 두 다리로 흘러내려 갑니다. 이제 머리끝에서 발끝까지 온몸은 오직 영롱한 빛으로 충만합니다. (약 1분간)

8. 빛만 존재할 뿐 이제 내 몸은 없으며, 내 몸이 없으니 자연히 병도 없습니다. 있는 것이라곤 오직 빛뿐입니다. (약 1분간)

9. 이제 이 빛은 모든 방향으로 퍼지면서 밖으로 흘러나갑니다. 한없이 멀리 퍼지는 빛이 온 우주를 가득 채웁니다. 이제 우주는 오직 맑고 고요한 빛으로 충만합니다. (약 1분간)

10. 이제 내 몸도 어떠한 물질도 없으며 영원히 계속될 생명의 빛만 가득합니다. 자, 이 빛이 바로 나의 참생명입니다. (약 2분간)

11. 이제 온 우주가 하나의 생명이므로 모두를 용서하고 받아들일 수 있으며, 이제 온 우주가 바로 내 생명이므로 모두를 무조건 사랑할 수 있습니다. 큰 사랑이 담긴 생명의 빛이 온 우주로 한없이 멀리 퍼져나가고 있는 인상과 느낌을 가집니다. (시간제한 없음)

6 40분 합장법

양 손바닥을 마주 합하는 동작이어서 합장법이라 부릅니다. 마주한 두 손의 위치는 얼굴 높이에 두고 가능한 한 합장한 팔을 수직으로 똑바로 합니다. 손가락의 중지가 적어도 두 번째 마디까지 떨어지지 않게 하고 다른 손가락들은 첫 마디까지 서로 떨어지지 않게 합니다.

이 자세를 40분간 유지하는데, 매일 일정한 시간에 규칙적으로 연습하는 것이 좋습니다. 평생 한 번만 해도 도움이 될 정도로 좋은 방법이라고 합니다.

합장한 손의 위치를 얼굴 높이에 두는 것은 팔꿈치를 심장보다 높게 올림으로써 혈액순환을 돕기 위해서입니다. 인체의 혈액순환 시간은 1회에 19~23초로, 100회 순환을 목표로 하면 1,900~2,300초가 걸립니다. 그런 까닭으로 합장 자세를 40분(2,400초) 동안 유지하는 것입니다.

합장 자세는 척추를 축으로 하여 인체의 좌우대칭이 균형 상태가 되도록 합니다. 자세도 바르게 되고 교감신경과 부교감신경의 균형도 잡히며 체액도 산성과 알칼리성의 중화 상태가 됩니다.

* 40분 합장법을 하는 동안, 빛의 명상법을 해도 좋습니다. 합장한 손이라는 안테나를 통해 하늘로부터 빛이 흘러들어와 그 빛이 내 몸의 어두운 병적 요소들을 모두 밝은 빛으로 바꿈으로써 온 몸이 빛으로 가득 차는 것을 상상하는 겁니다.

7 신념요법

이루기 원하는 일이 이미 이루어졌음을 단정적으로 표현하고 그 이루어진 모습을 영상적 이미지로 상상하기를 습관적으로 반복하기입니다. 자신이 믿는 종교와 신앙, 철학적 신념이 무엇이든지 자신의 신념 체계를 따라서 기도하거나 어떤 문구, 노래 가사를 지어서 활용할 수 있습니다. 중요한 것은 마음 가운데 의심의 여지가 없는 확실한 믿음이 있어야 효과가 있습니다. 믿는 척하거나 믿도록 노력해서는 효과가 없습니다.

기도의 말이나 문구를 쓸 때는 "나를 낫게 해주십시오"나 "낫게 해주시기 바랍니다" "앞으로 낫게 될 것을 믿습니다" 같은 것보다 "이미 다 나았음을 믿습니다. 그러니 감사합니다"와 같이 다 이루어졌다는 완료형의 단정적인 말을 쓰는 것이 좋습니다. 치유가 이미 완결되었다고 믿고 선언하는 것입니다. 약을 쓰거나 의학적인 방법을 계속하더라도 마음속으로 병은 나았지만 더 건강해지기 위해 자기 관리를 한다고 생각하십시오. 생각을 질병에서 건강 증진 쪽으로 돌려놓는 겁니다.

이 믿음에서 후퇴하지 않는 방법 하나는 '이제 병이 다 나았으니 내 인생에서 참으로 이루고자 하는 목표와 꿈을 향해 나아간다'고 관심과 주의를 돌리는 겁니다. 몸의 병에서 벗어나 더 큰 목표 쪽으로 옮겨놓는 거지요.

신념요법 실천 방법

"나는 다 나았다" "나는 온전케 되었다" "나는 최고로 건강하다" "○○○이 이루어졌다"와 같은 문구를 메모지에 적어 틈나는 대로 말로 선언하고, 그 이루어진 현실을 상상하면서 기뻐하고 감사하는 실천을 습관적으로 계속합니다. 그 문구를 몇십 번씩 노트에 쓰는 연습을 매일 규칙적으로 한다면 더 좋은 결과를 얻을 수 있습니다.

8 몸 다루기 런다운

아봐타프로그램의 한 기법입니다. 자기를 육체와 동일시하게 만드는 신념, 곧 '이 몸이 나다'라는 확신이 다만 하나의 생각이었음을 깨닫게 해줍니다. 원한다면 몸과는 떨어져서 독립적으로 존재하고 기능하는 방법도 알려줍니다. 자기가 물질적인 육체가 아니라 진실로는 비물질적인 영적 존재임을 체험할 수 있게 합니다. 생명의 본성은 결코 죽음이 없는 영생의 존재임을 자각하게 해주는 겁니다.

몸 다루기 런다운 기법은 실제로 자신의 몸 안에 심어왔던 바람직하지 못한 지각이나 감각을 규명하도록 돕습니다. 불쾌한 몸의 감각이 몸에서 오는 것처럼 느껴지는 것이 사실은 착각이었음을 알게 하는 겁니다. 그 결과, 몸이 더는 해로운 신념이나 판단에 의해 조화 상태를 잃지 않게 됩니다. 자신이 몸속에 불쾌한 감각을 스스로 심었음을 깨닫게 되면 이제는 원하는 감각으로 되돌려놓을 수 있습니다. 이때 놀라운 치유가 일어납니다.

9 화해의 언덕 오르기

아봐타프로그램의 한 기법입니다. 산길이나 숲길 또는 계단을 오르내리거나 실내에서도 할 수 있는, 간단하지만 제대로만 하면 기적 같은 효과를 발휘하는 훈련입니다. 한 걸음 한 걸음 의도적으로 걸으면서 하는 이 훈련은 삶 전반이나 어떤 특별한 상황, 특정인에 대해서도 적용할 수 있습니다. 맨발걷기를 할 때마다 이 연습을 반복해서 계속한다면 참으로 좋은 효과를 얻을 수 있습니다.

화해의 언덕 오르기 방법

1. 먼저 걸어갈 방향과 목표 지점을 정합니다.
2. 목표 지점을 향해 걸을 때: 걸음마다 두려움이나 노여움이 동기가 되었던 행동, 품었던 생각이나 의도를 말로 속삭입니다. 말하기 싫었거나 죄의식을 느끼게 했거나 자신을 합리화하려고 했거나 변명할 필요가 있는 행동이었거나 그 무엇이든 간에 다 포함시킵니다. 또 마땅히 했어야 하는데 하지 않았던 행동도 모두 포함합니다.
3. 목표 지점에 도착했을 때: '시간의 길이'에 대해 깊이 생각해봅니다.
4. 목표 지점에서 다시 돌아올 때: 돌아오는 걸음마다 누군가를 생각하며 '행복하게 잘 지내라'고 축복의 말을 속삭입니다.
5. 과거의 모든 생각과 사건들을 놔두고, 현재의 모든 상황이나 사물을 찬탄하고 감사하며 바라봅니다.

10 묶인 주의에서 풀려나기

아봐타프로그램의 한 기법으로, 평소에 활용하면 육체와 감정 치유에 큰 도움이 됩니다. 주의가 묶여 있는 곳으로 주의를 보냈다가 거두어들이기를 반복하는 방법이며, 고정되어 있던 주의를 회수할 수 있습니다.

묶인 주의에서 풀려나기 방법

1. 자기 삶에서 어떤 민감한 부분을 하나 고릅니다.
2. 그곳을 아주 자세히 묘사합니다. 내 주의가 거기에 집중될 때까지 합니다.
3. 주변에 있는 어떤 것을 자세히 묘사합니다. 내 주의가 민감한 그곳에서 떠날 때까지 합니다.
4. 이렇게 왔다 갔다 계속하다 보면 어느 순간 묶인 주의에서 풀려납니다.

묶인 주의에서 풀려나는 과정은 느닷없이 이루어집니다. 그러면 다음과 같은 결과를 하나 이상 얻을 수 있습니다.

- 그곳을 어느 순간 꿰뚫어 보게 됩니다.
- 어떤 해결책이 나타납니다.
- 그곳이 그저 몽땅 사라져버립니다.
- 고통이 사라집니다.
- 괴로움이 홀연히 사라지거나 감정이 평온해집니다.
- 과거의 충격이 발산됩니다.
- 관점이 변화합니다(중요성의 순위가 바뀜).

* 묶인 주의에서 풀려나기 과정은 상당히 긴 시간 계속할 수 있도록 준비해야 합니다. 이것은 지난 상처를 건드릴 수 있으며, 잘 안 된다고 포기해서는 안 됩니다. 우리 자신은 그것보다 강합니다. 끝까지 계속해보십시오.

11 감사의 마음 회복하기

이 방법은 다니구치 마사하루의『생명의 실상』가운데 '감사행'을 변형한 것입니다. 연습은 낮에 해도 괜찮지만, 이왕이면 밤에 전깃불을 끄고 촛불 하나만 밝히고 고요한 가운데 그 촛불을 바라보면서 감사의 마음 회복하기를 실행하면 더 효과적입니다.

　이 연습의 목표는 먼저 자신의 부모에게 진심으로 감사하는 마음을 회복하고, 이어서 배우자나 다른 가족, 더 나아가 모든 불편한 감정의 대상을 다시 사랑하고 감사하는 마음이 회복될 때까지 진행합니다.

감사의 마음 회복하기 방법

1. 편한 자세로 앉아 먼저 부모님께 감사하는 마음으로 말합니다. "아버지, 감사합니다. 어머니, 감사합니다." 이 말을 큰 소리로 반복해서 말합니다. 만일 당신이 절실한 마음으로 이 말을 한다면 뜨거운 눈물이 쏟아질 것입니다.
2. 부모님에 이어 배우자나 가족, 그리고 평소 불편한 마음이 있었던 대상에 관해서도 똑같이 감사하는 마음이 회복될 때까지 "아무개 씨, 당신을 사랑합니다. 감사합니다"를 큰 소리로 반복합니다.
3. 한 시간 이상 계속하는 것이 좋습니다.

* 감사의 마음 회복하기를 직접 실행해보지 않고 머리로만 상상해서 의구심을 품어서는 안 됩니다. 말과 뜻이 가져다주는 힘이 대단히 크다는 것을 알아야 합니다.

12 자비심 연습

아봐타프로그램의 한 기법으로, '자기 자신에게 정직해지는 것이 남들에 대한 자비심으로 이어진다'는 원리입니다.

　자비심 연습을 자주 하다 보면 스스로 마음이 평화로워지는 효과가 있습니다. 많은 사람이 이 연습을 한다면 세상 가운데 자비심을 증가시키게 될 것입니다. 자비심, 곧 사랑이란 어떤 대상이 변화해갈 수 있도록 공간을 마련해주려는 적극적인 의지의 표현이기 때문입니다.

자비심 연습은 어디에서든 할 수 있습니다. 다만, 상대의 눈에 띄지 않게 좀 떨어져서 하는 것이 좋습니다. 부부나 가족이 서로 이해하기 위해 함께 할 수도 있습니다. 내 기억 속에 남아 있는 과거의 적대적인 사람들이나 마음속으로 거부감을 주는 사람들에 대해서도 이 연습을 할 수 있습니다.

자비심 연습의 다섯 단계

1. 그 사람에게 주의를 쏟으면서 혼잣말로 합니다.
"나와 똑같이 이 사람도 자기 삶에서 행복을 찾고 있다."
2. 그 사람에게 주의를 쏟으면서 혼잣말로 합니다.
"나와 똑같이 이 사람도 자기 삶에서 고난을 피해보려 하고 있다."
3. 그 사람에게 주의를 쏟으면서 혼잣말로 합니다.
"나와 똑같이 이 사람도 슬픔과 외로움과 절망을 겪어 알고 있다."
4. 그 사람에게 주의를 쏟으면서 혼잣말로 합니다.
"나와 똑같이 이 사람도 자기의 욕구를 충족시키려 하고 있다."
5. 그 사람에게 주의를 쏟으면서 혼잣말로 합니다.
"나와 똑같이 이 사람도 삶에 대해 배우고 있다."

13 몸 돌보기

아봐타프로그램의 한 기법으로, 몸과 마음이 편안해지고 긴장이 풀리며 건강이 향상되는 효과가 있는 방법입니다.

몸 돌보기 방법

1. 혼자서 안전하고 편안한 환경에서 옷을 벗고 자기 몸에 주의를 집중합니다.

2. 가볍게 몸을 두드리고 부드럽게 쓰다듬으며 몸에 말을 겁니다. 몸을 아주 귀여운 반려동물처럼 대합니다.

3. 이때 따뜻한 오일을 사용하여 온몸을 부드럽게 쓰다듬어주어도 좋습니다. 성적인 태도가 아니라 자신의 몸을 따뜻이 돌보고 가꾸기 위해서입니다.

4. 자기 몸을 용서하고 사랑해줍니다. 결점을 지닌 타인에게 이해심과 자비를 베풀 듯이 이해하고 자비를 베풀며 비난하거나 자책하지 않습니다.

해독과 면역증강요법 4
기타실천법

1 간 청소법

만병일독(萬病一毒)이라는 말이 있습니다. 만 가지 병이 하나의 원인, 즉 몸속에 축적된 독에서 생긴다는 뜻입니다. 과연 이 독을 없애면 모든 병이 사라질까요? 저는 이 말이 사실임을 지난 40여 년 동안의 임상 경험으로 확인했습니다. 수만 명의 만성질환과 난치병 환자들이 피와 장을 해독함으로써 치유되었는데 간 청소법으로 더 확실한 효과를 보고 있습니다.

간 청소를 하는 이유는 우리 몸의 간이 다시 건강해지도록 치유하기 위해서입니다. 간은 우리 몸속의 독성이나 노폐물을 해독하는 디톡스(Detox) 으뜸 기관입니다. 그러므로 간을 청소하는 것은 '해독의 꽃'이라 부를 만합니다. 간을 청소해준다면, 인체 해독 효과가 크게 높아집니다.

간 청소법은 간과 담낭에 쌓여 온갖 병이 생기게 하고 잘 낫지 않게 만드는 독성 노폐물과 담석을 몸 밖으로 배출하는 치유법입니다. 간 속에 노폐물과 담석이 축적되어 있다는 것을 일부 전문가는 부정하지만, 실제로 환자들이 간 청소를 통해 배출한 간 내 노폐물과 담석을 제 눈으로 확인하면서 그 존재를 인정하게 되었습니다. 현대인에게 담석이 많이 생기는 이유 역시 간 내 담석중 때문입니다. 초음파검사로는 보이지 않는 뻘죽(찐득찐득한 진흙) 같은 간 내 담석이 조금씩 굳어지면서 진단 가능한 담석이 됩니다. 이런 간 내 담석은 여기서 소개하는 간단한 간 청소법으로 제거할 수 있습니다.

얼마 전 고혈압, 고지혈증, 당뇨, 류머티스관절염, 통풍, 근육종양, 구내염, 담석증 등 온갖 질병을 지닌 50대 남성 환자가 찾아왔습니다. 그는 생채식과 절식, 산소요법 등 전통적 해독요법과 간 청소법을 병행하였는데 놀라운 효과가 있었습니다. 혈압약과 당뇨약, 관절염약 등 모든 약을 먹지 않고도 생기와 활력을 되찾아 건강하게 지내고 있습니다.

아래 소개하는 간 청소법으로 간 내 독성과 노폐물을 디톡스하여 치유의 기쁨을 누리시길 바랍니다. 간 청소는 준비과정을 포함해 1주일 정도 걸리며, 1달에 한 번, 6개월 농안 계속하시고 그 후에는 1년에 2회(6개월마다 1회) 계속하시길 권합니다.

1. 준비 과정

간과 담낭을 효과적으로 청소하기 위한 준비로, 첫 5일 동안 사과주스를 아침·점심·저녁 식사 중간중간에 조금씩, 되도록 여러 번 나누어 마십니다. 온종일 지속적으로 마시면 담석이 부드러워집니다.

사과주스는 되도록 유기농 사과를 압착한 주스가 좋으며, 사워체리주스, 사과농축액이나 크랜베리주스(물에 희석), 유기농 사과식초(100ml를 물 1L에 희석)를 대신 마셔도 됩니다.

❶ 1~5일 동안(월~금요일)

사과주스 1L를 오후 6시까지 마십니다. 이때 녹즙을 함께 마십니다.

사과주스 1컵 + 녹즙 1컵

점심 식사 1시간 전후에는 마시지 않습니다.

❷ 6일째(토요일)

사과주스 1L를 정오(12시)까지 마십니다. 녹즙을 함께 마십니다.

사과주스 1컵 + 녹즙 1컵

점심은 가볍게 드시고, 오후 1시 이후로는 음식을 먹지 않습니다.

저녁 식사도 하지 마시고 따뜻한 물만 드십시오.

2. 간 청소 과정

본격적인 청소 과정입니다. 가능하면 주말(토~일)에, 아무에게도 방해받지 않고 충분히 쉴 수 있는 시간에 하시는 것이 좋습니다.

❶ 6일째 오후 6시, 저녁 8시, 다음 날(일요일) 새벽 6시, 아침 8시

죽염물을 마십니다. 모두 4번에 걸쳐 나누어 마십니다.

미지근한 물 1.5L + 고품질의 죽염 1숟가락(성인 밥숟가락)

(이 1.5L 죽염물을 4등분하여 시간에 맞춰 드십니다.)

❷ 저녁 10시

레몬 1개 + 귤즙* (300㎖, 맥주컵 1컵 정도) + 올리브오일* (120㎖, 커피잔 하나 정도)

* 귤즙 대신 오렌지즙이나 자몽즙도 가능합니다.

* 올리브오일은 냉압착한 엑스트라버진오일을 이용합니다.

잘 섞은 레몬귤오일주스를 일어서서 5분 이내에 마십니다.

이후 30분 동안 베개 두 개를 겹쳐 쌓아 베고 누워 있습니다. 이때 아무 말도 하지 않습니다.

30분 후에 베개 하나를 뺀 후 반듯이 누워 주무세요. 옆으로 눕는 경우에는 오른쪽(간 부위가 아래쪽)으로 향하도록 눕습니다. 엎드려 주무시지 않도록 합니다.

❸ 7일째(일요일)

새벽 6시에 죽염물을 드세요.

아침 8시에 죽염물을 드세요.

아침 10시에 녹즙을 드세요.

* 간 청소는 1달에 한 번, 6개월 동안 계속하시는 것이 좋습니다.

2 커피관장

매일 규칙적으로 대변을 보는 사람에게도 숙변은 있습니다. 관장한 뒤 대장 내시경으로 창자 속을 관찰했을 때 대변이나 노폐물이 보이지 않는다고 해서 숙변이 존재하지 않는다고 말할 수 없습니다. 실제로 장 해독법을 실천한 수많은 환자가 숙변을 배출하는 것을 보았습니다. 배출된 숙변의 모양은 암갈색 콜타르나 새까만 피 찌꺼기 모양, 부식된 질긴 고무 모양, 모래, 포도씨, 콩알, 팝콘 모양 등 무척 다양하며, 냄새도 다양했습니다.

숙변은 무엇일까요? 우리 몸 창자의 점막은 수많은 주름살로 되어 있습니다. 이 주름을 다 펴면 피부 면적의 200배가 될 정도입니다. 이 엄청난 주름살 사이에는 눈으로 확인하기 어려운 노폐물들, 즉 숙변이 끼어 있습니다. 숙변은 수분이 적고, 세균, 염증세포, 담즙산, 부패한 중간대사산물, 괴사된 장점막세포 등으로 이루어져 있습니다.

숙변이 생기는 이유는 무엇일까요? 가장 큰 원인은 소장 내 세균과다증식입니다. 섬유질이 풍부한 채소나 과일, 통곡식 위주의 소식을 하면 장점막의 미세융모나 치밀결합조직이 손상되지 않을 뿐만 아니라 염증 반응도 거의 없어 숙변이 잘 생기지 않습니다. 그러나 식이섬유가 부족한 흰밀가루와 설탕, 흰밥, 동물성 음식의 과식과 불규칙한 식사, 폭식, 스트레스, 알코올과 화학제품의 과용 등은 소화효소와 담즙, 췌장 효소를 결핍시키고 과도한 단백분해효소의 화학작용을 부추겨 장점막을 손상시킵니다. 그러면 정상세균총(Normal Flora)이 줄고 세균이 과다 증식하며 내독소가 쌓이는데, 이 같은 염증성 독성 노폐물이 배설되지 못한 채 남아 있는 것이 숙변입니다.

숙변이 생기는 또 다른 이유는 대장점막의 장독혈증입니다. 대장 속에 음식 찌꺼기나 변비가 오래 머물면 유해세균이 증식하게 됩니다. 그러면 악취를 내뿜는 유해가스와 독성물질이 생겨 정상세균총을 약화시키고 장독혈증을 일으킵니다. 대장점막에도 염증성 독성물질이 켜켜이 쌓이게 되지요.

숙변이 무서운 것은 손상된 장점막을 통해 마치 물이 새어 들어가듯 핏속으로 들어갈 수 있다는 점입니다. 이렇게 되는 것을 장누수증후군이라고 하며, 장누수증후군은 세포와 혈액에 내독소혈증(Endotoxemia)을 일으켜 많은 병의 근원이 됩니다.

오늘날 거의 모든 사람의 장에는 염증성 독성 노폐물, 즉 숙변이 있습니다. 고혈압, 당뇨, 비만 등의 대사장애, 난치성 피부병, 만성통증, 자가면역질환, 암 등의 만성 난치성 질환의 배후에는 틀림없이 숙변이 있습니다. 더러운 장이 절대적인 영향을 미치고 있는 것입니다. 따라서 병에서 낫고자 한다면 반드시 숙변을 없애야 합니다. 그뿐만 아니라 질병의 예방과 체질 개선, 피부 미용, 체중 감량 등 삶의 질을 높이고 싶은 사람들에게도 장을 깨끗이 하는 청소는 반드시 필요합니다.

아래에서 소개하는 커피관장법을 하기 전에 일상적으로 장을 깨끗이 유지하는 생활을 해야 합니다. 생채식과 녹즙 절식으로 장 내용물을 비우면 장의 탄력성을 회복하고 연동운동을 활발하게 할 수 있습니다. 여기에 장청소를 해주면, 장벽에 달라붙어 있던 숙변이 피부의 때가 벗겨지듯 떨어져 나올 것입니다.

커피관장 방법

커피관장은 서양에서는 오래전부터 실행해온 치유법으로, 체내 노폐물을 효율적으로 배설하는 데 좋은 효과가 있습니다. 커피를 혼합한 관장액을 사용하면 커피의 카페인이 간을 자극하여 온몸의 독을 배설시키고 간 기능을 회복시켜줍니다. 이때 사용하는 커피는 반드시 유기농법으로 재배한 것이어야 합니다.

1. 커피관장액 만드는 법

❶ 정수된 물 약 1.2L와 커피 36g(3숟가락)을 유리나 세라믹 용기에 넣고 끓입니다. 뚜껑을 열고 끓이세요.

❷ 끓기 시작하면 3~5분 후에 불을 약하게 줄입니다.

❸ 약한 불에서 뚜껑을 덮고 약 15분 정도 더 끓입니다.

❹ 불을 끄고 체온 정도의 온도로 식히며 커피 가루가 가라앉도록 기다립니다.

❺ 위의 맑은 커피액을 관장기에 넣어 관장액으로 사용합니다.

❻ 1회 관장액으로 500~800ml 정도 사용합니다.

2. 커피관장 방법

❶ 관장 주입 용기에 관장액을 넣은 후 관장 큐브 안의 공기가 빠지도록 링거 조절 장치를 열어 관장액을 약간 흘려보낸 후 다시 잠급니다.

❷ 바닥에서 최소 80cm 높이에 주입 용기를 걸고 튜브 끝에 윤활 젤(글리세린)을 바릅니다.

❸ 몸 오른쪽이 바닥에 닿도록 누운 후, 튜브를 항문을 통해 조심스럽게 주입해 넣습니다. 이때 튜브를 약 10~15cm 정도 직장 내로 주입하는 것이 좋습니다.

❹ 조절 장치를 풀어 관장액이 천천히 장속으로 들어가게 합니다. 커피액이 최대한 많이 들어가게 합니다.

❺ 관장액을 넣은 후, 장으로 들어간 커피액이 S자 결장에 머물도록 오른쪽으로 누운 상태에서 두 다리를 배 쪽으로 끌어모으고 깊은숨을 천천히 쉽니다.

❻ 이 자세로 12~15분 정도 유지한 후 배출합니다.

커피관장은 암 환자의 경우, 4~6시간마다 한 번씩 하면 좋고, 통증이 심할 때는 더 자주 하는 것이 좋습니다. 어떤 독성이나 부작용도 없는 것으로 알려져 있습니다.

(＊커피 관장이 익숙해지면 위와 같은 절차를 거치지 않고 좌변기에 앉은 채로 할 수도 있습니다.)

3 복부 마사지

건강 상태가 좋지 않은 환자일수록 복부를 만져보면 촉감이 차고 딱딱하게 굳어 있으며, 군데군데 살짝만 눌러도 통증을 호소합니다. 특히 배꼽 주변을 누르면, 환자 대부분은 심한 압통을 느낍니다. 배를 만졌을 때 촉감이 따뜻하고 부드럽고 통증을 느끼지 않는 사람은 대체로 건강하고, 차고 딱딱하게 굳어 있거나 압통을 느끼는 사람은 건강에 문제가 있다고 말할 수 있습니다. 복부 상태는 이처럼 그 사람의 건강 상태를 보여주는 거울이라 해도 과언이 아닙니다.

왜 복부가 차고 굳어 있으며, 누르면 아플까요? 이는 긴장, 과로, 과식, 스트레스 등에 따른 교감신경의 흥분과 자율신경의 부조화, 혈액 오염과 혈액순환 장애, 장내 유익균의 약화, 숙변 때문입니다. 따라서 배를 따뜻하고 부드럽게 하고, 압통을 완화하는 것은 모든 병의 치료와 건강 개선을 위해 매우 중요한 일입니다.

복부 마사지 방법

복부 마사지 방법은 매우 쉽고 단순합니다. 아침에 깼을 때나 밤에 잠들기 전에 편안히 눕거나 의자에 기대고 앉아 복부 여기저기, 특히 배꼽 주변을 만져보고 양쪽 팔꿈치가 닿는 옆구리나 갈비뼈 등을 문질러보고 눌러봅니다.

이때 특별히 통증이 느껴지는 부위가 있다면, 다섯 손가락을 펴서 손가락 끝으로 부드럽게 문질러주고 마사지합니다. 복부와 옆구리 등 아픈 곳은 모두 손으로 문지르고 마사지해서 풀어주면 불편한 증세가 완화되는 것을 느낄 수 있습니다.

배를 따뜻하고 부드럽게 만들고 통증을 효과적으로 완화하기 위해서는 매일 아침저녁으로 규칙적이고 습관적으로 복부를 마사지하며 틈날 때마다 해줍니다. 이와 함께 절식과 생채식, 온열요법 또는 다른 운동을 병행하는 것이 좋습니다.

중환자라면 가족이나 간병인들이 틈나는 대로 환자의 복부 전체를 부드럽게 만져주고 마사지해준다면 치료에 큰 도움이 될 것입니다.

4 온열요법

모든 병의 원인은 몸이 차가운 상태, 곧 냉기라고 할 수 있을 정도로 현대인에게 냉증은 질병과 불건강을 부르는 큰 요인 중 하나입니다. 냉기는 심장에서 멀리 떨어져 있는 손이나 발이 차고, 하복부나 옆구리, 허리까지도 차가워지는 상태를 말하며, 혈액순환이 나빠서 생깁니다.

우리 몸의 어느 부위에 병증이 있는 사람은 거의 틀림없이 그 부위가 차갑습니다. 그곳에 혈액순환이 잘되지 않아 냉기가 느껴지는 겁니다. 간이 나쁜 사람은 간 부위가 차갑고, 위가 나쁜 사람은 상복부를 만지면 차갑고, 자궁이나 방광에 병이 있는 사람은 아랫배를 만지면 차갑습니다.

냉증을 일으키는 주요 요인은 긴장과 스트레스, 과식, 약물 과용 등입니다. 교감신경이 흥분하여 혈관이 수축하고 혈액이 잘 순환하지 않는 냉증 상태가 계속되면 영양분이나 효소, 산소를 세포에 충분히 공급할 수 없어 자연히 신체의 면역력이 떨어집니다. 이처럼 냉증은 많은 병의 원인이라 할 수 있습니다. 따라서 냉증이 있는 사람은 스트레스 해소와 건전한 식생활을 해야 하며, 적당한 운동과 따뜻한 물 목욕 등으로 혈류를 개선하여 냉증이 사라지도록 해야 합니다.

냉기가 심각하여 건강이 손상된 암 환자나 만성통증, 자가면역질환, 아토피, 알레르기비염, 천식 같은 환자들에게는 적극적인 온열요법이 필요합니다. 온열요법은 몸의 여러 장기에 열을 가해 몸을 따뜻하게 해주는 것입니다. 외부 에너지를 더해서 부족한 생체 에너지를 보충해주는 것입니다. 열을 가하면 혈액과 체액이 순조롭게 흐르면서 몸 구석구석으로 영양분과 산소, 에너지가 전달되어 대사활동을 높이고, 면역계, 순환계, 신경계, 호르몬계 등의 활동이 왕성해집니다.

몸의 장기 중에서도 흉선, 간, 비장, 소장, 신장, 선골(엉치뼈), 발바닥은 생명의 방어선인 면역방어 시스템과 깊이 관련되어 있습니다. 이런 면역방어 시스템 관련 장기들의 기능을 높이기 위해서는 이 장기 부위에 온열요법을 해주면 좋습니다. 온열치료는 혼자서도 쉽게 할 수 있지만, 중환자의 경우에는 가족이나 간병인이 도와서 하는 것도 좋습니다.

온열요법 도구는 전자파가 나오지 않는 여러 온열 찜질기를 사용해도 되고, 이런 것이 없다면 다리미나 불에 달군 돌을 수건에 싸서 화상을 입지 않도록 주의하면서 사용합니다.

온열요법 방법

- 준비물: 소형 온열찜질기나 다리미 등을 준비하고 수건 등을 덧씌워 온도를 조절합니다.
- 속옷 위에나 수건을 피부 위에 대고 기분 좋을 정도의 온도로 마사지합니다.
- 전체 온열 찜질 시간은 15~30분 정도가 좋습니다. 한 부위를 대략 1~2분 정도 또는 기분 좋게 느껴질 정도의 시간 동안 찜질하고 다음 위치로 옮겨갑니다.
- 매일 3회 이상 규칙적으로 반복하는 것이 좋으며, 많이 할수록 좋습니다.

❶ 흉선: 1~2분. 목과 쇄골 바로 아래 흉선이 있습니다. 이곳에 온열기를 지그시 대거나 문지릅니다.

❷ 간장: 1~2분. 오른쪽 팔꿈치가 닿는 간 부위를 넓게 문지른 후 간에서 배꼽을 향해 담즙이 흐르게 하는 식으로 온열기로 문질러줍니다.

❸ 소장: 1~2분. 배꼽 주위를 잘 덥힙니다. 냉한 체질의 경우, 배꼽 밑 심부의 단전에까지 열이 전달되도록 합니다.

❹ 비장: 1~2분. 왼쪽 팔꿈치가 닿는 부위가 비장이며, 여기를 따뜻하게 해줍니다.

❺ 양쪽 콩팥: 1~2분. 등 부분의 허리 위에서 맨 아래쪽 갈비뼈 끝 근처의 좌우 두 군데가 콩팥 부위로 여기를 따뜻하게 해줍니다.

❻ 선골: 1~2분. 골반 위 삼각형의 평평한 뼈가 선골입니다.

❼ 발바닥: 1~2분. 양쪽 발바닥에 따뜻한 온기가 충분히 느껴질 때까지 열을 가합니다.

* 암 환자나 냉증이 심한 환자들은 위의 방법과 함께 아침저녁으로 하루 2회 집중적으로 70℃가량의 고온으로 온열요법을 하는 것이 좋습니다. 아침저녁으로 20~30분씩 전신에 열을 가하여 땀을 냅니다. 체온을 1℃만 올려도 면역력이 5~6배 증강된다는 연구 결과도 있습니다.

온열요법은 긴장이완과 상상법 같은 자기 암시법과 병행하면 더 좋습니다. 온열치료를 할 때 땀이 많이 나오는데, 따뜻한 열에 의해 체내의 모든 암세포나 다른 질환이 모두 녹아서 땀을 통해 밖으로 배출되어 몸속에는 완전히 깨끗한 세포만 남았다고 믿고 상상하는 겁니다. '내 몸에는 모든 병이 사라져 없고, 이제 완전히 건강해졌다'고 믿고 상상합니다.

5 나체요법(산소요법, 풍욕)

옷을 모두 벗고 온몸의 피부가 바깥 공기에 노출되도록 하여 피부의 호흡작용을 활발하게 하는 일종의 풍욕, 즉 공기 목욕입니다. 피부를 통해 몸속 노폐물이 밖으로 배출되고, 외부로부터 신선한 산소와 질소가 들어와 피가 깨끗해지고 혈액순환이 좋아집니다.

나체요법은 온열요법과 더불어 암 치료에 가장 중요한 요법입니다. 암은 몸속에 일산화탄소가 축적된 것이 큰 원인 중 하나로, 평소 나체요법을 실행하는 사람은 일산화탄소가 밖으로 배출되고 신선한 산소가 늘 몸에 들어오므로 암에 잘 걸리지 않고, 암 환자도 하루 7~10회 실천하면 암 치유에 큰 도움을 받을 수 있습니다. 암뿐만 아니라 기관지천식, 관절류머티즘, 심장병, 만성간질환, 만성신장질환, 소화성궤양, 알레르기, 만성피부병 등 모든 만성질환에도 효과가 있습니다.

나체요법 방법

❶ 창문을 모두 열고 방에 신선한 공기가 들어오게 한 후 가능하면 옷을 모두 벗고 온몸이 공기에 노출되도록 합니다. 그다음 담요나 이불을 덮었다가 열어젖히기를 반복합니다. 의자에 앉아서 하거나 누워서 해도 좋습니다. 건강한 사람은 혼자 해도 좋지만, 중환자는 다른 사람의 도움을 받아서 하면 됩니다.

❷ 이른 아침이나 저녁 취침 전에 규칙적으로 하고, 환자들은 낮에도 자주 하는 것이 좋습니다.

❸ 1회 하는 데 걸리는 시간은 30분가량이며, 다음 나체요법을 할 때까지는 최소 30분 정도 간격을 두어야 합니다.

❹ 나체요법을 한 후에는 목욕해도 좋으나, 목욕한 직후에는 나체요법을 하지 않으며, 최소한 1시간 정도 지난 다음에 합니다.

나체요법 실행 시간표

횟수	나체로 있는 시간	담요(이불)를 덮는 시간
1	20초	1분
2	30초	1분
3	40초	1분
4	50초	1분
5	1분(60초)	1분 30초
6	1분 10초	1분 30초
7	1분 20초	1분 30초
8	1분 30초	2분
9	1분 40초	2분
10	1분 50초	2분
11	2분(120초)	옷을 입고 담요를 덮고 2~3분 쉽니다.

* 나체요법을 계속하다 보면 여러 호전반응이 일어납니다. 피부 발진이나 가려움증이 있을 수 있는데, 이것은 몸속의 여러 노폐물과 독소가 피부를 통해 배출되는 좋은 신호이므로 걱정할 필요가 없으며, 얼마 가지 않아 사라집니다. 이 요법을 하고 나면 기분이 상쾌하고 몸이 가벼워지며 피로가 회복되는 것을 경험할 수 있습니다.

6 앞가슴에 쑥뜸하기

이 방법은 1980년대에 일본의 내과 의사인 안도 의사에게 배운 것입니다. 그동안 많은 사람에게 이 방법을 가르쳐주었는데, 부작용 없이 큰 효과가 있었습니다. 특히 심장질환과 교감신경 긴장 상태, 만성위장장애, 위식도역류질환, 우울증, 불면증, 불안신경증,

공황장애, 각종 정신 신경장애, 만성피로증후군, 편두통, 긴장과 스트레스, 잦은 체기, 목 부위의 이물감 등을 비롯한 여러 만성질환에 큰 도움이 되었습니다.

누구라도 집에서 쉽게 할 수 있으며 다른 가족이 도와주거나 혼자서도 거울을 보며 할 수 있습니다.

쑥뜸 방법

❶ 양쪽 젖꼭지를 연결하는 선과 정중선이 만나는 부분인 앞가슴 중앙 부위를 손가락으로 눌러보아 압통을 느끼는 지점을 확인합니다. (반듯하게 누운 자세에서 확인해야 합니다.)

❷ 그 자리에 쌀알 반 개 크기의 부드러운 약쑥을 놓고 불을 붙인 향으로 태워줍니다.

❸ 같은 자리에 하루 20~50개의 뜸을 뜹니다.

❹ 이런 방식으로 한 달 동안 계속 뜸을 뜹니다. 중증 심장병이나 우울증이 있는 경우 몇 달간 또는 그 이상 장기적으로 해도 무리가 없습니다.

* 간혹 쑥뜸 부위에 물집이나 딱지가 생길 수 있으나 염증이 있는 것이 아니므로 소독할 필요가 없습니다. 물집이나 딱지가 사라지면 계속해도 됩니다.

* 반드시 부드러운 뜸쑥을 써야 합니다.

* 크기는 쌀알 반쪽보다 크면 안 됩니다.

* 잠깐 따끔하게 자극하는 것을 반복하는 것이므로, 오래 타는 쑥뜸으로 길게 오랫동안 열을 가하는 방법으로 하면 절대 안 됩니다.

7 겨자팩 찜질

이 방법은 폐렴, 폐결핵, 늑막염, 목감기, 기침, 천식, 신경통, 인후통, 기관지염 등에 효과가 있습니다. 특히 암 환자에게도 좋은데, 매일 규칙적으로 종양 부위에 2~3회 찜질을 계속하면 암 크기가 줄어드는 것을 볼 수 있습니다. 이 요법이 방사선 치료의 효과를 능가할 만큼 종양 크기를 줄여주는 온열 효과가 있음을 일본 오사카대학 고다 교수가 임상 성과로 발표하기도 했습니다.

겨자팩 찜질 방법

❶ 겨잣가루와 밀가루를 반씩 섞어 따뜻한 물로 개어 반죽을 만듭니다. 이때 물의 온도는 약 55℃ 정도가 좋으며, 30℃ 이하 찬물에는 효과가 별로 없습니다.

❷ 반죽한 것을 비닐봉지 위에 빈대떡처럼 얇고 넓게 편 후 그 위에 거즈나 천을 덮습니다.

❸ 천을 댄 쪽이 피부의 환부에 닿게 합니다. 피부에 대기 전에 피부 보호를 위해 알로에 젤이나 코코넛오일 등을 바른 후 팩을 합니다.

❹ 1~2분 후 피부 발진이 어느 정도인지 살피고, 피부가 붉으면 바로 뗍니다.

❺ 찜질 부위에서 곧바로 뜨거운 열감을 느낄 수 있는데, 너무 오래 참으면 피부에 손상을 줄 수 있으니 무리하게 참지 않습니다. 이곳저곳으로 자리를 옮겨가면서 찜질합니다.

❻ 찜질 후, 따뜻한 물수건으로 찜질 부위를 잘 닦아줍니다. 그다음 다시 알로에 젤이나 코코넛오일을 발라 피부를 보호해줍니다.

8 각탕법

이 방법은 열이 나는 모든 병(감기나 열병 등)과 심장질환, 손발부종, 불면증 등에 효과가 있습니다. 특히 어린아이가 감기로 열이 오를 때 곧바로 해열제를 쓰지 말고 관장법으로 대변을 보게 한 다음 이 각탕법으로 열을 내리게 하면 대부분 좋아집니다.

각탕법 방법

❶ 큰 용기에 40℃ 정도의 따뜻한 물(어린이에겐 38℃)을 담은 후 양쪽 장딴지와 발을 담그고 눕습니다. 이때 온몸에 이불이나 담요를 덮고 땀을 냅니다.

❷ 5분마다 따뜻한 물을 조금씩 보충하여 온도를 높여 43℃(어린이는 40℃)까지 되게 하고, 20분간 (어린이는 15분간) 발을 담급니다.

❸ 대개는 땀이 많이 나지만 땀이 나지 않아도 20분(어린이는 15분) 이상 하지 않습니다. 발을 꺼내 수건으로 닦고 몸을 덮었던 이불을 젖힌 후, 이번에는 냉수에 1~2분간 발을 담급니다.

❹ 각탕법을 마친 후에는 물수건으로 땀을 닦거나 미지근한 물로 잠깐 샤워하여 땀을 씻어냅니다. 그 후 따뜻한 물이나 약간의 염분, 비타민C가 들어 있는 감잎차 등을 충분히 마신 후 반듯이 누워 쉬거나 잠을 자는 게 좋습니다.

9 소금물 마사지

이 방법은 모든 피부가려움증이나 알레르기피부염 등의 증세를 완화하는 데 효과가 있습니다. 하루에 한 번씩 한 달 동안 계속하면 웬만한 피부가려움증이나 아토피 같은 알레르기 피부 반응이 좋아집니다. 절식과 생채식, 나체요법을 병행하면 상승효과가 있습니다.

소금물 마사지 방법

❶ 깨끗한 물 2L에 천일염이나 볶은 소금을 밥숟가락으로 5숟가락 정도 타서 잘 저어 녹인 후 100℃로 끓입니다. 이때 흰소금(정제염)은 쓰지 않습니다.

❷ 소금물을 40℃ 정도로 식혀서 머리끝에서 발끝까지 마사지합니다. 가려운 부분을 집중적으로 마사지해줍니다.

❸ 15~20분가량 마사지한 후 따뜻한 물로 가볍게 몸을 씻습니다. 이때 비누는 사용하지 않습니다.

❹ 물로 씻은 후 수건으로 몸의 물기를 닦지 않고 그대로 마를 때까지 기다립니다. 다 마른 다음 깨끗한 내의를 입습니다.

10 흡각요법

피부에 흡각기를 붙인 다음 음압을 이용해 잡아당기는 요법입니다. 피부 혈관이 확장되어 혈액순환이 좋아지면서 피부 온도를 상승시키는 효과가 있습니다. 신체 어느 부위든 냉증이 있을 때 이 흡각요법을 하면 그 부분의 피부가 따뜻하게 변합니다.

동양 전통의 부항요법과 비슷한 이 요법은 서양의학의 시조인 히포크라테스가 창시한 것으로 알려져 있습니다. 건조한 소뿔[角, 각]의 뾰족한 곳에 구멍을 낸 다음 넓은 쪽을 피부에 대고 뾰족한 쪽을 입으로 빨아[吸, 흡] 잡아당겼다고 해서 흡각요법이란 이름을 쓰게 된 것입니다.

흡각기가 있으면 가정에서 가족끼리 쉽게 할 수 있고, 부작용도 없습니다. 각종 통증과 교통사고 후유증, 관절류머티즘, 아토피와 무좀, 습진 등 피부질환, 간질환, 심장질환, 신장질환, 전신 상태가 좋은 암 환자, 비만 등 여러 가지 만성질환에 큰 도움이 됩니다.

흡각요법이 신체에 미치는 작용은 다양합니다. 막혀 있는 피부 숨구멍을 열리게 하여 피부호흡을 활발하게 촉진해 피를 맑게 합니다. 허파의 호흡작용을 돕고, 체내 독소와 노폐물을 피부 땀구멍과 지방샘을 통해 몸 밖으로 배출시키는 효과가 있습니다. 혈액순환이 나빠서 생기는 통증 부위에 이 요법을 시행하면 혈액순환이 원만해져 통증이 가라앉습니다. 오줌이 잘 나가도록 이뇨 작용을 도와주는 효과도 있습니다.

흡각요법 방법

전신에 흡각기를 붙여 약 40분 동안 유지하는 방법입니다.

❶ 처음 시행하는 날은 엎드려서 등 전체와 다리 전체에 수십 개의 흡각기를 붙입니다. 이때 따뜻한 물로 가볍게 목욕하고 피부가 촉촉해진 상태에서 코코넛오일 등을 얇게 바른 후 붙이면 더 잘 붙습니다.

❷ 처음 흡각기를 붙일 때는 살갗에 통증이 느껴지지 않을 정도로 조금만 잡아당겨 고정되게 합

니다.

❸ 약 5분 후 다시 잡아당기는 음압을 가합니다. 이때 통증을 억지로 참을 필요는 없으며, 어떤 부위에 통증이 심하다면 즉시 압력을 풀어 불편하지 않게 합니다.

❹ 약 5분 후 또 다시 한 번 더 잡아당기는 음압을 가합니다.

❺ 약 40분 동안 이 방법을 실행하면서 치료자는 피부와 흡각기 부착 상태를 잘 관찰합니다. 피부 색깔의 변화는 상관없지만, 물집이 생기지 않는지 잘 살펴봐야 합니다. 몸에 노폐물이나 독소가 많은 사람은 물집이 크게 생길 수 있습니다. 물집 크기가 콩알만 해지면 바로 그 부위의 흡각기를 떼어냅니다. 물집이 생기지 않은 곳은 계속 그대로 둡니다.

❻ 40분가량 지나면 모든 흡각기를 뗍니다. 알로에 젤이나 코코넛오일 등을 피부에 발라 잘 문질러줍니다.

❼ 하루는 쉬고 격일로 몸의 뒷부분만 같은 방법으로 계속합니다. 물집이 생길 때마다 곧바로 흡각기를 떼어내면서 계속하다 보면, 언젠가는 40분 동안 붙여놓아도 피부 반응이 전혀 나타나지 않게 됩니다. 이때가 몸 뒷부분 치료가 끝나는 시점입니다.

❽ 그다음에는 천장을 보고 바로 누워 가슴과 배, 다리 앞쪽에 흡각기를 붙여, 몸 뒷면을 할 때와 같은 방법으로 흡각요법을 진행합니다.

* 물집이 생겼을 때, 흡각기를 그냥 계속 놔두면 물집이 알밤만 하게 커지면서 흡각기 안쪽이 독수, 즉 노폐물로 가득 차버릴 수도 있습니다. 그러면 피부가 손상되어 통증이 생기므로 즉시 떼어냅니다.

* 흡각요법을 며칠 동안 계속하면, 체내 독소가 피부로 많이 빠져나가고, 오줌으로도 빠져나가 오줌 빛깔이 짙고 역겨운 냄새가 나기도 합니다.

* 흡각기를 몸 전체에 빈틈없이 다 붙이는 방법을 쓸 수도 있고, 통증이나 가려움이 있는 부위에 몇 개만 붙여도 됩니다. 건강한 사람은 흡각기를 붙였을 때 피부 반응이 거의 없으나, 몸에 노폐물이나 독소가 많거나 건강이 좋지 않은 경우 피부가 검붉게 변하거나 깨알 크기의 응어리가 올라오거나 물집이 생기기도 합니다. 또 몸살 증세가 나타날 수도 있습니다.

11 손끝따기

소독한 바늘이나 사혈침처럼 뾰족한 바늘로 손가락 끝을 살짝 찔러 피를 짜내는 방법입니다. 열 손가락, 각 손톱 끝 중심의 가장 도톰한 곳, 손톱에서 약 2mm 아래의 중간 지점을 모두 따줍니다. 오랜 옛날부터 응급 상황 때 가정에서 했던 응급처치법입니다.

경기, 발작, 고열, 혼수상태, 숨이 가쁠 때와 같은 응급 상황에서 손끝따기를 하면 검붉은 피가 나오는데, 이 피를 꼭꼭 짜주면 됩니다. 특히 아이들의 고열과 경기 완화에 곧바로 도움이 될 수 있으며, 졸도와 같이 의식을 잃었던 사람도 곧 깨어날 수 있습니다.

경기나 졸도는 인체 내에 열이 가득 차거나 기혈 순환이 잘되지 않을 때 일어날 수 있으므로 신체 어느 한쪽 부위를 바늘로 찔러서 열을 빼거나 막힌 기혈을 뚫어주면 쉽게 나을 수 있습니다.

손끝따기를 하다 보면 피가 많이 나오는 경우도 있고, 반대로 거의 나오지 않을 때도 있습니다. 피가 나와 계속 짜주어도 별문제는 없으며, 피가 다 나오면 힘을 주어 짜도 더는 나오지 않습니다. 이때 나오는 피는 몸속에 머물러 있어서 좋을 것이 없는 피라고 해석해도 됩니다.

사람이 졸도하여 시간이 오래 경과될수록 손끝따기로 피를 짜내도 잘 나오지 않는데, 이는 손끝이나 발끝 혈관이 지나치게 수축되어 피가 돌지 않기 때문입니다. 우리 몸은 위급한 상황이 되면 피가 손발 끝까지 잘 돌지 않음을 알 수 있습니다. 이때는 두세 번 계속 손끝따기를 하면서 어깨에서 팔 아래쪽으로 훑어내리면 드디어 피가 나올 것입니다.

중풍으로 갑자기 쓰러지거나 심근경색으로 인한 흉통을 갑자기 호소한다면, 구급차가 오는 동안 손끝따기와 발끝따기를 해주는 것이 좋습니다. 이와 같은 응급조치가 위급한 상황을 벗어나는 데 큰 도움을 주기도 합니다. 심한 어지럼증이나 손발저림이 있는 환자에게도 효과가 있으며, 생채식이나 절식과 함께 하면 더 효과가 있습니다.

12 오일요법

오일요법으로 오일마사지와 오일풀링 등이 있습니다.

오일마사지

오일마사지는 온몸을 세서미오일(Sesame Oil, 볶은 참깨가 아닌 생참깨를 압착하여 짠 기름)이나 올리브오일, 코코넛오일 등으로 마사지하는 방법입니다.

근육 이완을 돕고, 근육통 완화, 신경 진정과 이완, 피로회복, 스트레스 완화, 림프 및 혈액순환 증강, 피부 미용, 활력 증강, 면역력 증강, 해독 효과 등이 있습니다. 잠자기 전에 하면 숙면에도 도움을 줍니다. 마사지하면서 자신의 몸에 더 관심을 갖고 몸 돌보기 방법을 실행할 때 몸뿐만 아니라 정신건강에도 도움을 줍니다.

먼저 따뜻한 물로 목욕한 다음 오일마사지를 하면 림프 순환과 긴장이완에 더 효과가 있습니다. 목욕 후 오일을 데우거나 손바닥에 덜어 양손으로 비벼 따뜻하게 한 후 마사지하여 피부에 잘 흡수되게 합니다.

오일마사지를 할 때는 온몸을 약 15분간 부드럽게 문지릅니다. 팔과 다리는 근육을 따라 길게 일자로 마사지하고, 관절이나 복부는 원을 그리듯이 마사지합니다. 발바닥도 충분히 마사지하여 이완과 피로회복 효과를 높입니다. 근육통이 있는 부분은 집중적으로 마사지합니다.

이 방법을 '몸 돌보기' 연습과 같이 하면 효과를 높일 수 있습니다.

오일풀링

오일풀링(Oil Pulling)이란 오일로 몸 안의 독소를 풀링, 즉 빼낸다는 말입니다. 오일풀링은 입 안에 올리브오일이나 세서미오일(생참기름), 들기름, 코코넛오일 같은 식물성 오일을 한 숟가락 머금고 우물우물하거나 이리 굴리고 저리 굴리며 입 안 전체를 세척하는 방법입니다. 목구멍에서 가글링하지 않습니다. 오일풀링은 치아와 구강 내의 세균, 노폐물을 청소하여 온몸의 해독과 면역증강에 도움을 줍니다. 공복에 하는 것이 좋으며, 하루 여러 차례 해도 됩니다.

오일풀링 방법

❶ 아침에 일어나자마자 공복에 오일 한 숟가락을 입 안에 머금습니다.

❷ 오일을 입 안 구석구석, 이 사이사이를 씻는 것처럼 소리가 나게 움직이다가 씹기도 하고, 혀로 오일을 입 안 구석구석까지 닿도록 합니다.

❸ 오일이 걸쭉해질 때까지 5분 이상 한 다음 뱉어냅니다. 이 걸쭉해진 오일은 독소 덩어리이니 삼키지 않도록 조심합니다. 뱉어낸 오일은 휴지에 싸서 휴지통에 버리는 것이 좋습니다.

❹ 따뜻한 소금물로 입 안을 몇 차례 헹구어줍니다.

천지우주에 충만해 있는 무한한 생명력이 호흡, 음식, 활동, 마음의 통로를 통해서 흘러 들어올 때 병도 낫고 생기가 넘치는 삶을 살 수 있습니다. 이 생명이 바로 최고 의사입니다. 진실로는 육체가 내가 아니라 이 생명이 진짜 나입니다.

저는 날마다 이 최고 의사로부터 치유받고 있고, 또 저를 찾는 환자와 가족들께도 최고 의사의 치유를 받도록 인도하고 있습니다.

생기호흡

아침에 눈을 뜨면 제가 숨을 쉬고 있다는 것에 감사하고 맨 먼저 생기호흡을 합니다.

코로 숨(생기, 생명의 호흡)을 깊게 들이마셔서 아랫배에 가득 채운 후 천천히 코로 내쉬는 호흡을 반복합니다.

내쉴 때는 원하는 일이 '온전케 되었다~'고 속엣말로 선언하면서 이루어진 모습을 마음의 눈으로 상상합니다. 기도하고 구하는 일을 단정적, 완료형의 언어로 선언하는데, 저는 근래에 다음과 같은 7가지 주제를 생기호흡과 함께 선언, 상상하고 있습니다.

❶ 나는 건강하고 생기가 넘친다.
❷ 나는 생명을 전해주는 최고 의사이다.
❸ 나를 만나는 사람은 모두 치유와 기쁨을 얻는다.

❹ 내 책과 강의를 통해 많은 사람이 치유와 기쁨을 얻는다.

❺ 나와 우리 자손은 세상 만민에게 행복을 전해준다.

❻ 온 인류는 죄와 병과 죽음에서 벗어나 영원한 생명을 얻었다.

❼ 지구환경은 온전케 되고 세계 평화는 이루어졌다.

한 주제를 세 번씩 반복 선언하면서 이루어진 모습을 상상하는 식으로 생기호흡을 하고 있는데, 시간은 15분 정도 걸립니다. 누구든지 이루기 원하는 일을 본인이 좋아하는 문장으로 이처럼 만들어 쓸 수 있습니다.

이와 같은 생기호흡과 선언, 상상법이 현실로 잘 이루어질 수 있는 이유는 이 방법이 주의집중을 극대화해주기 때문입니다. 마치 볼록렌즈로 햇빛을 모아 집중하면 종이를 태울 수 있는 것과도 같은 이치입니다.

맨발걷기

생기호흡을 마친 후 따뜻한 볶은 현미물을 1~2컵 마시고 아파트 놀이터 맨땅에서 맨발 걷기를 20~30분 정도합니다.

맨발걷기를 할 때도 앞의 7가지 주제를 말로 선언하고 상상하기를 한 다음에 눈에 보이는 경치, 소리 등 천지만물을 창조주의 예술작품으로 찬탄하고 감사하며 음미 감상합니다. 이 감상법은 아봐타프로그램의 '화해 언덕 오르기' 훈련에서 배운 것인데 마음에 감사와 기쁨을 가져다주는 기적 같은 효과가 있습니다.

맨발걷기에서 돌아와서 따뜻한 볶은 현미물을 또 1~2컵 마십니다.

음식과 활동

맨발걷기에서 돌아와 몸을 씻고 간단한 아침식사를 하는데, 식단은 몇 가지 채소로 만든 수프, 생명순 녹즙, 코코넛 오일이나 올리브유 같은 오일 한 숟가락, 약간의 과일 정도입니다. 삶은 계란을 한 개 먹을 때도 있습니다.

병원에 출근할 때는 대체로 대중교통을 이용하는데, 차 안에서 앞의 7가지 주제를 속 엣말로 선언하고 상상하는 생기호흡을 합니다.

환자 진료는 주로 환자의 혈액검사, 모발조직 중금속검사, 필수영양소 과부족검사, 자율신경검사 등의 결과를 참고하여 생기호흡, 음식, 운동, 마음관리, 온열요법, 산소요법, 간 청소, 흡각요법, 아봐타프로그램 등을 주요 치료법으로 활용하고 있습니다.

점심은 병원 직원들과 함께 현미채식 위주의 식사를 하고, 식사 후 약 15~20분가량 낮잠을 잡니다.

오후 진료 중에 틈이 나면 병원 근처 작은 공원에서 20~30분가량 맨발걷기를 합니다.

일과를 마치고 집에 돌아가는 차 속에서 생기호흡을 하고, 집에 도착하면 아침처럼 놀이터에서 20~30분간 맨발걷기를 합니다.

저녁식사는 점심과 같이 현미채식 위주의 식사를 하고, 단백질로 두부, 낫토, 청국장 같은 콩 종류를 먹고 가끔 흰살생선 같은 동물성 음식을 곁들일 때도 있습니다.

취침 전에는 더운물 목욕과 냉온욕, 모관운동과 금붕어운동 등을 가볍게 한 후 저녁 10시경에 취침, 아침 5시까지 7시간가량 숙면을 취합니다.

일주일에 세 번, 1시간씩 주변 야산에서 걷기를 합니다. 제가 비교적 건강하게 지내고 있는 것은 이처럼 평범하고도 단조롭지만 생기호흡, 현미채식, 맨발걷기 등을 규칙적으로 실천하고 특히 마음의 평안을 유지하고 있기 때문인 것 같습니다.

마음

세상 사람들은 모두 행복하게 살기를 원합니다. 보통 사람들이 얻고 싶어 하는 행복의 조건이란 다음 네 가지 정도가 아닌가 싶습니다.

❶ 건강하면서도 천수를 누리는 것

❷ 추구하는 목표를 성공적으로 이루는 것

❸ 물질의 결핍 없이 경제적 안정을 얻는 것

❹ 우환이나 근심 걱정 없이 마음의 평안을 얻는 것

육체가 원하는 이러한 물질적 행복도 이 책에서 소개하는 호흡, 음식, 활동, 마음이라는 생명의 네 가지 요건을 잘 선택해서 실천할 때 쉽게 성취할 수 있다고 생각합니다.

그러나 육체가 원하는 이러한 물질적 행복만 얻는다고 해서 온전히 행복해지는 것은 아닌 것 같습니다. 왜냐하면 모든 사람은 다만 물질육체가 아니라 비물질적인 영적 존재이기 때문입니다.

따라서 영혼의 영원한 안식 곧 죽음이 없는 영생불사를 얻을 때만 온전한 만족과 행복이 이루어질 수 있다고 생각합니다.

이 세상 사람들이 겪고 있는 모든 괴로움의 근본 원인은 자신을 육체와 동일화시키는 그릇된 믿음입니다. 이 육체와 육체에서 일어나는 생각을 '나'로 여기는 것은 진실에서 빗나간 착각입니다(불교에서는 이 착각을 '전도망상', 기독교에서는 '죄'라고 부릅니다).

이 착각이 모든 고통과 죽음의 원인이므로 이 착각에서 벗어나 진실을 깨닫고 진실을 따라갈 때 고통과 죽음이 없는 영원한 생명을 얻게 됩니다. 이 육체가 내가 아니라 이 육체를 살리고 있는 우주 무한의 생명이 나입니다.

시각장애인이 눈을 떠서 밝음을 볼 수 있게 되듯이 세상 사람들이 착각에서 벗어나 진실을 보게 될 때 개인의 고통과 세상의 고통이 모두 끝나게 될 것입니다. 이 책의 본문 가운데 '죄의식에서 벗어나기'와 '죽음의 두려움에서 벗어나기'를 한번 살펴봐주시면 감사하겠습니다.

호흡, 음식, 활동, 마음의 통로를 통해 우주 무한의 생명이 이 육체로 흘러들어올 때 '이 육체는 내가 아니다, 나는 이 육체를 살리고 있는 우주 무한의 생명이다'라고 자각할 수 있습니다.

이처럼 쉽고도 단순한 방법을 실천하는 사람들의 숫자가 점점 늘어나면 나비효과, 100마리째의 원숭이 효과가 일어날지도 모릅니다.

그렇게 되면 인류는 죄와 죽음에서 벗어나 영원한 생명을 얻게 될 것이고, 나아가서 지구환경도 온전케 되고 세계 평화도 이루어지지 않겠습니까? 곧 트림 탭(Trim Tab) 효과 말입니다.

대형 유조선은 그 크기가 큰 축구장만 한데 그 유조선의 방향을 조절하는 방향키의 무게가 자그마치 100톤이나 됩니다. 이 무거운 방향키를 돌리는 작용을 하는 트림 탭은 그 무게가 고작 45kg의 작은 물체입니다.

우리가 실천하는 평범하고 보잘것없어 보이는 이런 호흡, 음식, 활동, 마음의 선택이 이 세상을 좋은 세상으로 방향 전환시키는 트림 탭의 역할을 할 수도 있습니다.

세상의 많은 사람이 이처럼 쉽고도 단순한 생활 방법을 일상에서 실천함으로써 건강과 행복을 얻고 더 나아가서 모든 인류가 죄와 병과 죽음에서 벗어나 영원한 생명을 얻게 되기를 간절히 바랍니다.

2022년 만추의 계절에

전홍준

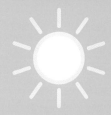

생명 리셋 생활계획표

♦ 준비물: 자신의 소망 메모해 곳곳에 붙여두기 1

예) '나는 건강해 풍요해 행복해 그러니 감사해'

　　'나는 완전히 나았다' '내 피부는 아름답다'

　　'나는 날씬하고 아름답다' '내 체중은 ○○kg'

♦ 아침 2

· 거울 보며 메모지를 읽고 선언하기: 약 5~10분

· 따뜻한 볶은 현미물 마시기: 1잔

· 햇볕 쬐며 맨발걷기: 20~30분

· 따뜻한 볶은 현미물 마시기: 1잔

· 커피관장

♦ 아침 식사 3

· 절식하는 경우 생채소즙만 마십니다.

· 생채소즙 또는 현미 생즙 마시기: 1잔 (혹은 건조채소 분말을 물이나 사과주스, 두유에 타서 마시기)

· 제철 과일 조금 먹기 (볶은 깨소금에 찍어 올리브오일이나 코코넛오일과 함께)

· 음식 관찰하기: 2~3분 (이때 자기 암시와 선언 '내 체중은 몇 kg입니다. 감사합니다.')

· 음식 오래 씹어 먹기: 100번 이상

♦ 점심 식사 4

· 절식하는 경우 생채소즙만 마십니다.

· 생채소즙 또는 현미 생즙 마시기: 1잔 (혹은 건조채소 분말을 물이나 사과주스, 두유에 타서 마시기)

· 제철 과일 조금 먹기 (볶은 깨소금에 찍어 올리브오일이나 코코넛오일과 함께)

· 음식 관찰하기: 2~3분

· 생곡식 가루나 볶은 곡식 가루를 먼저 먹고, 생채소와 해조류 중심의 식사

· 음식 오래 씹어 먹기: 100번 이상

♦ 낮에 하는 활동: 20~30분 5

· 햇볕 쬐며 맨발걷기

· 배드민턴, 족구, 산책 등 즐겁게 놀기

· '화해의 언덕 오르기' 훈련

♦ 저녁 식사 6

· 절식하는 경우 생채소즙만 마십니다.

· (점심때와 같은 방법으로 식사합니다.)

♦ 자기 전 7

· 따뜻한 물에 몸을 담그며 '몸 돌보기' 훈련

· 깊은 호흡과 상상하기

♦ 기타 8

· 따뜻한 볶은 현미물 자주 마시기

· 간 청소: 1달에 1번씩 6개월을 계속하고, 그다음부터 1년에 2번

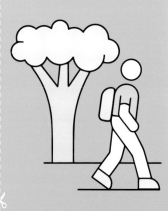

전홍준 박사는 일찍이 1980년대부터 서양의학, 동양의학, 대체의학을 아우르는 통합의학에 심취하여 신체적 건강, 정신적 건강, 심리적 건강, 사회적 건강, 영적 건강을 포괄적으로 다루는 전인적 자연치유의 임상 현장을 구축하여 임상적 관찰을 축적하고, 과학적 연구 결과를 정리하고, 세계에 흩어진 의학 정보를 수집했습니다. 이런 오랜 노력과 성과를 바탕으로 건강을 추구하는 독자들에게 자연치유법을 알기 쉽고 재미있게 제시한 신저 『나를 살리는 생명 리셋』에는 유익한 건강 지식의 차원을 넘어 깊숙한 곳에서 솟아나는 알찬 자연치유의 지혜가 담겨 있습니다. 의료계에 종사하는 전문가들뿐만 아니라 건강 분야 연구자들과 학생들, 정책 입안자들, 일반 지식인들 모두에게 일독을 추천합니다.

- 전세일(미국 전문의/한국통합의학진흥연구원 이사장, 전 차의과대학교 통합의학대학원 원장)

지난 40여 년간 종합병원 내과 의사로 지내오면서 현대의학의 한계를 절감할 때가 많았습니다. 전홍준 박사님의 『나를 살리는 생명 리셋』은 이러한 한계를 극복할 가능성을 제시해줍니다. 전 박사님이 동서양의 여러 의학을 섭렵하면서 터득한, 건강을 지키고 생명을 살리는 근본적인 지혜가 담겨 있습니다. 많은 독자들이 이 책을 지침서로 삼아 건강을 지키고 행복한 생명을 다시 세울 수 있길 기원합니다.

- 전우규(의학 박사/내과 전문의, 성균관대학교 의과대학 강북삼성병원 내과 교수)

전홍준 선배님의 신간을 받아 읽으며, 공감과 감사와 존경의 탄성이 절로 나왔습니다. 20년 동안 전인치유 동지로, 선배로 흠모해온 저자의 신간은 그야말로 명실상부한 '전인치유 바이블'로, 많은 이들에게 강력 추천드립니다. 수많은 질병이 있지만 전인치유로 접근하면 그 질병의 원인과 병리적 현상이 눈에 보이고 저자가 말씀하신 호흡, 음식, 활동, 마음 네 가지로 어렵지 않게 치유됨을 알 수 있습니다. 무지와 의심과 사익이 그 과정을 방해할 뿐입니다. 오랜 시간 사랑의 실천으로 만들어진 '생명 리셋'이 세상 사람들에게 잘 전달되길 염원해봅니다.

- 조병식(K미래의학연구회 회장, 자연의원 원장)

전홍준 원장님은 나무만 보지 않고 숲까지 보려는 삶을 살아오신 분입니다. 평생 온유하고 고결한 인품을 도야하셨을 뿐 아니라 사회의 발전을 위해서도 치열하게 헌신하셨습니다. 이 책에 제시된 전인치유의 의술은, 저와 같은 문외한에게도, 사람의 몸과 마음에 대한 총체적, 종합적 접근을 통해 기존 의학의 한계를 넘어선 것으로 보입니다. 이는 원장님의 인간에 대한 큰 사랑과 연민의 산물일 것입니다. 이 책이 불치병으로 고통받는 많은 이들에게 생명과 건강 회복의 등불이 될 줄 믿습니다.

- 천정배(전 국회의원, 전 법무부장관)

인류학에는 의료인류학이라는 하위 분야가 있어 세계 여러 문화권의 의료체계를 비교 연구합니다. 전홍준 박사의 저서『나를 살리는 생명 리셋』은 의료인류학의 관점에서 높이 평가할 만한 책입니다. 전 박사는 서양의학을 전공한 의사에 머물지 않고 다양한 의료체계를 비교 검토하여 한국적인 의료체계를 모색하고 있기 때문입니다. 그가 걸어온 경력을 살펴보면 외과 전문의에 머물지 않고 자연치료와 보완·대체의학을 거쳐 새로운 패러다임의 전인치유에 도달하고 있습니다. 즉 그가 이 책에서 제시하는 의료체계는 자연치유와 심신의학 분야의 성과를 현대 서양의학과 통합하는 새로운 접근이라는 점에서 독창적입니다.
이 책은 또한 총 40여 가지가 넘는 질병에 대한 구체적인 발병 원인, 처방, 치유 사례, 그리고 스스로 실천하는 치유 방법을 제시하고 있다는 점에서 일반 독자에게 매우 유용한 지침서입니다. 그러나 그보다 더 중요한 것은 건강사회를 향한 전 박사의 철학이 담긴 메시지입니다. 전홍준 박사는 이 책을 통해 의료의 바탕은 몸과 마음의 생명력을 되살리는 것, 즉 '생명 리셋'이어야 한다는 메시지를 우리에게 전달합니다. 그리고 '생명 리셋'의 기본은 호흡, 음식, 활동, 마음, 이 네 가지를 다스리는 것이라는 점을 명확히 제시합니다.
『나를 살리는 생명 리셋』은 독창성과 통합성, 그리고 평범한 독자가 일상에서 쉽게 실천할 수 있는 지식과 방법을 담고 있다는 점에서 전문성과 실용성을 두루 겸비한 보기 드문 책입니다.

- 최협(인류학 박사/전남대학교 명예교수, 전 한국문화인류학회 회장)

『나를 살리는 생명 리셋』을 읽으며 '상수여수(上壽如水)'라는 사자성어가 떠올랐습니다. 전홍준 원장님께서는 "건강하게 오래 살려면 흐르는 물처럼 도리에 따라서 살아야 한다"는 쉽고 단순한 전인치유의 원리와 처방을 제시하며 복잡다단한 세상을 살아가는 현대인들이 간과하기 쉬운 진리를 일깨웁니다. 현대의학의 눈부신 성과와 혜택에도 불구하고 질병의 고통은 여전히 사라지지 않고 있습니다. 이 책은 질병을 바라보는 시선과 취급하는 태도를 변화시켜 자연치유라는 새로운 전기를 마련해줍니다. 독자들이 이해하고 실천하기 쉽도록 질병별 처방을 일목요연하게 정리한 이 책을 통해 많은 이들이 큰 도움을 얻길 기대합니다.

- 홍경표(광주광역시의사회 명예회장, 홍경표내과의원 원장)